Dedicato a Giorgio Sabbadini,
Michele Bottos e Marcello Pierro

Adriano Ferrari • Giovanni Cioni

Le forme spastiche della paralisi cerebrale infantile

Guida all'esplorazione
delle funzioni adattive

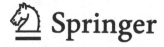

Adriano Ferrari
Unità Operativa Riabilitazione Infantile di III livello
Azienda Arcispedale S. Maria Nuova
Reggio Emilia

Giovanni Cioni
Dipartimento di Neuroscienze dell'Età Evolutiva
IRCCS Stella Maris e Divisione di Neuropsichiatria Infantile
Università di Pisa
Calambrone, Pisa

Additional material to this book can be downloaded from http://extras.springer.com.

ISBN 88-470-0307-5

Springer fa parte di Springer Science+Business Media
springer.it
© Springer-Verlag Italia 2005

Layout di copertina: Simona Colombo, Milano
Impaginazione: Compostudio, Cernusco s/N (Milano)
Stampa: Arti Grafiche Nidasio, Assago (Milano)

Indice

Presentazione

Presento con grande piacere questo nuovo libro dedicato alla paralisi cerebrale infantile in cui Adriano Ferrari e Giovanni Cioni hanno raccolto le esperienze e le riflessioni frutto di una loro collaborazione più che decennale su questo tema.

L'impostazione del libro e i suoi contenuti rispecchiano la formazione e le caratteristiche professionali dei due autori e dei loro collaboratori, nonché la loro modalità originale di lavoro.

Giovanni Cioni, oltre che docente universitario di Neuropsichiatria Infantile, è direttore di un Dipartimento clinico collocato in un IRCCS dedicato alla Neurologia, alla Psichiatria e alla Riabilitazione dell'Età Evolutiva, dove sono affrontati, nella clinica e nella ricerca, tutti i disturbi neurologici e psichiatrici del bambino.

Adriano Ferrari ha fondato e dirige un Centro Regionale di III livello dove vengono trattate tutte le problematiche più complesse della riabilitazione dell'età evolutiva.

Le novità nell'ambito della riabilitazione, scienza giovane che ha grande bisogno di costituire un protocollo di conoscenze ed esperienze, debbono nascere proprio dalla collaborazione tra clinica e riabilitazione, tra gli aspetti più neurobiologici e, nel caso delle paralisi cerebrali, anche ortopedici, propri dell'anatomia e della patologia dell'apparato di moto, sino a quelli più psicologici, della motivazione dell'atto motorio e delle sue componenti emotive che si esprimono nell'apprendimento in condizioni di patologia.

A mio giudizio il grande valore del contributo di Giovanni Cioni e Adriano Ferrari, espresso anche in questo libro, è quello di aver saputo integrare tutti questi aspetti nelle loro riflessioni e nel loro lavoro clinico sulla paralisi cerebrale.

Basta scorrere l'indice del volume per trovare conferma a queste mie affermazioni.

La prima parte riprende la storia della paralisi cerebrale e descrive come le concezioni di questa patologia si siano modificate negli anni fino a giungere alla visione attuale che vede la paralisi come un disturbo che riguarda funzioni non solo strettamente motorie, ma anche percettive, cognitive ed emotive. Questa parte offre inoltre una visione aggiornata dei contributi dell'imaging, in particolare l'ecografia e la risonanza magnetica, per visualizzare le lesioni cerebrali alla base della paralisi. L'imaging, ma soprattutto la moderna semeiotica del movimento, rendono possibili la diagnosi e la prognosi fin dalle prime settimane di vita, ed obsoleto il concetto di periodo silente.

La seconda parte del libro, la più ampia, analizza le funzioni adattive del bambino con paralisi cerebrale, offrendo una panoramica estremamente completa e integrata del quadro clinico di questi piccoli pazienti.

Segue una parte dedicata alle classificazioni delle forme spastiche della paralisi, dove viene presentata la proposta di inquadramento su cui gli autori lavorano da alcuni anni, qui illustrata in maniera analitica, corredata di disegni e diagrammi tratti dai dati del Laboratorio di Analisi del Movimento di Pisa.

La proposta di classificazione è innovativa anche perché utilizza parametri multipli e non solo cinematici per inquadrare le varie forme e per l'ambizione di fornire informazioni utili per la prognosi e per il trattamento. Come tutte le proposte, è intenzione degli autori sottoporre il loro modello, anche attraverso questo libro, ai contributi e alle critiche dei lettori.

L'ultima parte del volume contiene le premesse per il prossimo libro degli stessi autori, già quasi completato e dedicato esclusivamente al trattamento. Le principali tesi sulla riabilitazione delle funzioni adattive del bambino con paralisi cerebrale infantile, già anticipate nella parte del presente volume dedicata alle funzioni, trovano in questi capitoli finali una sintesi breve ma chiara, in linea con le recenti Linee Guida sulla paralisi cerebrale prodotte dai gruppi di lavoro della SINPIA e della SIMFER, di cui Adriano Ferrari e Giovanni Cioni hanno fatto parte.

Vi è infine un'appendice dedicata al glossario dei termini utilizzati nel testo, che è molto apprezzabile perché spesso in riabilitazione si usano termini analoghi ma con significato completamente diverso.

Il volume è anche corredato di un DVD sulle varie forme di paralisi cerebrale preparato dai terapisti di Pisa e di Reggio Emilia.

Si tratta quindi di un volume pieno di informazioni e riflessioni di Giovanni Cioni ed Adriano Ferrari e dei loro colleghi che hanno collaborato alla stesura dei numerosi capitoli. Tuttavia, come indicato dagli stessi autori nella loro introduzione, non si tratta di un textbook in senso classico, cioè di una revisione della letteratura e dello stato dell'arte sul tema prescelto; è invece un libro che riflette le impostazioni culturali e metodologiche degli autori e dei loro collaboratori, originali e provocatorie in buona parte. Esso presenta ipotesi di lavoro che in parte devono essere confermate attraverso la ricerca di evidenze e verifiche da parte di altri gruppi di lavoro e il testo vuole anche stimolare questi necessari contributi.

È apprezzabile e pienamente da me condivisa l'impostazione degli autori di cercare per ogni aspetto delle paralisi cerebrali le ipotesi neurofisiopatologiche, più che produrre dati quantitativi e casistiche, pur da loro raccolte in tanti anni di lavoro.

Springer ha fatto un lavoro di editing e di stampa del volume degno della tradizione di questa grande casa editrice, che curerà anche l'edizione inglese di prossima pubblicazione ed il successivo volume dedicato al trattamento.

Esprimo ancora i miei più vivi complimenti agli autori, nella certezza di un grande successo del loro volume tra i medici, neuropsichiatri infantili e fisiatri, tra i terapisti e tra gli allievi delle Lauree di I e II livello e delle Scuole di Specializzazione.

Pietro Pfanner

Prefazione

Questo volume contiene le riflessioni sul tema delle paralisi cerebrali infantili (PCI) che i nostri gruppi di Pisa e Reggio Emilia hanno condotto negli ultimi dieci anni, dopo la pubblicazione del volume "Paralisi cerebrali infantili: storia naturale e orientamenti riabilitativi".

In questi anni la crescita delle conoscenze sulle PCI, le riflessioni su questi temi condotte con i bambini, i genitori e gli operatori, la pubblicazione recente di due volumi specificatamente dedicati alle forme discinetiche (Cioni e Ferrari, 1996) ed alle forme atassiche (Ferrari e Cioni, 1998), ci hanno portato alla scelta di raccogliere in questo libro solo i contributi relativi alle forme spastiche delle PCI e di limitare gli argomenti ai soli aspetti della diagnosi, della prognosi e della classificazione nelle diverse forme, con una breve introduzione finale dedicata al trattamento rieducativo, che sarà oggetto di un volume di prossima pubblicazione a cura degli stessi autori.

Nel testo vengono affrontati i principali temi connessi alla valutazione delle funzioni adattive nelle forme spastiche delle PCI (la definizione di PCI e le sue modifiche negli ultimi decenni, i nuovi orientamenti classificativi, l'eziopatogenesi, le correlazioni anatomico-funzionali, la semeiotica, i cosiddetti "disturbi associati" visivi, cognitivi, della vita di relazione, ecc.).

Gli argomenti vengono trattati secondo una comune ottica di interpretazione della natura del difetto (diagnosi funzionale), dei problemi legati alla prognosi (come ipotesi di storia naturale) e della riabilitazione. Il testo è corredato di un DVD a cura dei terapisti dei nostri gruppi che contiene esempi dei quadri clinici illustrati nel testo.

Il libro non vuole essere una revisione sistematica degli argomenti trattati, ma riporta principalmente per ciascuno di essi il punto di vista degli autori. Il lettore, studente od operatore dei servizi che si occupano del bambino con PCI, vi troverà riflessioni e proposte frutto delle esperienze di lavoro dei nostri gruppi, con l'intento non di riportare lo "stato dell'arte" su di un problema, ma quello di suscitare riflessioni e confronti con l'esperienza del lettore.

Questo volume ricalca l'impostazione propria degli "appunti di viaggio" sui temi trattati: raccoglie quindi annotazioni e riflessioni degli autori, lasciando in larga parte ad altri tipi di lavori scientifici la presentazione dettagliata delle casistiche e dei dati oggetto di queste riflessioni, come pure la puntuale discrezione e confronto su questi argomenti con i punti di vista di altri.

Anche se strettamente legato al percorso di un viaggio ideale intorno allo studio delle funzioni adattive del bambino con PCI, ogni capitolo costituisce una riflessione autonoma e può essere letto anche separatamente da parte del lettore interessato a quell'aspetto specifico. A nostro giudizio può anche essere consigliabile leggere isolatamente i singoli capitoli, oppure le quattro sezioni ("La natura del difetto", "Analisi delle funzioni", "Classificazione e forme cliniche" e "Dalla clinica al trattamento") di cui si compone il volume.

Le riflessioni contenute in ciascuna pagina sono spesso dense di implicazioni e ci auguriamo possano suscitare nel lettore altre riflessioni, confronti con la propria esperienza e ovviamente dubbi e dissensi.

Anche per quanto sopra, alcuni concetti e riferimenti alla letteratura vengono ripetuti in più capitoli, come base comune degli argomenti specifici.

La pubblicazione di questo volume non sarebbe stata possibile senza l'impegno dei co-autori dei vari capitoli, tutti membri dei gruppi di lavoro di Pisa e Reggio Emilia, o comunque persone con cui collaboriamo da molti anni, che pazientemente hanno seguito le nostre indicazioni per le successive revisioni.

Desideriamo rivolgere un ringraziamento a tutti gli allievi dei Corsi di Laurea per Terapisti, dei Corsi di Specializzazione per Medici, ai partecipanti ai Corsi di Aggiornamento sulle PCI che teniamo ogni anno; i loro commenti e le loro riflessioni sono costantemente di grande valore per migliorare il nostro lavoro.

Un ringraziamento particolare va ai bambini con cui lavoriamo e ai loro genitori; il libro risente di tanti colloqui e confronti con loro e con gli operatori che li seguono, durante i quali, nella distinzione di ruoli e di compiti, abbiamo parlato di diagnosi, di prognosi, di progetto riabilitativo e di programma.

In questi anni il panorama, già modesto, dei riabilitatori italiani che si occupano dei bambini con PCI si è impoverito per la scomparsa di figure importanti, prima Giorgio Sabbadini e più recentemente Michele Bottos e Marcello Pierro; al loro ricordo dedichiamo questo volume.

Marzo 2005
                                                    Giovanni Cioni, Pisa
                                                    Adriano Ferrari, Reggio Emilia

Elenco degli Autori

ADA BANCALE
Dipartimento di Neuroscienze
dell'Età Evolutiva
IRCCS Stella Maris
Pisa

ROBERTA BATTINI
Dipartimento di Neuroscienze
dell'Età Evolutiva
IRCCS Stella Maris
Pisa

DANIELA BRIZZOLARA
Dipartimento di Neuroscienze
dell'Età Evolutiva
IRCCS Stella Maris
Pisa

PAOLA BROVEDANI
Dipartimento di Neuroscienze
dell'Età Evolutiva
IRCCS Stella Maris
Pisa

MICHELE COLUCCINI
Dipartimento di Neuroscienze
dell'Età Evolutiva
IRCCS Stella Maris
Pisa

GIOVANNI FERRETTI
Dipartimento di Neuroscienze
dell'Età Evolutiva
IRCCS Stella Maris
Pisa

ANDREA GUZZETTA
Dipartimento di Neuroscienze
dell'Età Evolutiva
IRCCS Stella Maris
Pisa

ROBERTA LEONETTI
U.O. di Neuropsichiatria Infantile
Azienda USL Modena
Distretto di Carpi
Modena

MANUELA LODESANI
U.O. Riabilitazione Infantile di III livello
Azienda Arcispedale S. Maria Nuova
Reggio Emilia

SANDRA MAESTRO
Dipartimento di Neuroscienze
dell'Età Evolutiva
IRCCS Stella Maris
Pisa

CARLA MARZANI
Unità di Neuropsichiatria Infantile
Azienda Ospedaliera Ca' Granda Niguarda
Milano

EUGENIO MERCURI
Dipartimento di Neuropsichiatria Infantile
Università Cattolica del Sacro Cuore
Roma

SIMONETTA MUZZINI
U.O. Riabilitazione Infantile di III livello
Azienda Arcispedale S. Maria Nuova
Reggio Emilia

PAOLA B. PAOLICELLI
Dipartimento di Neuroscienze
dell'Età Evolutiva
IRCCS Stella Maris
Pisa

FEDERICO POSTERARO
Dipartimento di Neuroscienze
dell'Età Evolutiva
IRCCS Stella Maris e Unità Operativa di
Medicina Riabilitativa
Azienda USL 12
Viareggio

SILVIA SASSI
U.O. Riabilitazione Infantile di III livello
Azienda Arcispedale S. Maria Nuova
Reggio Emilia

FRANCESCA TINELLI
Dipartimento di Neuroscienze
dell'Età Evolutiva
IRCCS Stella Maris
Pisa

DVD a cura di:

GIULIA BORELLI
U.O. Riabilitazione Infantile di III livello
Azienda Arcispedale S. Maria Nuova
Reggio Emilia

MARIA RITA CONTI
U.O. Riabilitazione Infantile di III livello
Azienda Arcispedale S. Maria Nuova
Reggio Emilia

MARIA CRISTINA FILIPPI
U.O. Riabilitazione Infantile di III livello
Azienda Arcispedale S. Maria Nuova
Reggio Emilia

ANNAROSA MAORET
U.O. Riabilitazione Infantile di III livello
Azienda Arcispedale S. Maria Nuova
Reggio Emilia

ANTONELLA OVI
U.O. Riabilitazione Infantile di III livello
Azienda Arcispedale S. Maria Nuova
Reggio Emilia

MADDALENA ROMEI
U.O. Riabilitazione Infantile di III livello
Azienda Arcispedale S. Maria Nuova
Reggio Emilia

ANGELIKA SCHNEIDER
U.O. Riabilitazione Infantile di III livello
Azienda Arcispedale S. Maria Nuova
Reggio Emilia

MICHELE COLUCCINI
Dipartimento di Neuroscienze
dell'Età Evolutiva
IRCCS Stella Maris
Pisa

FRANCA DUCHINI
Dipartimento di Neuroscienze
dell'Età Evolutiva
IRCCS Stella Maris
Pisa

ELISA SICOLA
Dipartimento di Neuroscienze
dell'Età Evolutiva
IRCCS Stella Maris
Pisa

Parte I

La natura del difetto

1 Individuazione della paralisi cerebrale infantile: da John Little ai giorni nostri

Giovanni Cioni, Paola B. Paolicelli

Come per tanti aspetti fondamentali della vita degli uomini, William Shakespeare ha fornito una descrizione mirabile di una persona con la paralisi cerebrale infantile (PCI), nelle parole con cui il Duca di Gloucester, futuro Re Riccardo III, presenta se stesso, parole che sembra accennino anche ad una relazione della sua condizione con la prematurità e con i disturbi respiratori.

> "I, that am curtail'd of this fair proportion, cheated of feature by dissembling nature, deform'd, unfinish'd, sent before my time into this breathing world, scarce half made up, and that so lamely and unfashionable that dogs bark at me, as I halt by them"
>
> "Io, che una perfida natura ha defraudato d'ogni armonia di tratti e d'ogni lineamento aggraziato, mandandomi anzitempo, deforme e incompleto in questo mondo che respira, solo per metà sbozzato, e talmente claudicante e goffo che i cani mi abbaiano quando gli passo accanto arrancando"
>
> (William Shakespeare, *Richard III*)

Documenti storici riportano che l'esistenza di bambini con disturbi del movimento è nota da sin dall'epoca dei Sumeri e certamente Ippocrate conosceva questa patologia (Ingram, 1955 e 1964 per una review della letteratura medica storica). Non c'è dubbio tuttavia che le prime identificazioni e descrizioni della PCI risalgono all'epoca vittoriana.

È stato infatti verso la metà dell'800 che, nell'ambito dei diffusi e gravi disturbi motori dovuti alla poliomielite, venne a configurarsi una nuova realtà clinica, diversa sia sul piano sintomatologico sia etiopatogenetico. A questi quadri clinici, proprio per contrapposizione con la paralisi periferica della poliomielite, venne attribuita la definizione di paralisi "cerebrale" infantile. Il termine infantile, prima ancora di esprimere un connotato etiopatogenetico, veniva utilizzato per definire un aspetto epidemiologico, in quanto differenziava i difetti motori precoci o addirittura connatali del bambino da quelli post-apoplettici dell'adulto e dell'anziano.

Il primo a descrivere questa patologia è stato Sir John Little, anche se egli non utilizzò il termine "cerebral palsy" nel suo famoso lavoro del 1862. Little era un ortopedico inglese che, essendo portatore di un esito paretico di poliomielite, si interessò agli allora emergenti interventi chirurgici di allungamento del tendine di Achille, cui egli stesso si sottopose. Pose in special modo la sua attenzione sulle deformità che si sviluppavano nei soggetti con una spasticità generalizzata. Nel 1861 pubblicò un resoconto della sua esperienza relativa a 20 anni di lavoro clinico su questo tipo di patologia, portando anche una ricca documentazione sulle possibili correlazioni fra i disturbi della gravidanza o del parto e le successive alterazioni dello sviluppo fisico e psicologico dei bambini che manifestavano delle deformità articolari. Little ipotizzò che sia la spasticità sia le deformità fossero causate dall'asfissia e dall'emorragia cerebrale secondarie alla sofferenza del parto. Si configurò così una nuova entità nosologica che venne indicata come "Morbo di Little".

Negli anni successivi dello stesso secolo, altri due autori debbono essere citati. William Osler, nel suo libro "The cerebral palsy of children" (1889) non dava una definizione della PCI, ma descrivendo le caratteristiche cliniche di 150 bambini affetti da PCI li raggruppava in base alla presunta eziologia, tentando una interpretazione dei meccanismi fisiopatologici della lesione cerebrale (sedi del danno).

> "By dividing the motor path into an upper cortico-spinal segment extending from the cerebral cortex to the grey matter of the cord and a lower spino-muscular, extending from the ganglia of the anterior horns to the motorial end plates, the palsies that I propose to consider have their anatomical seat in the former and may result from a destructive lesion of the motor centres or of the pyramidal tract, in hemisphere, internal capsule, cris or pons"
> Osler, 1887

Sigmund Freud nel suo "Die infantile Cerebrallahmung - The infantile cerebral palsy", scritto nel 1897 si dedica all'analisi delle cause di questi disordini motori, attribuendo, a differenza di quanto sostenuto da Little, maggiore importanza alla nascita prematura ed alle anomalie dello sviluppo intrauterino, piuttosto che alla sofferenza insorta al momento del parto. È interessante come nello stesso lavoro Freud sottolinei l'inadeguatezza dell'entità nosologia "PCI", in quanto categoria puramente clinica, non correlata ad una precisa ed unica eziologia, né ad un preciso ed unico quadro anatomopatologico. Egli conclude, poco profeticamente, che essa sarebbe stata presto abbandonata e rimpiazzata da definizioni più precise e diverse.

> "The term infantile cerebral paralysis heading this treatise is a nomen proprium. It characterises not merely what is implied in the combination of words, ie paralysis in childhood due to cerebral causes (as a result of cerebral affection), but what already has been applied over a long period of time to pathological conditions in which paralysis is overshadowed or replaced by muscular rigidity or spontaneous muscular twitching".
>
> "I actually advocate that this term be applied even to cases in which paralysis is completely absent or where the disease consists merely of a periodic recurrence of convulsions (epilepsy)". "Thus, infantile cerebral paralysis is merely a contrived term of our nosographic classification, a label referring to a group of pathological cases. It should not be defined, but should be explained by references to actual cases. It would be desirable to replace this term by another not conveying such a definite, inadequate image; this would then render the above assertions superfluous".
>
> "I have inserted this digression on the nosographic system in order to point out that the term infantile cerebral paralysis merely represents a clinically-based picture of

> disease. As the following pages will show, it is neither equated to a pathologico-anatomical not to an etiological entity. It is therefore probably that even clinically the term can only claim the value of a temporary entity that may soon by abandoned in favour of certain more coherent and possibly etiologically well-determined disease picture"
> Freud, 1897 (trad. Russin LA, University of Miami Press, 1968)

A partire dall'inizio del secolo, fino agli anni della seconda guerra mondiale, l'interesse per lo studio della patologia spastica del bambino si mantenne piuttosto basso. Molto limitati sono stati anche gli approcci al trattamento riabilitativo, accolti peraltro con scarso entusiasmo. Negli stessi anni, la chirurgia ortopedica guadagnò una discreta popolarità grazie al perfezionamento della tecnica della neurotomia come procedura specifica per il trattamento delle contratture. La chirurgia venne vista con entusiasmo perché offriva la possibilità di misurare immediatamente i risultati ottenuti, anche se i miglioramenti iniziali venivano in genere seguiti da svantaggi importanti a più lungo termine.

La fisioterapia dei soggetti con PCI fu introdotta negli Stati Uniti con il lavoro di Jennie Colby, una insegnante di ginnastica che aveva coltivato un interesse specifico per la massoterapia da cui derivò, con modalità del tutto empiriche, la maggior parte degli esercizi utilizzati nella sua proposta di trattamento dei soggetti con paralisi spastica. La fisioterapia proposta dalla Colby fu poi inserita nel programma di intervento utilizzato nella clinica per il trattamento riabilitativo dei bambini con PCI fondata a Boston da Bronson Crothers (Crothers e Paine, 1959) agli inizi del Novecento. Con un concetto del tutto innovativo, nel programma di intervento veniva posta una certa attenzione, accanto al trattamento motorio, anche agli aspetti psicologici e alla salute mentale dei soggetti con disabilità.

L'avvio a una visione più ampia delle problematiche connesse con la PCI venne dato tuttavia da Winthrop Phelps (1950), ancora un chirurgo ortopedico, che nel 1930 fondò nel Maryland la prima comunità per il recupero dei soggetti portatori di handicap proponendo un modello di intervento di tipo multidisciplinare, in cui veniva prevista la stretta collaborazione di diverse figure professionali.

Negli anni immediatamente successivi alla seconda guerra mondiale, si è poi assistito alla ripresa dell'interesse per la ricerca medica in questo campo con una rapida emergenza di molte specialità ed una rinnovata attenzione per il bambino con handicap e il suo contesto socio-ambientale. I miglioramenti delle tecniche di assistenza ostetrica e i più avanzati sistemi di cura intensiva neonatale, se da una parte riducevano in maniera significativa la mortalità, dall'altra consentivano la sopravvivenza a un maggior numero di soggetti a rischio; questo ha fatto nascere rapidamente l'esigenza di individuare nuove e più adeguate metodologie di lavoro in diversi ambiti professionali. I progressi effettuati nello studio delle malattie genetiche e metaboliche e delle loro conseguenze sul sistema nervoso centrale consentivano una ridefinizione di numerosi quadri sintomatologici precedentemente classificati sotto l'etichetta diagnostica ancora aspecifica di PCI. Veniva anche stabilita l'etiologia specifica di alcuni quadri clinici come la frequente associazione di coreoatetosi, sordità, paralisi dello sguardo con una condizione di iperbilirubinemia da malattia emolitica del neonato. Contemporaneamente anche le richieste della società per i problemi dei portatori di handicap cominciarono a farsi più insistenti e consapevoli.

Fu in questo panorama che nel 1947 fu fondata l'Accademia Americana per la Paralisi Cerebrale (AACP). Concepita come un'organizzazione professionale multidisciplinare al fine di promuovere la ricerca nel campo dell'handicap infantile, la AACP riuniva le maggiori discipline mediche e i relativi servizi di terapia motoria, di psicopedagogia e di psicologia. I fondatori dell'AACP erano rappresentati da varie figure di medici specialisti fra cui neurologi, pediatri, fisiatri; il primo presidente fu Phelps.

Quello che era nato come un piccolo foro di discussione fu l'inizio della rinascita, a metà del secolo, dell'interesse per l'handicap dell'infanzia. Il risultato fu una rapida espansione delle conoscenze, ma anche un'inevitabile confusione sulla definizione e sull'interpretazione della PCI, e soprattutto sulla modalità di classificare manifestazioni sintomatologiche in genere molto polimorfe (Minear et al, 1954). Nel 1957, proprio per la necessità di fare un po' di ordine nella terminologia utilizzata nei diversi paesi del mondo, ma anche per cercare un accordo nella classificazione, fu indetta una conferenza dell'AACP. Dai lavori della conferenza emerse una definizione, ancora oggi molto diffusa, secondo cui la PCI deve essere considerata come "*un disturbo permanente ma non immodificabile della postura e del movimento, dovuto ad un difetto o ad una lesione cerebrale non progressiva, determinatasi prima che l'encefalo abbia compiuto i principali processi di maturazione morfo-funzionale; il disturbo motorio è prevalente, ma non esclusivo e può essere variabile per tipo e gravità*".

Sulla stessa linea in Inghilterra Ronnie Mac Keith e altri collaboratori formarono il "Little Club" (Mac Keith et al., 1959) che a conclusione di numerosi incontri pubblicò nel 1964, a cura di Martin Bax, una definizione di PCI, tuttora la più internazionalmente accreditata, che recita: "*La paralisi cerebrale è un disordine della postura e del movimento, dovuta a un difetto o a una lesione del cervello immaturo. Per scopi pratici devono essere esclusi dalla paralisi cerebrale disordini della postura e del movimento che siano 1) di breve durata, 2) dovuti a una malattia progressiva, 3) dovuti esclusivamente a ritardo mentale*".

Alcuni autori hanno tentato di rivedere e aggiornare questa definizione, con tuttavia poche modifiche sostanziali, come nel lavoro di Mutch et al. (1992) che definisce la PCI come "*un termine ombrello che copre un gruppo di sindromi con deficit motorio, non progressive, ma spesso mutevoli, secondarie a lesioni o anomalie del cervello che compaiono nelle fasi precoci del suo sviluppo*".

È per certi versi straordinario che questa definizione di PCI sia rimasta immodificata per 40 anni, malgrado gli enormi progressi delle conoscenze nella fisiopatologia, nell'imaging e in altre tecniche diagnostiche, e in generale nell'ambito della nosografia medica. La sua forza risiede probabilmente nella sua semplicità, e nel fatto che sia basata sulla funzione. Ciò non vuol dire tuttavia che non vi siano limiti importanti in questa definizione, sia di natura teorica che pratica applicativa (Dan e Cheron, 2004; cap. 6 e vedi cap. 13).

Per citarne alcuni pensiamo alla difficoltà di tracciare confini precisi tra lo sviluppo motorio normale e quello patologico, là dove il concetto di "normalità" sembra più ideale e statistico che reale (Latash e Anson, 1996), oppure i confini tra certi tipi di difficoltà di controllo motorio e di goffaggine e la PCI. Pensiamo anche all'opportunità o meno di escludere dalla PCI alcuni bambini affetti da forme di malattie genetico metaboliche progressive, ma a evoluzione molto lenta, che di fatto sono per lo più inquadrati come affetti da PCI se non visti da clinici molto esperti. Un'altra critica è l'esclusione della definizione di quegli aspetti percettivi, cognitivi, del comportamento ed altri che spesso sono prevalenti nel determinare la disabilità del bambino.

Di pari passo con l'affermarsi della definizione della PCI del 1964, pur nella consapevolezza dei suoi limiti, si sono fatte più numerose le proposte di nuovi metodi di trattamento riabilitativo, basati su una sempre maggiore convinzione della stretta interazione, nella PCI, fra motricità e psichismo. L'impostazione delle tecniche non era più mirata al recupero di una massima efficienza strumentale, ma a una completa utilizzazione del potenziale di realizzazione del soggetto con handicap. L'attenzione veniva spostata dagli esercizi diretti al recupero dei singoli muscoli a un approccio più globale sul controllo della postura e del movimento.

Nasceva contemporaneamente un numero sempre maggiore di centri di assistenza e di trattamento che garantivano un servizio sempre più specializzato. In associazione con l'interesse delle diverse specialità, mediche, psicologiche e psicopedagogiche, un serio impegno veniva posto anche nell'ideazione di programmi educativi speciali e nella creazione di servizi sociali di supporto per le famiglie. La finalità comune era quella di creare condizioni adatte per promuovere nell'individuo una maturazione in tutti gli ambiti dello sviluppo, in modo da consentire la maggior indipendenza funzionale possibile.

Il cambiamento nella modalità di approccio al problema e la messa in atto di un trattamento più precoce comportano inevitabilmente una modificazione della tipologia dei problemi da fronteggiare. Negli ultimi decenni infatti è diventato sempre più difficile osservare quadri clinici inveterati con deficit multipli ormai stabilizzati e scarsamente modificabili. L'iter seguito nel corso degli anni è stato simile a quello previsto ogni volta che nasce l'interesse per lo studio di un nuovo tipo di patologia: si comincia necessariamente con il considerare i quadri più conclamati e impegnativi che sono più chiaramente riconoscibili. Via via che vengono meglio conosciute le cause, è poi possibile identificare i segni clinici più precoci della malattia che permettono di impostare un trattamento adeguato in tempi più brevi. In questo modo l'interesse si sposta verso le forme più lievi e cambia completamente il panorama sintomatologico della patologia. Lo stesso è successo per la PCI, per cui nel giro di poco più di un secolo si è assistito a una vera rivoluzione, non solo nell'interpretazione di questa entità clinica, ma anche nella sua espressione clinica e nella storia naturale.

Concepita inizialmente come un deficit ortopedico di origine neurologica, veniva in breve tempo riconosciuta come una condizione patologica che coinvolge più sistemi funzionali ed in quanto tale deve essere sottoposta all'attenzione di più specialisti e di più servizi. In una fase successiva, più vicina ai nostri tempi, si è cominciato a considerarla come un disordine complesso dello sviluppo, una disabilità che diventa sempre più evidente nel corso della crescita dell'individuo e che per questa ragione necessita di essere riconosciuta e trattata precocemente. In tal modo questa patologia, considerata come ortopedica da Little, è divenuta oggi il prototipo della disabilità dello sviluppo del bambino.

Molti problemi rimangono ovviamente ancora aperti, a cominciare da quello della classificazione delle PCI.

Modelli storici di classificazione della paralisi cerebrale

Le molte critiche e le diverse proposte che sono state avanzate nel corso degli anni sulla definizione di PCI riflettevano, e riflettono ancora oggi, l'incertezza sul reale specifico patologico di questa forma, dovuta all'eterogeneità sintomatologica e ai dubbi sulla sua patogenesi. Riferito all'entità diagnostica, il termine di PCI ha infatti il grosso limite di non fare alcun riferimento all'etiologia, alla fisiopatologia, alla severità sul piano clinico o alla prognosi, per cui più volte i ricercatori hanno espresso la necessità di abbandonarlo.

Classificare, distribuire nel nostro caso i bambini con PCI in classi o categorie dello stesso tipo, può avere vari scopi, alla luce dei quali si deve valutare la validità ed efficacia di una classificazione. Nel caso della PCI, tra gli scopi possiamo per esempio pensare a ricerche di tipo epidemiologico, per monitorare sottotipi di PCI la cui incidenza potrebbe variare nel tempo, ma anche per valutare l'efficacia degli interventi o per altri scopi. Come indicato più avanti, il giudizio sull'utilità e validità di una classificazione è strettamente legato agli scopi per i quali la classificazione è stata ideata e viene utilizzata.

La continua evoluzione del concetto di PCI, insieme con l'estrema diversità dei quadri clinici, ha dato origine a numerosi modelli di classificazione. Tuttavia, fino ad oggi, nessuna delle proposte fatte è riuscita a rendere completa ragione della poliedricità dell'espressione clinica, proprio per l'impossibilità di individuare un unico criterio classificativo in base al quale raggruppare e descrivere i diversi aspetti della patologia nella loro evoluzione.

I primi tentativi di classificazione risalgono agli anatomopatologi che cercarono di correlare le diverse forme di PCI alla etiologia, essenzialmente infiammatoria o emorragica, delle lesioni cerebrali. Per un lungo periodo di tempo, infatti, le diverse sindromi cliniche furono considerate in stretta correlazione con lesioni cerebrali a etiologica specifica (vascolare o infettiva). Ma il limite di questo tipo di correlazione è già stato indicato da Freud che nei suoi studi sottolineava come la complessità dei processi di trasformazione delle lesioni cerebrali renda scarsamente riconoscibile a distanza di tempo la natura dell'evento lesivo originario. Le opportunità molto limitate di effettuare studi anatomici nei soggetti con PCI rendono oggi di interesse prevalentemente teorico questo tipo di classificazione.

In epoche successive ha prevalso invece l'intento di sistematizzare le varie forme di PCI secondo criteri clinici derivati dalla semeiotica neurologica classica, basata prevalentemente sulla valutazione delle anormalità del tono muscolare e sulla rilevazione delle risposte riflesse.

Le principali classificazioni tradizionali, seguendo il modello proposto dal Little Club nel 1959 hanno il loro presupposto nelle anomalie del tono (ipertonia, distonia, ecc.), nella tipologia del sintomo neurologico prevalente (atassia, coreoatetosi, ecc.) e nella sua localizzazione somatica (diplegia, tetraplegia, emiplegia, ecc.). Con alcune varianti tutte le classificazioni espressione di questo approccio sono tra di loro abbastanza simili. Le più conosciute sono quella di Ingram (1955, 1964), di Crothers e Paine (1959), di Michaelis e Edebol-Tysk (1989), della scuola australiana (Stanley et al., 2000, Evans et al., 1989) e, la più diffusa specie in Europa, quella della scuola svedese (Hagberg et al., 1975). Alcune di esse includono la forma "atonica" non inclusa in altre. Le principali categorie diagnostiche riportate da questi modelli sono sotto descritte.

Sindromi cliniche classiche

Tetraparesi spastica
Nelle forme di tetraparesi il disturbo del tono e del movimento è di solito molto grave, raramente simmetrico, interessa "in eguale misura" gli arti inferiori e i superiori e si rende generalmente manifesto fin dalla nascita. Lo sviluppo posturo-motorio presenta un

ritardo importante; la prognosi per la deambulazione autonoma e per la manipolazione è sfavorevole. I disturbi visivi (agnosia visiva, paralisi di sguardo, strabismo, riduzione dell'acuità visiva, ecc.) e della funzione uditiva sono frequenti. Molto spesso è presente epilessia che si manifesta, nella maggior parte dei casi, in forma generalizzata secondaria (spasmi infantili, sindrome di Lennox-Gastaut, ecc.). È spesso associato un quadro di insufficienza mentale, sia come conseguenza del danno neuropatologico corticale, sia per il precoce disturbo della motricità che rende difficile l'acquisizione delle tappe fondamentali dello sviluppo psichico. In conseguenza della spasticità si verificano contratture muscolari diffuse e deformità articolari e di assetto del rachide. Le lesioni anatomiche più frequenti, oggi osservabili anche *in vivo* grazie alle neuroimmagini specie alla risonanza magnetica (RMN), sono rappresentate da quadri diffusi di leucomalacia periventricolare o di sofferenza multicistica con atrofia cerebrale importante.

Diplegia spastica
Nella diplegia spastica il disturbo del tono e del movimento interessa tutti i quattro arti, ma in misura nettamente maggiore gli arti inferiori. È il quadro tipico del bambino nato pretermine di alto grado, in cui più di frequente si ritrova una leucomalacia periventricolare. La tipologia del danno motorio è causata dalla contiguità fra le sedi delle lesioni malaciche e il decorso delle vie cortico-spinali destinate alla parte inferiore del corpo. L'ipertonia, che interessa soprattutto i tricipiti surali e gli adduttori dell'anca, raramente si manifesta prima del terzo - quarto mese di vita e talvolta più tardi. Tradizionalmente (ma questo termine non è oggi più accettato, vedi cap. 4) si descrive nel decorso clinico un "periodo silente" dopo la fase acuta del danno cerebrale e prima che si manifestino i disturbi del tono e il ritardo nello sviluppo motorio. La motricità degli arti superiori è sufficientemente preservata; la prognosi per la deambulazione, anche senza ausili, è di solito favorevole. Vi è spesso un interessamento dei nervi cranici, frequente lo strabismo. Lo sviluppo dell'intelligenza e del linguaggio di solito non sono compromessi. L'epilessia è rara. Sono invece frequenti contratture muscolari e deformità articolari a livello dell'arto inferiore.

Emiplegia spastica
Il disturbo del tono muscolare e del movimento volontario colpisce solo un emilato corporeo. L'interessamento può essere maggiore all'arto superiore o inferiore, spesso prevalentemente distale, ma talvolta anche prossimale. La prognosi per il raggiungimento della deambulazione autonoma è sostanzialmente sempre favorevole. I pazienti spesso presentano crisi convulsive, espressioni di un'epilessia parziale. Frequenti appaiono le alterazioni a carico dello schema corporeo e dell'organizzazione prassica e gnosica. Lo sviluppo dell'intelligenza può essere compromesso; quando all'emilato paretico corrisponde l'emisfero dominante, può manifestarsi un ritardo nello sviluppo del linguaggio. Nell'emilato paretico si sviluppano, in genere, già in epoca precoce, contratture muscolari e deformità articolari; il trofismo muscolare e osseo è spesso ridotto. Il correlato anatomico e neuroradiologico è per lo più rappresentato da cisti poroencefaliche isolate, lesioni della capsula interna, o anche lesioni periventricolari anche bilaterali, o sofferenze più estese di un emisfero cerebrale.

Forma atassica
È di gran lunga la forma più rara di PCI. Prevale il disturbo della coordinazione dei movimenti (tremori, dismetria, adiadococinesia, ecc.) e dell'equilibrio (atassia). Nei primi

mesi di vita è caratteristica la presenza di una spiccata ipotonia che permane di solito anche in età successive; lo sviluppo psicomotorio è in genere ritardato; spesso è presente un nistagmo oculare di natura cerebellare. Talora possono essere associati sintomi di origine piramidale. Il linguaggio si sviluppa con ritardo a volte anche importante, la parola è scandita. Spesso è presente un deficit mentale. Sul piano anatomico queste forme sono associate a un danno del cervelletto e/o delle vie a partenza cerebellare dovuto in genere ad alterazioni malformative, della maturazione strutturale o a patologia infettiva. Meno frequentemente può derivare da una sofferenza ipossico-ischemica-emorragica perinatale.

Forma distonica

Il disturbo motorio risulta da una disfunzione del sistema extrapiramidale, cui consegue un'alterazione della regolazione tonica. Il tono muscolare di fondo è ridotto in condizioni di riposo, mentre in situazioni di sollecitazione e di impegno motorio aumenta sensibilmente, provocando posture del tutto sovrapponibili a quelle che si osservano nelle sindromi spastiche. Quasi costantemente sono presenti ipercinesie involontarie, rapide e incoordinate, specie a carico della faccia e della lingua. Non infrequente è l'associazione con segni clinici di tipo piramidale (forme miste). La variabilità continua del tono colpisce anche i muscoli dell'apparato bucco-fonatorio per cui vi è un'alterazione dell'emissione della voce con linguaggio molto rapido e spesso incomprensibile. Lo sviluppo cognitivo è raramente compromesso. A livello encefalico si suppone che la lesione risieda nei nuclei della base; quando grave è identificabile con il cosiddetto "status marmoratus". Una volta per lo più associata all'ittero iperbilirubinemico da incompatibilità materno-fetale, questa forma di PCI rappresenta per lo più l'esito di un'asfissia perinatale grave nel neonato a termine.

Forma atetosica (o coreo-atetosica)

Si tratta anche in questo caso di una sintomatologia conseguente a disfunzione del sistema extrapiramidale, prevalentemente a carico del nucleo caudato e del putamen. Il quadro clinico è dominato dall'ipotonia e dalla presenza di movimenti lenti, aritmici, continui di tipo polipoide che cominciano generalmente fin dai primi mesi di vita e spesso da movimenti rapidi, prossimali, coreici. Essi interessano la faccia, la lingua e l'estremità distale degli arti. Può coesistere la presenza di sintomi piramidali. Lo sviluppo dell'intelligenza non risulta solitamente molto compromesso; il linguaggio è disartrico. Quando il quadro è causato da iperbilirubinemia, spesso si associa una sordità percettiva.

Limiti delle classificazioni tradizionali e prospettive

La classificazione tradizionale sopra riassunta, ancora ampiamente riconosciuta e utilizzata a livello internazionale, presenta alcuni limiti che ci sembra importante puntualizzare per consentirne un uso corretto nella pratica clinica.

Se infatti le categorie descritte possono risultare utili nella sistematizzazione di quadri clinici ormai conclamati, aiutano poco nella diagnosi e nella classificazione precoce dei disturbi. Esse non tengono in considerazione un elemento importante della PCI, rappresentato dai cambiamenti che si verificano nel corso dello sviluppo. Per questa ragione un lattante con un tipo di PCI dominato dall'ipotonia, deve necessariamente cambiare di categoria nel momento in cui sopraggiunga, come spesso succede, un quadro di spasticità. Un altro problema importante è rappresentato dalla difficoltà di cogliere in questi modelli classificativi elementi utili ai fini prognostici.

Resta comunque indubbio il loro valore per gli studi epidemiologici che rendono possibile una valutazione dell'incidenza dei disturbi e un confronto fra casistiche diverse. Questo tipo di studi ha un'importante ricaduta sociale in quanto consente la programmazione delle strutture deputate alla diagnosi precoce e all'assistenza.

Ogni classificazione tuttavia, specie se utilizzata a scopo epidemiologico, ma anche per altri scopi, deve necessariamente corrispondere ad alcune caratteristiche, tra le quali la reliability (affidabilità), cioè la riproducibilità dei risultati della sua applicazione tra diversi osservatori e tra valutazioni successive dello stesso osservatore, la semplicità di uso, la validità, cioè la sua efficacia nel distinguere individui appartenenti a categorie diverse. In base a questi parametri, secondo la Rete Europea per la Sorveglianza delle PCI (SCPE – Surveillance of Cerebral Palsy Europe) (Anon, 2000), che raggruppa 14 Centri distribuiti in 8 paesi, l'esperienza dell'uso di queste classificazioni tradizionali non è esente da riserve. La grande variabilità nel classificare bambini nelle categorie sopra descritte riscontrata in ricerche mirate, ha portato gli esperti del SCPE a proporre una classificazione semplificata, abolendo la distinzione tra diplegie e tetraplegie, per distinguere solo tra forme spastiche bilaterali versus forme unilaterali (Colver e Sethumadhavan, 2002). La raccomandazione di questo gruppo è stata inoltre di prevedere un training specifico per gli operatori che operino in progetti di epidemiologia delle PCI. A tale scopo è stato preparato un DVD interattivo per imparare a classificare.

La necessità di una modalità classificativa che tenga in conto le competenze funzionali raggiunte dal bambino, piuttosto che fermarsi a considerare soltanto la distribuzione o la localizzazione del disturbo motorio, viene oggi sentita anche a livello internazionale. Il gruppo Canadese del CanChild, autore del ben noto test sulle funzioni grossomotorie del bambino (GMFM Gross Motor Function Measure) ha proposto un sistema classificativo (GMFCS Gross Motor Function Classification System) basato sul livello di competenza grossomotoria (posizione seduta, statica eretta, cammino, etc.) raggiunta dal bambino con PCI in diverse fasce di età (Palisano et al., 1997, 2000). Si tratta di uno strumento certamente molto utile per valutare la misura della disabilità ed il livello di autonomia raggiunto dal bambino, ma che non ci offre elementi sulla modalità con cui una specifica funzione percettivo-motoria viene organizzata e pertanto non fornisce orientamenti prognostici e riabilitativi.

Più recentemente è stato proposto un sistema simile di classificazione, ma della funzione manipolatoria denominato BFMFC (Bimanual Fine Manipulation Functional Classification) (Beckung e Hagberg, 2002), simile nei vantaggi e nei limiti al GMFCS. La SCPE ha proposto di aggiungere sempre alle categorie diagnostiche tradizionali un doppio score funzionale mediante il GMFCS e il BFMFC, oltre una nota sull'ipotesi eziologica della lesione e sui principali disturbi "associati", sensoriali, cognitivi, epilessia, ecc.

Un approccio completamente diverso, finalizzato al tentativo di superare il problema della diagnosi precoce e della prognosi, è quello basato sulla valutazione qualitativa dei pattern motori del bambino con PCI. Un esempio di questa modalità classificativa è offerta dal lavoro di Milani Comparetti (1978). La classificazione suggerita da questo autore, derivata dalla semeiotica motoscopica, fa riferimento ai pattern patologici che con la loro dominanza e stereotipia possono condizionare precocemente la motricità del bambino cerebroleso. La rilevazione e l'attenta valutazione di questi pattern renderebbero possibile, secondo l'Autore, sia la diagnosi precoce sia la formulazione di un giudizio prognostico. L'individuazione delle diverse categorie patologiche (sindrome da regressione, I diarchia, II diarchia, ecc.) è così basata sulla presenza/dominanza di specifici pattern motori abnormi (pattern fetali, pattern estensorio, startle, ecc.). Pur costituendo uno strumento utile per la diagnosi precoce e per la prognosi, questa classificazione ha vari limiti, tra i quali quello di non fornire elementi utili per il trattamento riabilitativo. Simili per molti aspetti alla classificazione di Milani Comparetti è lo schema classificativo proposto da Michele Bottos e da lui recentemente rivisto (2002) per includere anche alcuni elementi tratti dalla proposta di Adriano Ferrari (vedi oltre).

Un modello ideale di classificazione delle PCI, utile alla prognosi e ai fini del trattamento riabilitativo (impostazione, valutazione dei risultati) dovrebbe essere basato sull'identificazione del disordine fisiopatologico che determina il disordine motorio del bambino. Ovviamente questo disordine non può essere ridotto alla spasticità, oppure alla presenza di "riflessi primitivi", ma deve essere visto come un difetto del controllo motorio. Questo approccio più moderno alla natura del difetto delle PCI (vedi cap. 6 e cap. 7) è determinato in buona parte da modelli aggiornati neurofisiologici di riferimento per il controllo motorio e il suo sviluppo nella normalità e nei principali disturbi motori del bambino (Shumway-Cook e Woollacott, M., 1995, Crenna, 1998, Cioni e Paolicelli, 1999, Fedrizzi, 2003). In quest'ottica secondo alcuni autori (Ferrari, presente volume, Dan e Cheron, 2004) vi sono gruppi diversi di bambini in ciascuna delle forme tradizionali di PCI (diplegie, tetraplegie, ecc.), accomunati da strategie stabili di controllo motorio. Per esempio bambini con diplegia spastica, tutti deambulanti, con lesioni simili in RMN, determinate da processi fisiopatologici simili (insulto ipossico-ischemico in prematuranza) possono celare differenti strategie di controllo motorio del cammino (Ferrari et al., cap.18, Dan e Cheron, 2004, Rodda et al., 2004). Gli strumenti più moderni di registrazione e analisi off-line delle performance motorie del bambino (videoregistrazione, analisi tridimensionale del movimento ed altri, vedi cap. 5) offrono possibilità straordinarie di formulare e validare ipotesi classificative basate su questi modelli.

Un esempio di questo nuovo approccio alla definizione e alla classificazione della PCI è offerta dal modello da tempo suggerito da Adriano Ferrari (Ferrari, 1990), trattato ampiamente in questo volume, che fonda i suoi presupposti sul considerare la PCI non come un'alterazione del tono muscolare o come un insieme di pattern motori patologici, ma come un problema di organizzazione funzionale del bambino, nella sua interazione con l'ambiente. La modalità di organizzazione è in relazione non solo con il disturbo motorio ma anche con le problematiche di ordine cognitivo, percettivo e motivazionale che, in varia misura, vi sono strettamente connesse. In questa ottica, per non risultare frammentaria e parcellare e per fornire elementi prognostici e riabilitativi, la classificazione deve infatti tenere conto necessariamente di tutti questi aspetti.

Conclusioni

Stiamo vivendo un periodo molto interessante per la PCI, un momento in cui si potrà forse avverare dopo più di un secolo la previsione di Freud sul superamento del concetto di PCI come entità vaga, in favore di quadri clinici "più coerenti ed eziologicamente ben determinati". Per scopi epidemiologici le classificazioni tradizionali potranno continuare ad essere valide, tenendo conto dei suggerimenti delle esperienze più avanzate degli esperti del settore come il gruppo del SCPE. Senz'altro il grado di disabilità dovrà essere valutato mediante strumenti (vedi cap. 5) di diversa complessità a seconda degli scopi della classificazione . Probabilmente le tecniche più moderne di neuroimaging (vedi cap. 3) permetteranno di distinguere categorie di bambini simili per natura del danno lesionale e della sua riorganizzazione.

Senz'altro l'interesse maggiore del riabilitatore è per approcci classificativi basati su difetti omogenei del controllo motorio, in quanto più strettamente correlati alla prognosi ed al trattamento.

Per tutti questi approcci, più tradizionali o più moderni, devono valere quelle raccomandazioni relative alla reliability, alla semplicità e all'affidabilità sopra descritte.

Bibliografia

Anon (2000) Surveillance of cerebral palsy in Europe: a collaboration of cerebral palsy registers. Dev Med Child Neurol 42:816-24

Bax MCO (1964) Terminology and classification of cerebral palsy. Dev Med Child Neurol 6:295-307

Beckung E, Hagberg E (2002) Neuroimpairments, activity limitations, and participation restrictions in children with cerebral palsy. Dev Med Child Neurol 44:309-316

Bottos M (2002) Paralisi Cerebrale Infantile: dalla guarigione all'autonomia. Piccin Editore Padova

Cioni G, Paolicelli P (1999) Sviluppo Fisico e Motorio In: Camaioni L (ed) 2ª ediz Manuale di Psicologia dello sviluppo. Il Mulino Editore Bologna, pp 17-76

Colver AF, Sethumadhavan T (2003) The term diplegia should be abandoned. Arch Dis Child 88:286-290

Crenna P (1998) Spasticity and "spastic" gait in children with cerebral palsy. Neurosc Biobehav Rev 22:571-578

Crothers B, Paine R (1959) The Natural History of Cerebral Palsy. Harvard University Press Cambridge

Dan B, Cheron G (2004) Reconstructing cerebral palsy. J Ped Neurology 2:57-64

Denhoff E, Robnault IP (1960) Cerebral Palsy and Related Disorders. McGraw Hill, NY

Evans PM, Johnson A, Mutch L, Alberman E (1989) A standard form for recording clinical findings in children with a motor defect. Dev Med Child Neurol 31:119-129

Fedrizzi E (2003) I disordini dello sviluppo motorio. Piccin Padova

Ferrari A (1990) Interpretive dimensions of infantile cerebral paralysis. In: Papini M, Pasquinelli A, Gidoni EA (eds) Development, Handicap, Rehabilitation practice and theory. Excepta medica, international congress series 902 Amsterdam, pp 193-204

Freud S (1897) Die infantile Cerebrallahmung. In: Nothnagel J (ed) Spezialle pathologie und therapie. Band IX, Th. III. Vienna Holder. The Infantile Cerebral Palsies Translated by Russin LA (1968). University of Miami Press

Hagberg B (1989) Nosology and classification of cerebral palsy. Giornale di Neuropsichiatrica dell' Età Evolutiva 4:12-17

Hagberg B, Hagberg G, Olow I (1975) The changing panorama of cerebral palsy in Sweden 1954-1970. I. Analysis of general changes. Acta Paediatr Scand 64:187

Ingram TTS (1955) A study of cerebral palsy in the childhood population of Edinburgh. Arch Dis Child 30:85-98

Ingram TTS (1964) Paediatric Aspects of Cerebral Palsy. Livingstone

Latash ML, Anson JG (1996) What are "normal movements" in atypical populations? Behav Brian Sci 19:55-106

Little Club Clinics (1959) Memorandum on terminology and classification of cerebral palsy. Cerebral Palsy Bull 1/5:27

Little J (1862) On the influence of abnormal parturition, difficult labours, premature birth, and asphyxia neonatorum on the mental and physical condition of the child, especially in relation to deformities. Trans Obstet Soc London 3:293

Mac Keith RC, Mackenzie ICK, Polani PE (1959) Definition of Cerebral Palsy. Cerebral Palsy Bulletin 5:23

Mac Keith RC, Mackenzie ICK, Polani PE (1959) The Little Club: memorandum on terminology and classification of cerebral palsy. Cerebral Palsy Bulletin 5:27-35

Michaelis R, Edebol-Tysk K (1989) New aetiopathological and nosological aspects of cerebral palsy syndromes. Giorn Neuropsic Età Evolutiva Suppl 4:25-30

Milani Comparetti A (1978) Classification des infirmités motrices cérébrales. Médicine et Hygiène 36:2024-2029

Minear WL, Binkley E, Snow WB (1954) Report: Nomenclature and Classification Committee presented before American Academy for Cerebral Palsy. Paediatrics 1956:841-852

Mutch L, Alberman E, Hagberg B et al (1992) Cerebral palsy epidemiology: where are we now and where are we going? Dev Med Child Neurol 34:547-551

Osler W (1889) The Cerebral Palsies of Children. Mac Keith Press London 1987

Palisano R, Rosenbaum P, Walter S (1997) Development and reliability of a System to classify gross motor function in children with cerebral palsy. Dev Med Child Neurol 39:214-223

Palisano R J, Hanna Steven E, Rosenbaum PJ et al (2000) Validation of a model of Gross Motor Function for children with cerebral palsy. Physical Therapy 10:974-985

Phelps W (1950) Etiology and diagnostic classification of cerebral palsy. Nervous Child 7:10

Rodda JM, Graham HK, Carson L (2004) Sagittal gait patterns in spastic diplegia. J Bone Joint Surg 86:251-258

Shumway-Cook, A, Woollacott M (1995) Motor control: Theory and Practical Applications. MD: Williams and Wilkins Baltimore

Stanley F, Blair E, Alberman E (2000) Cerebral Palsies: Epidemiology and Causal Pathways. Clinics in Developmental Medicine No. 151 Mac Keith Press London

2   Guida all'interpretazione della paralisi cerebrale infantile

Adriano Ferrari, Manuela Lodesani, Simonetta Muzzini, Silvia Sassi

Definizione di paralisi cerebrale infantile

L'espressione Paralisi Cerebrale Infantile (PCI) per gli italiani, Infirmité Motrice Cérébral per i francesi, Paralisis Cerebral per gli spagnoli, Zerebral Bewegung Störung per i tedeschi, Cerebral Palsy per gli anglosassoni, definisce una *"turba persistente ma non immutabile della postura e del movimento, dovuta ad una alterazione organica e non progressiva della funzione cerebrale, per cause pre - peri - post natali, prima che se ne completi la crescita e lo sviluppo"* (Bax, 1964; Spastic Society Berlino, 1966, Edimburgo, 1969).

Il termine **turba** indica una situazione, cioè uno stato finale, e non tanto una malattia, condizione capace di evolvere in senso migliorativo o peggiorativo e teoricamente anche di guarire. Il bambino con PCI, infatti, non è più un ammalato in senso stretto, senza poter essere considerato per questo un individuo sano. L'aggettivo **persistente** rinforza il concetto di turba come situazione stabile e definitiva, cioè non evolutiva (per esprimere questo concetto si impiega anche il termine encefalopatia fissa), e viene solo in parte attenuato dalla locuzione **non immutabile** che indica come nei danni, motori e non, prodotti dalla PCI siano tuttavia possibili cambiamenti migliorativi o peggiorativi, spontanei o indotti. Questi cambiamenti possono riguardare sia la competenza del sistema nervoso centrale (SNC), sia le condizioni strutturali dell'apparato locomotore (AL). Sostengono i miglioramenti la plasticità della struttura SNC, con le sue possibilità compensatorie, e soprattutto la capacità di apprendimento attraverso l'esperienza. Per i peggioramenti dobbiamo considerare che, anche se la lesione di per sé non evolve, divengono sempre più complesse nel tempo le richieste dell'ambiente al SNC, con conseguente aggravamento della disabilità per i deficit accumulati "strada facendo", in quanto la mancata conquista di una funzione impedirà, successivamente, anche l'acquisizione delle ulteriori funzioni ad essa collegate (Sabbadini et al., 1982).

Per **postura** (dal latino ponere situs) intendiamo una definita relazione reciproca fra i segmenti che compongono il corpo (inteso come un solido articolato, cioè snodabile), valutata in relazione alle coordinate dello spazio circostante (codificazione geocentrica secondo Berthoz, 1998). Il termine **movimento** indica, invece, lo spostamento nello spazio e nel tempo di uno o più segmenti del corpo o di questo nel suo insieme, cioè il passaggio da una postura ad un'altra. *"Il movimento può essere considerato come una successione di posture. Si può realizzare soltanto sulla base di un aggiustamento posturale a breve o a lungo termine, prima e durante la sua esecuzione"* (Jackson, 1874). La postura, d'altro canto, non è uno stato passivo, non è solo un movimento "congelato" (Denny Brown, 1966), è una preparazione al movimento in funzione di una simulazione interna delle sequenze motorie previste ai fini generali dell'azione (Berthoz, 1998), è un tenersi pronti all'azione, "readiness to move" (Bernstein, 1967).

L'espressione **alterazione della funzione cerebrale** sottolinea che la paralisi determina l'incapacità dell'intero SNC, piuttosto che il deficit di uno o più dei singoli organi o apparati che lo compongono (emisferi, cervelletto, tronco, ecc.). *"Nessuna funzione è localizzata in una sola struttura cerebrale, ma tutte risultano dalla cooperazione di strutture specifiche che costituiscono vie dove l'attività neuronale circola in maniera sequenziale effettuando le operazioni proprie di ogni struttura"* (Berthoz, 1998). Il termine **cerebrale** va perciò inteso in modo olistico come sinonimo di SNC e non di cervello in quanto tale (un sistema, come coalizione operativa fra diversi organi, apparati e strutture, è sempre qualche cosa di più e di diverso della somma delle singole parti che lo compongono). Vedremo come solo in parte sia possibile stabilire una correlazione significativa tra sede, tipo, timing e misura del danno e natura e gravità della paralisi che ne consegue.

L'espressione **crescita e sviluppo del sistema nervoso**, che con una forzatura linguistica si riferisce all'aggettivo cerebrale piuttosto che al sostantivo funzione, vuol significare che la paralisi infantile si distingue dalla paralisi dell'adulto in quanto mancata acquisizione di funzioni, piuttosto che perdita di funzioni già acquisite. La proposizione rimane tuttavia ambigua perché non definisce a quali funzioni ci si riferisca, anche se generalmente viene attribuita alle funzioni "motorie" per eccellenza (controllo posturale, locomozione e manipolazione).

La definizione internazionale di PCI non esaurisce tuttavia il significato dei termini "paralisi", "cerebrale" ed "infantile" che meritano un'analisi più attenta, specifica approfondita.

Paralisi (dalla diagnosi neurologica a quella riabilitativa)

Di fronte a un nuovo caso di PCI, il primo impegno del medico riabilitatore è quello di tradurre per i genitori l'idea di lesione (perdita dell'integrità anatomica e fisiologica del SNC) nel concetto di paralisi (alterazione delle funzioni prodotte). Proporzionalmente a quanto e a come verrà intesa la "paralisi", potranno essere, infatti, accettate, condivise e valorizzate le proposte terapeutiche suggerite per modificarla (fisioterapia, farmaci antispastici, ortesi e ausili, chirurgia funzionale, ecc.) e potranno essere valutati ed apprezzati i risultati ottenuti.

La **semeiotica neurologica** descrive il difetto e localizza il deficit in termini di *segni oggettivi* e di *sintomi soggettivi* (ipertonico, distonico, flaccido, tetraparetico, diplegico, emiplegico, ecc.) e ne giudica approssimativamente la *misura* secondo un criterio descrittivo quanto mai empirico (gravissimo, grave, modesto, lieve, sfumato, ecc.). Qualche volta valorizza l'*eziologia*: sindrome di Little come diplegia del prematuro; altre volte la *patogenesi*: sindrome di Phelps come tetraplegia atetoide con sordità, conseguenza di un importante ittero nucleare, ecc.

La diagnosi neurologica considera la paralisi come la somma dei difetti presenti nel repertorio motorio del bambino (spasticità, clono, Babinski, schema falciante, ecc.), ma non risulta sufficiente a chiarirne completamente la natura. È infatti importante saper valutare per questo, accanto ai *difetti* del repertorio, anche le *risorse* ancora disponibili, siano esse proprie dell'individuo od offerte dal contesto in cui egli vive, e il loro livello di *utilizzazione*, poiché è proprio sulla valorizzazione delle risorse piuttosto che sull'eliminazione dei difetti che si fonda il trattamento rieducativo. La "terapia" non può infatti cancellare i sintomi o i segni della PCI e neppure nasconderli o mascherarli (inibire i riflessi patologici, rendere simmetrica la motricità dell'emiparetico, ecc.), né può colmare il cosiddetto "ritardo dello sviluppo", ma deve cercare di realizzare la persona con i suoi difetti e le sue abilità residue nel suo contesto di vita, inteso come ambiente fisico ed al tempo stesso sociale e culturale (trattamento ecologico secondo Pierro et al., 1984).

"*Occorre allora adottare uno sguardo più globale, rivolto al bambino nella sua continua interazione con l'ambiente che lo circonda e con i problemi che esso gli pone, all'interno di un bilancio dinamico tra le risorse personali di quel bambino e gli strumenti più opportuni (e più efficaci) per riuscire ad attivarli ed a potenziarli. La funzione evocata quindi, se inserita in un'ottica conoscitiva, modifica il soggetto agente e la sua interazione con l'ambiente. In questo senso la patologia motoria va intesa come una patologia diretta o indiretta della programmazione delle funzioni cognitive. Si cerca di ripristinare il valore pragmatico e comunicativo del rapporto individuo-ambiente stimolando e rinforzando la crescita del Sé*" (Caffo, 2003).

Il modo più semplice per far capire ai genitori la paralisi è presentarla come un problema di **muscoli**. Potrebbe essere un problema di *debolezza*: muscoli incapaci di sostenere il capo, muscoli troppo fiacchi per raddrizzare il tronco, per estendere le ginocchia, ecc. Potrebbe trattarsi, all'opposto, di un problema di *forza eccessiva*, muscoli troppo vigorosi che sbilanciano i propri antagonisti, come quelli che fanno stringere i pugni, incrociare le cosce (schema a forbice), camminare sulla punta dei piedi (equinismo), ecc. Se la PCI viene presentata come un problema di debolezza muscolare, agli occhi dei genitori acquisteranno valore la ginnastica, meglio se "tanta", il massaggio, le "scosse" (elettroterapia), l'allenamento progressivo (anche in palestra, con i pesi e le "macchine" per i soggetti adolescenti e i "divenuti adulti"), i trasferimenti muscolari proposti dalla chirurgia ortopedica di poliomielitica memoria, e via di seguito. Se al contrario il problema della PCI è la forza eccessiva, accanto al massaggio (questa volta a scopo decontratturante anziché tonigeno e trofico) assumeranno importanza le tecniche di rilasciamento più o meno "psico"-motorie, le manovre di allungamento muscolare (stretching), l'inibizione chimica della spasticità con farmaci sistemici, distrettuali o focali (tizanidina, dantrolene, baclofen, tossina botulinica, alcol, fenolo, ecc.), i gessi inibitori seriali, le ortesi a correzione progressiva, la penalizzazione chirurgica (allungamenti tendinei, aponeurectomie, miotomie selettive più o meno dosate, ecc.).

Diventa però difficile spiegare come, nello stesso bambino, uno stesso muscolo possa rivelarsi nello stesso tempo troppo debole a un estremo e troppo forte all'altro: il retto femorale troppo debole come estensore del ginocchio e troppo forte come flessore dell'anca, gli ischiocrurali troppo deboli come estensori della coscia e troppo forti come flessori del ginocchio e via di seguito.

Un passo avanti potrebbe essere compiuto cercando di spiegare la paralisi non in termini di forza, ma in termini di **contrazione**. Non è superfluo ricordare che il termine "spastico" (un particolare tipo di contrazione muscolare) è arrivato col tempo a connotare l'intera categoria dei pazienti affetti da PCI, appunto gli "spastici" (AIAS = Associazione Italiana per l'Assistenza agli Spastici). Dovremmo però definire in che cosa consiste questa alterazione della contrazione muscolare, poiché i disturbi della contrazione possono essere molteplici. Può trattarsi di un eccessivo reclutamento di unità motorie (UM) (errore di quantità), può trattarsi di una contrazione troppo prolungata, cioè di un'incapacità di rilasciamento muscolare volontario (errore di durata, fenomeno che Dupré nel 1907 aveva chiamato paratonia), può trattarsi di un errore nella scelta del momento (timing), può trattarsi di un errore nella qualità della contrazione (tonica o fasica), da cui un precoce ed eccessivo affaticamento, può trattarsi di un errore nell'associazione dei muscoli da far contrarre (cocontrazione), può trattarsi di una tendenza alla conservazione degli atteggiamenti imposti (fenomeno che Duprè nel 1907 aveva chiamato catalessia), può trattarsi di una mancanza di passività per una abnorme reazione allo stiramento dipendente dalla velocità della sua esecuzione (spasticità propriamente detta), ecc.

Se agli occhi dei genitori il problema del bambino spastico diviene la spasticità dei suoi muscoli, la richiesta di una terapia contro la spasticità giustificherà: l'impiego dei farmaci miorilassanti per os, per infusione intratecale continua, per infiltrazione locale, ecc., la sezione chirurgica delle vie motorie efferenti (neurotomie), l'interruzione del circuito spinale afferente responsabile del circolo vizioso che genera la spasticità (rizotomie, radicellotomie, ecc.), l'interruzione dell'attività delle strutture centrali disinibite che generano la spasticità (stereotassi), la stimolazione delle aree cerebrali destinate a liberare sostanze ad azione inibitoria, ecc.

Schema interpretativo dei diversi fenomeni che vengono abitualmente inquadrati con il termine spasticità

Errori per eccesso

- Intensità del reclutamento (forza eccessiva)
- Velocità del reclutamento (spasmo)
- Estensione del reclutamento (irradiazione)
- Combinazione spazio temporale (pattern patologico)
- Collegamento nel reclutamento (movimento associato)
- Associazione anomala (cocontrazione)
- Carattere tonico o fasico
- Iperreflessia
- Discinesia
- Movimenti speculari
- Sincinesie patologiche
- Catalessia
- Reazione di sostegno primitiva
- Congelamento, semplificazione
- Stampella miotattica dell'emiplegico
- Difesa percettiva (seconda pelle)
- Soluzione adattiva (sfruttamento della sinergia patologica)

Errori per difetto

- Durata della contrazione (incapacità di rilasciamento)
- Errore nella scelta del tempo (contrazione ritardata)
- Abnorme reazione allo stiramento
- Precoce affaticamento
- Ridotta resistenza (esauribilità)

Un altro aspetto dell'alterazione della contrazione è rappresentato dai disturbi del **tono muscolare,** ma anche in questo senso resta difficile spiegare ai genitori in cosa consiste la paralisi. Innanzitutto di quale tono si parla: di quello del singolo muscolo che rimane contratto anche quando dovrebbe presentarsi rilasciato perché "a riposo", o di quello che investe tutti i muscoli coinvolti nel mantenimento di quella relazione stabile fra i segmenti che chiamiamo postura, cioè del **tono posturale**? (vedi cap. 15).

La prima ipotesi (tono muscolare) può spiegare il perché di un bambino ipotonico nel tronco e ipertonico negli arti, ipotonico nel piano ventrale e ipertonico in quello dorsale, ipotonico negli schemi di flessione e ipertonico in quelli di estensione, mentre si addice maggiormente alla seconda (tono posturale) la condizione di un bambino che resta ipotonico a terra, purché fermo e contenuto, e diviene ipertonico se bruscamente verticalizzato e costretto a muoversi. La funzione tonica, come sostiene Wallon (1974), citato da Camerini e De Panfilis (2003), non è infatti solo un'equazione quantitativa tra l'ipotonia e l'ipertonia, ma riflette nelle sue fluttuazioni l'armonia o la disarmonia della relazione con l'ambiente esterno. A tutte queste incertezze risponde troppo spesso la parola "**distonico**", che proprio per essere idonea ad indicare ogni variazione del tono, finisce per divenire troppo generica e superficiale e costituire un sinonimo dello stesso termine PCI.

Le condotte terapeutiche proposte per correggere i disturbi del tono non possono che risultare estremamente confuse: dentro o fuori dall'acqua? Sorretti o contrastati? Più pesanti o più leggeri? Più forti o più deboli? Sulle singole parti o globalmente? A piedi o a cavallo? Ecc.

È ormai chiaro che una visione troppo legata a muscoli, forza, contrazione e tono risulta insufficiente per chiarire ai genitori la vera natura della paralisi nella PCI.

Potrebbe essere più adeguato concepire la paralisi come un problema di **movimento**, a patto di definire in quale aspetto questo possa risultare alterato (misura, forma o contenuto).

Potrebbe trattarsi di un problema di *misura*, da una parte il bambino "spastico" col suo muoversi troppo poco, dall'altra il "discinetico" col suo muoversi eccessivamente. La fisioterapia dovrebbe allora assolvere tanto il compito di restituire il movimento alterato (ginnastica) come quello di correggerlo (cambiarne la forma e toglierne i difetti). Ma è difficile spiegare come nello stesso bambino "spastico", accanto al problema di muoversi poco, vi sia anche l'incapacità di fermarsi e di restare immobile (controllo posturale), o come nel ricco repertorio del bambino "discinetico" possano mancare movimenti indispensabili all'azione come quelli per l'orientamento, la direzione, il bilanciamento e la difesa.

Potrebbe essere un problema di *forma del movimento* (schema), come ci ha abituato a pensare Milani Comparetti (1978). Nelle PCI il tipo di paralisi è riconoscibile, infatti, dagli schemi in conflitto (ad esempio prima e seconda diarchia, vedi cap. 15), la sua gravità dalla loro prepotenza e stereotipia (ad esempio tetraplegia con difesa antigravitaria in flessione, vedi cap. 15). La fisioterapia dovrebbe quindi occuparsi in primo luogo della forma del movimento. Il bambino "spastico" dovrebbe accrescere il proprio repertorio acquisendo progressivamente nuovi moduli motori (maggior mutevolezza), mentre il bambino "discinetico" dovrebbe estrarre le regole dell'invarianza dalla propria variabilità, per conferire maggior efficacia alle proprie azioni.

Potrebbe trattarsi di un problema di *contenuto* dell'attività motoria, ovvero di rapporto tra scopo prescelto e strumento motorio adottato per raggiungerlo. La paralisi potrebbe cioè investire non solo gli strumenti, ma anche gli scopi perseguiti (paralisi come povertà dei contenuti e rigidità delle strategie adottate). La povertà del bambino con PCI, infatti, non è solo questione di condotte motorie, ma abbraccia anche lo spazio cognitivo, affettivo e relazionale. Non è solo incapacità di muoversi, ma anche, se non soprattutto, incapacità di agire.

È possibile che nella PCI la paralisi contenga in sé tutti questi elementi e debba essere intesa come un problema di movimento alterato contemporaneamente nella misura, nella forma e nel contenuto.

Sfugge ancora a questa interpretazione la **dimensione temporale**: la paralisi non è solo incapacità di agire lo spazio, è soprattutto immobilità nel tempo, ritardo incolmabile, eterna premessa di un futuro irraggiungibile perché ormai già trascorso. Nel tempo sta la dimensione del cambiamento, la vera essenza della crescita. È la mancanza di cambiamento a misurare la gravità della paralisi (tempo senza cambiamento). Se si potesse fermare il tempo, nessun traguardo risulterebbe forse irraggiungibile. Non a caso la prima locuzione con cui viene pietosamente annunciata la scoperta della PCI nel bambino piccolo è proprio quella di "**ritardo psicomotorio**". *"Fino a qualche anno fa nella nosografia psichiatrica il termine "ritardo" conteneva la previsione del recupero. Questa impostazione si è modificata negli anni, anche per influsso della terminologia anglosassone, e "ritardo" è diventato genericamente sinonimo di inadeguatezza delle funzioni. Questa trasformazione è stata certamente favorita dal fatto che l'espressione "ritardo" è più facilmente accettata proprio perché contiene ed evoca sempre l'idea, o la speranza, o l'equivoco del recupero, ma anche per questo motivo essa ha la caratteristica di essere poco definita, specie in riferimento alla prognosi, talora più di quanto sarebbe giustificato dalla complessità delle dinamiche dello sviluppo e dalla plasticità che caratterizza l'età evolutiva. Notiamo ancora, a questo proposito, che il termine "ritardo" rimanda soprattutto alla nozione di livello, di tappa, di fase, si riferisce più alla quantità che alla qualità del disturbo, dà poco spazio all'analisi delle strategie e delle modalità di adattamento utilizzate, in conclusione contiene poco, paradossalmente, la realtà della variabilità e della discontinuità dello sviluppo ... Il termine "psicomotorio" ha acquistato una particolare pregnanza per l'influsso di un'ottica che vede, giustamente, nelle espressioni "psicomotricità" e "psicomotorio" un richiamo alla sintesi ed alla globalità delle funzioni, ribadendo come nella "psicomotricità" confluiscano gli aspetti motorio, cognitivo e relazionale. Il termine "ritardo psicomotorio" diventa in questo senso, in un'età che è essa stessa "psicomotoria", necessariamente sinonimo di ritardo globale dello sviluppo: esso rimanda in questa accezione non tanto a una funzione quanto ad un'età e una fase dello sviluppo nella quale molteplici problemi (cinesipatie encefaliche, turbe cognitive, turbe della comunicazione, condizioni di scarsa stimolazione, di abbandono) si manifestano attraverso un'espressione motoria"* (Camerini e De Panfilis, 2003).

Occorre a questo punto riflettere in termini più generali sul significato del movimento.

Il movimento rappresenta il primo e il più importante strumento posseduto dal bambino per adattarsi (ovvero divenire adatto) all'ambiente in cui vive e contemporaneamente per adattarlo progressivamente a sé. *"L'adattamento al nuovo ambiente è infatti la prima forma di apprendimento che il bambino si trova ad affrontare dopo la nascita."* (Bottos, 2003). *"Il contatto con il mondo esterno, il fatto di vivere immerso nel mondo circostante, da cui riceve ed a cui è costretto a dare, è una delle condizioni essenziali per la sua crescita. Crescita significa costruire il proprio Io, ogni giorno diverso e rinnovato, costruire il mondo esterno, ogni volta più ricco perché conosciuto e vissuto in misura maggiore ed in modo diverso, costruire ed affinare gli strumenti della conoscenza..."* (Sabbadini, 1995).

Nella PCI la paralisi è insieme l'essere inadatto all'ambiente in cui si vive e l'incapacità di agire su di esso per adattarlo a Sé. La terapia della paralisi dovrebbe essere intesa allora sia come costruzione nel bambino della capacità di adattarsi all'ambiente e di adattarlo a Sé (sviluppo e recupero delle funzioni adattive), sia come intervento sull'ambiente per renderlo più adatto a un individuo poco adattabile (abbattimento delle barriere fisiche, sociali e culturali).

Interpretare la paralisi come un problema di interazione fra individuo e ambiente più che come un problema di postura e di movimento rappresenta un completo rovesciamento del fronte. Nella PCI la paralisi non può essere vista e interpretata come una mancanza, una limitazione, un arresto, un irrigidimento, un ostacolo, un vincolo, ma come il tentativo di risposta all'esigenza interna di essere adatto e a quella esterna di adattare l'ambiente messo in atto da un bambino il cui sistema nervoso è stato irrimediabilmente leso. La paralisi è una risposta e di per sé neppure una risposta definitiva, non è l'arresto di un processo, ma l'inizio di un processo inarrestabile che siamo comunque chiamati a definire sviluppo, poiché è il risultato dell'adattarsi del soggetto con la sua patologia al suo specifico ambiente di vita (Ferrari, 1990a). L'età evolutiva è una stagione in cui nessuna condizione è di per sé stabile, neppure la paralisi.

Ma siamo assolutamente sicuri che sia il disturbo motorio la causa principale dell'alterata interazione tra individuo ed ambiente nella paralisi della PCI? Che posto occupa il **problema percettivo**?

L'atto motorio viene progettato finalisticamente in relazione alle caratteristiche del compito da svolgere e del risultato da raggiungere, ma anche delle informazioni sensitive e sensoriali che occorre raccogliere (il dito che esplora la temperatura non è lo stesso che apprezza la consistenza, o che percorre il profilo, o che preme il tasto del computer, ecc.). Alla base della capacità di compiere un movimento corretto sta l'integrità delle sensazioni necessarie per guidarne l'esecuzione (vedi cap. 7). L'inattenzione e la negligenza testimoniano, ad esempio, l'incapacità di usare un arto, potenzialmente in grado di muoversi, per la mancanza di un adeguato supporto percettivo (vedi cap. 10). Può trattarsi di una difficoltà nella raccolta periferica e nella trasmissione al centro delle informazioni (sensazioni), oppure di un problema legato al loro riconoscimento e raffronto (percezioni) o alla loro successiva elaborazione (rappresentazioni). Del resto anche in un paziente "periferico", la prognosi di recupero dell'arto plegico è certo più legata al problema della conservazione della sensibilità che non a quello della produzione del movimento. Ma se è vero che un movimento corretto presuppone una corretta percezione, è altrettanto vero che una percezione corretta può essere raggiunta solo attraverso l'esecuzione di un movimento corretto e specializzato. Percezione e movimento sono dunque due facce di uno stesso processo che si incontrano nel concetto di controllo motorio (Gibson, 1966; Lee et al., 1997). La percezione non va però intesa solo come selezione, riconoscimento ed elaborazione delle informazioni, cioè come attenzione percettiva, ma anche in direzione opposta, come tolleranza percettiva. Per ogni tipo di percezione si può, infatti, identificare una misura, specifica per ciascun individuo, che può rendere intollerabile l'informazione raccolta. La variazione del tono muscolare può non essere il risultato di un'alterazione del controllo motorio, ma il segno di un disordine percettivo: la paura dello spazio e della profondità, il disagio cinestesico prodotto dal movimento (generato attivamente o subito passivamente), il senso della vertigine, la consapevolezza dell'instabilità, ecc. (vedi cap. 16).

Cerebrale

L'uso del termine cerebrale risulta doppiamente improprio: primo perché la lesione non colpisce solo e sempre il cervello, ma può interessare e compromettere anche altre strutture (cervelletto, tronco encefalico, ecc.), secondo perché il termine riconduce alla idea di struttura mentre va attribuito al concetto di sistema. La lesione di un organo può restare confinata e circoscritta ma non può essere superata, la lesione di un sistema può consentire una diversa modalità di funzionamento dello stesso (concetto informatico di rete), ma finisce per ripercuotersi su tutte le parti che lo costituiscono. *"L'organizzazione dell'abilità motoria non è, infatti, una funzione dovuta ad alcuni schemi più o meno rigidi di circuiti neuronali della corteccia, ma a un'interazione tra diverse strutture del SNC all'interno delle quali esistono impulsi afferenti provenienti da diversi livelli."* (Brodal et al., 1962).

Se da un lato sono possibili percorsi alternativi, sostituzioni funzionali e adattamenti che consentano all'individuo di costruire la funzione "nonostante" la lesione (plasticità), dall'altro dobbiamo essere pronti a riconoscere che nessuna funzione prodotta da quel sistema risulterà di per sé indenne dalle conseguenze della lesione. Non fosse che per questo, la riabilitazione della PCI non può che essere "globale". È bene sottolineare tuttavia che globale deve essere il progetto terapeutico, non l'intervento del singolo terapista, o peggio ancora la tecnica terapeutica adottata, che ha invece bisogno per essere efficace di risultare analitica, selettiva e mirata.

La riabilitazione non deve confidare sulla possibilità di affrontare la lesione solo come la perdita di una porzione più o meno vasta o importante di un organo o di un apparato, compensabile, almeno in parte, attraverso l'attivazione di strutture di riserva o sostitutive (crescita neuronale, dendritogenesi, sinaptogenesi, ecc.). Nella PCI la paralisi rappresenta, infatti, il diverso assetto di funzionamento dell'intero sistema (errore computazionale), secondo il dettato di una coerenza interna prevedibile (autorganizzazione) che sta alla base della cosiddetta "storia naturale" di ciascuna forma clinica.

Dobbiamo accettare l'idea che il bambino è un sistema vivente e che ogni esperienza, ogni avvenimento, ogni cambiamento resterà in lui e non si potrà più cancellare. La terapia potrà solo sovrapporsi al sistema per guidarlo a un diverso e più favorevole assetto di funzionamento (modificabilità, ottimizzazione), in ogni caso senza poter mai raggiungere alcuna espressione di normalità.

Alla semeiotica del difetto (**lesione**) deve essere contrapposta la semeiotica delle risorse (**funzione**), risorse legate prima di tutto alla persona e da non intendere solo come ciò che resta (potenziale residuo) in contrapposizione a quanto è stato irrimediabilmente perduto, ma come il continuo impegno dell'individuo ad adattarsi e ad adattare il mondo fisico e sociale in cui sta vivendo (riabilitazione ecologica secondo Pierro et al., 1984). Le risorse dell'individuo non vanno dunque limitate al mondo dei moduli, delle combinazioni e delle sequenze motorie, cioè al repertorio che la fisioterapia dovrebbe ingigantire e correggere, ma estese a comprendere consapevolmente anche sogni e bisogni, diritti e doveri, esigenze e desideri.

All'idea che la PCI sia una **paralisi dello sviluppo** (semeiotica del difetto), deve contrapporsi idealmente il concetto di **sviluppo della paralisi** (Ferrari, 1990b) come forma della relazione che l'individuo cerca "comunque" di costruire dinamicamente con l'ambiente che lo circonda (semeiotica delle risorse). *"Ogni individuo durante il suo sviluppo ontogenetico, mediante l'interazione con l'ambiente esterno, si costruisce una rappresentazione del mondo costituita da fatti e da relazioni tra fatti, organizzata gerarchicamente per ordine di complessità crescente, cui corrispondono un insieme di strategie comportamentali che gli permettono la sopravvivenza nel migliore dei modi possibili."* (Starita, 1987).

Lo sviluppo è dunque l'espressione di un'interazione dinamica tra la maturazione biologica e l'ambiente (Camerini e De Panfilis, 2003).

Infantile

Il termine infantile non circoscrive solamente un'età, ma connota la specificità della paralisi del bambino come mancata acquisizione di funzioni (in relazione alla loro abituale epoca di comparsa), contrapponendola alla paralisi dell'adulto come perdita di funzioni acquisite. In questo senso l'età del lattante e la prima infanzia sembrano circoscrivere il termine ultimo per una possibile PCI.

Nella costruzione delle funzioni adattive sono riconoscibili precisi **appuntamenti dello sviluppo**, scadenze entro cui il bambino deve acquisire la consapevolezza dei propri bisogni e le regole dei meccanismi e dei processi necessari per assolverli. *"Gli appuntamenti funzionali sono scadenze in cui differenti competenze evolutive individuali, neuromotorie, cognitive e relazionali e risorse ambientali, tecniche, familiari e sociali devono confluire per la realizzazione delle funzioni critiche dello sviluppo, ad esempio la deambulazione. Può essere sufficiente la mancanza all'appuntamento di un solo requisito per bloccare una competenza motoria già pronta"* (Papini ed Allori, 1999).

Crescere rispettando gli appuntamenti significa affrontare e risolvere determinati problemi (esigenze, desideri) nel momento in cui questi divengono significativi per quell'individuo.

È da tempo nota l'influenza dell'ambiente sullo sviluppo del SNC nella vita extrauterina. Le funzioni nervose, specie quelle adattive, pur essendo prodotte da strutture geneticamente programmate, necessitano del contatto con l'ambiente per realizzarsi e stabilizzarsi (epigenesi secondo Changeaux, 1983). Nel caso di una lesione del SNC, al fine della realizzazione delle funzioni potenzialmente "indenni" e del "recupero" di quelle compromesse (plasticità), questo processo epigenetico riveste un'importanza ancora maggiore. Le dotazioni genetiche della struttura non restano infatti eternamente disponibili ad incontrarsi con l'ambiente per fissarsi definitivamente nella funzione, ma, come ha dimostrato Cowan (1983), fanno parte dello sviluppo del SNC anche processi di rimozione e di ri-assegnazione ad altro scopo di ciò che, potenzialmente disponibile, non è stato poi realmente utilizzato. In pratica, la funzione consente di salvare la struttura solo se viene attivata entro un determinato periodo (appuntamento, o periodo critico, inteso come epoca di "fertilità" della struttura). *"Il processo di differenziazione delle funzioni risulta infatti strettamente correlato non solo alla fase di sviluppo maturativo del SNC, ma anche all'integrità dello stesso ed al bagaglio esperenziale (variabile ambientale) del singolo soggetto"* (Stella e Biolcati, 2003). In riabilitazione bisogna avere chiaro che determinate funzioni possono essere proposte al bambino solo entro stagioni definite (in tempo utile) e che lo sviluppo non è semplicemente una sequenza di acquisizioni cronologicamente vincolata, scorporata dai *perché* (esigenze e desideri), dai *quando* (significatività dell'esperienza) e dai *come* (influenza dei modelli e dell'ambiente).

"L'intervento della gravità nell'organizzazione dei movimenti si compie in momenti particolari dello sviluppo. Se si modifica l'azione della gravità in giovani ratti, per esempio, si osserva un ritardo importante dello sviluppo della locomozione. Esi-

ste dunque un periodo critico per la motricità, circa dieci giorni dopo la nascita, durante il quale il sistema nervoso ha bisogno della gravità come referenza per organizzare la coordinazione dei movimenti"
(Berthoz, 1998)
"Wiesel e Hubel hanno messo in evidenza che se nei gattini neonati, che non aprono gli occhi fino al decimo giorno di vita, viene prolungato sperimentalmente per alcune settimane il periodo di chiusura delle palpebre, la retina, già connessa alla corteccia visiva da una topografia particolareggiata secondo la configurazione dell'adulto, si disorganizza e regredisce in modo definitivo"
(Occhi et al., 1996)

Soltanto le funzioni acquisite entro determinati periodi (appuntamenti raggiunti) entrano a far parte dell'identità dell'individuo e come tali divengono irrinunciabili. E non è detto che nel bambino con PCI lo sviluppo dell'identità segua il tempo scandito dal suo sviluppo motorio. Per questo la riabilitazione del bambino con PCI esige un approccio completamente diverso dalla riabilitazione dell'adulto neuroleso e giustifica metodologicamente l'esistenza di "cancelli" oltre i quali il trattamento rieducativo della funzione perde il proprio significato intrinseco.

"... Le attività/abilità funzionali non seguono un ordine gerarchico prestabilito (pietre miliari), ma cambiano in relazione alla fascia di età attraversata dal soggetto. Ad esempio il cammino è un obiettivo importante fra 0 e 2 anni e fra 3 e 5 anni e può esserlo ancora fra 6 e 8 anni in determinate situazioni, mentre non lo è più successivamente, salvo eccezionali giustificazioni (chiusura del "cancello"). Lo diventa invece al suo posto la conquista di una adeguata autonomia da seduto con la carrozzina manuale o elettronica, ausilio che d'altra parte può essere proposto al paziente già fra 3 e 5 anni di età, se la prognosi del cammino si rivelasse negativa..."
Deve intendersi ugualmente ingiustificata la prosecuzione del trattamento rieducativo se dopo un ragionevole periodo di tempo non si sia verificata alcuna modificazione significativa (chiusura del "cancello")..."
(Linee Guida per la riabilitazione dei bambini affetti da paralisi cerebrale infantile, 2002)

Nella PCI accanto alla dimensione spaziale che definisce la natura e la misura del deficit (disturbo della postura e del gesto, perturbazione dell'organizzazione percettiva, disordine concettuale, ecc.) esiste una dimensione temporale che spiega come e perché la modificabilità dell'individuo diminuisce in funzione dell'età, mentre aumenta il suo adattarsi alla disabilità. Da un **danno primario** di organi, apparati e strutture del SNC in rapporto con la sede della lesione, si giunge a un **danno secondario** rappresentato dalla mancata acquisizione di competenze motorie, cognitive, comunicative e relazionali (anche in senso morfologico: nelle prime tappe dello sviluppo corticale la lesione di una zona della corteccia provoca difetti nella maturazione neuronale di altre zone, perché viene a mancare loro il supporto trofico apportato dalle connessioni provenienti dalla zona danneggiata) e successivamente ad un **danno terziario** o patologia acquisita dell'AL (insufficienza, instabilità, limitazione, deformità, ecc.) che a sua volta contribuisce a ridurre ulteriormente la libertà di scelta concessa dalla PCI al SNC del soggetto (**disabilità evolutiva**) (vedi cap. 14).

Bibliografia

Bax M (1964) Terminology and classification of cerebral palsy. Dev Med Child Neurol 6:295-97
Berthoz A (1998) Il senso del movimento. McGraw-Hill editore, Milano
Bernstein NA (1967) The coordination and regulation of movement. Pergamon Press, New York
Bottos M (2003) Paralisi Cerebrale Infantile. Dalla "Guarigione all'Autonomia". Diagnosi e proposte riabilitative. Piccin editore, Padova
Brodal A, Pompeiano O, Walburg F (1962) The vestibular nuclei and their connections, anatomy and functional correlations. The William Ramsay Henderson Trust, Oliver and Boyd, Edinburgh London
Caffo E (2003) Prefazione a Camerini GB e De Panfilis C (ed) Psicomotricità dello Sviluppo. Carocci Faber editore, Roma
Camerini GB, De Panfilis C (2003) Psicomotricità dello sviluppo. Carocci Faber editore, Roma
Changeaux JP (1983) L'uomo neuronale. Feltrinelli editore, Bologna
Cowan WM (1983) Lo sviluppo del cervello. Le Scienze, pp 202-214
Denny-Brown D (1966) The Cerebral Control of Movement. Sherrington Lectures VIII, Liverpool University Press
Ferrari A (1990a) Interpretative dimensions of infantile cerebral paralysis. In: Papini M, Pasquinelli A, Gidoni EA (eds) Development, handicap, rehabilitation: practice and theory. International Congress Series 902, Excerpta medica, Amsterdam, pp 193-204
Ferrari A (1990b) Presupposti per il trattamento rieducativo nelle sindromi spastiche della paralisi cerebrale infantile. Eur Med Phys 26:173-187
Gibson JJ (1966) The senses considered as perceptual system. Houghton Mifflin, Boston
Jackson JH (1874) On the nature of the duality of the brain. Med Press Circ: 1, 19, 41, 63
Lee DN, von Hofsten C, Cotton E (1997) Perception in action approach to cerebral palsy. In: Connolly KJ, Forssberg H (eds) Neurophysiology and Neuropsychology of motor development. Clinics in Dev Med 143/144 Mac Keith Press, Cambridge University Press, Cambridge, pp 257-285
Milani Comparetti A (1978) Classification des infirmités motrices cérébrales. Médicine et Hygiène 36:2024-2029
Occhi E, Lintura A, Antonioli D (1996) Sviluppo delle funzioni e riorganizzazione funzionale dopo lesione cerebrale. Giorn Ital Med Riab 2 (X):109-118
Papini M, Allori P (1999) Il progetto abilitativo nel bambino con disabilità. Giorn Neuropsich Età Evol 20:260-273
Pierro MM, Giannarelli P, Rampolli P (1984) Osservazione clinica e riabilitazione precoce. Del Cerro Editore, Pisa
Sabbadini G, Pierro MM, Ferrari A (1982) La riabilitazione in età evolutiva. Bulzoni editore, Roma
Sabbadini G (1995) Manuale di neuropsicologia dell'età evolutiva. Feltrinelli editore, Bologna
Società Italiana di Medicina Fisica e Riabilitazione (SIMFER), Società Italiana di Neuropsichiatria dell'Infanzia e dell'Adolescenza (SINPIA) (2002) Linee Guida per la riabilitazione dei bambini affetti da paralisi cerebrale infantile. Giorn Ital Med Riab 16:27-42
Starita A (1987) Metodi di intelligenza artificiale in rieducazione motoria. In: Bertozzi L, Montanari L, Mora I (ed) Bioingegneria della Riabilitazione. Patron editore, Bologna, pp 225-239
Stella G, Biolcati C (2003) La valutazione neuropsicologica in bambini con danno neuromotorio. In: Bottos M (ed) Paralisi cerebrale infantile. Dalla "guarigione all'autonomia". Diagnosi e proposte riabilitative. Piccin editore, Padova, pp 53-61
Wallon H (1974) L'origine del carattere nel bambino. Editori Riuniti, Roma

Letture consigliate

Cowan W (1973) Neuronal death as a regulative mechanism in the control of cell number in the nervous system. In: Rockstein M (ed) Developmental and aging in the nervous system. Academy Press, New York, pp 19-41
De Ajuriaguerra J (1961) Le basi teoriche dei disturbi psicomotori e la rieducazione psicomotoria del bambino. In: Carli L, Quadrio A (eds) Clinica della psicomotricità. Feltrinelli editore, Milano, pp 123-132
Eccles JC (1976) La conoscenza del cervello. Piccin editore, Padova
Ferrari A (1989) Trattamento delle lesioni motorie dell'infanzia: le questioni aperte. In: Bottos M, Brazelton TB, Ferrari A, Della Barba B, Zacchello F (eds) Neurolesioni infantili: diagnosi e trattamento precoci. Liviana editore, Padova, pp 143-154
Luria AR (1977) Come lavora il cervello. Il Mulino editore, Bologna
Matelli M (2002) Che cos'è una funzione: In: Bertozzi L, Montanari L, Mora I (eds) Architettura delle funzioni. Lo sviluppo neuromotorio del bambino fra normalità e patologia. Springer editore, Milano, pp 54-67
Milani Comparetti A (1965) La natura del difetto motorio nella paralisi cerebrale infantile. Infanzia Anormale 64:587-628
Milani Comparetti A (1971) Significato della semeiotica reflessologica per la diagnosi neuroevolutiva. Neuropsichiatria Infantile 121:252-271
Milani Comparetti A (1982) Semeiotica neuroevolutiva. Prospettive in Pediatria: 305-314

Perfetti C, Pieroni A (1992) La logica dell'esercizio. Idelson Liviana editrice, Napoli
Popper K (1996) Tutta la vita è risolvere problemi. Rusconi editore, Milano
Sabbadini G, Bonini P, Pezzarossa B, Pierro MM (1978) Paralisi cerebrale e condizioni affini. Il Pensiero Scientifico editore, Roma
Windle WF (1966) An experimental approach to prevention and re-education of the brain damage of birth asphyxia. Dev Med Child Neurol 8:129

3 Diagnosi di lesione

Andrea Guzzetta, Roberta Battini, Eugenio Mercuri, Giovanni Cioni

Introduzione

Il danno del sistema nervoso centrale (SNC) che si verifica nel corso delle ultime fasi della gravidanza e nel periodo intorno alla nascita costituisce la causa più frequente di deficit neurologico dell'età evolutiva (Levene et al., 2001; Volpe, 2001). Per questo motivo, i meccanismi che ne stanno alla base sono stati da sempre oggetto di grande interesse e il loro studio rappresenta una parte fondamentale delle neuroscienze dello sviluppo.

Nel corso degli ultimi anni, molti passi avanti sono stati compiuti in questo ambito grazie soprattutto ai progressi scientifici di natura biotecnologica, con importanti ricadute nella clinica sia in termini di prevenzione e trattamento, sia di diagnosi precoce e accuratezza nella previsione prognostica. In particolare, un contributo determinante è stato fornito dalle nuove tecniche di neuroimaging non invasive che si sono sviluppate a partire dagli anni ottanta, dapprima con l'Ultrasonografia (US), e successivamente con la Tomografia Computerizzata (TC) e la Risonanza Magnetica (RM). Grazie a queste metodiche, che vengono sempre più diffusamente applicate alla patologia neonatale, è ora possibile studiare *in vivo* i fenomeni che contribuiscono alla genesi della lesione cerebrale e monitorarne con precisione l'evoluzione, migliorando così la comprensione del rapporto tra lesione e funzione e quindi dei fenomeni di plasticità e riorganizzazione.

In questo capitolo verranno trattati i quadri di lesione pre-perinatale che sono più frequentemente associati a paralisi cerebrale infantile. Nella prima parte saranno analizzate le principali tipologie di lesione cerebrale neonatale, i meccanismi fisiopatologici che ne stanno alla base e le principali caratteristiche neuropatologiche. Nella seconda parte verranno descritti i diversi quadri clinici associati alla lesione, ponendo particolare attenzione ai principali strumenti diagnostici e prognostici, e allo studio della correlazione anatomo-funzionale. Un ultimo paragrafo verrà dedicato ad alcune nuove applicazioni delle metodiche di neuroimaging, attualmente utilizzate in ambito prevalentemente sperimentale, ma che presto potrebbero essere incluse più routinariamente nei protocolli clinici.

Elementi di neuro-fisiopatologia

Grazie al contributo che viene costantemente fornito dalle varie branche delle neuroscienze nello studio del feto e del neonato, dal biologo al genetista fino al clinico e al patologo, è oggi chiaro come il danno a carico del SNC sia il risultato di un insieme complesso di meccanismi fisiopatologici tra loro reciprocamente interagenti. Se è infatti possibile distinguere schematicamente due fasi principali nella genesi del danno neurologico perinatale, ovvero l'evento del parto e l'ultima fase della vita intrauterina, queste risultano nella maggior parte dei casi entrambe coinvolte nella dinamica patogenetica. Il potenziale nocivo costituito da una nascita prematura o da un parto difficoltoso e prolungato è ad esempio fortemente influenzato dalle sottostanti condizioni del feto, ovvero dall'avere avuto o meno una crescita intrauterina regolare o dall'avere sperimentato durante la gestazione un evento potenzialmente lesivo, transitorio o cronico. Basti pensare in questo senso all'effetto che può avere sul feto, e quindi sul neonato, una patologia ipossica e/o infettiva della placenta, un trauma fisico o uno stress psichico materno o l'utilizzo di farmaci o di sostanze tossiche durante la gravidanza (Volpe, 2001).

Un elemento molto rilevante nel contesto della fisiopatologia del danno neurologico perinatale è costituito dal livello di maturità cerebrale al momento dell'insulto dannoso, sia esso prenatale sia in vicinanza del parto. In virtù della complessità e rapidità dei fenomeni maturativi che avvengono nell'ultimo trimestre di gestazione, la risposta del sistema nervoso a un evento nocivo risulta sensibilmente diversa alle diverse età gestazionali e determina il verificarsi di quadri distinti sia dal punto di vista neuropatologico sia clinico. Questo non stupisce affatto se si pensa alla rapidità e alla complessità dei meccanismi di maturazione cerebrale che si verificano nell'ultimo trimestre di gestazione, come la migrazione e l'organizzazione neuronale, la sinaptogenesi e i fenomeni di apoptosi, o le modificazioni nella conformazione e nella distribuzione delle strutture cerebrovascolari. Pertanto, sebbene i diversi quadri neuropatologici non sempre presentino tra loro dei confini netti, può essere opportuno al fine di una migliore comprensione distinguere le problematiche relative al neonato pretermine, dotato di un sistema nervoso in una fase più precoce di maturazione, da quelle del nato a termine, ognuno dei quali presenta specifiche modalità di reazione al danno.

Il neonato pretermine

La prematurità rappresenta attualmente il fattore di rischio più frequentemente associato alla paralisi cerebrale infantile (PCI), e in particolare alla diplegia spastica, se si pensa che più di un terzo dei soggetti con PCI sono nati prematuri (Hagberg et al., 2001). Tale rischio si incrementa nel caso di prematurità di alto grado e se è associato un basso peso e/o un ritardo di crescita intrauterina (Cooke, 1994; Hagberg et al., 2001). A questo contribuiscono diversi elementi. Innanzitutto, l'insieme di eventi che hanno portato alla nascita prematura (patologia genetica, malformativa, infettiva, ipossica etc.) possono costituire essi stessi un fattore causale di danno cerebrale. In secondo luogo l'immaturità del sistema nervoso associata a quella di tutti gli altri organi, e principalmente l'apparato cardio-vascolare e respiratorio, espongono il cervello ad un maggiore rischio di danno diretto e indiretto, ovvero lo rendono maggiormente vulnerabile agli insulti nocivi con particolare riguardo per quelli di origine vascolare (Vermeulen et al., 2001; Han et al., 2002). Tale rischio è anche incrementato dalla circostanza di essere esposti a un ambiente e a stimolazioni che, sebbene tentino di simulare la vita intrauterina, non possono necessariamente essere considerate come del tutto fisiologiche.

Un ultimo importante aspetto, che è emerso in particolare negli ultimi anni, è rappresentato dal ruolo svolto dalle infezioni e dalle infiammazioni nella genesi del danno del SNC del prematuro. È stato dimostrato infatti che la presenza di corioamniosite materna, oltre ad aumentare il rischio di nascita prematura, è positivamente associata al danno a carico della sostanza bianca cerebrale e all'evoluzione verso la paralisi cerebrale (Duggan e Edwards, 2001).

Tra le patologie di interesse neurologico cui il cervello immaturo sembra maggiormente esposto, le due che appaiono nettamente più rilevanti sono *l'emorragia intraventricolare*, e la *leucomalacia periventricolare*. Sebbene i meccanismi fisiopatologici alla base di questi disturbi siano in parte interconnessi, al punto che i due tipi di lesione spesso coesistono, per una migliore comprensione essi verranno affrontati separatamente

L'emorragia intraventricolare

Nel contesto delle emorragie intracraniche del neonato, l'emorragia intraventricolare rappresenta la patologia di più frequente riscontro, con un'incidenza che supera il 20% dei nati pretermine (Sheth, 1998). Tale incidenza è massima nei neonati di peso molto basso, e non sembra decrescere negli anni diversamente dagli altri tipi di emorragia intracranica, in quanto risulta direttamente correlata al crescente incremento della sopravvivenza dei nati pretermine di alto grado (Volpe, 1998).

La sede dell'emorragia intraventricolare è generalmente rappresentata dalla matrice germinativa dei ventricoli laterali che nel corso dell'ultimo trimestre di gestazione è formata da un intreccio di vasi riccamente irrorati, con pareti sottili e particolarmente fragili. Il sanguinamento può rimanere localizzato nei pressi della matrice germinativa o, più frequentemente, diffondersi in quantità più o meno rilevanti all'interno dei ventricoli laterali e del III ventricolo, e attraverso l'acquedotto del Silvio al IV ventricolo ed ai comunicanti spazi subaracnoidei. Una classificazione dei diversi gradi di severità dell'emorragia intraventricolare è riportata nella Tabella 1.

In una percentuale limitata di soggetti, può essere osservato un infarcimento emorragico, solitamente monolaterale, della sostanza bianca periventricolare. Tale fenomeno sembra correlato a un'ostruzione al deflusso venoso dei vasi periventricolari, vene terminali e midollari, e va considerato pertanto un infarto di origine venosa da distinguere dalle emorragie che si possono verificare in questa sede secondariamente a un insulto ipossico (Guzzetta F. et al., 1986; Gould et al., 1987) (Fig. 1).

I meccanismi etiopatogenetici che stanno alla base di questa particolare vulnerabilità del sistema cerebrovascolare del prematuro sono molteplici. In primo luogo, nel neonato pretermine è presente un difetto intrinseco di autoregolazione dei vasi cere-

Tabella 1. Classificazione dell'emorragia intraventricolare (Volpe, 2001)

Grado I	Emorragia della matrice germinativa con assente o ridotto sanguinamento intraventricolare (<10% dell'area ventricolare nelle immagini parasagittali)
Grado II	Emorragia intraventricolare (10-50% dell'area ventricolare nelle immagini parasagittali)
Grado III	Emorragia intraventricolare (>50% dell'area ventricolare nelle immagini parasagittali, solitamente con distensione del ventricolo)
Annotazione separata: presenza di ecodensità periventricolare (sede ed estensione)	

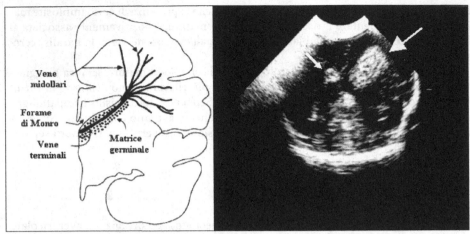

Fig. 1. Rappresentazione schematica del flusso venoso periventricolare (sinistra). A destra: neonato pretermine di 26 settimane di età gestazionale valutato in 3ª giornata di vita. L'ecografia cerebrale mostra un'immagine iperecogena globulare (freccia spessa) nella zona periventricolare di sinistra, che rappresenta l'area di infarcimento. A livello dell'emisfero controlaterale è possibile osservare un'emorragia intraventricolare (freccia piccola)

brali, ovvero un'incapacità da parte del sistema vascolare di reagire alle modificazioni pressorie sistemiche. Tale difetto può essere accentuato dalla presenza di una condizione di ipossia e/o ipercapnia, fenomeni associati frequentemente a turbe respiratorie come il pneumotorace o la displasia broncopolmonare, e cardiovascolari come i disturbi pressori. In virtù di ciò, il sistema vascolare cerebrale risulta molto sensibile alle variazioni pressorie, esponendo le arteriole della matrice germinativa, già intrinsecamente fragili, alla rottura in presenza di un rapido aumento della pressione sistemica. Un altro elemento di vulnerabilità è costituito dalle alterazioni dell'equilibrio emostatico che possono essere legate ad esempio a difetti congeniti della coagulazione o all'eccessiva attività fibrinolitica del prematuro, e che possono oltre che favorire il sanguinamento anche prolungarne la durata (Volpe 2001; Levene et al., 2001).

La leucomalacia periventricolare

La leucomalacia periventricolare rappresenta un quadro definito di patologia neurologica inquadrabile nel contesto dei disturbi ipossico-ischemici del prematuro. La sua incidenza varia notevolmente nelle diverse casistiche in virtù delle differenze nei criteri di inclusione, ma può superare anche il 20% dei nati pretermine quando vengono prese in considerazione anche le forme più lievi, rappresentando pertanto una entità clinica di grande rilievo (de Vries et al., 1988a; Volpe, 2001).

Il termine leucomalacia periventricolare definisce letteralmente il rammollimento della sostanza bianca adiacente alle cavità ventricolari. La caratteristica distribuzione della lesione coinvolge le aree di sostanza bianca dorsali e laterali agli angoli esterni dei ventricoli laterali, e con minore intensità, le zone ad esse adiacenti (Fig. 2).

L'entità del danno della sostanza bianca può variare da piccole aree di gliosi e necrosi fino ad un coinvolgimento diffuso che può dar luogo ad ampie cavitazioni. Tra le 24 e le 48 ore dopo un episodio di asfissia acuta sono solitamente osservabili agli ultra-

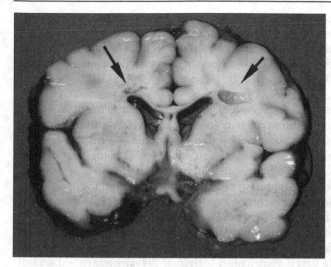

Fig. 2. Reperto post-mortem di leucomalacia periventricolare cistica. Le cisti di piccole e medie dimensioni (frecce) sono localizzate a livello degli angoli esterni dei ventricoli laterali (*centrum semiovale*)

suoni le prime aree di aumentato segnale (iperecogenicità periventricolare). Queste zone iperintense si possono risolvere dopo alcuni giorni, o possono persistere trasformandosi gradualmente in lesioni cistiche tra le 2 e le 4 settimane successive. In questo caso, compaiono piccole cisti a grappoli nelle zone che precedentemente apparivano iperecogene, con diametro variabile da pochi millimetri fino a oltre un centimetro, e con pareti che rimangono solitamente separate dalle cavità ventricolari (Fig. 3). Le cavità sono osservabili per diverse settimane ma tendono a ridursi di dimensioni e solitamente non sono più visibili agli ultrasuoni oltre il terzo mese di vita.

Quando le cisti scompaiono lasciando il posto alle aree di gliosi, è generalmente possibile osservare una dilatazione *ex-vacuo* dei ventricoli laterali.

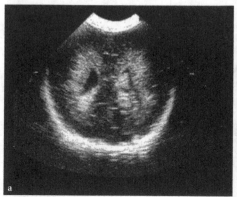
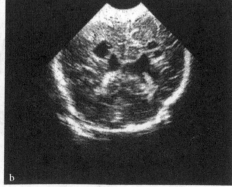

Fig. 3. Neonato pretermine di 30 settimane di età gestazionale con grave distress respiratorio alla nascita. **a.** Ecografia cerebrale eseguita in settima giornata: netta iperecogenicità periventricolare bilateralmente, ed emorragia intraventricolare sinistra. **b.** Ecografia cerebrale eseguita a 40 giorni: l'iperecogenicità ha lasciato il posto bilateralmente a cisti di grandi dimensioni

Come precedentemente accennato, in molti casi, anche quando l'iperintensità persiste oltre le due settimane di vita, le aree iperecogene non vanno incontro a cavitazione. In questi casi, una modica dilatazione ventricolare può essere osservata ai controlli ecografici del terzo/sesto mese, con possibile associato aumento degli spazi pericerebrali ed interemisferici (de Vries et al., 1988b; Hope et al., 1988; Shalak e Perlman, 2002).

La patogenesi della leucomalacia periventricolare è legata a un insieme di fattori tra loro interagenti la cui via finale comune consiste in un'ischemia della sostanza bianca. In generale, questo tipo di lesione è associato a un'asfissia prolungata cui consegue alla lunga un'importante riduzione della pressione sistemica (vedi la patogenesi dell'encefalopatia ipossica ischemica). In queste condizioni, i territori vascolari arteriosi di confine, che nel prematuro sono localizzati in sede periventricolare, non vengono adeguatamente irrorati e possono andare incontro a necrosi irreversibile (Takashima e Tanaka, 1978; de Reuck, 1984). La sede periventricolare dei territori di confine è legata alla particolare distribuzione del circolo cerebrale del prematuro. Intorno alle 32 settimane di età gestazionale infatti i vasi arteriosi provenienti dalla convessità cerebrale che si approfondano verso le pareti ventricolari (originati prevalentemente dai rami corticali dell'arteria cerebrale media) si incontrano all'altezza della regione periventricolare con i vasi arteriosi della base cerebrale (originari dalle arterie lenticolostriate e coroidee). In questa zona, situata in particolare nella sostanza bianca adiacente all'angolo esterno dei ventricoli laterali, all'altezza dei forami di Monro, la vascolarizzazione è ancora povera di anastomosi e assume le caratteristiche di circolo terminale (Fig. 4).

Oltre ai fattori vascolari suddetti, la caratteristica distribuzione della lesione sembra anche secondaria alla particolare vulnerabilità della sostanza bianca e in particolare dei suoi precursori oligodendrogliali alle sostanze citotossiche (radicali liberi) ed al glutammato che si liberano durante l'insulto ipossico-ischemico (Volpe, 2001). Un altro

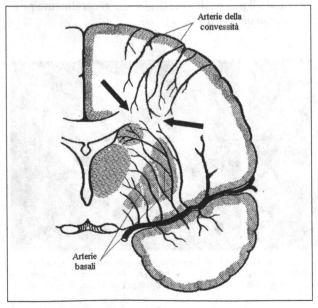

Fig. 4. Rappresentazione schematica della vascolarizzazione periventricolare intorno alle 32 settimane di gestazione. I vasi arteriosi provenienti dalla convessità e i vasi arteriosi della base cerebrale si incontrano all'altezza della regione periventricolare (frecce nere). In questa sede la vascolarizzazione assume le caratteristiche di circolo terminale e il tessuto nervoso risulta più vulnerabile all'evento ischemico

Tabella 2. La leucomalacia periventricolare: patogenesi

Fattori vascolari locali e sistemici
- Vulnerabilità dei territori arteriosi di confine
- Difetto di autoregolazione del circolo cerebrale. Sistema *pressure-passive*

Fattori di vulnerabilità della sostanza bianca
- Sensibilità degli oligodendrociti, in fase attiva di proliferazione, nei confronti dei radicali liberi, del glutammato e delle sostanza citotossiche

Fattori esterni
- Danno secondario a infezioni intrauterine ascendenti, mediato dalla produzione di citochine proinfiammatorie

importante fattore causale nel danno della sostanza bianca è costituito dalle infezioni intrauterine ascendenti, ed è mediato dalla produzione di citochine proinfiammatorie come le Interleuchine 1 e 6 ed il TNF-a, riscontrabili sia a livello placentare sia nel sangue di cordone dei soggetti con leucomalacia periventricolare (Wu e Colford, 2000; Duggan e Edwards, 2001) (Tab. 2).

Sebbene il tipo di lesioni descritte siano largamente prevalenti nel prematuro, esse possono essere riscontrate anche nel neonato vicino al termine. In questo caso il danno si realizza generalmente in una regione più superficiale, prossima alla corteccia, in quanto i territori di confine si sono spostati anatomicamente a livello sottocorticale, e inoltre con la maturazione della solcazione si sono create nuove aree di vulnerabilità rappresentate dal triangolo avascolare perisulcale (Fig. 5)

In riferimento alla leucomalacia del neonato vicino al termine, occorre non dimenticare che in alcuni casi le lesioni osservate possono aver avuto origine nel corso del-

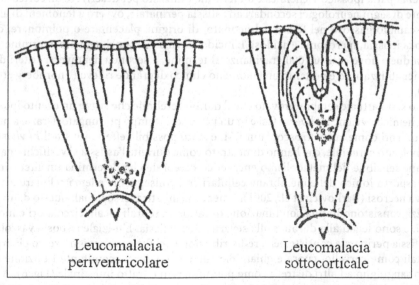

Leucomalacia periventricolare

Leucomalacia sottocorticale

Fig. 5. Relazione tra la maturazione del sistema vascolare e la sede della leucomalacia. A sinistra, soggetto pretermine: la zona avascolare è localizzata a livello periventricolare. A destra, soggetto a termine: la zona avascolare è localizzata prevalentemente a livello sottocorticale, alla base dei solchi (triangolo avascolare) (V=ventricolo laterale; zona punteggiata= sede vulnerabile)

l'ultimo trimestre di vita intrauterina, ad un'età gestazionale sovrapponibile a quella delle forme del prematuro.

Il neonato a termine

Anche nei paesi industrializzati le complicanze che si verificano durante il parto continuano a costituire un'importante causa di danno cerebrale nel neonato a termine, a cui si associa nei casi più gravi un'evoluzione verso la paralisi cerebrale infantile (Roland e Hill, 1995; Cowan et al., 2003). Il meccanismo che più frequentemente viene chiamato in causa è quello del danno ipossico-ischemico, tuttavia altri fattori non secondari devono essere presi in considerazione. È ad esempio stato dimostrato che l'encefalopatia perinatale si riscontra più comunemente nei soggetti con alterazione dell'emostasi o nei nati da madri con patologia tiroidea, o in coloro che presentano una storia di infezioni prenatali. In generale si può quindi ipotizzare che i diversi eventi che si verificano durante la vita fetale, anche per lunghi periodi di tempo, insieme a quelli che avvengono intorno al momento della nascita, possono mettere in atto processi patologici multipli, tra loro interagenti, che attraverso la via finale comune dell'ipossia e dell'ischemia esitano in un danno cerebrale (Nelson e Ellenberg, 1986; Blair e Stanley, 1988).

In questo paragrafo verrà affrontato il problema dell'encefalopatia ipossico-ischemica del neonato a termine, includendo in questa anche l'infarto cerebrale focale di origine arteriosa.

L'encefalopatia ipossico-ischemica

L'encefalopatia ipossico-ischemica è un termine utilizzato per descrivere un corteo consistente di segni neurologici secondari ad asfissia perinatale, ovvero a fenomeni di alterato scambio gassoso nel feto o nel neonato, di origine placentare o polmonare, che provoca ipossia, ipercapnia e acidosi. L'incidenza di asfissia nel neonato a termine varia tra due e nove casi su 1000 gravidanze al termine, a seconda dei diversi criteri diagnostici utilizzati, ed è pertanto un fenomeno clinico di grande rilievo (Thornberg et al., 1995).

Allo stato attuale sembra provato che il danno cerebrale che segue un evento ipossico-ischemico avviene in diverse fasi e in un periodo di tempo prolungato. Grazie a nuovi strumenti come la spettroscopia in RM, è stato possibile effettuare studi *in vivo* sul metabolismo cerebrale, che hanno dimostrato come durante l'asfissia si verifichi una riduzione sensibile del metabolismo energetico cerebrale che determina un'alterazione del trasporto ionico delle membrane cellulari con conseguente edema cellulare e successiva necrosi (Barkovich et al., 2001). I meccanismi attraverso i quali questo danno si realizza consistono in una combinazione di fattori cerebrali locali, circolatori e metabolici, e sono legati alla durata e alla severità dell'asfissia. L'iniziale risposta vascolare all'asfissia perinatale consiste nella redistribuzione del flusso sanguigno verso gli organi vitali come cervello, cuore e ghiandole surrenali, con concomitante riduzione del flusso sanguigno ad altri distretti come polmoni, reni e tratto intestinale (Fig. 6). A un insulto prolungato consegue tuttavia una condizione di ipotensione sistemica, che coinvolge pertanto anche il distretto cerebrale, con un potenziale dannoso che viene aggravato dal concomitante difetto del sistema di autoregolazione cerebrovascolare, il

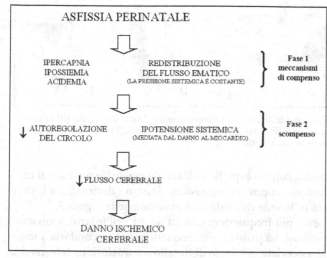

ASFISSIA PERINATALE

IPERCAPNIA
IPOSSIEMIA
ACIDEMIA

REDISTRIBUZIONE
DEL FLUSSO EMATICO
(LA PRESSIONE SISTEMICA È COSTANTE)

Fase 1
meccanismi
di compenso

↓ AUTOREGOLAZIONE
DEL CIRCOLO

IPOTENSIONE SISTEMICA
(MEDIATA DAL DANNO AL MIOCARDIO)

Fase 2
scompenso

↓ FLUSSO CEREBRALE

DANNO ISCHEMICO
CEREBRALE

Fig. 6. Rappresentazione schematica dei principali meccanismi alla base del danno ischemico cerebrale dopo asfissia perinatale. L'iniziale risposta vascolare all'asfissia perinatale consiste nella redistribuzione del flusso sanguigno verso gli organi vitali come cervello, cuore e ghiandole surrenali. In questa fase la pressione sistemica rimane costante. Il prolungarsi dell'insulto determina una condizione di ipotensione sistemica, che coinvolge anche il distretto cerebrale, secondaria in gran parte a una sofferenza a livello del miocardio, un'alterazione del sistema di autoregolazione cerebrovascolare, il meccanismo omeostatico che mantiene le perfusione cerebrale relativamente costante anche in presenza di modificazioni importanti della pressione arteriosa. Come effetto di questi eventi si realizza una riduzione del flusso cerebrale e conseguentemente un insulto cerebrale di tipo ischemico che si somma a quello di tipo ipossico

meccanismo omeostatico che mantiene la perfusione cerebrale relativamente costante anche in presenza di modificazioni importanti della pressione arteriosa (Greisen, 1997). Questo difetto è stato dimostrato sperimentalmente anche dopo asfissie di grado lieve e sembra legato in particolare alla presenza di ipossia e ipercapnia (Pryds et al., 1990).

Un'ipotensione sistemica associata a una moderata riduzione di perfusione cerebrale può risultare in un danno confinato principalmente ai territori spartiacque arteriosi che nel neonato a termine sono localizzati nelle regioni parasagittali della corteccia cerebrale. Altre regioni cerebrali sono tuttavia particolarmente suscettibili ad un danno ipossico e tra queste principalmente il talamo, i gangli della base e il tronco encefalico. Le differenze regionali nel metabolismo energetico, nella formazione di radicali liberi e soprattutto nella concentrazione di recettori per gli aminoacidi eccitatori sembrano spiegare questa distribuzione (Mc Donald e Johnston, 1990; Hagberg, 1992).

L'infarto cerebrale

L'infarto cerebrale arterioso consiste nella necrosi ischemica del tessuto cerebrale in uno specifico territorio di distribuzione di un'arteria cerebrale conseguente a una sua occlusione, transitoria o permanente. L'incidenza di questo disturbo in epoca neonatale non è stata ancora definita con certezza a causa delle scarse manifestazioni cliniche a cui esso può essere talvolta associato, ma in base ai dati disponibili è verosimile pensare che essa si aggiri intorno a 1 caso su 4/5000 nati a termine (de Vries et al., 1997; Govaert et al., 2000).

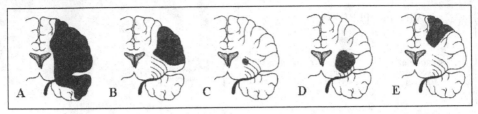

Fig. 7. I vari tipi di infarto dell'Arteria Cerebrale Media. (A) Interessamento del ramo principale; (B) interessamento di un ramo corticale; (C) interessamento di uno o (D) più rami lenticolostriati; (E) interessamento del territorio di confine tra Arteria Cerebrale Anteriore e Media

Il territorio più frequentemente colpito è quello dell'arteria cerebrale media o di uno dei suoi rami (80% dei casi), con un rapporto tra emisfero sinistro e destro di 3 a 1. Una possibile classificazione basata sulla sede dell'infarto è mostrata nella Figura 7.

I meccanismi eziopatogenetici più frequentemente coinvolti nell'infarto neonatale sono l'embolizzazione e la trombosi. La prima è più frequentemente secondaria a malformazioni cardiovascolari, alla pervietà del dotto di Botallo o a trasfusione feto-fetale. La seconda si può associare a sepsi con CID, policitemia o disturbi della coagulazione. Tra questi ultimi, quello che più di frequente è associato ad infarto neonatale è rappresentato dalla mutazione per il fattore V della coagulazione (di Leiden), che ne aumenta la resistenza alla proteolisi da parte della proteina C, con un conseguente effetto trombofilico. Una predisposizione alla trombofilia può essere dovuta anche ad altre rare condizioni note da più tempo come il deficit di proteina C ed S, quello di antitrombina III, o l'esposizione in utero ad anticorpi antifosfolipidi (Harum et al., 1999; Mercuri et al., 2001). Va comunque ricordato che in una percentuale non trascurabile dei casi non risulta possibile identificare un chiaro fattore etiopatogenetico.

La diagnosi di lesione: correlazioni anatomo-funzionali e principali quadri clinici

Fino a qualche anno fa l'associazione tra il disturbo motorio della paralisi cerebrale e la lesione sottostante era stata per lo più riportata da studi epidemiologici in cui intere popolazioni di soggetti con PCI venivano sottoposti ad indagini di neuroimaging (per lo più TC ma più recentemente anche RM). Questi studi hanno avuto il grande pregio di indicare quali siano i quadri di lesione più spesso associati a specifiche anomalie motorie, ma un limite del loro apporto consiste nel fatto che le neuroimmagini erano spesso eseguite dopo i primi anni di vita, quando non sempre è possibile valutare il tipo e l'estensione della lesione che nella maggior parte dei casi si è verificata nel periodo perinatale.

Negli ultimi anni, la possibilità di poter eseguire ecografie e RM già in epoca neonatale ha permesso non solo di ottenere migliori informazioni sul tipo e sulla gravità della lesione subito dopo che essa si è verificata, ma anche di fornire informazioni più precise sull'associazione tra i pattern di lesione cerebrale e le sequele neurologiche, e quindi sulla prognosi.

Di seguito verranno riportate le più importanti metodiche per la diagnosi di lesione nei diversi quadri clinici, e i principali elementi che orientano per una prognosi precoce. Per una migliore comprensione verrà riproposta la suddivisione seguita nel precedente paragrafo.

Il neonato pretermine

La tecnica di neuroimaging di gran lunga più utilizzata nel neonato pretermine è l'eco-grafia cerebrale, introdotta nelle terapie intensive nei primi anni ottanta e da allora mai abbandonata. Le caratteristiche di assoluta non invasività, maneggevolezza e affidabili-tà ne fanno lo strumento ideale per la valutazione al letto del neonato prematuro.

In tutte le terapie intensive neonatali sono al giorno d'oggi previsti protocolli eco-grafici per la valutazione neurologica del neonato pretermine che prevedono l'esecu-zione di esami plurisettimanali, e che permettono sia la precoce individuazione delle le-sioni cerebrali, sia il monitoraggio accurato della loro evoluzione. Inoltre, con l'incre-mento tecnologico che ha migliorato il potere di risoluzione delle sonde, portandolo da 5 MHz fino a 7,5 e 10 MHz, anche lesioni più piccole e più superficiali possono ora es-sere identificate.

Altre tecniche di neuroimaging, come la RM, sono applicate al neonato pretermine in modo più estensivo soltanto da poco, e pertanto il loro valore clinico è ancora ogget-to di studio (Maalouf et al., 2001; Rutherford 2002).

Le tecniche neurofisiologiche come l'EEG e i Potenziali Evocati, non sembrano rive-stire un ruolo diagnostico rilevante, in parte a causa del fatto che l'emorragia o il dan-no ischemico sono prevalentemente periventricolari, e non arrivano solitamente a co-involgere alcuna struttura corticale. Queste tecniche svolgono tuttavia un'insostituibi-le funzione sul piano prognostico, soprattutto in caso di danno di tipo ipossico-ische-mico.

L'emorragia intraventricolare

Negli anni che hanno preceduto l'introduzione delle tecniche diagnostiche di neuroi-maging, l'emorragia intraventricolare era considerata una condizione gravissima e cer-tamente più rara, associata a segni clinici evidenti e drammatici come un deteriora-mento neurovegetativo rapido e progressivo, segni di decerebrazione, crisi convulsive ed altri (Volpe, 1997; Volpe, 2001).

Con l'introduzione del monitoraggio ecografico di routine è stato possibile dimo-strare che la maggior parte dei neonati che presentano un'emorragia intraventricolare di grado lieve o moderato non mostrano segni specifici di rilievo. Tuttavia, l'applica-zione sistematica di strumenti semeiologici standardizzati ha mostrato che un certo numero di segni neurologici risulta consistentemente associato alla presenza di emor-ragia intraventricolare e va pertanto tenuto in considerazione nella valutazione clinica del neonato pretermine. In particolare è stato descritto un alterato comportamento vi-sivo con difficoltà di fissazione e inseguimento e, talvolta, alterazione caotica della mo-tricità oculare, un'alterazione del pattern di distribuzione del tono muscolare con au-mento del tono a carico degli arti inferiori e in particolare riduzione dell'angolo popli-teo alla manovra di estensione passiva, e infine un'importante alterazione a carico del-la qualità della motricità spontanea valutata secondo la tecnica dei general movements (Ferrari et al., 2002; Prechtl et al., 1997; Dubowitz et al., 1981; vedi cap. 4). Quest'ultima si è rivelata molto utile anche nei soggetti con infarto venoso periventricolare nei quali si può osservare una riduzione precoce del repertorio motorio segmentale distale nel la-to affetto, positivamente correlato con l'evoluzione verso l'emiplegia (Cioni et al., 2000a).

L'outcome neurologico dei neonati con emorragia intraventricolare è nel complesso fortemente migliorato negli ultimi anni, grazie all'utilizzo dell'ecografia cerebrale che ha permesso l'individuazione di lesioni anche molto piccole clinicamente silenti e con evoluzione normale.

Per i neonati con versamenti emorragici di piccole dimensioni la sopravvivenza senza dilatazione ventricolare è la regola. Nei sanguinamenti più estesi i tassi di mortalità e di morbilità sono crescenti, e appaiono maggiormente correlati alla presenza di complicanze, prime fra tutte l'infarto venoso e l'idrocefalo.

Nei neonati con infarto venoso e conseguente danno parenchimale periventricolare si osserva quasi invariabilmente un'evoluzione verso l'emiplegia, particolarmente nel caso in cui la RM mostri i segni di un'alterata mielinizzazione a livello della capsula interna dell'emisfero affetto (de Vries et al., 1999).

Una delle complicanze più temibili dell'emorragia intraventricolare è costituita dall'idrocefalo postemorragico che si riscontra frequentemente nel caso di sanguinamenti massivi (du Plessis, 1998). Il sangue riversato nei ventricoli coagulandosi può ostacolare transitoriamente il deflusso del liquor, in particolar modo a livello dell'acquedotto di Silvio, ma può altresì generare secondariamente fenomeni di aracnoidite obliterativa con ostruzione più o meno prolungata del flusso liquorale. In questi soggetti è stato osservato un alto rischio di sequele neurologiche maggiori, particolarmente in coloro nei quali si è reso necessario l'intervento di derivazione. Un controllo ecografico seriato della biometria ventricolare risulta indispensabile per monitorare l'evoluzione della dilatazione e quindi per valutare l'opportunità e il *timing* di un eventuale intervento di derivazione (Roland et al., 1997).

Come già sottolineato, in una non trascurabile proporzione di casi l'emorragia intraventricolare si verifica nel contesto di un insulto ipossico-ischemico, la cui entità ne influenza pertanto l'evoluzione.

La leucomalacia periventricolare

Se inizialmente l'attenzione principale nell'utilizzo degli ultrasuoni è stata rivolta alle emorragie intraventricolari, con l'avvento di sonde a più alta definizione anche la patologia della sostanza bianca, ed in particolare la leucomalacia periventricolare si è largamente giovata di questa tecnica. Non a caso, le più aggiornate classificazioni sulla leucomalacia periventricolare si basano sui reperti ecografici, come nel caso della classificazione di de Vries et al. (1992), ampiamente utilizzata sia in ambito clinico sia di ricerca (Tab. 3).

La RM è stata utilizzata in modo sistematico soltanto negli ultimi anni dimostrando di essere estremamente utile soprattutto nelle prime fasi del danno. Essa è infatti in grado di individuare la presenza delle cisti in uno stadio più precoce rispetto agli ultrasuoni. Inoltre, attraverso l'utilizzo di tecniche più specifiche come la Diffusione in RM (DWI; vedi paragrafo seguente) può essere precocemente individuata la componente più diffusa della lesione, anche in assenza di anomalie di segnale alla RMN convenzionale.

Il ruolo delle tecniche elettrofisiologiche e in primo luogo dell'EEG nella diagnosi di patologia della sostanza bianca del pretermine è limitato sostanzialmente al riscontro di attività parossistiche tipiche come le punte rolandiche positive (Positive Rolandic Sharp Waves), che non sono tuttavia del tutto specifiche della leucomalacia, essendo state de-

Tabella 3. Classificazione della leucomalacia periventricolare (de Vries et al., 1992)

Grado I	Aree iperecogene periventricolari persistenti per più di 7 giorni
Grado II	Aree iperecogene periventricolari che evolvono verso la formazione di cisti fronto-parieta-li localizzate
Grado III	Aree iperecogene periventricolari che evolvono verso la formazione di cisti multiple nella sostanza bianca parieto-occipitale
Grado IV	Aree iperecogene nella sostanza bianca profonda, con evoluzione verso cisti sottocorticali multiple

scritte anche in caso di altre patologie come l'emorragia periventricolare (Fig. 8). L'EEG svolge al contrario un ruolo fondamentale nella prognosi, particolarmente nel caso di quadri *borderline* come l'iperecogenicità persistente senza evoluzione cistica. In questi casi l'assenza di anomalie dell'attività di fondo registrate nei primi giorni dopo l'insulto ipossico-ischemico si correla quasi invariabilmente con un'evoluzione favorevole (Stockard-Pope et al., 1992; Biagioni et al., 2000).

L'esame neurologico nei neonati con leucomalacia periventricolare può risultare del tutto normale, particolarmente nelle forme meno severe. In altri casi possono esserci segni molto sfumati come una lieve riduzione della forza e/o modiche alterazioni del tono. Con il passare dei giorni tuttavia, le alterazioni del tono possono farsi più evidenti, con arti superiori generalmente flessi e inferiori estesi, e la motricità spontanea apparire particolarmente povera e talvolta con elementi di rigidità e sincronia (repertorio crampiforme-sincrono). Il permanere prolungato di un quadro di motricità spontanea di tipo crampiforme-sincrona è stato dimostrato come quasi invariabilmente associato a un'evoluzione verso la paralisi cerebrale (Ferrari et al., 2002; vedi cap. 4).

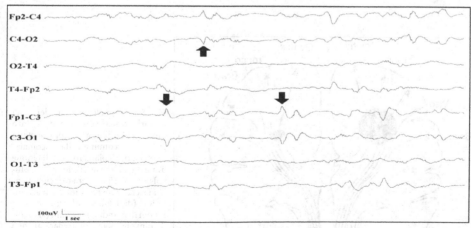

Fig. 8. Neonato pretermine di 34 settimane di età gestazionale con distress respiratorio alla nascita. EEG eseguito a tre settimane di vita. Sono presenti diversi elementi aguzzi (frecce nere), frequentemente a polarità positiva, prevalenti sulle regioni centrali bilateralmente (*Positive Rolandic Sharp Waves*). L'attività di fondo è adeguata all'età

Nelle prime settimane l'interesse per la relazione e il comportamento sensoriale può risultare apparentemente preservato, persino nei casi più compromessi. In questi ultimi tuttavia, il deterioramento di queste funzioni si rende generalmente evidente già nel corso dei primi due mesi di vita.

Gli studi che hanno indagato la correlazione tra lesione ed evoluzione verso la PCI non raggiungono risultati unanimi, tuttavia su alcuni elementi sembra esserci una certa convergenza. Innanzitutto, la maggior parte degli autori concorda nel riscontrare un'associazione tra il diametro delle cisti e l'outcome, con evoluzione quasi invariabilmente verso la PCI nei neonati con lesioni cistiche di grandi dimensioni (>5-10 mm). Inoltre sembrano maggiormente a rischio i soggetti con lesioni localizzate più posteriormente, ovvero a livello delle regioni parieto-occipitali, verosimilmente a causa della specifica funzione delle strutture colpite (Roelants, 2001).

Nei casi in cui si osservi un'iperecogenicità periventricolare prolungata senza evoluzione verso la formazione di cisti, la prognosi neuromotoria deve rimanere riservata. Sebbene infatti nella maggior parte di questi casi si osservi uno sviluppo normale, una percentuale non trascurabile di essi, che può superare il 15%, può andare incontro a disturbi neurologici permanenti (Cioni et al., 1992; de Vries et al., 1988a).

La più importante sequela a lungo termine della leucomalacia periventricolare è rappresentata dalla diplegia spastica, che costituisce anche il più frequente deficit motorio associato alla prematurità. Ciò sembra dovuto in primo luogo alla sede della lesione che coinvolge i fasci cortico-midollari discendenti delle aree motorie deputate al movimento degli arti inferiori. In presenza di lesioni più severe, con estensione al centro semiovale e alla corona radiata, si possono riscontrare quadri di tetraparesi con alterazione anche severa della funzione intellettiva (Fig. 9).

Una particolare attenzione deve essere posta all'associazione tra danno della sostanza bianca e disturbo visuo-percettivo (vedi cap. 9). È stata infatti dimostrata una consistente correlazione tra il danno delle radiazioni ottiche e della sostanza bianca della regione occipitale ed una alterazione delle funzioni visive come la riduzione dell'acuità, i disturbi dell'oculomozione, l'alterazione del campo visivo e complessi disturbi visuo-percettivi e gnosici (Cioni et al., 1997b; Cioni et al., 2000b; Eken et al., 1996).

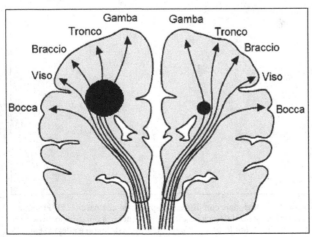

Fig. 9. Rappresentazione dei fasci motori cortico-spinali e della loro funzione. I cerchi neri rappresentano la sede più comune della leucomalacia periventricolare. In caso di lesione di medie dimensioni (destra) il coinvolgimento riguarderà principalmente i fasci di innervazione degli arti inferiori (diplegia spastica); in caso di lesioni di grandi dimensioni (sinistra) il coinvolgimento riguarderà anche i fasci di innervazione degli arti superiori e del volto (tetraplegia spastica) (da Volpe (2001) modificata)

Il neonato a termine

Nel neonato a termine con encefalopatia neonatale viene utilizzata da alcuni anni con ottimi risultati la RM, fin dai primissimi giorni di vita. Questo strumento, che presenta maggiori difficoltà nell'applicazione rispetto agli ultrasuoni, particolarmente sul piano organizzativo ed economico, si è rivelato più preciso sia dal punto di vista diagnostico sia soprattutto prognostico, e viene pertanto sempre più estesamente applicato a questa patologia. Inoltre, l'utilizzo delle diverse tecniche che la RM consente, come la Spettroscopia e la Diffusione, che verranno con più dettaglio descritte nel prossimo paragrafo, consente l'acquisizione di ulteriori informazioni cliniche di grande rilievo.

Encefalopatia ipossico-ischemica

Con questo termine si intende una sindrome caratterizzata da segni di asfissia alla nascita, bassi punteggi di Apgar, e chiari segni di compromissione neurologica fin dalle prime ore di vita, quali scarsa attenzione visiva, ipotonia, crisi convulsive o movimenti anomali quali clonie o tremori (Sarnat e Sarnat, 1976; Volpe, 2001). La presenza di segni neurologici persistenti è un criterio indispensabile per la diagnosi di encefalopatia ipossico-ischemica, ma lo spettro sintomatologico può essere estremamente vasto. Diverse classificazioni basate sulla severità dei segni neurologici sono state messe a punto, e tra queste la più utilizzata è quella di Sarnat e Sarnat (Tab. 4).

Le forme lievi sono caratterizzate da una condizione transitoria di ipereccitabilità, riflessi vivaci e startles a bassa soglia, mentre nelle forme intermedie si osserva una riduzione della vigilanza con ipotonia e talvolta crisi convulsive. Nel caso di encefalopatia severa sono sempre presenti coma, importanti alterazioni neurovegetative e convulsioni fino allo stato di male.

Se la prognosi appare facilmente prevedibile nelle forme ai due estremi dello spettro clinico, molta incertezza rimane rispetto ai quadri intermedi, che sono peraltro i più numerosi. Per questo motivo i diversi strumenti, clinici, elettrofisiologici, neuroradiologici sono stati largamente applicati a questa patologia, e vengono correntemente utilizzati nel management del paziente asfittico.

L'utilizzo sistematico di un esame neurologico standardizzato permette l'individuazione di segni neurologici tipici, come la suzione ipovalida o la prevalenza di ipertono assiale estensorio, la cui persistenza appare consistentemente correlata all'outcome a

Tabella 4. Classificazione dell'encefalopatia ipossico-ischemica secondo Sarnat e Sarnat (1976)

Lieve (Grado 1)	Moderata (Grado 2)	Severa (Grado 3)
• Ipervigilanza	• Letargia	• Stato stuporoso
• Tono passivo normale	• Lieve ipotonia	• Ipotonia severa
• Lieve ipertono estensorio del collo	• Flessione distale accentuata	• Assenza di movimenti spontanei
• Suzione ipovalida	• Riflessi osteotendinei vivaci	
• Moro a bassa soglia	• Suzione debole o assente	• Suzione assente
• No convulsioni	• Convulsioni	• Convulsioni e stato di male epilettico

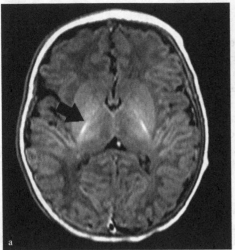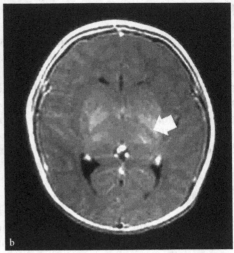

Fig. 10. MR neonatale. *Inversion recovery sequence* (IR 3800/30/950). **a.** Aspetto normale iperintenso del braccio posteriore della capsula interna (freccia nera). **b.** Intensità di segnale patologica (assenza della fisiologica iperintensità) a livello del braccio posteriore della capsula interna (freccia bianca)

lungo termine. Allo stesso modo, la permanenza di alterazioni della motricità spontanea nel corso delle prime settimane di sviluppo con assenza di movimenti tipo *fidgety* intorno al terzo mese, si associa ad un'evoluzione verso la paralisi cerebrale infantile (Prechtl et al., 1993; Cioni et al., 1997a).

La TC può mostrare aree di ipodensità che si correlano con un'evoluzione sfavorevole, ma che non sono rilevabili prima di 7-10 giorni dall'insulto (Adsett et al., 1985).

Per una valutazione più precoce e accurata occorre utilizzare la RM che già dopo i primi 3-4 giorni, nei quali l'edema cerebrale può mascherare la reale entità del danno, è in grado di evidenziare i diversi pattern di lesione con notevole precisione. Le alterazioni di segnale a carico della capsula interna (Fig. 10), dei gangli della base e della sostanza bianca periventricolare sono quelle maggiormente associate ad un outcome sfavorevole (vedi oltre) (Rutherford et al., 1995; Rutherford, 2002).

L'utilizzo contestuale della Spettroscopia protonica o al fosforo può fornire importanti informazioni sullo stato energetico cerebrale *in vivo*, e sulla necessità di rapidi interventi terapeutici neuroprotettivi (Rutherford, 2002).

Tra le tecniche elettrofisiologiche l'EEG rimane la più accurata nella prognosi del neonato asfittico. La presenza di alterazioni severe dell'attività di fondo come il burst suppression, o la costante attività a bassissimo voltaggio sono quasi invariabilmente associate a un'evoluzione negativa. Alterazioni più moderate come la dismaturità sono invece spesso presenti in soggetti con sviluppo del tutto normale. Spesso è possibile riscontrare all'EEG la presenza di attività parossistica che può essere o meno associata a fenomeni clinici di tipo convulsivo.

Nel corso degli ultimi anni è stato possibile studiare estensivamente le caratteristiche neuroradiologiche di un campione molto numeroso di neonati con encefalopatia ipossico-ischemica, e sono stati pertanto individuati una serie di diversi pattern di distribuzione della lesione cerebrale che rivestono un ruolo significativo nella correlazione con gli aspetti clinici (Rutherford et al., 1995, 1998, 2002; Mercuri et al., 2000). Di seguito vengono illustrati i principali.

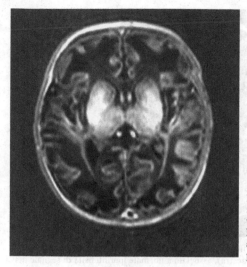

Fig. 11. MR effettuata a sei settimane di vita. *Inversion recovery sequence* (IR 3800/30/950). Diffusa iperintensità di segnale a carico dei gangli della base dei talami bilateralmente associata a ipointensità diffusa della sostanza bianca e assottigliamento della corteccia che appare iperintensa. La capsula interna non è distinguibile

- *Anomalie lievi delle sostanza bianca.* I soggetti in questa categoria spesso presentano una storia clinica di complicanze al parto o di altri fattori di rischio perinatali. La RM neonatale mostra edema iniziale marcato e, dopo la prima settimana di vita, quando l'edema scompare, si apprezzano delle piccole lesioni focali a carico della sostanza bianca, generalmente in sede periventricolare, unilaterali o bilaterali. Clinicamente questi bambini hanno ipotonia assiale e scarso controllo del capo nei primi mesi, ma questo gradualmente scompare e all'età di 2 anni l'esame neurologico è del tutto normale. Se esaminati in età scolare questi bambini mostrano attività motorie, cognitive e visive del tutto adeguate.
- *Anomalie moderate della sostanza bianca.* I soggetti in questo gruppo presentano storia e sintomatologia clinica simili a quelli del gruppo precedente. Le loro immagini RM mostrano anomalie focali nella sostanza bianca, spesso bilaterali ma con capsula interna preservata. Anche i gangli della base e il talamo sono normali. Nel periodo neonatale questi bambini sono spesso ipotonici e possono avere disturbi transitori della suzione. L'ipotonia può persistere per alcuni mesi. Queste lesioni non sono mai associate a paralisi cerebrali di alcun tipo ma alcuni di questi bambini possono mostrare dei segni di impaccio motorio e problemi di coordinazione motoria in età scolare.
- *Anomalie gravi della sostanza bianca* (Fig. 11). Queste lesioni sono spesso associate a fattori di rischio prenatali, come il ridotto accrescimento fetale o la riduzione dei movimenti fetali, ai quali si aggiunge un problema perinatale come un parto difficile o segni di sofferenza fetale perinatale. La RM neonatale mostra anomalie diffuse della sostanza bianca con alterazioni della capsula interna. I gangli della base sono normali. Clinicamente i bambini con questo tipo di lesioni sono marcatamente ipotonici, hanno un grado di attenzione visiva ridotta e si alimentano lentamente. In alcuni casi si assiste ad un apparente miglioramento dopo i primi mesi quando l'ipotonia viene gradatamente sostituita dalla spasticità. Ad un anno di età tutti i pazienti con lesioni di questo tipo hanno una chiara tetraparesi spastica. Negli anni suc-

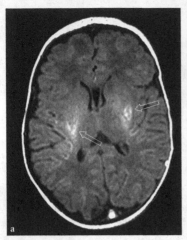 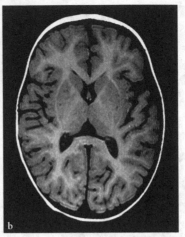

Fig. 12. a. MR effettuata a 5 giorni di vita. *Inversion recovery sequence* (IR 3800/30/950). Piccola zona di iperintensità di segnale a carico dei nuclei lenticolari (freccia destra), associata a normale iperintensità di segnale del braccio posteriore della capsula interna (freccia sinistra). **b.** MR effettuata nello stesso soggetto a 15 mesi di vita. *Inversion recovery sequence* (IR 3800/30/950). Non si osservano alterazioni di segnale di rilievo. Lo sviluppo neuropsichico di questo soggetto è stato normale

cessivi, questi bambini sviluppano un ritardo globale moderato e in genere riescono a gattonare o al massimo a camminare con l'aiuto di ausili. Se esaminati in età scolare il quadro clinico è caratterizzato da microcefalia, tetraparesi spastica, ritardo globale moderato e difficoltà visive e percettivo-motorie.

- *Anomalie lievi e moderate dei gangli della base e del talamo* (Fig. 12). Bambini con lesioni a carico dei gangli della base hanno spesso una storia prenatale normale ma sono stati soggetti ad un evento lesivo improvviso e acuto nel periodo neonatale, quale una sofferenza fetale grave e prolungata. Le loro immagini RM mostrano anomalie focali nei gangli della base e nel talamo, spesso associate con chiare anomalie a carico della capsula interna (Rutherford et al., 1998). Clinicamente presentano ipotonia e spesso alterazioni transitorie dell'attenzione visiva e della suzione, ma queste ultime migliorano dopo i primi mesi di vita, quando i segni di interessamento motorio, quali distonia o movimenti atetoidi, diventano apprezzabili. Se esaminati in età scolare, questi bambini generalmente presentano paralisi cerebrali atetoidi/distoniche ma lo sviluppo cognitivo e visivo è generalmente normale.

- *Anomalie gravi dei gangli della base e del talamo* (Fig. 13). I bambini in questo gruppo hanno spesso una storia clinica caratterizzata da un evento perinatale grave quale rottura di utero, *abruptio placentae*, prolasso del cordone o una sofferenza perinatale gravissima. Le immagini RM mostrano lesioni gravi e diffuse dei gangli della base e del talamo con assenza di segnale nella capsula interna. La sostanza bianca è spesso anche compromessa ma anche nei casi in cui le anomalie della sostanza bianca sono lievi o assenti, il quadro clinico è ugualmente grave. Clinicamente questi bambini hanno dei segni neonatali tipici, con marcata ipotonia, anomalie della postura della mano con pugni serrati e un atteggiamento tipico delle dita dei piedi che sono flesse in *griffe*. La suzione è povera o assente e l'attenzione visiva e uditiva è scarsa o assente. Nei primi giorni di vita questi bambini sviluppano anomalie del pattern di tono con un aumento del tono estensorio del tronco e una postura carat-

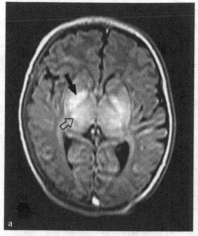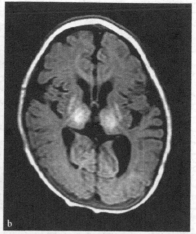

Fig. 13. a. MR effettuata a 10 giorni di vita. *Inversion recovery sequence* (IR 3800/30/950). Chiara alterazione di segnale a livello dei gangli della base e del talamo bilateralmente. Il braccio posteriore della capsula interna è ipointenso bilateralmente. **b.** MR effettuata nello stesso soggetto a 7 mesi di vita. *Inversion recovery sequence* (IR 3800/30/950). Atrofia marcata a carico degli emisferi cerebrali, dei gangli della base e del talamo. A questo livello permane un'iperintensità di segnale bilateralmente

terizzata da estensione delle gambe e flessione delle braccia. Le anomalie di distribuzione del tono, quelle visive e di suzione generalmente permangono anche dopo il periodo neonatale e tutti i soggetti con questo pattern di lesione sviluppano una tetraplegia spastica o distonica, senza mai acquisire la stazione seduta, anomalie visive gravissime e un ritardo cognitivo grave che li rende non testabili.

Infarto cerebrale

Il primo segno di un infarto neonatale è costituito quasi sempre dalla comparsa di convulsioni nei primi 2-3 giorni di vita in neonati apparentemente sani, con punteggi di Apgar alla nascita normali, e senza segni di asfissia perinatale. Le crisi sono quasi sempre focali e congruenti con la sede della lesione e si controllano facilmente con la terapia antiepilettica. L'EEG in alcuni casi può mostrare scariche epilettiformi lateralizzate, anche in una fase antecedente alla comparsa dei segni di infarto all'ecografia (Randò et al., 2000) (Fig. 14).

L'infarto cerebrale del neonato è considerato la seconda causa di convulsioni neonatali dopo l'encefalopatia ipossico-ischemica, e la prima se si considerano neonati a termine con punteggio Apgar a 5 minuti superiore a 7. Pertanto, quando compaiono in un neonato a termine non asfittico delle crisi convulsive, la presenza di un infarto cerebrale va immediatamente indagata.

Tra le tecniche di neuroimaging, viene inizialmente preferita l'ecografia, grazie soprattutto alla facilità di utilizzo, tuttavia la sua sensibilità diagnostica negli infarti cerebrali sembra essere inferiore rispetto alla RM e alla TC, soprattutto nei primi giorni dalla lesione, e quando non è presente una componente emorragica.

La RM può essere considerata la tecnica più affidabile, ma la sua applicazione è limitata dall'alto costo, e dalla necessità di trasporto e sedazione del neonato. Nelle im-

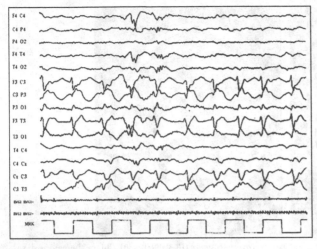

Fig. 14. Neonato a termine con convulsioni neonatali in prima giornata ed ecografia negativa. EEG eseguito a 3 giorni di vita. In regione centrale di sinistra si osserva la presenza di una attività parossistica caratterizzata da onde aguzze bifasiche di circa 200 ms, con frequenza di 1 c/s e con voltaggio tra 50 e 100 uV (Periodic Lateralized Epileptiform Discharges, PLEDS). Le punte sono spesso seguite da onda lenta con talvolta sovrimposta un'attività rapida della banda alfa

magini di RM convenzionale la zona infartuata si presenta con un segnale aumentato in T2 e ridotto in T1 e con una minore differenziazione tra sostanza grigia e bianca (Fig. 15).

Tuttavia nei primi giorni dall'evento queste alterazioni possono non essere evidenti. In questa fase è di grande aiuto la tecnica di DWI (vedi paragrafo seguente), molto sensibile nell'identificare lesioni cerebrali ischemiche già dopo pochi minuti od ore dall'infarto, con massima intensità tra il primo e il quinto giorno di vita (Fig. 16).

Gli infarti cerebrali neonatali più frequenti sono quelli che interessano il territorio dell'arteria cerebrale media (Mercuri et al., 1999). Come detto precedentemente, queste lesioni possono essere classificate in base alla sede di interessamento in: ramo principale, ramo corticale e ramo lenticolo-striato dell'arteria cerebrale media (de Vries et al., 1997). Tuttavia, un'altra classificazione molto utile in ambito clinico tiene conto del tipo di strutture corticali e sottocorticali coinvolte e raggruppa le lesioni a seconda della presenza o meno di un danno degli emisferi cerebrali, dei nuclei della base e della capsula interna (Mercuri et al., 1999). L'interessamento simultaneo di queste strutture in-

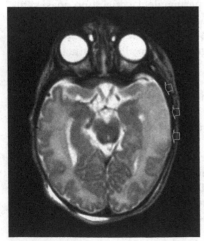

Fig. 15. RM effettuata a 4 giorni di vita. *Fast spin echo sequence* (FSE 3000/208). Infarto nel territorio dell'arteria cerebrale media di sinistra. A livello della zona temporo-parietale di sinistra, è presente una focale perdita della differenziazione tra sostanza bianca e grigia con associata modica iperintensità di segnale (frecce)

Tabella 5. Incidenza dell'emiplegia nell'infarto cerebrale, nei diversi studi

Pubblicazioni	Anno	Rapporto	%
Mantovani et al	1984	2/2	100
Levy et al	1985	4/7	60
Perlman et al	1994	6/8	75
Bouza et al	1994	5/7	70
Koelfen et al	1995	6/6	100
Mercuri et al	1995	3/7	40
Volpe	1995	51/93	55
Estan et al	1996	1/12	8
De Vries et al	1997	10/22	45
Mercuri et al	1999	6/24	25
Totale		**94/188**	**50**

fatti sembra ostacolare i meccanismi di riparazione e riorganizzazione funzionale tanto da portare quasi invariabilmente a un'evoluzione verso la paralisi cerebrale di tipo emiplegico.

La sequela più comune dell'infarto cerebrale è rappresentato dall'emiplegia spastica. Tuttavia, la sua incidenza è stata negli ultimi anni notevolmente ridimensionata tanto che attualmente si ritiene che fino al 50% dei soggetti colpiti da infarto possa presentare successivamente uno sviluppo del tutto normale (Tab. 5).

Quando presente, l'emiplegia interessa prevalentemente l'emifaccia e l'arto superiore in misura maggiore rispetto all'arto inferiore. Il quadro clinico conclamato non è evidente dalla nascita, ma si manifesta in modo chiaro a partire dal quarto/quinto mese di vita, quando l'attività motoria volontaria si arricchisce (Bouza et al., 1994). In realtà, sfumati segni neurologici sono presenti anche nelle settimane precedenti, quando è possibile evidenziare un'alterazione globale dei General Movements, e un'asimmetria del repertorio motorio segmentale distale (Guzzetta et al., 2003).

Oltre all'emiplegia, altri fenomeni clinici, concomitanti o separati, possono seguire

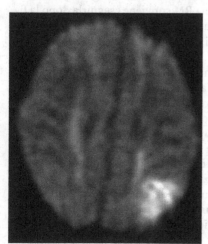

Fig. 16. DWI effettuata a due giorni di vita. Piccola area iperintensa in regione parietale posteriore dell'emisfero di sinistra, compatibile con infarto nella zona di confine tra territorio della cerebrale media e della cerebrale posteriore, confermato alle neuroimmagini successive

un infarto cerebrale. Tra questi ricordiamo il ritardo mentale, evenienza non frequente, l'epilessia, che colpisce 1 soggetto su 3 ed è solitamente di tipo parziale, e il disturbo delle funzioni visive, caratterizzato principalmente da alterazioni del campo visivo.

Le immagini RM neonatali possono aiutare a differenziare i bambini che svilupperanno emiplegia da quelli con sviluppo motorio normale. Il rischio di emiplegia è chiaramente più alto nei bambini con lesioni a carico del ramo principale dell'arteria cerebrale media rispetto a quelli con lesioni a carico di uno dei rami corticali o lenticolostriati ma questa associazione non è costante. Al contrario, la valutazione dell'interessamento concomitante degli emisferi, della capsula interna e dei gangli della base sembra essere un marker prognostico più preciso di emiplegia. In particolare, l'emiplegia si verifica solo nei bambini in cui tutte e tre le strutture (emisfero, capsula interna e gangli della base) sono coinvolte, mentre bambini con il coinvolgimento di solo 1 o 2 delle 3 strutture generalmente non diventano emiplegici (Mercuri et al., 1999). La presenza di emiplegia non è quindi semplicemente legata all'estensione del danno emisferico, come provato dal fatto che lesioni estese dell'emisfero, se non accompagnate da lesioni della capsula interna e dei gangli della base, sono generalmente associate ad un outcome motorio normale.

Elementi di correlazione anatomo-funzionale

Dall'analisi dei dati presentati emerge chiaramente come non tutti i bambini con lesioni cerebrali siano necessariamente destinati a sviluppare sequele neuropsichiche e in particolare neuromotorie. Ciò è dovuto anche al fatto che il danno cerebrale si instaura quando il cervello non è ancora completamente maturo, ovvero quando è ancora presente un certo grado di plasticità che consente il trasferimento delle funzioni della parte danneggiata ad altre parti del cervello non colpite. Anche con la loro crescente capacità di risoluzione spaziale, le tecniche di neuroimaging hanno ancora molti limiti, che non consentono di delineare con assoluta esattezza i limiti anatomici del danno.

Esse, ed in particolare la RM, eseguite in epoca neonatale possono fornire tuttavia utili informazioni prognostiche, non solo sulla possibile presenza di paralisi cerebrale ma anche sul tipo di danno motorio e sul grado di compromissione cognitiva e visiva. Come regola generale, se è possibile eseguire solo una RM conviene eseguirla dopo la fine della prima settimana di vita, visto che, qualora la lesione sia dovuta ad un insulto perinatale, nei primi giorni predominano i segni di edema cerebrale ed è difficile valutare con precisione i dettagli della lesione.

Nell'analisi delle neuroimmagini è opportuno non soffermarsi esclusivamente sull'estensione del danno a carico degli emisferi e della corteccia, ma occorre valutare anche il possibile interessamento specifico di strutture profonde come la capsula interna ed i gangli della base. Una compromissione a questo livello sembra infatti essere il marker più sensibile per identificare bambini che svilupperanno le forme più gravi di PCI sia dal punto di vista motorio sia dal punto di vista cognitivo-percettivo.

Oltre all'insieme di studi sul neonato, principale oggetto di questo capitolo, non vanno tuttavia trascurati i numerosi lavori di correlazione anatomo-funzionale effettuati nel corso degli ultimi anni a partire dalle neuroimmagini del bambino più grande. Attraverso l'analisi retrospettiva dei dati relativi ad un'ampia casistica acquisita negli ultimi 15 anni nel nostro centro, è possibile compiere alcune considerazioni generali (Cioni et al., 1997c; Di Paco et al 1993; vedi cap. 9).

Oltre alle lesioni del neonato pretermine e a termine, ampiamente descritte in questo capitolo, che giustificano più dell'80% dei casi di PCI, i restanti casi sono ascrivibili a malformazioni che si manifestano nel primo o nel secondo trimestre di gravidanza (Cioni et al., 1999; Krageloh-Mann, 2004). Una delle possibili opzioni per il futuro è quella di una classificazione delle lesioni del bambino con PCI in base al tipo ed al timing delle lesioni, possibilità che appare già attuale per le forme emiplegiche (Cioni et al., 1999; capitolo 18), mentre appare più problematica per le altre forme, ed in particolare per le diplegie (Di Paco et al., 1993).

In accordo con la letteratura (Di Paco et al 1993; Staudt et al, 2000, 2003), lo studio delle correlazioni tra RM e tipo di paralisi cerebrale infantile dimostra una significativa diversità di frequenza e gravità delle lesioni nelle diverse forme cliniche, e una buona correlazione tra gravità della lesione e del disturbo neuromotorio, in particolare per le forme spastiche oggetto di questo volume. Analizzando in maggior dettaglio i parametri più significativi e più frequentemente presenti nelle lesioni alla base della PCI (dimensioni dei ventricoli laterali, alterazione della sostanza bianca, cisti malaciche, spazi subaracnoidei, mielinizzazione, alterazioni a carico dei nuclei della base, displasia del corpo calloso, alterazioni della corteccia cerebrale), si può notare quanto segue.

La dilatazione dei ventricoli laterali può essere presente in tutti i casi di PCI, ma risulta di entità più severa soprattutto nei soggetti con tetraplegia. Nei diplegici, emiplegici e nelle doppie emiplegie, è più spesso assente o di lieve entità, o si limita alle regioni paratrigonali o periventricolari con risparmio della zona sottocorticale. I soggetti con PCI distonica presentano nella maggior parte dei casi ventricoli di dimensioni normali, poiché la lesione generalmente risparmia la sostanza bianca periventricolare.

L'interessamento della sostanza bianca sottocorticale è presente nelle tetraparesi spastiche o miste, nelle doppie emiplegie e nelle emiplegie. Negli emiplegici la sostanza bianca periventricolare risulta interessata spesso bilateralmente, anche se maggiormente nell'emisfero controlaterale al lato plegico, mentre in un quarto di essi risulta indenne. Solo in una piccola percentuale di soggetti distonici troviamo alterazioni della sostanza bianca periventricolare, che sono costituite nella maggior parte dei casi da lesioni focali. La mielinizzazione risulta ritardata quasi esclusivamente nei tetraplegici, mentre negli emiplegici è ritardata solo nell'emisfero danneggiato.

Le alterazioni dei nuclei della base risultano presenti in tutti i soggetti con forme miste e in molti distonici; in questi casi le lesioni sono sempre bilaterali e interessano soprattutto il talamo e il putamen. Nelle altre forme (tetraparesi ed emiplegia spastica) sono rare e sempre unilaterali. La displasia del corpo calloso, in relazione con la gravità della dilatazione dei ventricoli laterali o con la riduzione della sostanza bianca, è prevalente nei tetraplegici e nelle doppie emiplegie. Le alterazioni della corteccia cerebrale su base ischemica o malformativa sono presenti e bilaterali soprattutto nei tetraplegici e nelle doppie emiplegie.

Oltre alla correlazione tra danno cerebrale e tipologia del disturbo neuromotorio possono anche essere individuate significative associazioni con altri aspetti come il ritardo mentale, associato più spesso al danno corticale e all'aumento degli spazi pericerebrali, o l'epilessia, generalmente associata ad alterazioni a carico della corteccia.

Tutte le correlazioni di cui sopra sembrano valide a livello di gruppi di soggetti, mentre sono più problematiche per il singolo bambino, per il numero delle variabili in gioco (vedi anche le conclusioni del presente capitolo).

Nuove tecniche di neuroimaging e loro applicazione

In un capitolo che si propone di fornire le informazioni principali sulla diagnosi di lesione nelle PCI, non si può non fare cenno ad alcune nuove tecniche di neuroimaging recentemente entrate a pieno titolo nei principali protocolli di inquadramento diagnostico. Di seguito verranno illustrati in particolare i principi di base e le principali applicazioni della Spettroscopia in RM (MRS), della Diffusione (DWI) e della RM funzionale (fMRI).

La Spettroscopia in RM (MRS)

La MRS è una metodica capace di fornire informazioni sul metabolismo cellulare e sulle caratteristiche di organi e tessuti sia in condizioni normali sia patologiche. Se la RM per immagini si è dimostrata uno strumento di indagine valido e sensibile, la MRS ne rappresenta l'ideale completamento potendo valutare *in vivo* le concentrazioni intraparenchimali di alcuni metaboliti cerebrali.

La MRS protonica (^{1}H-MRS), basata sullo studio delle concentrazioni di idrogeno (^{1}H) nelle strutture organiche, è la tecnica di spettroscopia che ha dato i risultati migliori in ambito clinico ed è per questo, allo stato attuale, la più utilizzata. Attraverso la ^{1}H-MRS è possibile sia isolare un singolo volume di studio ("single voxel technique"), sia ottenere una "mappa" metabolica raccolta contemporaneamente da più volumi di interesse (VOI) all'interno di una più ampia regione ("imaging spettroscopico" - SI - o "chemical shift imaging" - CSI -).

Nel metodo "single voxel" si ottiene la valutazione del profilo metabolico relativo al singolo VOI, di dimensioni variabili. Si ottiene così un grafico che permette di identificare i diversi metaboliti in base alla loro frequenza di risonanza, e la loro relativa concentrazione, che è proporzionale all'ampiezza del segnale di ciascun picco. In uno spettro normale il primo (da destra verso sinistra) e più alto picco è assegnato all'N-Acetilaspartato (*NAA*), e i successivi a Glutammato/Glutammina (*Glx*), Creatina (*Cr*)/Fosfocreatina (*PCr*) e a seguire Colina (*Cho*) e Mioinositolo (*mI*). Il segnale della Cr è il più stabile, anche in presenza di patologia, e per questo viene generalmente usato come riferimento interno di normalizzazione nella valutazione delle alterazioni spettrali (Fig. 17).

Il profilo spettrale dipende essenzialmente dalla concentrazione dei metaboliti presenti nel tessuto cerebrale e varia in accordo con la sede e con l'età del paziente. Questa differenza è più evidente nei primi tre anni di vita in conseguenza delle variazioni metaboliche che si verificano durante il processo di maturazione neuronale con aumento del rapporto NAA/Cr, in relazione all'organizzazione neuronale e alle connessioni sinaptiche, e diminuzione del rapporto Cho/Cr, legata al passaggio da un turnover cellulare aumentato (mielinizzazione) a uno stabile (Fig. 18).

Altri picchi importanti, normalmente non rappresentati nel profilo spettrale, sono quello dell'*acido lattico* (*Lac*), terminale del metabolismo energetico (via glicolitica anaerobica) e quelli dei *lipidi* (*Lip*). Il picco del Lac (1,33 ppm), quando presente, ha una particolare configurazione che consiste in due distinti picchi risonanti (doppietto) in rapporto alle interazioni del campo magnetico tra protoni adiacenti. È rivelabile in presenza di ischemia cerebrale, quando le cellule, non avendo a disposizione sufficiente O_2 per le proprie necessità, attivano il percorso anaerobio della glicolisi accumulando lattato.

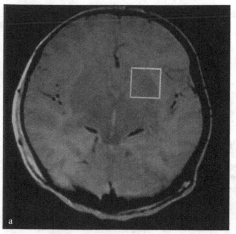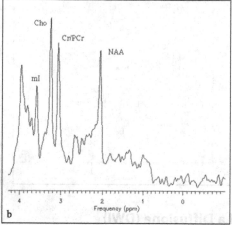

Fig. 17. Spettroscopia protonica normale a voxel singolo eseguita in corrispondenza dei nuclei della base di sinistra in neonato a termine a. Assegnazione dei principali metabolici: Naa a 2,01 ppm; Cr/PCr a 3,03 ppm; Cho a 3.22 ppm; b. Mi a 3.56 ppm

I lipidi producono picchi a 0,8-1,2-1,5-6,0 ppm, comprendenti i protoni metilici, metilenici, allelici e vinilici di acidi grassi non saturi. Questi metaboliti rappresentano segni di degradazione cellulare, ossia di necrosi cellulare e sono riscontrabili nelle distruzioni di membrana così come nei tumori (Danielsen e Boss, 1999).

Le lesioni di origine ipossico-ischemica del neonato costituiscono un'indicazione specifica all'utilizzo della ¹H-MRS che può fornire in fase acuta informazioni sulla gravità della patologia e sull'outcome del bambino. In questi casi, la ¹H-MRS, può mettere in evidenza un'alterazione del profilo spettrale caratterizzata da riduzione di NAA e comparsa di Lac e Lip (espressione di distruzione cellulare e glicolisi anaerobia) fin dalle prime ore dopo la nascita (Fig. 19) in una fase in cui la RM strutturale non mostra ancora lesioni evidenti (Barkovich et al., 1999; Cappellini et al., 2002; Robertson et al., 2002).

Numerosi altri ambiti della neurologia dello sviluppo si possono giovare della ¹H-MRS, e in particolare il complesso campo delle malattie neurometaboliche (Bianchi et al., 2000; Canapicchi et al., 2000; Danielsen e Boss, 1999).

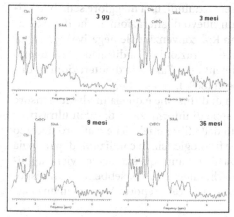

Fig. 18. Spettroscopia protonica normale a voxel singolo eseguita in corrispondenza dei nuclei della base di bambini di diversa età (vedi commento nel testo)

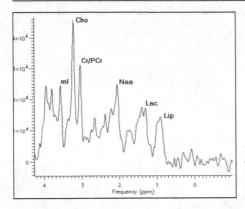

Fig. 19. ¹H-MRS eseguita in corrispondenza dei nuclei della base di neonato con quadro di ipossico-ischemia. Ben visibili la riduzione del picco dell'Naa, per la perdita neuronale, e la presenza dei picchi di Lac e Lip, normalmente assenti

La Diffusione (DWI)

La DWI rappresenta un'altra tecnica di neuroimaging funzionale perché consente di analizzare le caratteristiche osmotiche dell'ambiente intra- ed extracellulare. Grazie alla particolare sensibilità agli spin in movimento della RM, la tecnica di DWI è capace di rilevare anche i movimenti microscopici a direzione casuale delle macromolecole, e tra queste in particolare delle molecole di acqua, sia negli spazi interstiziali sia lungo i prolungamenti assonali (Montanaro et al., 2001). In questo modo fornisce indicazioni *in vivo* e in modo del tutto non invasivo sia sulla distribuzione e sull'orientamento delle fibre nervose in condizioni fisiologiche, sia sulla presenza di alterazioni delle strutture nervose in condizioni patologiche (vedi di seguito).

La recente applicazione della DWI nelle encefalopatie ipossico-ischemiche e nelle ischemie focali si è rivelata di grande interesse. Le immagini dipendenti dalla diffusione isotropica permettono infatti di evidenziare l'edema citotossico quando ancora le immagini RM strutturali convenzionali non sono in grado di evidenziare alterazioni. Già poco tempo dopo l'occlusione o sub-occlusione di un vaso è possibile vedere nel tessuto cerebrale una riduzione della diffusione che si traduce in un'iperintensità di segnale nelle immagini di codifica di diffusione adirezionale (Figg. 16 e 20). In periodi successivi, quando la lesione ischemica evolve verso la necrosi e il riassorbimento tissutale, il segnale virerà verso l'isointensità e l'ipointensità (Johnson et al., 1999).

La DWI nel danno ipossico-ischemico consente, quindi, una maggiore sensibilità rispetto alle sequenze T2-dipendenti e FLAIR, un rilievo di alterazioni anche dopo alcuni giorni dall'episodio ipossico-ischemico (con RM convenzionale negativa) e una valutazione prognostica per la concordanza tra le alterazioni della diffusione e il danno neurologico persistente (83% dei casi) e, parimenti, per l'assenza di alterazioni in diffusione e mancato sviluppo di deficit neurologici (86%).

Un'altra possibile applicazione della tecnica di diffusione è quella mediante tensore (DTI) che può consentire l'acquisizione di mappe di informazioni tissutali ultrastrutturali, in particolare riguardo all'orientamento delle fibre mieliniche e al loro decorso ("trattologia") sia in condizioni di maturazione fisiologica sia in condizioni di patologia cerebrale corticale (Mukherjee et al., 2002). Da alcuni anni questa tecnica viene applicata più diffusamente anche al neonato con rischio neurologico, sebbene i dati disponibili siano ancora relativi a piccole casistiche o singoli case report (Arzoumanian et al., 2003; Miller et al., 2002).

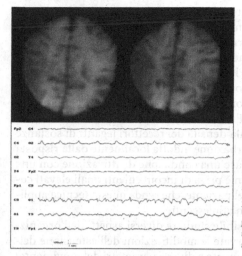

Fig. 20. DWI effettuata a tre giorni di vita in neonato con sofferenza ipossico-ischemica cerebrale perinatale. Alterazione di segnale prevalente in regione occipito-polare bilateralmente (in alto). EEG eseguito nello stesso soggetto a 6 giorni di vita (in basso). Sulle regioni posteriori si osserva la presenza di una attività parossistica, nella stessa sede delle alterazioni osservate in DWI

La Risonanza Magnetica funzionale (fMRI)

Questa metodica si fonda sulla capacità da parte della RM di rilevare le variazioni della concentrazione della deossiemoglobina (deossiHb) nel tessuto cerebrale, in base al principio secondo cui una modificazione dell'ossigenazione dell'emoglobina determina una variazione delle sue proprietà magnetiche. Per descrivere questo fenomeno è stato introdotto il termine di "effetto BOLD" (Blood Oxygenation Level Dependent). Poiché le variazioni dell'attività neuronale sono accompagnate da modificazioni locali del consumo di ossigeno, risulta evidente che una tecnica basata sull'effetto BOLD può consentire lo studio dell'attività neuronale attraverso le variazioni indotte dall'attivazione dell'ossigenazione tissutale (Di Salle et al., 2001).

La complessa interazione tra flusso ematico, volume ematico e metabolismo cerebrale non è costante, ma varia durante la stimolazione, specie se questa è prolungata nel tempo. In altri termini l'"effetto BOLD" sarebbe prodotto da un temporaneo disaccoppiamento tra l'incremento del flusso ematico regionale e la regolare estrazione di ossigeno durante stimolazioni di breve durata.

In fMRI si evoca una risposta neuronale mediante la presentazione di stimoli appropriati (paradigmi) scelti in maniera da produrre selettivamente e ripetitivamente la risposta desiderata. In vari disegni sperimentali il soggetto non percepisce lo stimolo passivamente, ma esegue un compito che richiede risposte comportamentali dalle quali è possibile trarre indicazioni importanti riguardanti la strategia cognitiva utilizzata. Il tipo di stimolo può essere "a blocchi" (tipo on-off), o secondo un "modello parametrico" (tipo continuo). Il primo è caratterizzato dalla presentazione di blocchi omogenei di stimolazione durante l'acquisizione di una scansione funzionale; le attività cerebrali correlate allo stimolo verranno rilevate da una semplice sottrazione e il risultato rappresenterà la differenza dell'attività neuronale tra i due stati. Nel "modello parametrico" si potrà valutare, d'altro canto, l'effetto di variazioni continue, sia qualitative sia quantitative dello stimolo, sull'attivazione cerebrale.

Elaborando statisticamente le immagini acquisite in condizioni di riposo e durante l'attivazione di un paradigma sperimentale è possibile ottenere la mappa della risposta funzionale che dovrà essere poi sovrapposta alle immagini anatomiche.

La fMRI offre, dunque, il vantaggio rispetto ad altre tecniche di imaging funzionale (ad esempio PET), di fornire contemporaneamente sia informazioni funzionali sia anatomiche, in assenza di introduzione dall'esterno di un mezzo di contrasto e con elevata risoluzione spaziale (nell'ordine di un millimetro).

D'altra parte la fMRI è una tecnica sostanzialmente qualitativa (o semiquantitativa), e comunque non rapportabile in modo univoco e preciso a un parametro fisico e/o fisiologico come accade nella Positron Emission Tomography (PET). La PET infatti è in grado di fornire misure quantitative del CBF (Cerebral Blood Flow), della frazione di ossigeno, del volume ematico cerebrale e della densità dei recettori leganti di sostanze neuroattive; con la fMRI si misura una perturbazione indotta localmente dalla risposta neuronale ed è pertanto necessario confrontare una condizione di attivazione con una condizione di riposo. La fMRI comunque non è priva di inconvenienti quali elevati costi e la necessità di collaborazione da parte del paziente, che rende questa tecnica applicabile solo in bambini abbastanza grandi o in adolescenti.

Con l'uso delle tecniche fMRI è stato possibile studiare diversi aspetti dell'organizzazione delle aree motorie e sono state osservate le modificazioni dell'estensione dell'attivazione e dell'intensità del segnale in rapporto a diversi parametri del movimento: velocità, forza, tipo di esecuzione (Cioni et al., 2001). L'attivazione nella corteccia motoria primaria (M1), ad esempio, è correlata alla richiesta funzionale e specialmente alla frequenza di ripetizione del movimento, e non sembra dipendere dalla forza di esecuzione. In questa stessa area si ha attivazione anche con la sola immaginazione del movimento. L'attivazione neuronale delle aree corticali deputate è ottenibile anche con stimoli sensoriali (visivi, uditivi) ed anche cognitivi (linguistici, memoria spaziale, calcolo mentale) (Morrone et al., 2000).

I contributi già pubblicati sia dal nostro gruppo sia da altri sono ancora molti limitati, e per lo più dedicati allo studio delle modalità di riorganizzazione funzionale in soggetti con lesioni focali, infarti cerebrali precoci o malformazioni. I risultati sembrano però molto interessanti nel delineare le potenzialità di questa tecnica.

Sono già disponibili dati ottenuti dallo studio delle aree attivate in fMRI per compiti manuali (opposizione delle dita) in adolescenti con lesioni focali precoci della corteccia senso-motoria primaria (M1-S1). I risultati sembrano indicare un outcome funzionale, valutato con test per la funzione manuale, molto migliore quando la fMRI suggerisce una riorganizzazione perilesionale nello stesso emisfero rispetto a quei casi in cui è l'emisfero intatto, grazie a componenti ipsilaterali della vie corticolo-spinali, a controllare l'attività manuale (Cioni et al., 2001;, Cioni et al., 2003; Staudt et al, 2002). Due esempi di queste differenti modalità di riorganizzazione sono riportate nella Figura 21.

Conclusioni

L'approccio clinico al neonato a rischio è radicalmente cambiato nel corso degli ultimi anni, grazie soprattutto all'introduzione nella pratica clinica delle moderne indagini strumentali che sono state descritte in questo capitolo. Questo ha permesso, da un lato di fare maggiore luce sui meccanismi fisiopatologici che portano al danno cerebrale, e dall'altro di migliorare l'accuratezza nella previsione di paralisi cerebrale e conseguentemente nelle strategie di prevenzione e trattamento, fin dai primissimi giorni di vita.

Grazie alle recenti acquisizioni in questo ambito è possibile affermare con certezza

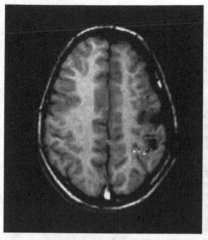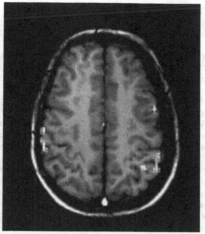

Fig. 21. Esempi di fMRI durante un compito motorio (opposizione delle dita) in due adolescenti con emiplegia di diversa gravità, da lesioni focali congenite (infarto) della corteccia senso-motoria sinistra. Caso di sinistra: attivazione della corteccia solo perilesionale, buon compenso funzionale. Caso di destra: attivazione bilaterale della corteccia motoria durante il compito, deficit funzionale importante

che un'accurata analisi delle neuroimmagini è attualmente uno strumento indispensabile nella fase diagnostica e prognostica nei soggetti a rischio di sviluppare una PCI.

Le neuroimmagini ed in particolare la RM sono poi indispensabili per la diagnosi differenziale tra le vere PCI, disordini della postura e del movimento non dovute per definizione a una "malattia progressiva" del SNC (Bax, 1964) e le forme moderatamente evolutive che possono per esempio simulare quadri di diplegia e tetraplegia, o forme discinetiche e atassiche. La prognosi, il trattamento, i consigli (anche eugenetici) per la famiglie sono ovviamente molto diversi in questi quadri clinici. Le linee guida sulle PCI delle Società scientifiche indicano la necessità che ogni bambino con disordini della postura e del movimento, anche quando l'anamnesi ed il quadro clinico suggeriscano una chiara PCI, venga sottoposto ad almeno una RM strutturale (Ashwal et al., 2004).

Per quanto riguarda prognosi funzionale e imaging, è opportuno tuttavia non dimenticare che lo sviluppo neuropsichico dei neonati che hanno subito un danno del sistema nervoso è influenzato da molteplici fattori e non può in nessun modo essere considerato effetto esclusivo della tipologia della lesione cerebrale. I principi che regolano i fenomeni di plasticità del sistema nervoso, con la sua riorganizzazione anatomica e funzionale, sono certamente influenzati dall'epoca del danno e da meccanismi di predisposizione genetica, ma anche da numerosi altri fattori ancora poco definiti. Inoltre, lo sviluppo neuropsichico, e anche neuromotorio, è fortemente modulato dalla componente ambientale, ovvero dell'esposizione a stimoli sensoriali, cognitivi, e affettivi che presentano caratteristiche profondamente diverse da individuo a l'individuo. Per questi ed altri motivi, seppure alla nascita l'inquadramento strumentale della lesione cerebrale risulti fondamentale per chiarire l'entità del rischio di uno sviluppo patologico, la formulazione di un'accurata prognosi neuropsichica deve essere anche affidata a valutazioni longitudinali multidisciplinari che includano la valutazione di tutti i diversi aspetti dello sviluppo. Questo è valido soprattutto nelle forme meno gravi di paralisi cerebrale, dove la correlazione anatomo-funzionale appare spesso meno stringente.

Bibliografia

Adsett DB, Fitz CR, Hill A (1985) Hypoxic-ischaemic cerebral injury in the term newborn: correlation of CT findings with neurological outcome. Dev Med Child Neurol 27(2):155-60

Arzoumanian Y, Mirmiran M, Barnes PD et al (2003) Diffusion tensor brain imaging findings at term-equivalent age may predict neurologic abnormalities in low birth weight preterm infants. Am J Neuroradiol 24(8):1646-1653

Ashwal S, Russman BS, Blasco PA et al (2004) Practice parameter: diagnostic assessment of the child with cerebral palsy. Neurology 62:851-863

Barkovich AJ, Baranski K, Vigneron D et al (1999) Proton MR spectroscopy for the evaluation of brain injury in asphyxiated, term neonates. AJNR Am J Neuroradiol 20(8):1399-1405

Barkovich AJ, Westmark KD, Bedi HS et al (2001) Proton spectroscopy and diffusion imaging on the first day of life after perinatal asphyxia: preliminary report. Am J Neuroradiol 22(9):1786-1794

Bax MCO (1964) Terminology and classification of cerebral palsy. Developmental Medicine and Child Neurology 6:295-307

Biagioni E, Bartalena L, Boldrini A et al (2000) Electroencephalography in infants with periventricular leukomalacia: prognostic features at preterm and term age. J Child Neurol 15(1):1-6

Bianchi MC, Tosetti M, Siciliano G et al (2000) La spettroscopia protonica nello studio delle malattie metaboliche in età pediatrica. Rivista di Neuroradiologia 13:45-50

Blair E, Stanley FJ (1988) Intrapartum asphyxia: a rare cause of cerebral palsy. J Pediatr 112(4):515-519

Bouza H, Rutherford M, Acolet D et al (1994) Evolution of early hemiplegic signs in full-term infants with unilateral brain lesions in the neonatal period: a prospective study. Neuropediatrics 25(4):201-207

Canapicchi R, Battini R, Bianchi MC et al (2000) La Spettroscopia Protonica a risonanza magnetica nella patologia neurologica dell' età evolutiva. Giorn Neuropsich Età Evol 20:301-324

Cappellini M, Rapisardi G, Cioni ML, Fonda C (2002) Acute hypoxic encephalopathy in the full-term newborn: correlation between Magnetic Resonance Spectroscopy and neurological evaluation at short and long term. Radiol Med (Torino) 104(4):332-340

Cioni G, Bartalena L, Biagioni E et al (1992) Neuroimaging and functional outcome of neonatal leukomalacia. Behav Brain Res 31 49(1):7-19

Cioni G, Prechtl HF, Ferrari F et al (1997a) Which better predicts later outcome in full-term infants: quality of general movements or neurological examination? Early Hum Dev 24 50(1):71-85

Cioni G, Fazzi B, Coluccini M et al (1997b) Cerebral visual impairment in preterm infants with periventricular leukomalacia. Pediatr Neurol 17(4):331-338

Cioni G, Di Paco MC, Bertuccelli B et al (1997c) MRI findings and sensorimotor development in infants with bilateral spastic cerebral palsy. Brain Dev 19(4):245-253

Cioni G, Sales B, Paolicelli PB et al (1999) MRI and clinical characteristics of children with hemiplegic cerebral palsy. Neuropediatrics 30:249-255

Cioni G, Bos AF, Einspieler C et al (2000a) Early neurological signs in preterm infants with unilateral intraparenchymal echodensity. Neuropediatrics. 31(5):240-251

Cioni G, Bertuccelli B, Boldrini A et al (2000b) Correlation between visual function, neurodevelopmental outcome, and magnetic resonance imaging findings in infants with periventricular leukomalacia. Arch Dis Child Fetal Neonatal 2(2):F134-140

Cioni G, Montanaro D, Tosetti M et al (2001) Reorganization of the sensorimotor cortex after early focal brain lesion: a functional MRI study in monozygotic twins. Neuroreport 12 (7):1335-1340

Cioni G, Biagi L, Burr D et al (2003) Functional imaging in hemiplegia. European Journal of Paediatric Neurology 7:341

Cooke RW (1994) Survival and cerebral morbidity in preterm infants. Lancet 343(8912):1578

Cowan F, Rutherford M, Groenendaal F et al (2003) Origin and timing of brain lesions in term infants with neonatal encephalopathy. Lancet 361(9359):736-742

Danielsen ER, Ross B (1999) Magnetic resonance spectroscopy diagnosis of neurological diseases. Marcel, Dekker Inc., New York, USA

de Reuck JL (1984) Cerebral angioarchitecture and perinatal brain lesions in premature and full-term infants. Acta Neurol Scand 70(6):391-395

de Vries LS, Regev R, Pennock JM et al (1988a) Ultrasound evolution and later outcome of infants with periventricular densities. Early Hum Dev 16(2-3):225-233

de Vries LS, Wigglesworth JS, Regev R, Dubowitz LM (1988b) Evolution of periventricular leukomalacia during the neonatal period and infancy: correlation of imaging and postmortem findings. Early Hum Dev 17(2-3):205-219

de Vries LS, Eken P, Dubowitz LM (1992) The spectrum of leukomalacia using cranial ultrasound. Behav Brain Res 49(1):1-6

de Vries LS, Groenendaal F, Eken P et al (1997) Infarcts in the vascular distribution of the middle cerebral artery in preterm and fullterm infants. Neuropediatrics 28(2):88-96

de Vries LS, Groenendaal F, van Haastert IC et al (1999) Asymmetrical myelination of the posterior limb of the internal capsule in infants with periventricular haemorrhagic infarction: an early predictor of hemiplegia. Neuropediatrics 30(6):314-319

Di Paco MC, Cioni G, Canapicchi R (1993) Correlati funzionali dei dati in risonanza magnetica. In: Ferrari A, Cioni G (eds) Paralisi cerebrali infantili: storia naturale e orientamenti riabilitativi, Pisa, Edizioni del Cerro, pp 117-129

Di Salle F, Di Pietro F, Hacker H et al (2001) RM Funzionale. Da: "Compendio di Risonanza Magnetica cranio e rachide" G. Dal Pozzo Ed. UTET Diagnostica per Immagini

du Plessis AJ (1998) Posthemorrhagic hydrocephalus and brain injury in the preterm infant: dilemmas in diagnosis and management. Semin Pediatr Neurol 5(3):161-79

Dubowitz LM, Levene MI, Morante A et al (1981) Neurologic signs in neonatal intraventricular hemorrhage: a correlation with real-time ultrasound. J Pediatr 99(1):127-133

Duggan PL, Edwards AD (2001) Placental infiammation and brain injury in preterm infants. Dev Med Child Neurol Suppl 86:16-17

Eken P, de Vries LS, van Nieuwenhuizen O et al (1996) Early predictors of cerebral visual impairment in infants with cystic leukomalacia. Neuropediatrics 27(1):16-25

Ferrari F, Cioni G, Einspieler C et al (2002) Cramped-synchronized general movements in preterm infants as an early marker for cerebral palsy. Arch Pediatr Adolesc Med 156(5):460-467

Gould SJ, Howard S, Hope PL, Reynolds EO (1987) Periventricular intraparenchymal cerebral haemorrhage in preterm infants: the role of venous infarction. J Pathol 151(3):197-202

Govaert P, Matthys E, Zecic A et al (2000) Perinatal cortical infarction within middle cerebral artery trunks. Arch Dis Child Fetal Neonatal Ed 82(1):F59-63

Greisen G (1997) Cerebral blood flow and energy metabolism in the newborn. Clin Perinatol 24(3):531-546

Guzzetta F, Shackelford GD, Volpe S et al (1986) Periventricular intraparenchymal echodensities in the premature newborn: critical determinant of neurologic outcome. Pediatrics 78(6):995-1006

Guzzetta A, Mercuri E, Rapisardi G et al (2003) General movements detect early signs of hemiplegia in term infants with neonatal cerebral infarction. Neuropediatrics 34(2):61-66

Hagberg H (1992) Hypoxic-ischemic damage in the neonatal brain: excitatory amino acids. Dev Pharmacol Ther 18(3-4):139-44

Hagberg B, Hagberg G, Beckung E, Uvebrant P (2001) Changing panorama of cerebral palsy in Sweden. VIII. Prevalence and origin in the birth year period 1991-94. Acta Paediatr 90(3):271-277

Han TR, Bang MS, Lim JY et al (2002) Factors of cerebral palsy in preterm infants. Am J Phys Med Rehabil 81(4):297-303

Harum KH, Hoon AH Jr, Casella JF (1999) Factor-V Leiden: a risk factor for cerebral palsy. Dev Med Child Neurol 41(11):781-785

Hope PL, Gould SJ, Howard S et al (1988) Precision of ultrasound diagnosis of pathologically verified lesions in the brains of very preterm infants. Dev Med Child Neurol 30(4):457-471

Krageloh-Mann I (2004) Imaging of early brain injury and cortical plasticity. Experimental Neurology (in press)

Johnson AJ, Lee BCP, Lin W (1999) Echoplanar diffusion-weighted imaging in neonates and infants with suspected hypoxic-ischemic injury: correlation with patient outcome. AJR 172:219-226

Levene MI, Chervenak FA, Whittle M (2001) Fetal and neonatal neurology and neurosurgery. 3rd Edition, Churchill Livingstone

Maalouf EF, Duggan PJ, Counsell SJ et al (2001) Comparison of findings on cranial ultrasound and magnetic resonance imaging in preterm infants. Pediatrics 107:719-727

Mc Donald JW, Johnston MV (1990) Physiological and pathophysiological roles of excitatory amino acids during central nervous system development. Brain Res Rev 15(1):41-70

Mercuri E, Rutherford M, Cowan F (1999) Early prognostic indicators of outcome in infants with neonatal cerebral infarction: a clinical, electroencephalogram, and magnetic resonance imaging study. Pediatrics 103(1):39-46

Mercuri E, Ricci D, Cowan FM et al (2000) Head growth in infants with hypoxic-ischemic encephalopathy: correlation with neonatal magnetic resonance imaging. Pediatrics 106(2 Pt 1):235-243

Mercuri E, Cowan F, Gupte G et al (2001) Prothrombotic disorders and abnormal neurodevelopmental outcome in infants with neonatal cerebral infarction. Pediatrics 107(6):1400-1404

Miller SP, Vigneron DB, Henry RG et al (2002) Serial quantitative diffusion tensor MRI of the premature brain: development in newborns with and without injury. J Magn Reson Imaging 16(6):621-632

Montanaro D, Tosetti M, Abbruzzese A et al (2001) Diffusione con RM. Da: "Compendio di Risonanza Magnetica cranio e rachide" G. Dal Pozzo Ed. UTET Diagnostica per Immagini

Morrone MC, Tosetti M, Montanaro D et al (2000) A cortical area that responds specifically to optic flow, revealed by fMRI. Nature Neuroscience 3 (12):1322-1328

Mukherjee P, Miller JH, Shimony JS et al (2002) Diffusion-tensor MR imaging of gray and white matter development during normal human brain maturation. AJNR Am J Neuroradiol 23(9):1445-1456

Nelson KB, Ellenberg JH (1986) Antecedents of cerebral palsy. Multivariate analysis of risk. New Engl J Med 10; 315(2):81-86

Prechtl HFR, Ferrari F, Cioni G (1993) Predictive value of general movements in asphyxiated fullterm infants. Early Hum Dev 15 35(2):91-120

Prechtl HF, Einspieler C, Cioni G et al (1997) An early marker for neurological deficits after perinatal brain lesions. Lancet 10 349(9062):1361-1363

Pryds O, Greisen G, Lou H, Friis-Hansen B (1990) Vasoparalysis associated with brain damage in asphyxiated term infants. J Pediatr 117(1 Pt 1):119-125

Randò T, Ricci D, Mercuri E et al (2000) Periodic lateralized epileptiform discharges (PLEDs) as early indicator of stroke in full-term newborns. Neuropediatrics 31(4):202-205

Robertson NJ, Cox IJ, Cowan FM et al (2002) Brain alkaline intracellular pH after neonatal encephalopathy. Ann Neurol 52 (6):732-742

Roland EH, Hill A (1995) Clinical aspects of perinatal hypoxic-ischemic brain injury. Semin Pediatr Neurol 2(1):57-71

Roland EH, Hill A (1997) Intraventricular hemorrhage and posthemorrhagic hydrocephalus. Current and potential future interventions. Clin Perinatol 24(3):589-605

Rutherford MA, Pennock JM, Schwieso JE et al (1995) Hypoxic ischaemic encephalopathy: early magnetic resonance imaging findings and their evolution. Neuropediatrics 26(4):183-191

Rutherford MA, Pennock JM, Counsell SJ et al (1998) Abnormal magnetic resonance signal in the internal capsule predicts poor neurodevelopmental outcome in infants with hypoxic-ischemic encephalopathy. Pediatrics 102(2 Pt 1):323-328

Rutherford MA (2002) MRI of the neonatal brain. 1th Edition, UK: WB Saunders

Sarnat HB, Sarnat MS (1976) Neonatal encephalopathy following fetal distress. A clinical and electroencephalographic study. Arch Neurol 33:696-705

Shalak L, Perlman JM (2002) Hemorrhagic-ischemic cerebral injury in the preterm infant: current concepts. Clin Perinatol 29(4):745-763

Sheth RD (1998) Trends in incidence and severity of intraventricular hemorrhage. J Child Neurol 13(6):261-264

Staudt M, Niemann G, Grodd W et al (2000) The pyramidal tract in congenital hemiparesis: relationship between morphology and function in periventricular lesions. Neuropediatrics 31 (5):257-264

Staudt M, Grodd W, Gerloff C et al (2002) Two types of ipsilateral reorganization in congenital hemiparesis: a TMS and fMRI study. Brain 125(Pt 10):2222-2237

Staudt M, Pavlova M, Bohm S et al (2003) Pyramidal tract damage correlates with motor dysfunction in bilateral periventricular leukomalacia (PVL). Neuropediatrics Aug 34(4):182-188

Stockard-Pope JE, Wemer SS, Bickford RG (1992) Atlas of neonatal electroencephalography, 2nd ed. New York: Raven Press

Takashima S, Tanaka K (1978) Development of cerebrovascular architecture and its relationship to periventricular leukomalacia. Arch Neurol 35(1):11-16

Thornberg E, Thiringer K, Odeback A, Milsom I (1995) Birth asphyxia: incidence, clinical course and outcome in a Swedish population. Acta Paediatr 84(8):927-932

Vermeulen GM, Bruinse HW, de Vries LS (2001) Perinatal risk factors for adverse neurodevelopmental outcome after spontaneous preterm birth. Eur J Obstet Gynecol Reprod Biol 99(2):207-212

Volpe JJ (1997) Brain injury in the premature infant. Neuropathology, clinical aspects, pathogenesis, and prevention. Clin Perinatol 24(3):567-587

Volpe JJ (1998) Brain injury in the premature infant: overview of clinical aspects, neuropathology, and pathogenesis. Semin Pediatr Neurol 5(3):135-151

Volpe JJ (2001) Neurology of the Newborn. 4th Ed, USA: WB Saunders

Wu YW, Colford M (2000) Chorioamnionitis as a risk factor for cerebral palsy: A meta-analysis. JAMA 284:1417-1424

4 Diagnosi funzionale nel neonato e nel bambino piccolo: segni predittivi precoci

Giovanni Cioni, Andrea Guzzetta

Introduzione

I progressi nei protocolli di Terapia Intensiva Neonatale (NICU) degli ultimi decenni hanno modificato enormemente la cura del neonato a rischio ed in particolare del neonato di peso molto basso o con alte condizioni di rischio neurologico. Questi bambini hanno notevolmente migliorato le loro aspettative di vita, ma rimangono comunque a rischio per un possibile danno neurologico a causa delle infezioni perinatali, del danno ipossico-ischemico o dell'insulto emorragico, o di una combinazione di questi fattori. In confronto agli sforzi compiuti per monitorare gli indici funzionali e le attività respiratorie o cardiovascolari, la mancanza di informazioni dettagliate sullo stato funzionale del sistema nervoso centrale (SNC) nei soggetti in terapia intensiva neonatale è sorprendente. Spesso manca persino una descrizione del livello di vigilanza del neonato, per non parlare di valutazioni dell'integrità del suo sistema percettivo o motorio.

Alcuni progressi sono stati compiuti negli ultimi anni grazie all'avvento delle tecniche di neuroimaging. In primo luogo la tomografia assiale computerizzata (TAC) o computer tomography (CT) ha reso possibile la diagnosi di emorragie intracraniche o di danni ipossico-ischemici gravi. Tuttavia, la CT è una tecnica piuttosto invasiva a causa dell'uso di radiazioni ionizzanti e della necessità di trasportare i neonati, spesso in condizioni di fragilità, dal reparto di NICU all'Unità di Neuroradiologia. L'avvento dell'ultrasuonografia cerebrale (US) ha reso possibile la visualizzazione del danno emorragico o ipossico e il loro monitoraggio al letto del paziente. Inoltre, questa tecnica è sicura, non invasiva e relativamente economica (Govaert e De Vries, 1997 per una review e vedi cap. 3). In ogni caso, esistono dei limiti all'uso degli ultrasuoni cerebrali, legati specialmente all'esperienza dell'esaminatore e alla bassa risoluzione spaziale di questa tecnica.

Più recentemente, le nuove tecniche di neuroimaging basate su apparati di risonanza magnetica nucleare (MRI) sono state applicate al cervello neonatale e hanno permesso di documentare con una definizione spaziale elevata diversi tipi di danno cerebrale (Rutherford, 2002 per una review e vedi cap. 3). Tuttavia questa tecnica richiede, come la CT, lo spostamento del neonato dal reparto di terapia intensiva; inoltre, la strumentazione è molto costosa e spesso non è disponibile per studi sul neonato che richiedono tempi- macchina abbastanza lunghi.

Occorre sottolineare che persino le più sofisticate tecniche di neuroimaging possono solo evidenziare dei cambiamenti strutturali del cervello secondari all'insulto, ma non possono fornire informazioni sullo stato funzionale del sistema nervoso. Per questo motivo, è sempre necessaria una valutazione clinica, e il suo esito deve essere correlato con le alterazioni strutturali.

Tecniche di valutazione clinica del sistema nervoso neonatale

Nel neonato le valutazioni cliniche vengono generalmente effettuate per mezzo di metodi di semeiotica neurologica classica, largamente basati sui vecchi modelli di sviluppo del SNC. Questo spiega in parte perché molti clinici restano spesso convinti che il contributo dei metodi di valutazione clinica ai fini diagnostici e prognostici nel neonato sia limitato.

Per essere realmente utili i nuovi metodi di valutazione del feto e del neonato devono rispondere a una serie di requisiti di base che sono stati chiaramente indicati da Prechtl (1990, 2001). Questi metodi devono includere item strettamente correlati al repertorio del SNC e tenere quindi conto dei rapidi cambiamenti che avvengono nelle fasi pre e post-natali. Nuove funzioni emergono e altre regrediscono. Il concetto di adattamento ontogenetico dell'organismo alle richieste età-specifiche dell'ambiente (Oppenheim, 1981) può essere considerato alla base delle rapide trasformazioni delle funzioni neurali.

Tuttavia, non tutte le funzioni età-specifiche del repertorio del feto e del neonato sono utilizzabili per una valutazione clinica. Gli strumenti diagnostici devono essere non invasivi e di facile esecuzione. Entrambe queste condizioni sono necessarie per permettere le osservazioni longitudinali ripetute delle terapie intensive neonatali, particolarmente su organismi fragili come i neonati pretermine. Inoltre, devono essere valutati con cura l'affidabilità e il valore prognostico di questi metodi. Rispondendo alle precedenti condizioni, nuovi metodi per la valutazione funzionale del feto e del neonato possono contribuire alla comprensione del danno cerebrale documentato con le tecniche di neuroimaging e delle sue possibili conseguenze.

Come precedentemente accennato, i metodi di valutazione neurologica che più comunemente vengono impiegati nel neonato non soddisfano tutte le condizioni elencate. Alcuni di questi (Saint-Anne Dargassies, 1977) sono ancora influenzati dai modelli interpretativi del SNC largamente ispirati alla neurologia dell'adulto e agli esperimenti su animali con lesioni cerebrali. Il metodo di Prechtl (1977) è stato standardizzato e validato solo per i neonati a termine; esso include il concetto molto importante di stato comportamentale, ma molti dei suoi item sono basati sul tono muscolare e su risposte integrate nel SNC a livello basso. Inoltre esso necessita di molto tempo per essere portato a termine e non può essere utilizzato nei neonati pretermine.

Tra le nuove tecniche semeiologiche, la Brazelton Neonatal Behavioural Assessment Scale è stata standardizzata (Brazelton e Nugent, 1973) e sono stati descritti i dati sul suo valore predittivo per la prognosi del neonato a rischio. Tuttavia, è stata anche dimostrata un'alta variabilità intra-individuale (Sameroff, 1978). Al momento, il più aggiornato metodo di valutazione neurologica del neonato a termine e del pretermine è quello di Dubowitz e Dubowitz (II edizione Dubowitz et al., 1999). Questi autori hanno adattato prove tratte dai metodi di Prechtl, Saint-Anne Dargassies e Brazelton in un protocollo semplificato e di facile esecuzione. Esso include anche degli item basati sui nuovi concetti di Prechtl e collaboratori sulla motricità spontanea (vedi sotto). Sebbene questo metodo sia stato usato in diversi studi clinici in neurologia neonatale, anche questo approccio presenta alcune limitazioni. La maggior parte degli item sono ancora correlati al tono muscolare e ai riflessi e la descrizione dei soggetti normali ed anormali è talora un po' rigida e schematica e fa fatica ad includere tutta la complessità del repertorio infantile. Diversi studi hanno riportato una correlazione statisticamente significativa tra i risultati all'esame neurologico e l'outcome a medio e lungo termine, ma anche un numero consistente, in particolare per i nati pretermine, di falsi positivi e di falsi negativi (Volpe, 2000 per una review degli studi di follow-up).

L'esame neurologico neonatale: un nuovo approccio

Un nuovo approccio alla semeiotica neurologica neonatale, basato sull'osservazione della motricità spontanea del feto e del neonato pretermine e a termine, è stato recentemente proposto da Prechtl (1990, 2001). Le ragioni di questa scelta derivano da considerazioni teoriche ed empiriche. In primo luogo, è noto che sia i feti sia i neonati mostrano un elevato numero di pattern motori generati endogenicamente, prodotti cioè da generatori centrali di pattern localizzati in diverse parti del SNC; in secondo luogo, esistono prove sostanziali che l'attività motoria spontanea è un indicatore di alterazioni del sistema nervoso più sensibile della risposta agli stimoli sensoriali e ai riflessi.

Tra tutto il repertorio di pattern motori generati endogenicamente, i general movements (GMs), che sono movimenti globali che coinvolgono tutti i segmenti corporei, sono i parametri di valutazione clinica più appropriati, a causa della loro complessità e della loro lunga durata ed elevata frequenza. Studi effettuati durante le prime settimane di vita su feti ad alto rischio e su neonati pretermine e a termine con danno cerebrale hanno mostrato che non è la quantità di GMs, ma la qualità della loro esecuzione a costituire un buon indicatore dello stato neurologico del neonato (Prechtl, 1990). I GMs dei neonati patologici mancano di complessità; sono lenti e monotoni o rapidi e caotici, con una marcata riduzione della graduale fluttuazione in ampiezza, forza e velocità, sempre presente nei soggetti normali. La percezione visiva "globale" del movimento (Gestalt perception) è uno strumento potente e valido per l'analisi delle alterazioni della complessità del movimento. Questo approccio all'osservazione del comportamento, suggerito per primo dal premio Nobel Konrad Lorenz, spinge a prendere in considerazione simultaneamente un grande numero di dettagli e le loro relazioni, invece di porre attenzione esclusivamente ad un singolo elemento del movimento.

Una descrizione dettagliata del metodo di Prechtl sulla valutazione qualitativa dei GMs è riportata in altri lavori (Einspieler et al., 1997). I tipi di GMs anormali durante l'epoca pretermine e post-termine (primi due mesi) sono i seguenti (Fig. 1):

- *Poor repertoire*: la sequenza delle diverse componenti del movimento è ripetitiva ed i movimenti delle diverse parti del corpo non avvengono con la complessità vista nei soggetti normali;
- *Cramped-synchronized*: questi movimenti mancano del carattere di fluidità e di variabilità; i muscoli degli arti e del tronco si contraggono e si rilassano quasi simultaneamente;
- GMs *caotici* sono movimenti di tutti gli arti di grande ampiezza che avvengono con ordine caotico senza variabilità e fluenza. Il loro esordio è sempre improvviso.

Tra le sei e le nove settimane dopo il termine (46-49 settimane di età postmestruale), le caratteristiche dei GMs nei soggetti normali cambiano dalla fase del "writhing" a quella del "fidgety" (Prechtl et al., 1997; Einspieler et al., 1997) (Fig. 2). I movimenti tipo fidgety (FMs) sono movimenti circolari di piccola ampiezza, di velocità moderata e di accelerazione variabile e coinvolgono il collo, il tronco e gli arti in tutte le direzioni. Questi sono continui nel neonato in stato di veglia tranne che durante le fasi di attenzione focalizzata. I FMs possono già essere presenti a sei settimane post termine, ma generalmente si osservano tra le nove e le quindici settimane. Questa fascia di età vale an-

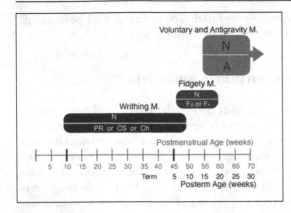

Fig. 1. Sviluppo dei General Movements normali e anormali. Abbreviazioni: N = normale; A = anormale; PR = poor repertoire; CS = cramped-synchronised; Ch = caotici; Fa = fidgety anormale; F- = no fidgety

che per i neonati pretermine, purché si tenga conto dell'età corretta. I FMs sono giudicati anormali se sono assenti o se la loro ampiezza e velocità sono moderatamente o grandemente esagerate.

Il valore predittivo di questa tecnica nei confronti dell'outcome neurologico a medio e lungo termine è molto elevato, ed è migliore dell'esame neurologico tradizionale, in particolare per i neonati pretermine (Ferrari et al., 1990; Cioni et al., 1997a, b). Questo è vero non solo nelle casistiche ampie, ma anche nei casi individuali, specie quando vengono effettuate valutazioni longitudinali. Diversi studi effettuati su ampie popolazioni di soggetti con tipi diversi di danno cerebrale (leucomalacia periventricolare cistica, iperecogenicità periventricolare prolungata, infarti focali, ecc.) indicano che la valutazione della qualità dei GMs ha una buona correlazione con la presenza di lesioni cerebrali alle neuroimmagini e con l'outcome neurologico (Prechtl et al., 1993; Prechtl et al., 1997; Bos et al, 1998a, Cioni et al., 2000). L'osservazione dei GMs è anche utile per valutare gli effetti dei farmaci (Bos et al., 1998b).

Grazie alla sua non invasività, questo metodo può essere applicato anche ai neonati che sono ancora in incubatrice. La valutazione dei GMs è economica, veloce e facilmente eseguibile. È stato mostrato che l'interobserver agreement nella valutazione dei GMs è molto elevato (90% ca), a patto che gli osservatori siano familiari con questa tecnica (Einspieler et al., 1997).

Tuttavia, esistono alcune limitazioni nell'utilizzo dell'osservazione dei GMs nei neonati ad alto rischio; ovviamente, questa tecnica non può essere applicata nei soggetti che non producono alcun movimento, ad esempio nei casi di depressione grave del SNC o nel coma. Sebbene i GMs possano essere valutati anche attraverso l'osservazione diretta del neonato, l'analisi effettuata sulle videoregistrazioni è preferibile. Per essere utilizzabili, le registrazioni dei GMs devono essere effettuate seguendo alcuni criteri fondamentali. Questo metodo sembra essere un utile e complementare ampliamento dei protocolli di semeiotica neurologica tradizionali del neonato e del lattante, ed è un utile sostituto di questi ultimi quando essi non possono essere applicati.

Molti degli studi pubblicati finora trattano la prognosi a lungo termine del neonato ad alto rischio, e particolarmente la prognosi della paralisi cerebrale infantile (PCI).

L'osservazione dei GMs e la prognosi di paralisi cerebrale

Lo scopo della semeiotica neurologica nel neonato e nel lattante è quello di individuare la presenza di anomalie delle funzioni del sistema nervoso, di monitorare la storia naturale del disturbo e di valutare gli effetti della terapia. Inoltre, l'esame neurologico dovrebbe contribuire alla formulazione della prognosi, ovvero della previsione a medio e a lungo termine dello sviluppo neuropsichico del neonato con anomalie strutturali o funzionali del SNC. Grande impegno viene oggi rivolto alla diagnosi e alla prognosi di PCI fin dalle prime settimane di vita a causa dell'alta frequenza di questo disturbo nei neonati a rischio e particolarmente nei neonato di peso molto basso. Inoltre, una previsione di PCI effettuata precocemente è molto importante per una precoce e corretta presa in carico della famiglia, e anche per poter intraprendere un trattamento precoce e per valutarne i risultati.

Perlman (1998) sostiene che non esistono marker precoci di evoluzione verso la PCI nel neonato, ma con tale osservazione si riferisce esclusivamente all'esame neurologico tradizionale. Il nuovo approccio di semeiotica neonatale basato sull'osservazione dei GMs sembra essere molto predittivo per la diagnosi e la prognosi precoce di PCI. Nel più esteso studio pubblicato fino ad oggi (Prechtl e al., 1997), 130 neonati sono stati seguiti dalla nascita fino ai due anni (Fig. 2). Questo campione includeva sia neonati a termine sia pretermine divisi in due categorie di basso e alto rischio in base ai risultati degli ultrasuoni cerebrali. Le seguenti caratteristiche dei GMs hanno dimostrato di predire in modo affidabile la successiva evoluzione verso la PCI: la persistenza del pattern cramped-synchronised; se questo pattern persisteva per diverse settimane sia prima sia dopo il termine, l'evoluzione successiva era con elevatissima probabilità verso la PCI; l'assenza dei GMs tipo fidgety all'età in cui questi movimenti sono normalmente presenti (9-20 settimane dopo il termine); in particolare l'assenza di GMs tipo fidgety era in grado di predire la PCI con una sensibilità del 95% e una specificità del 96%.

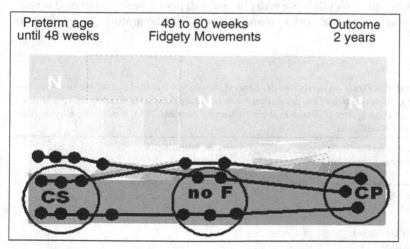

Fig. 2. Risultati della valutazione neurologica durante il periodo pretermine e fino a 48 settimane di età postmestruale, il periodo fidgety (49-60 settimane di età postmestruale) e l'outcome ad almeno 2 anni di vita in 130 neonati ad alto rischio. Dati da Prechtl et al., (1997). Abbreviazioni: N = normale; PR = poor repertoire; CS = cramped-synchronized; AF = fidgety anormale; no F = no fidgety; MMR = ritardo psichico e motorio; CP = paralisi cerebrale (per gentile concessione di C. Einspieler)

Entrambi questi fenomeni, ovvero la persistenza del carattere cramped-synchronised e l'assenza della fidgety, sono marker specifici per la successiva evoluzione verso la PCI spastica

Nella casistica sopra citata (Prechtl et al., 1997), due soggetti che avevano evidenziato una fidgety normale hanno sviluppato successivamente una PCI (entrambi una forma lieve di emiplegia). Inoltre, i risultati di questo studio non permettevano di predire il tipo e la gravità della PCI: il carattere cramped-synchronised e l'assenza della fidgety era presente sia in soggetti che successivamente avevano sviluppato una tetraplegia sia in altri con diplegia o emiplegia.

Prognosi del tipo e gravità della paralisi cerebrale

Diversi altri studi hanno indagato sulla possibilità di predire fin dalle prime settimane di vita post-termine, non solo la presenza di un disturbo neuromotorio, che evolve verso la PCI, ma anche il suo tipo e la sua gravità.

Ferrari et al. (2002) hanno riportato che i GMs cramped-synchronised (CS) sono in grado di predire la PCI e la gravità del disturbo motorio in 84 neonati pretermine con lesioni cerebrali dimostrate agli ultrasuoni. La possibilità del disturbo motorio è stata valutata all'età di almeno tre anni, in accordo con il GMCS (Gross Motor Classification System), un sistema di classificazione della funzione motoria globale nei bambini con PCI proposto recentemente da Palisano et al. (1997). I GMs sono stati registrati e valutati in cieco dalla nascita fino alle 56-60 settimane postmestruali (Tab. 1). È stato anche effettuato un esame neurologico tradizionale. I neonati con un pattern cramped-synchronised (CS) consistente o predominante (33 casi) hanno sviluppato una PCI. Più precoce era la comparsa del pattern cramped-synchronised, peggiore era l'outcome neurologico. In caso di repertorio CS transitorio (8 casi), si è assistito allo sviluppo di una PCI lieve (quando la fidgety era assente) o a uno sviluppo normale (quando la fidgety era presente). In caso di GMs normali (13 casi) o di poor repertoire (30 casi) si è osservata un'evoluzione normale (84%) o una PCI con disturbo motorio lieve (16%). In

Tabella 1. Correlazione tra le caratteristiche dei General Movements cramped-synchronised e l'outcome neurologico. Abbreviazioni: PCI = paralisi cerebrale infantile, classificata secondo il Gross Motor Function Classification System (Palisano et al 1997); Norm.= normale; PMA = età postmestruale (da Ferrari et al., 2002, modificata)

Cramped Synchronised General Movement	Norm.	Outcome Neurologico Gravità del deficit motorio					
		PCI-I	PCI-II	PCI-III	PCI-IV	PCI-V	Totale
Assenti	36	7	–	–	–	–	43
Occasionali	4	4	–	–	–	–	8
Predominanti (con inizio ≥ 43 settimane)	–	4	3	1	–	2	10
Predominanti (con inizio < 43 settimane)	–	–	2	2	3	2	9
Consistenti	–	–	–	3	5	6	14
Totale	40	15	5	5	9	10	84

questo studio l'osservazione dei GMs ha dimostrato una sensibilità del 100% e una specificità del pattern cramped-synchronised variabile dal 92,5% al 100%, che è molto più alta della specificità dell'esame neurologico tradizionale. I risultati di questo studio confermano che il pattern cramped-synchronised se consistente nel tempo o predominante il periodo che va dalla nascita fino ai 3-4 mesi post-termine, è in grado di predire in modo specifico la PCI spastica. Inoltre, l'epoca di comparsa di questo pattern sembra in grado di predire il grado di severità del disturbo neuromotorio: più precoce è la comparsa di questo pattern, più grave sarà il disturbo funzionale.

In un altro studio (Cioni et al., 1997b) sono stati descritti altri aspetti dello sviluppo motorio in soggetti con diplegia (DP) e tetraplegia (TP) spastica (vedi i cap. 15, 16 e 17). Videoregistrazioni seriate, effettuate nelle prime settimane di vita fino all'acquisizione della deambulazione con o senza supporto, sono state studiate retrospettivamente in un gruppo di 12 nati pretermine affetti da DP e 12 da TP. Sono stati osservati altri 12 bambini a rischio per lo sviluppo neuropsichico, ma senza PCI. L'analisi delle videoregistrazioni è stata effettuata in base a criteri quantitativi e qualitativi relativi a pattern motori, organizzazione posturale e ad altre caratteristiche. Alterazioni gravi della motricità spontanea erano presenti fin dalle prime osservazioni sia nei soggetti con DP sia con TP, ma non nel campione di controllo. Fin dai primi mesi di vita sono state notate differenze importanti che riguardavano sia le caratteristiche motorie sia posturali nei due gruppi di soggetti con PCI. I soggetti diplegici mostravano fin dalle otto settimane di età post-termine movimenti segmentali degli arti superiori più frequenti rispetto ai tetraplegici. Per movimenti segmentali si intendono movimenti distali di flessione, estensione, rotazione sia isolati sia nel contesto di un movimento generalizzato, ma non come parte di un movimento globale di estensione o flessione dell'arto (Cioni et al., 2000). Inoltre, alla stessa età il controllo del capo in posizione supina ed in posizione seduta con sostegno era migliore nei soggetti diplegici che nei tetraplegici. Questi dati confermano che attraverso un'osservazione attenta della motricità del bambino possono essere identificati marker precoci, fin dalle prime settimane di vita, delle storie naturali dei soggetti con DP o TP.

GM e segni precoci di emiplegia

L'emiplegia congenita, il tipo più frequente di PCI nel nato a termine ed il secondo nel nato pretermine dopo la diplegia, viene spesso diagnosticata solo dopo il primo anno di vita (vedi cap. 18). Rimane ancora controverso se questo ritardo della diagnosi avvenga in questi soggetti a causa di una ritardata comparsa dei segni clinici o per una difficoltà nell'individuazione di segni neurologici già presenti.

Fin dall'epoca neonatale, le tecniche di neuroimaging come gli US, CT o MRI, permettono di identificare le lesioni cerebrali, e principalmente l'infarto cerebrale, che possono causare l'emiplegia. Pertanto, è ora possibile effettuare studi prospettici dello sviluppo neurologico di questi bambini.

In due studi differenti, neonati pretermine con iperecogenicità intraparenchimale unilaterale (UIPE) agli ultrasuoni, espressione prevalentemente di infarti venosi (Cioni et al., 2000) e neonati a termine con infarto cerebrale alla risonanza magnetica (Guzzetta et al., 2003), sono stati studiati attraverso l'osservazione dei GMs. Obiettivo di questi studi è stato quello di indagare se la valutazione dei GMs può essere d'aiuto nella diagnosi precoce di emiplegia.

Nel primo studio (Cioni et al., 2000), la qualità dei GMs è stata valutata longitudinalmente in 16 pretermine con UIPE e in 16 controlli, dalla nascita sino a circa 4 mesi dopo il termine. Contestualmente sono stati anche effettuati esami neurologici longitudinali (Tab. 2). All'età di 2 anni, 12 dei soggetti con lesioni cerebrali mostravano una emiplegia ed uno una doppia emiplegia (vedi cap. 17). Fin dalla prima osservazione, tutti i soggetti con UIPE mostravano anomalie bilaterali dei GMs e in quelli con evoluzione sfavorevole la fidgety era assente. Durante il periodo della fidgety (9-16 settimane), tutti i soggetti che avrebbero sviluppato l'emiplegia mostravano un'asimmetria dei movimenti segmentali distali che erano ridotti o assenti nel lato controlaterale alla lesione. Anche i risultati all'esame neurologico tradizionale erano anormali nella grande maggioranza dei casi, sebbene reperti normali siano stati riscontrati in alcuni casi, particolarmente nell'epoca prima del termine. Dopo il termine sono state trovate asimmetrie dell'esame neurologico in 9 soggetti con lesione cerebrale e in 2 soggetti di controllo. Questi risultati suggeriscono che lesioni cerebrali unilaterali possono indurre segni neurologici chiari ed in particolare alterazioni dei GMs, sebbene tali anomalie non siano inizialmente asimmetriche. Una riduzione dei movimenti segmentali di un solo lato durante il terzo mese dopo il termine è altamente predittivo di emiplegia.

Risultati simili sono stati ottenuti in un altro gruppo di 11 neonati a termine con infarto neonatale (Guzzetta et al., 2003). In tutti i casi i movimenti di fidgety erano predittivi dell'outcome neurologico e la presenza di asimmetrie motorie precoci, particolarmente nei movimenti segmentali, a 3-6 settimane e 9-16 settimane risultava associata significativamente con la successiva evoluzione verso l'emiplegia.

Questi risultati indicano che la valutazione dello stato neurologico attraverso l'osservazione dei GMs è uno strumento utile per identificare precocemente un'emiplegia

Tabella 2. Lato di prevalenza dei movimenti segmentari in bambini con lesioni focali all'ecografia cerebrale. Abbreviazioni: PMA = età postmestruale; eco. cerc. = lato dell'ecogenicità cerebrale intraparenchimale; DX = destro; SN = sinistro; emi = emiplegia; Dipl = diplegia; - = osservazione assente (da Cioni et al., 2000, modificata)

Caso N.	Lato eco. cerc.	Periodo Pretermine 30-35 settimane di PMA	Periodo del Termine 38-42 settimane di PMA	Periodo Fidgety 49-56 settimane di PMA	Outcome 2 anni
1	SN			SN	DX Emi
2	SN			SN	N
3	DX			DX	SX Emi
4	SN			SN	DX Emi
5	SN			SN	DX Emi
6	SN			SN	DX Emi
7	SN				Lieve Ritardo
8	DX			DX	SN Emi
9	SN	DX		SN	Dipl (DX>SN)
10	DX	-		DX	SN Emi
11	DX			DX	SN Emi
12	SN	-	DX	SN	DX Emi
13	SN	SN		SN	DX Emi
14	SN			SN	DX Emi
15	DX	-		SN	Lieve Ritardo
16	DX			DX	SN Emi

in soggetti con lesioni unilaterali dimostrate alle tecniche di neuroimaging. L'osservazione dei GMs è quindi in grado di confermare clinicamente le previsioni fatte sulla base delle neuroimaging. Il riscontro di asimmetrie dei GMs dopo l'età del termine dovrebbe far sospettare una lesione cerebrale focale e suggerire indagini appropriate. Infine queste osservazioni cliniche permettono di indirizzare risorse terapeutiche adeguate verso i soggetti che sono ad alto rischio di sviluppare l'emiplegia. L'individuazione precoce dei soggetti che svilupperanno emiplegia può portare a un altrettanto precoce trattamento e aiutare pertanto a modificare la storia naturale di questa condizione.

Marker precoci di paralisi cerebrali di tipo discinetico

Come riportato nel paragrafo precedente, le principali forme di PCI spastica e la gravità del disturbo motorio possono essere previste dalla qualità dei GMs, particolarmente dalla presenza e dalle caratteristiche del pattern cramped-synchronised nelle prime settimane di vita, e dall'assenza dei FMs successivamente, integrata dall'assenza dei movimenti segmentali.

In uno studio multicentrico di Prechtl et al. (1997), è stato riportato che un soggetto che ha sviluppato una PCI di tipo discinetico presentava delle caratteristiche di motricità spontanea diverse dai 48 soggetti che hanno sviluppato una PCI di tipo spastico. Durante i primi mesi di vita, prima dell'assenza della fidgety, i GMs di questo soggetto mancavano della normale complessità e variabilità, sebbene non potessero essere considerati come cramped-synchronised.

In un recente studio collaborativo, 12 soggetti con la rara condizione di PCI discinetica sono stati reclutati prospetticamente e confrontati per il loro sviluppo motorio precoce con un numero identico di soggetti con PCI di tipo spastico (Einspieler et al., 2002). Dalla nascita fino al quinto mese post-termine, tutti i soggetti hanno effettuato videoregistrazioni seriate e i loro pattern motori spontanei, compresi i GMs, sono stati valutati in doppio cieco. I soggetti che successivamente hanno sviluppato una paralisi discinetica condividevano con i soggetti con paralisi spastica l'assenza della fidgety. Fino al secondo mese di vita post-termine, i soggetti discinetici mostravano un poor repertoire associato a movimenti circolari degli arti e ad apertura a ventaglio delle dita. Queste anomalie nel movimento delle mani e delle dita permanevano almeno fino ai 5 mesi di vita ed erano associate alla mancanza di movimenti degli arti verso la linea mediana. In accordo con questo studio, la valutazione qualitativa della motricità spontanea ha permesso di identificare i soggetti ad alto rischio per la PCI di tipo discinetico fin dalle prime settimane di vita, permettendo di distinguerli dai neonati a rischio per la PCI spastica. Questi risultati sono molto significativi da un punto di vista clinico in quanto questi due tipi di PCI necessitano molto precocemente di un diverso tipo di trattamento.

Riconoscimento precoce dei disturbi del senso del movimento

Sebbene le definizioni classiche di PCI ancora non includano i disturbi percettivi, l'importanza di questo aspetto per una migliore comprensione del quadro clinico dei bambini con disturbi motori posturali non può essere sottostimata (vedi cap. 7). Concetti più moderni nell'ambito dello sviluppo del controllo motorio sia in bambini anormali sia in soggetti con PCI sottolineano infatti il ruolo essenziale rivolto dalla percezione non tanto nell'elicitare o nel comandare i movimenti, ma nel loro controllo. Questa percezione, essenziale per il controllo motorio, è denominata "senso del movimento" (Berthoz, 1997) e può essere considerata come il risultato di fonti multiple di percezione (propriocettiva, vestibolare, acustica, visiva, ecc.) che si collocano in una cornice coerente di riferimento per la postura e per il movimento.

L'importanza dei disturbi del senso del movimento per comprendere i fattori fisiopatologici che determinano la menomazione motoria di alcuni bambini con PCI viene anche sottolineata da contributi clinici (vedi cap. 7). In molti bambini con PCI l'incapacità di raggiungere un controllo adattivo della postura non può essere compresa sulla base soltanto dei loro deficit motori. Infatti questi bambini sono capaci di mostrare in specifiche circostanze una buona capacità di star seduti o di mettersi in piedi, ma essi mantengono per anni una forte dipendenza dalla percezione per il controllo posturale (soprattutto dipendenza dalla percezione visiva) e l'aspetto conscio e volontario rimane fortemente coinvolto nel controllo posturale dell'azione. In altri casi i bambini possono percepire le informazioni sensoriali, ma sembrano incapaci di modulare la percezione attraverso un controllo anticipatorio. In questi soggetti può essere ipotizzato un disturbo neurologico più percettivo che motorio (vedi cap. 16). Riconoscere i disturbi percettivi come la componente principale della menomazione di un bambino con PCI è molto importante per la prognosi del suo disturbo motorio finale, della sua gravità e dell'epoca in cui egli potrà raggiungere le tappe più significative dello sviluppo. Infine, la presenza dei disturbi del senso del movimento dovrebbe condurre a specifici programmi di trattamento.

Risultati preliminari di studi prospettici (Paolicelli e Bianchini, 2002) sembrano indicare che l'osservazione dei comportamenti motori spontanei nei primi mesi di vita può essere un'importante fonte di informazione per un riconoscimento precoce dei disturbi del senso del movimento. Questi autori hanno selezionato un gruppo di 29 bambini che hanno poi sviluppato una tetraplegia o una diplegia spastica, da un campione di bambini nati pretermine con lesioni cerebrali riconosciute agli ultrasuoni, che sono stati videoregistrati regolarmente nei primi mesi di vita e poi a sei mesi di intervallo fino ad almeno 4 anni di età. Osservatori non a conoscenza dell'outcome finale dei soggetti hanno valutato i video che corrispondevano a 2, 6, 12, 24 mesi di età di questi soggetti e di un numero identico i bambini nati pretermine, sempre con lesioni cerebrali, ma con outcome normale. La presenza e la gravità degli studi percettivi sono state valutate in base ad una capacità ridotta del bambino di trattare e modulare le informazioni percettive (indicate da startle, ammiccamenti, rigidità come difesa da stress emotivo, paralisi percettiva, in particolare come risposta a perturbazioni posturali spontanee indotte dall'esterno oppure a stimoli acustici, tattili e propriocettivi improvvisi, ripetitivi e con soglia bassa) e ad una grande e persistente dipendenza da indici percettivi per il controllo posturale (per esempio un bisogno costante di indizi visivi, di controllo volontario, di referenza esterna, ecc.).

I principali risultati di questo studio sono riportati nella Tabella 3 e i bambini che avevano mostrato una notevole gravità dei disturbi percettivi già a 2-6 mesi di vita, mantenevano una simile gravità di questi disturbi anche successivamente. Questi stessi bambini erano quelli con una gravità del disturbo motorio maggiore all'età successiva, come indicato dallo score di Palisano et al. (1997). Essi raggiungevano anche molto più tardi oppure mai la posizione seduta, il cammino con sostegno e il cammino indipendente. Questi disturbi percettivi non venivano osservati nei soggetti di controllo.

Tabella 3. Correlazioni tra i segni precoci di disturbi del "senso del movimento" e la gravità del quadro motorio (da Paolicelli et al., 2002, modificata). Abbreviazioni: GMFCS=Gross Motor Function Classification System; TP=tetraplegia; DP=diplegia

Caso	Tipo PCI (Hagberg et al., 1975)	Disturbi percettivi (Ferrari, 2001)	GMFCS (Palisano et al., 1997)	Seduto Mesi	Cammino con aiuto Mesi	Cammino autonomo Mesi
1	DP	–	1	16	30	36
2	DP	–	1	8	12	28
3	DP	–	1	8	12	18
4	DP	–	1	16	20	30
5	DP	–	1	9	20	30
6	DP	–	1	11	15	19
7	DP	+	1	9	21	22
8	DP	+	1	9	20	25
9	DP	+	1	10	15	18
10	DP	+	1	18	22	32
11	TP	++	5	/	/	/
12	TP	++	5	/	/	/
13	TP	++	3	36	54	/
14	DP	++	2	18	42	66
15	DP	++	3	13	84	/
16	DP	++	3	16	84	156
17	DP	++	2	/	48	96
18	TP	++	3	21	80	/
19	TP	++	5	/	/	/
20	DP	+++	2	18	30	72
21	TP	+++	5	/	/	/
22	TP	+++	5	/	/	/
23	DP	+++	3	19	/	/
24	TP	+++	4	84	/	/
25	TP	+++	5	/	/	/
26	TP	+++	4	72	/	/
27	TP	+++	4	/	/	/
28	TP	+++	4	48	/	/
29	TP	+++	3	48	108	/

Conclusioni

In base agli studi che sono stati descritti, l'osservazione della qualità dei GMs è una tecnica estremamente sensibile e specifica per valutare lo stato neurologico del neonato prima e subito dopo la dimissione dalla terapia intensiva neonatale. Può essere utilizzata per la diagnosi di anomalie del SNC, per monitorare la storia naturale del disturbo neurologico, per formulare una prognosi a lungo termine, e anche per valutare gli effetti del trattamento.

In confronto ad altre tecniche diagnostiche strumentali sofisticate, questo metodo, che utilizza la percezione visiva (Gestalt perception) per l'identificazione di alterazioni nella complessità del movimento, viene spesso considerato come soggettivo. Tuttavia, Prechtl (2001) sottolinea che l'analisi visiva di un EEG o di una MRI o dei risultati di altri metodi considerati "oggettivi" è anch'essa basata sulla Gestalt perception; queste tecniche non sono quindi più oggettive dell'osservazione visiva che si compie analizzando una registrazione video dei movimenti spontanei. Inoltre, l'interobserver agreement medio ottenuto nella valutazione qualitativa dei GMs in 9 studi con più di 200 soggetti osservati da più di 80 operatori è stato del 90%.

Questa tecnica ha dimostrato il suo valore particolarmente nell'identificazione precoce dei soggetti con successiva evoluzione verso la PCI. La diagnosi precoce di PCI è molto importante per poter mettere in atto osservazioni longitudinali approfondite e programmi di trattamento precoce. Quest'ultimo punto è estremamente importante ai fini di un miglioramento della prognosi funzionale ed ai fini della prevenzione delle complicanze fisiche e mentali. La PCI è una sindrome che comprende soggetti con sintomi spesso differenti e con diverse storie naturali, e che pertanto richiede fin dall'inizio trattamenti differenti. La conoscenza della storia naturale delle diverse forme di PCI, fin dalle prime settimane di vita, è necessaria per valutare i risultati di trattamenti vecchi e nuovi e per formulare nuove linee guida per il trattamento (Cioni, 2002). Tuttavia, per diverse ragioni la diagnosi precoce di PCI rimane ancora oggi un compito complesso. Secondo diversi autori i soggetti con PCI presentano nelle prime fasi della vita un periodo silente in cui i segni neurologici sono sfumati o assenti: una diagnosi di PCI, e particolarmente di alcuni suoi tipi, risulterebbe pertanto attendibile solo dopo alcuni mesi. La valutazione qualitativa della motricità spontanea integrata dall'osservazione di alcuni aspetti dei disturbi percettivi è uno strumento utile per identificare i soggetti ad alto rischio per PCI già nelle prime fasi della vita. Inoltre, questa tecnica è in grado di discriminare i segni precoci dei diversi tipi di PCI. Questo ultimo aspetto ha una rilevanza clinica significativa poiché questi soggetti presentano una prognosi diversa e necessitano di programmi di trattamento distinti.

Bibliografia

Berthoz A (1997) Le sens du mouvement. Paris: Odile Jacob Edition

Bos AF, Martijn A, Okken A , Prechtl HFR (1998a) Quality of general movements in preterm infants with transient periventricular echodensities. Acta Pediatrica 87:328-335

Bos AF, Martijn A, van Asperen RM et al (1998b) Qualitative assessment of general movements in high risk preterm infants with chronic lung disease requiring dexamethasone therapy. Journal of Pediatrics 132:300-306

Brazelton TB, Nugent JK (1973) Neonatal Behavioral Assessment Scale. CDM London: 2nd Edition Mac Keith Press 137

Cioni G, Ferrari F, Einspieler C et al (1997a) Comparison between observation of spontaneous movements and neurological examination in preterm infants. Journal of Pediatrics 130:704-711

Cioni G, Paolicelli PB, Rapisardi G et al (1997b). Early natural history of spastic diplegia and tetraplegia. European Journal Pediatric Neurology 1:33

Cioni G, Prechtl HFR, F Ferrari et al (1997a) Which better predicts later outcome in fullterm infants: quality of general movements or neurological examination? Early Human Development 50:71-85

Cioni G, Bos AF, Einspieler C et al (2000) Early neurological signs in preterm infants with unilateral intraparenchymal echodensity. Neuropediatrics 31:240-251

Cioni G (2002) Natural history and treatment of disabilities. Dev Med Child Neurology 44:651

Dubowitz LMS, Dubowitz V, Mercuri E (1999) The neurological assessment of the preterm and fullterm newborn infant. CDM London: 2nd Edition Mac Keith Press 148

Einspieler C, Prechtl HFR, Ferrari F et al (1997) The qualitative assessment of general movements in preterm, term and young infants - a review of the methodology. Early Human Development 50:47-60

Einspieler C, Cioni G, Paolicelli PB et al (2002) The early markers for later dyskinetic cerebral palsy are different from those for spastic cerebral palsy. Neuropediatrics 33:73-78

Ferrari F, Cioni G, Prechtl HFR (1990) Qualitative changes of general movements in preterm infants with brain lesions. Early Human Development 23:193-231

Ferrari F, Cioni G, Einspieler C et al (2002) Cramped synchronised general movements in preterm infants as an early marker for later cerebral palsy. Archives Pediatric Adolescence Medicine 156:460-467

Govaert P, de Vries LS (1997) An atlas of neonatal brain sonography. CDM London: Mac Keith Press, 141-142

Guzzetta A, Mercuri, E, Rapisardi G et al (2003) General movements detect early signs of hemiplegia in term infants with neonatal cerebral infarction. Neuropediatrics 34:61-66

Hopkins B, Prechtl HFR (1984) A qualitative approach to the development of movements during early infants. In: Prechtl HFR (ed) Continuity of neural functions from prenatal to postnatal life. CDM Blackwell Oxford: 94, pp 179-197

Oppenheim RW (1981) Ontogenetic adaptations and regressive processes in the development of the nervous system and behaviour: a neuroembryological perspective. In Connolly KJ, Prechtl HFR (eds) Maturation and Development, Biological and Psychological Perspectives. CDM London, 77/78, Heinemann Medical Books

Palisano R, Rosenbaum P, Walter S et al (1997) Development and reliability of a system to classify gross motor function in children with cerebral palsy. Dev Med Child Neurology 39:214-223

Paolicelli PB, Bianchini E (2002) Perceptual disorders in children with cerebral palsy: implication for prognosis and treatment. Dev Med Child Neurology 44:9

Perlman JM (1998) White matter injury in the preterm infant: an important determination of abnormal neurodevelopmental outcome. Early Human Development 53:99-120

Prechtl HFR (1977) The neurological examination of the fullterm newborn infants. CDM London: 2nd Edition. Heinemann 63

Prechtl HFR (1990) Qualitative changes of spontaneous movements in preterm infants are a marker of neurological dysfunction. Early Human Development 23:151-158

Prechtl HFR, Ferrari F, Cioni G (1993) Predictive value of general movements in asphyxiated fullterm infants. Early Human Development 35:91-120

Prechtl HFR, Einspieler C, Cioni G et al (1997) An early marker for neurological deficits after perinatal brain lesions. The Lancet 339:1361-1363

Prechtl HFR (2001) General movement assessment as a method of developmental neurology: new paradigms and their consequences. The 1999 Ronnie MacKeith lecture. Dev Med Child Neurology 43:836-842

Rutherford M (2002) MRI of the neonatal brain. London: Saunders

Saint-Anne Dargassies S (1977) Neurological development in the fullterm and preterm infants. Amsterdam, Elsevier

Sameroff AJ (1978) Summary and conclusion: the future of newborn assessment. In Sameroff AJ (ed.): Monographs of the Society for Research in Child Development: Organization and Stability of Newborn Behaviour Assessment Scale 43 pp 102-123

Volpe JJ (2000) Neurology of the Newborn, 4th Ed Philadelphia, Saunders

Parte II

Analisi delle funzioni

5 Strumenti di valutazione dell'evoluzione funzionale

Paola B. Paolicelli, Michele Coluccini, Giovanni Cioni

Introduzione

Il processo diagnostico e riabilitativo che caratterizza la patologia neuromotoria dell'infanzia si basa su un continuo ricorso a metodiche di valutazione (clinica e strumentale). Queste forniscono un valido supporto al lavoro del clinico, sia al momento dell'individuazione del disturbo neurologico e delle problematiche che lo sottendono a livello del sistema nervoso centrale (SNC), sia nella fase di formulazione di ipotesi prognostiche, sia infine quando vengono messe a punto le linee del percorso riabilitativo.

Nel corso degli ultimi decenni si è assistito a un notevole incremento e affinamento delle metodologie cliniche e strumentali (in particolare tecniche di neuroimaging quali la TC (Tomografia Computerizzata) e la RM (Risonanza Magnetica) (vedi cap. 3) che rendono oggi possibile già nelle prime settimane di vita l'identificazione dei soggetti a rischio di sviluppare un disturbo neurologico permanente, da inserire in specifici programmi di follow-up, in modo da garantire, nel caso in cui fosse necessario, una precoce presa in carico riabilitativa.

In epoca più recente è stata avvertita una crescente esigenza di strumenti di misura in grado di fornire una maggiore obiettivazione degli eventi clinici caratterizzanti la prassi riabilitativa. Non va dimenticato che la Medicina Riabilitativa è stata a lungo oggetto di critiche relative alla tendenza a privilegiare, nella pratica quotidiana, un approccio qualitativo-descrittivo nella valutazione del paziente, a scapito di una quantificazione obiettiva e sistematica delle osservazioni cliniche (Boldrini et al., 1995). L'operato clinico in ambito riabilitativo è stato infatti basato tradizionalmente su un atteggiamento empirico, derivato in prevalenza dalle capacità di intuizione e dall'esperienza individuale, in assenza di una chiara documentazione del percorso seguito nelle decisioni cliniche, nell'individuazione degli obiettivi del trattamento ed ancor più nella valutazione dei risultati ottenuti (Palisano et al., 1999).

L'impossibilità di disporre di dati quantitativi, la diversità di interpretazione della natura del disturbo e la conseguente diversità di approccio terapeutico, e ancora la notevole disomogeneità di metodologie utilizzate, oltre a non fornire supporti obiettivi al lavoro riabilitativo, hanno anche reso difficile il confronto fra le diverse esperienze sul trattamento presenti nella letteratura. A ciò si deve aggiungere che, nonostante il grande contributo dei risultati della ricerca scientifica, i presupposti alla base di molte decisioni cliniche non sempre riconoscono una provata evidenza scientifica (Evidence Based Medicine) e questo non è certo nella direzione della crescente domanda di appropriatezza e qualità del processo riabilitativo-assistenziale (Lansky et al., 1992; Eddy, 1992).

Il riferimento nelle attività della pratica clinica riabilitativa a modelli di provata evidenza scientifica, derivati cioè dalle moderne conoscenze nel campo delle neuroscienze, dai risultati della ricerca scientifica, o da altre fonti di aggiornamento scientifico (consensus conference, linee guida, articoli di review e meta-analisi, ecc.) piuttosto che ad un atteggiamento empirico rappresenta oggi una delle più importanti raccomandazioni in campo internazionale (Sackett et al., 1996; Boyce et al., 1991; Boyce, 1998; Boyd e Hays, 2001; Goldberg, 1991; Campbell, 1992; Campbell, 1999; Palisano et al., 1999; Thomson-O'Brien e Moreland, 1998) agli operatori della riabilitazione.

È nell'ottica di un maggior rigore metodologico e di una migliore documentazione degli eventi del processo riabilitativo, sia in termini di scelta del percorso rieducativo sia di verifica dei risultati ottenuti, che vi è stato negli ultimi anni un rapido accrescersi di proposte di strumenti di misura, talora anche molto complessi e sofisticati, la cui conoscenza e il cui uso devono necessariamente entrare a far parte del bagaglio culturale e della pratica clinica quotidiana di ogni operatore della riabilitazione.

Una documentazione più obiettiva della prassi riabilitativa, oltre a garantire maggiore chiarezza e correttezza nell'erogazione dei servizi, a livello di organizzazione e di giustificazione delle risorse economiche dedicate, contribuirebbe anche a una maggiore confrontabilità dei risultati ottenuti e a una più facile comunicazione delle informazioni (Hinderer e Hinderer, 1993; Granger et al., 1986).

Criteri generali per la classificazione e la scelta degli strumenti di valutazione

Tipi di valutazione

In ambito riabilitativo i termini *osservazione, misurazione e valutazione* sono usati spesso in modo intercambiabile; in realtà essi sono strettamente connessi tra loro, ma hanno sicuramente significato diverso, prevedendo anche modalità di procedimento differenti. L'*osservazione* non rappresenta una semplice identificazione di condizioni o eventi ma è un processo deduttivo, globale che ci offre la possibilità di stimare le potenzialità del bambino nel tempo. Spesso il movimento viene analizzato attraverso la percezione di una visione di insieme (Gestalt perception). Come ricordato dal premio nobel Konrad Lorenz (Lorenz, 1971), attraverso la percezione globale, "Gestalt", siamo in grado di valutare fenomeni molto complessi: *"La percezione gestaltica permettere di prendere in considerazione un grande numero di dettagli e le relazioni che intercorrono tra di essi..."*. La *misurazione* è un processo che definisce una grandezza in rapporto ad un'unità standard, quindi rappresenta il processo di quantificazione delle caratteristiche di individui o gruppi di individui (Smith, 1990). Per *valutazione* s'intende la procedura di determinazione del significato di osservazioni e misurazioni. Valutare significa attribuire un significato, interpretare una misura o una serie di misure rispetto a uno specifico contesto. La valutazione è indirizzata a analizzare le informazioni ottenute, evidenziare il disturbo, tentando di diagnosticarne le cause, per poter effettuare scelte operative.

Per un analisi completa del movimento del bambino affetto da PCI, il processo di valutazione può essere organizzato su diversi livelli.

Valutazione qualitativa e osservazione diretta del movimento

Con questo metodo l'osservatore raccoglie attraverso l'osservazione immediata una visione di insieme del soggetto lasciandosi condurre da un approccio "gestaltico". Come ricordato precedentemente, l'approccio "gestaltico" è utile in quanto consente di individuare, anche se in maniera grossolana, l'elemento prevalente, cioè ciò che caratterizza il pattern di movimento del paziente. Si studierà quindi l'influenza che tale elemento esercita sullo schema complessivo e la relazione esistente tra le singole stazioni articolari, i diversi segmenti corporei e le sequenze adottate rispetto ad ogni specifico contesto.

Anche se l'osservazione diretta permette di raccogliere una grande ricchezza di elementi qualitativi, essa presenta limiti evidenti. L'occhio umano non è in grado di osservare tutti gli eventi significativi di un gesto o di un'azione data la loro breve durata. Molti eventi si verificano simultaneamente a livello di vari distretti corporei, l'osservatore dovrà necessariamente concentrare la propria attenzione solo su ogni singolo evento per volta. Inoltre, come tutte le metodologie di analisi dell'informazione centrate sull'osservatore, la valutazione qualitativa dipende dal grado di conoscenza soggettivo, quindi il giudizio finale spesso dipende dal livello personale di esperienza dell'operatore

Uno strumento semplice di cui oggi disponiamo per documentare la "qualità" del movimento è rappresentato dall'uso della videoregistrazione, metodica oggi largamente diffusa anche nella pratica clinica quotidiana oltre che per scopi di ricerca scientifica. Si tratta di uno strumento molto facile da usare, che non disturba il bambino e può quindi essere utilizzato ripetutamente senza particolari difficoltà sia per l'operatore sia per il soggetto in studio, ed inoltre ha dei costi molto contenuti. Vista nell'ottica del cambiamento possibile, va sottolineata la sua importanza nella valutazione longitudinale dei percorsi individuali che ci permette di misurare quanto un soggetto è cambiato rispetto a se stesso e rispetto al modello ideale. Non va poi dimenticata la possibilità che essa offre di cogliere e generalizzare forme di comportamento tipizzanti in base alle quali estrarre criteri orientativi per un giudizio prognostico.

Per la semplicità d'uso, ma al tempo stesso per la validità nella documentazione clinica e la possibilità di fornire elementi confrontabili sul bambino affetto da PCI, la registrazione videomagnetica viene identificata come strumento ideale per la raccolta unitaria ed omogenea di dati, attraverso protocolli precisi e definiti come ad esempio quello proposto dal Gruppo Italiano Paralisi Cerebrali Infantili (1998). A differenza di quanto si potrebbe ritenere, la videoregistrazione non può tuttavia essere considerata a tutti gli effetti uno strumento obiettivo. La decisione di andare a documentare un determinato aspetto piuttosto che un altro è sempre determinata dal giudizio preliminare soggettivo dell'operatore, su quello che egli ritiene più importante e significativo (pre-giudizio). La non oggettività è legata dunque al fatto che la scelta di un tipo di performance rispetto a un'altra e all'interno di questa la caratteristica da valutare è strettamente dipendente da criteri prefissati.

Valutazione quantitativa attraverso l'utilizzo di test standardizzati e scale di valutazione

Ottenere misurazioni valide e precise è di fondamentale importanza per fornire indicazioni utili a descrivere e classificare i diversi profili fisio-patologici dei bambini con PCI. Inoltre è importante fornire non solo un giudizio clinico, ma anche un giudizio quantitativo della situazione del paziente con lo scopo di valutare l'evoluzione funzionale e il cambiamento nel tempo (valutazione longitudinale) e di documentare vantaggi e svantaggi dell'intervento terapeutico. Per questi obiettivi in letteratura vengono proposti strumenti da semplici a complessi (test o scale) che indagano ambiti diversi fra cui lo sviluppo nel tempo del bambino, le competenze motorie globali, specifiche funzioni o il livello di disabilità. Tuttavia attualmente non esistono strumenti universali in grado di offrire soluzioni soddisfacenti al problema di misurare il movimento umano, soprattutto durante l'esecuzione di attività funzionali (Trew e Everett, 2001). La misurazione rappresenta un mezzo, non un fine (Basaglia et al., 2000), che può contribuire alla valutazione, così come l'osservazione.

Analisi biomeccanica del movimento attraverso tecniche strumentali

Accanto a questo approccio clinico-quantitativo, negli ultimi vent'anni si è assistito a un crescente interesse per l'analisi quantitativo-qualitativa del movimento con numerosi contributi per quel che riguarda l'approfondimento e la documentazione sempre più puntuale degli aspetti biomeccanici dell'atto motorio. Lo studio del movimento umano, in particolare la deambulazione, ha sempre suscitato un grande interesse per quanto riguarda la descrizione e la quantificazione dei pattern di movimento. Nella pratica clinica è molto sentita l'esigenza di metodologie strumentali che permettono di documentare oggettivamente la fisiologia articolare, le alterazioni funzionali e i compensi legati a processi patologici e soprattutto l'evoluzione spontanea e la risposta al trattamento riabilitativo (conservativo o chirurgico). Per tale scopo si sono sviluppati laboratori di bioingegneria dotati di tecnologie sofisticate, dalle più semplici (accelerometri, elettrogoniometri) a quelle più complesse (sistemi optoelettronici) in grado di fornire elementi di conoscenza generale dei meccanismi fisiologici che regolano il movimento normale e patologico utilizzabili nella pratica clinica quotidiana.

Tutte queste operazioni forniscono una base importante per una documentazione clinica e per la ricerca scientifica, quando però riescono a rispondere a determinati requisiti di *affidabilità* e *validità* (Boyce et al., 1998). L'*affidabilità* ovvero la "ripetibilità" ("reliability") costituisce la capacità di uno strumento di fornire la stessa misurazione nell'uso ripetuto sia da parte dello stesso osservatore in momenti diversi (intra-rater agreement), che da parte di osservatori diversi in situazioni differenti (inter-rater agreement). La affidabilità indica quanto una misura sia influenzata da errori casuali. Affinché uno strumento di valutazione sia affidabile è necessario che tutte le condizioni siano mantenute costanti da parte dell'operatore. La *validità* ovvero le caratteristiche intrinseche dello strumento, rappresenta il grado di accuratezza con cui uno strumento o un sistema, misura effettivamente ciò che si intende misurare ("content"), il grado in cui uno strumento aderisce al modello teorico di riferimento ("construct"), il grado di correlazione di una nuova misura rispetto ad un'altra già accettata come valida ("criterion") ed la capacità di uno strumento di rilevare cambiamenti del fenomeno osservato ("responsiveness"). Uno strumento di valutazione dovrebbe essere comunque efficiente, di facile somministrazione da parte dell'operatore e tollerato per tempi e modalità di utilizzo da parte del paziente.

Le *caratteristiche* di base per una misurazione scientifica sono dunque rappresentate dalla definizione di ciò che si vuole misurare. L'*obiettivo* di una valutazione dei risultati è quindi quello di ottenere una quantificazione dello stato del soggetto e delle sue modificazioni, in un modo riproducibile e standardizzato, definendo la gravità del problema, se ci sono stati cambiamenti nel tempo e che ruolo hanno avuto in questi gli interventi terapeutici.

Il *criterio* per scegliere uno strumento che misuri le modificazioni nelle caratteristiche tecniche e funzionali come risultato di un trattamento, è definire le misure oggettive, validarle e standardizzarle. La scelta dello strumento deve essere basata sui cambiamenti attesi e la sua sensibilità deve tenere in considerazione il range di miglioramenti previsti, altrimenti i risultati sarebbero privi di significato (Pierson, 1997).

La semeiotica della lesione

Si fa riferimento al processo semeiologico alla base dell'identificazione e documentazione della lesione del SNC che sottende il disturbo neuromotorio.

Gli strumenti della semeiotica lesionale, rappresentati dall'esame neurologico e da alcune tecniche di indagine strumentale, costituiscono per il clinico un riferimento irrinunciabile al momento della diagnosi neurologica, grazie al chiarimento della natura etiopatogenetica della lesione che, nella PCI è di tipo esitale e non evolutivo.

Le informazioni derivate dall'applicazione degli strumenti della semeiotica lesionale, coerentemente con la definizione di PCI, non vanno incontro a cambiamenti nel tempo, alla pari della diagnosi stessa della patologia che resta invariata nel tempo.

Semeiotica clinica

Lo strumento specifico della semeiotica clinica è rappresentato dall'esame neurologico tradizionale, basato essenzialmente sull'evocazione di comportamenti invarianti in risposta a stimoli convenzionali, la cui presenza/assenza viene considerata un elemento di garanzia per giudicare l'integrità del SNC. Come è noto, nell'esame neurologico tradizionale assume infatti un grande rilievo la valutazione delle risposte riflesse e del tono muscolare.

A questo esame deve essere riconosciuto un importante significato storico, come tentativo di risalire dalla tipologia dei segni (piramidali, extrapiramidali, ecc.) da esso enucleati ad una ipotesi di localizzazione della lesione del SNC, prima dell'introduzione nella pratica clinica quotidiana delle tecniche strumentali di neuroimaging (ecografia, TC, RM).

I dati dell'esame neurologico devono comunque essere integrati nella valutazione clinica globale del paziente e continuano ancora oggi ad essere considerati segno di sospetto di una disfunzione a carico del SNC.

Semeiotica strumentale

L'ambito della semeiotica strumentale ha subito nel corso degli ultimi decenni un grande cambiamento sia per quanto riguarda l'introduzione di sempre nuove tecnologie che per quanto concerne la specificità e l'accuratezza dei risultati che consentono di ottenere.

Le tecnologie oggi disponibili sono numerose (ecografia, TC, RM, EEG, PEV, ecc.) e forniscono un contributo essenziale per la diagnosi in quanto, oltre a rendere possibile il chiarimento della natura etiopatogenetica della lesione, consentono di effettuare correlazioni anatomo-cliniche, per esempio in riferimento alla classificazione "geografica" della PCI, ed offrono elementi utili per la prognosi del disturbo.

Per una trattazione più dettagliata di queste tecniche si rimanda al capitolo 3 di questo libro.

Semeiotica delle funzioni

Come è stato già affermato gli strumenti finora trattati, sono gli stessi di cui tradizionalmente il clinico si serve al momento della diagnosi e per questo sono inadatti per seguire il cambiamento nel tempo del soggetto con PCI.

La semeiotica della funzione si avvale di strumenti qualitativo-quantitativi mirati alla valutazione della modalità organizzativa delle diverse funzioni adattive a partire da aspetti più globali che si basano su integrazione dei vari sistemi, fino ad aspetti sempre più dettagliati di ciascuna funzione specifica.

Valutazione segmentarla

Un primo livello di valutazione è rappresentato dalla valutazione segmentaria dell'escursione articolare (ROM - range of movement), della forza muscolare, della spasticità e del tono muscolare. Un'ampia varietà di metodologie e strumenti sono stati estensivamente utilizzati nella pratica clinica per quantificare l'escursione articolare di una o più articolazioni, con l'obiettivo di trovare correlazioni significative con il grado di danno neurologico, distinguere la contrattura muscolare dalla retrazione muscolotendinea e fornire misure di outcome rispetto all'intervento riabilitativo. Questa semplice metodica si avvale di strumenti molteplici che vanno dal semplice goniometro articolare a braccia lunghe a complessi sistemi computerizzati. Le procedure di valutazione dell'utilizzo e del posizionamento del goniometro sono state diffusamente documentate in innumerevoli lavori in letteratura.

Tuttavia esistono numerose limitazioni riguardo l'affidabilità delle misure ottenute; infatti, mentre in soggetti sani e adulti si ottiene una buona ripetibilità intra e inter-operatore, nei bambini, soprattutto quando affetti da disturbo neurologico, le misure ottenute dall'analisi del ROM sono scarsamente affidabili (Harris et al., 1985).

Recentemente è stata dimostrata la presenza di un deficit della forza muscolare nei bambini con PCI e sono stati sviluppati e adattati test di valutazione della forza anche attraverso complessi dinamometri isocinetici (Wiley e Damiano, 1998) per i bambini affetti da questo disturbo. Anche in questo caso comunque si assiste a una scarsa consistenza dei valori di forza ottenuti, che variano nel tempo, rispetto al grado di affaticamento del soggetto (valori maggiori di forza all'inizio della giornata piuttosto che alla fine) e rispetto allo stato emotivo del bambino (Gajdosik e Gajdosik, 2000).

Uno dei fenomeni che caratterizza più frequentemente il bambino affetto da PCI è rappresentato dalla spasticità. A disposizione del clinico esistono diversi strumenti o scale per valutare il grado di spasticità; lo strumento maggiormente utilizzato in letteratura è la scala di Ashworth, nella sua versione modificata (Bohannon e Smith, 1987) che misura la resistenza passiva al movimento, assegnando un punteggio che varia da 0 a 5, in base alla sensazione soggettiva di maggiore o minore resistenza avvertita dall'esaminatore allo stiramento. L'interobserver reliability della scala di Ashworth è limitata, probabilmente perché è difficile valutare se la resistenza del muscolo percepita è frutto delle modifiche intrinseche del muscolo, oppure delle modifiche del riflesso dovute alla spasticità (Damiano et al., 2002). La scala di Tardieu et al. (1954), recentemente riproposta, modificata, da autori australiani (Mackey et al., 2004), è oggi largamente diffusa come tecnica che sarebbe capace di quantificare le differenze tra contratture dinamiche dovute ad aumento del tono muscolare da quelle fisse in bambini con PCI.

Tuttavia, come sostenuto da Crenna (1999), le sollecitazioni meccaniche sul sistema muscolo-tendineo sono differenti se osservate in condizioni statiche segmentali o dinamiche o durante l'esecuzione di un compito funzionale. Le variazioni continue di posizione dei bracci di leva scheletrici, e quindi l'espressione variabile nei differenti piani di movimento del rapporto forza/tensione/lunghezza influenzano necessariamente la capacità dei muscoli di generare "torques" sulle articolazioni e di conseguenza il contributo sulla performance motoria.

Valutazione dei sistemi funzionali

Valutazione motoscopica

Rispetto alla semeiotica reflessologica, la teoria in supporto alla semeiotica motoscopica proposta da Milani Comparetti, seguendo la lezione dei Bobath (Bobath e Bobath, 1975; Milani Comparetti e Gidoni, 1967; Milani Comparetti, 1978), rappresenta un importante passo avanti nell'interpretazione del comportamento motorio del bambino e fornisce elementi utili per la diagnosi precoce e per la prognosi. Molto brevemente si può affermare che per Milani quegli stessi comportamenti che la reflessologia considera innati ed istintivi e per questo riflessi, sono invece l'espressione, anche precocissima, di un rapporto fra esigenza e funzione. Questo ci rimanda l'immagine di un bambino più adeguato e competente.

L'osservazione motoscopica, sulla base della presenza/dominanza di patterns motori specifici (ad esempio la startle) e sulla base delle qualità intrinseche del movimento (ad esempio la capacità di segmentare e di singolarizzare) fornisce elementi importanti per la diagnosi e per la prognosi, intesa come possibilità di sviluppo di determinate funzioni, ma ancora una volta non costituisce uno strumento utile per documentare l'evoluzione funzionale.

Valutazione della motricità spontanea

Negli ultimi anni è stato dimostrato il valore dell'osservazione del movimento spontaneo del neonato o del feto nella diagnosi precoce del disturbo neurologico, rispetto alla semeiotica tradizionale (Prechtl, 2001). Infatti, la valutazione degli aspetti "qualitativi" del movimento (variabilità, fluenza, armonia, ecc.) è strettamente correlata con l'integrità del SNC in specifiche età della vita. Nella standardizzazione dei parametri di valutazione e delle categorie di patologia (essenziali per evitare i rischi di "soggettività" di questa tecnica) finora messi a punto, l'accento è stato posto (vedi cap. 4) sulla capacità di rivelare precocemente la patologia. Recentemente, accanto all'approccio clinico la motricità spontanea di neonati sani e patologici è stata studiata attraverso l'analisi quantitativa del movimento (Coluccini et al., 2002), anche allo scopo di validarne i risultati.

Scale di sviluppo

Per valutare il livello di sviluppo psico-motorio raggiunto dai bambini affetti da PCI, in riferimento ad un modello teorico di normalità, vengono proposte in letteratura le cosiddette Scale di Sviluppo. Le scale di sviluppo (Gesell e Amatruda 1947; Griffiths, 1954; Bayley, 1969) sono costruite in base alla teoria delle "milestones": esse descrivono lo sviluppo normale come un susseguirsi di tappe rigidamente prestabilite e gerarchicamente preordinate, sia nei tempi (epoca di acquisizione) sia nei modi (strategie di acquisizione). È ormai esperienza comune e largamente dimostrata anche in letteratura (Touwen, 1976; Largo et al., 1985; Robson, 1984; Bottos et al., 1989) che lo sviluppo normale è caratterizzato invece da un'ampia variabilità interindividuale che riguarda sia i tempi di acquisizione sia il percorso seguito da ciascun soggetto. La sequenzialità delle tappe può non essere rispettata ed alcune di queste possono anche essere saltate (non necessariamente il bambino deve strisciare prima di gattonare e può anche scegliere di spostarsi sul sedere). Non è neanche necessario che una determinata tappa motoria debba essere acquisita solo dopo che la precedente è stata sufficientemente perfezionata.

Va inoltre considerato che nell'acquisizione delle diverse abilità ciascun soggetto mette in atto strategie diverse che connotano stili diversi fra loro. Per esempio, non ci si deve aspettare che il gattonamento o il cammino autonomo siano necessariamente simmetrici (Cioni et al., 1993). L'asimmetria, considerata classicamente come un segno di patologia, deve essere contemplata anche dallo sviluppo normale, dove anzi rappresenta la regola, mentre una perfetta specularità può indurre a sospetti (vedi ad esempio la presenza di movimenti mirror).

Le scale di sviluppo negano dunque l'esistenza nel bambino di esigenze identiche in momenti diversi e di strumenti diversi per assolvere alle stesse esigenze.

La valutazione per mezzo delle scale di sviluppo del bambino con PCI serve solo a stabilire cosa c'è o manca rispetto al tempo, e se quello che c'è è uguale o diverso per forma e ordine delle sequenze. Non si possono raccogliere invece informazioni che aiutino a considerare se la strategia utilizzata sia quella giusta per assolvere a una determinata funzione, pur non trattandosi della strategia motoria più corretta (concetto del "buono abbastanza").

A prescindere dai limiti di applicabilità anche nello sviluppo normale, le scale di sviluppo non risultano dunque valide per misurare l'evoluzione funzionale nella patologia, dato che non pongono nessuna attenzione al rapporto problema-bisogno-scopo e al tipo di risposta motoria adottata.

Scale di valutazione grossomotorie

Per valutare il grado di limitazione funzionale nei bambini affetti da PCI viene diffusamente utilizzata sia in campo clinico sia di ricerca la Gross Motor Function Measure (GMFM, Russell et al., 1989, 2002). La GMFM è uno strumento standardizzato di osservazione ideato per valutare la modificabilità nel tempo delle funzioni grosso-motorie specialmente in soggetti affetti da PCI o per valutare l'efficacia di terapie mirate a migliorare la funzione motoria in questi soggetti. È stata progettata per l'utilizzo sia in campo clinico sia di ricerca e valuta il grado di competenza raggiunta dal bambino nell'ambito di una determinata prova, trascurando gli aspetti qualitativi con cui la prestazione viene eseguita. L'impossibilità di determinare gli aspetti qualitativi rappresenta un limite della scala e le modificazioni rivelate riflettono solo una parte dei cambiamenti ottenuti nelle prestazioni motorie considerate. Questa scala include un range di attività motorie che un bambino può compiere, tra cui oltre alla statica eretta e il cammino anche la posizione supina, seduta e il rotolamento. È una scala validata per l'uso nei bambini con PCI, e la buona "reliability" inter- ed intra-osservatore la rendono una delle più utilizzate nella pratica quotidiana (Damiano e Abel, 1996). Per valutare la qualità della performance grosso-motoria, è stato introdotto recentemente l'uso della Gross Motor Performance Measure (GMPM, Boyce et al., 1998).

Valutazione di funzioni specifiche

Valutazione del cammino

Il cammino rappresenta una funzione centrale nello sviluppo neuropsichico del bambino sia nella normalità sia nella patologia neuromotoria quale la PCI.

I disturbi del cammino nel bambino con PCI rappresentano oggi un argomento di grande attualità ed interesse sia in ambito riabilitativo sia socio-sanitario in rapporto con l'aumento, verificatosi negli ultimi decenni, di soggetti affetti da diplegia (forma clinica tipica del nato pretermine) in cui, per la prevalenza del disturbo neurologico a carico degli arti inferiori, l'acquisizione del cammino viene a costituire una delle problematiche centrali del trattamento. La modalità con cui i bambini con PCI organizzano funzioni come la deambulazione è per questo molto diversa in relazione con le problematiche neurologiche prevalenti che il bambino si trova a fronteggiare (il disturbo percettivo piuttosto che quello motorio o intenzionale) e con le strategie di compenso funzionale adottate.

La metodologia più semplice per la valutazione del cammino nei bambini con PCI è rappresentata dall'osservazione diretta della qualità della deambulazione (nel termine anglosassone *Observational Gait Analysis*, OGA). Preferibilmente è utile effettuare videoregistrazioni di cammini ripetuti con visione del bambino a tutto campo sia sul piano sagittale sia frontale; per osservare il comportamento del cingolo pelvico, il tronco e gli arti i bambini vengono generalmente spogliati. Attraverso questo sistema elementare è possibile cogliere la modalità organizzativa del paziente e soprattutto documentare l'evoluzione nel tempo della prestazione motoria. L'osservazione del cammino inizia dalla valutazione delle caratteristiche generali della deambulazione (velocità, fluenza, ritmo, capacità di arrestare-invertire la marcia, oscillazioni globali del centro di massa ecc.), fino a giungere a un'analisi sistematica dei fenomeni che può procedere semplicemente secondo un ordine anatomico partendo dal piede per salire verso l'alto al ginocchio e alle anche, al tronco e al capo. Diversi autori, per facilitare l'osservazione hanno proposto griglie e protocolli che guidano l'osservatore nell'analisi dei vari cicli del passo (Perry, 1990; Gage, 1991). Da tali protocolli di osservazione sono state in seguito sviluppate delle vere e proprie scale di valutazione quantitativa del cammino basate sull'OGA. Tra queste uno strumento tra i più utilizzati, soprattutto per valutare i cambiamenti a livello dell'atteggiamento di caviglia, ginocchio e caviglia sul piano sagittale durante il ciclo del passo in seguito a interventi terapeutici, è rappresentato dalla Physician Rating Scale (PRS) nella versione modificata (Koman et al., 1994). Sempre per valutare l'efficacia dell'intervento riabilitativo, soprattutto di chirurgia ortopedica funzionale viene utilizzata l'Edinbourgh Visual Score (EGS, Read et al., 2003) che è stata anche validata mediante il confronto con l'analisi computerizzata del cammino (Tab. 1).

Anche se l'OGA rappresenta lo strumento più utilizzato per valutare il cammino, in termini di facilità di uso, tempi di esecuzione e basso costo, esistono importanti limiti di applicazione dettati principalmente dalla scarsa ripetibilità intra- e inter-operatore (Krebs et al., 1985).

Il crescente interesse per lo studio del cammino ha portato allo sviluppo e all'utilizzo di strumenti di osservazione e valutazione sempre più sofisticati e accurati. Infatti, negli ultimi venti anni, all'osservazione diretta si sono affiancate tecniche strumentali che hanno permesso un'analisi della biomeccanica della deambulazione (gait analysis).

L'analisi del cammino attraverso tecniche strumentali comincia negli anni 50 (Saunders et al., 1953), e diviene uno strumento di utilizzo clinico con i lavori di Perry (1990) e Sutherland (1988). Inizialmente tuttavia le apparecchiature erano complesse e imprecise, le tecniche di elaborazione dei dati molto laboriose. L'evoluzione dei dispositivi hardware e dei software per l'analisi dei dati hanno fornito ai clinici strumenti sempre più sofisticati ed accurati, ma al tempo stesso di relativo facile utilizzo, utili per descri-

Tabella 1. Item relativi al piede dell'Edinbourgh Visual Gait Score (Read et al., 2003)

APPOGGIO					
Piede	Flessione 2	1	Normale 0	1	Estensione 2
1. Iniziale contatto			Contatto di tallone	Contatto di avampiede	Contatto con la punta
2. Sollevamento del tallone	Assenza di contatto dell'avampiede al suolo	Cancellato	Normale	Precoce	Assente
3. Massima dorsiflessione della caviglia	Eccessiva dorsiflessione (>40° df)	Aumentata dorsiflessione (26°-40° df)	Dorsiflessione normale (5°-25° df)	Dorsiflessione ridotta (10° pf-4° df)	Eccessiva plantiflessione (>10° pf)
4. Avampiede varo/valgo	Importante valgismo	Valgismo moderato	Neutro/lieve valgo	Varo moderato	Importante varo
5. Rotazione del piede	Marcata rot. esterna >KPA (>40°)	Modesta rot. esterna >KPA (21°-40°)	SI in rotazione esterna rispetto a KPA (0°-20°)	Modesta rot. interna >KPA (1°-25°)	Marcata rot. interna >KPA (>25°)
SOSPENSIONE					
5. Rotazione	Marcata rot.	Modesta rot.	SI in rotazione	Modesta rot.	Marcata rot.
6. Clearance in sospensione		Eccessivo sollevamento del piede dal suolo	Completa	Ridotta	Assente
7. Massima dorsiflessione della caviglia	Eccessiva dorsiflessione (>30° df)	Aumentata dorsiflessione (16°-30° df)	Dorsiflessione normale (15° df-5° pf)	Modesta plantiflessione (6°-20° pf)	Marcata plantiflessione (>20° pf)

Abbreviazioni: KPA = "Knee Progression Angle"; IS = Spina Iliaca; df = dorsiflessione; pf = plantiflessione

vere e quantificare gli aspetti biomeccanici che caratterizzano i pattern locomotori normali e patologici. Attraverso sistemi optoelettronici viene registrato il movimento di piccoli "markers" sferici, rivestiti di materiale riflettente (definiti passivi in quanto visibili grazie ai raggi infrarossi emessi da speciali telecamere). Tali marker vengono applicati sul corpo del soggetto, su determinati punti di repere anatomici. Dalle coordinate tridimensionali di tali punti nello spazio vengono ricostruiti i centri di rotazione articolare e i segmenti ossei degli arti inferiori. Quindi la cinematica del passo è rappresentata graficamente, in una serie di diagrammi cartesiani (angoli, velocità, accelerazioni dei vari segmenti corporei nelle varie fasi del passo). Mediante piattaforme di forza sensorizzate vengono stimate le Forze di Reazione al Suolo (GRF) durante l'appoggio del piede. Le forze interne (Momenti e Potenze) agenti sulle strutture articolari vengono così calcolate mettendo in relazione la cinematica segmentale con le GRF (Dinamica Inversa). Inoltre è possibile determinare il "timing" di contrazione muscolare per mezzo dell'elettromiografia dinamica. In letteratura sono ormai numerose le esperienze nell'uso clinico della gait analysis per documentare le condizioni motorie dei bambini affetti da PCI e per fornire indicazione dell'efficacia di interventi riabilitativi (Rodda e Graham, 2001; Gage, 2004). Esempi di gait analysis in varie forme di PCI sono riportati nel capitolo 17 e nel DVD annesso a questo volume.

Valutazione della manipolazione

Lo studio degli arti superiori e della funzione manipolazione nei bambini normali e patologici comporta difficoltà metodologiche maggiori, rispetto all'analisi della deambulazione (Rau et al., 2000). L'utilizzo degli arti superiori nella vita quotidiana è multiforme, la variabilità e complessità dei compiti in cui le mani sono coinvolte ha ostacolato la creazione di procedure attendibili e standardizzate per la valutazione del movimento. Mentre sono numerose le esperienze cliniche e strumentali riguardanti la descrizione della fisiopatologia della deambulazione nei bambini affetti da PCI, pochi sono gli studi che descrivono le caratteristiche normali e patologiche degli arti superiori e non esistono classificazioni dei pattern di manipolazione rispetto alle varie forme cliniche. La natura libera dei movimenti degli arti superiori è completamente differente rispetto ai movimenti limitati e ciclici che si rilevano durante il cammino. I movimenti degli arti superiori sono poi per la maggior parte a "catena cinetica aperta", non sono ciclici e quindi ripetitivi ed è difficile enucleare in un unico "task" tutti i movimenti e le situazioni possibili (gradi di libertà) del sistema da analizzare.

Ciononostante, anche nel caso della manipolazione come per il cammino si possono trovare in letteratura esperienze che riportano metodologie di valutazione qualitativa, quantitativa e strumentale della manipolazione in bambini con PCI.

La valutazione qualitativa delle abilità manipolatorie e prassiche può essere condotta mediante l'osservazione del comportamento spontaneo del bambino attraverso protocolli ben definiti, quale quello proposto dal Gruppo Italiano delle Paralisi Cerebrali Infantili (Bellani, 2000) che valuta le modalità con cui il bambino utilizza gli arti superiori nel gioco spontaneo e indotto con materiale adatto all'età e al livello di competenza acquisito. Esistono diversi strumenti che valutano attraverso scale quantitative standardizzate e tra queste la più utilizzata è rappresentata dal "Melbourne Assessment of Unilateral Upper Limb Function" (Johnson et al., 1994; Randall, 2001), che analizza il comportamento degli AS durante diversi compiti semplici (Tab. 2).

Tabella 2. Melbourne Assessment of Unilateral Upper Limb Function (Randall et al., 2001)

Item	**1**	**Raggiungimento in avanti di un oggetto**					
	1.1	Escursione articolare	0	1	2	3	–
	1.2	Accuratezza nel raggiungimento del target	0	1	2	3	–
	1.3	Fluidità	0	1	2	3	–
Item	**2**	**Raggiungimento in avanti di un oggetto in posizione elevata**					
	2.1	Escursione articolare	0	1	2	3	–
	2.2	Accuratezza nel raggiungimento del target	0	1	2	3	–
	2.3	Fluidità	0	1	2	3	–
Item	**3**	**Raggiungimento laterale di un oggetto in posizione elevata**					
	3.1	Escursione articolare	0	1	2	3	–
	3.2	Accuratezza nel raggiungimento del target	0	1	2	3	–
	3.3	Fluidità	0	1	2	3	–
Item	**4**	**Afferramento di una matita**	0	1	2	3	4
Item	**5**	**Afferramento di una matita durante il disegno**	0	1	2	3	–
Item	**6**	**Rilascio di una matita**					
	6.1	Escursione articolare	0	1	2	3	–
	6.2	Qualità del movimento	0	1	2	3	–
	6.3	Accuratezza del rilascio	0	1	2	3	4
Item	**7**	**Afferramento di una pillola**	0	1	2	3	–
Item	**8**	**Rilascio di una pillola**					
	8.1	Escursione articolare	0	1	2	3	–
	8.2	Qualità del movimento	0	1	2	3	–
	8.3	Accuratezza del rilascio	0	1	2	3	4
Item	**9**	**Manipolazione**					
	9.1	Destrezza delle dita	0	1	2	3	4
	9.2	Fluidità	0	1	2	3	–
Item	**10**	**Indicare**					
	10.1	Quadrante rosso	0	1	2	3	4
	10.2	Quadrante verde	0	1	2	3	4
	10.3	Quadrante giallo	0	1	2	3	4
	10.4	Quadrante blu	0	1	2	3	4
Item	**11**	**Passare la mano sui capelli dalla fronte alla nuca**					
	11.1	Escursione articolare	0	1	2	3	4
	11.2	Fluidità	0	1	2	3	–
Item	**12**	**Palmo della mano sotto i glutei**					
	12.1	Escursione articolare	0	1	2	3	–
	12.2	Fluidità	0	1	2	3	–
Item	**13**	**Prono/Supinazione dell'avambraccio**	0	1	2	3	4
Item	**14**	**Passaggio di un oggetto da una mano all'altra**	0	1	2	3	4
Item	**15**	**Portare la mano sulla spalla controlaterale**					
	15.1	Escursione articolare	0	1	2	3	–
	15.2	Accuratezza nel raggiungimento del target	0	1	2	3	–
	15.3	Fluidità	0	1	2	3	–
Item	**16**	**Portare la mano alla bocca**					
	16.1	Escursione articolare	0	1	2	3	–
	16.2	Accuratezza nel raggiungimento del target	0	1	2	3	–
	16.3	Fluidità	0	1	2	3	–
	16.4	Velocità	0	1	2	3	–

Altri test molto usati sono il QUEST, il Jebsen - Taylor Hand Function Test, e la parte dedicata alla manipolazione di test più globali come le Peabody Scales.

Recentemente (Hurvitz, 2000) è stata valutata la risposta al trattamento riabilitativo (Tossina Botulinica) sugli arti superiori in un gruppo di bambini emiplegici utilizzando un semplice test (Motor Control Testing, MCT) che valuta quattro task di movimento, da semplici a complessi, degli arti superiori.

In letteratura sono scarsamente presenti studi che hanno valutato il comportamento degli arti superiori nei bambini con PCI attraverso tecniche strumentali. Tra questi si segnalano i contributi del gruppo svedese (Eliasson et al., 1992, 1995) che ha analizzato le differenti modalità di afferramento ("grasping") attraverso un dinamometro isometrico, mettendo in evidenza le problematiche di bambini affetti da PCI, relative al controllo anticipatorio del gesto nella presa e rilascio di oggetti di diversa misura. Attraverso l'analisi cinematica di movimenti segmentari a differenti velocità di esecuzione del gesto, in un gruppo di bambini emiplegici, sono stati proposti recentemente nuovi indici di performance, basati sulla fluidità ("smothness") e sulla variabilità del movimento (Maini et al., 2002).

Valutazione della disabilità

La PCI influenza lo sviluppo del bambino a vari livelli (Campbell, 1996) da quello strutturale (lesione SNC) agli esiti neurologici (contrattura, spasticità), alla limitazione funzionale (deficit della deambulazione), fino a determinare una condizione di disabilità (limitazioni nella mobilità, comunicazione, performance, ecc.). Quindi valutare il grado di autosufficienza del paziente nelle attività della vita quotidiana (ADL) riflette gli eventuali miglioramenti del quadro clinico nel suo complesso e costituisce un indice efficace per valutare la ripresa funzionale. Per valutare il grado di disabilità funzionale durante lo svolgimento di attività quotidiane viene sempre più utilizzata nell'infanzia la Pediatric Evaluation of Disability Inventory (PEDI, Feldman et al., 1990). Questo test consiste in diversi "item" utilizzati per quantificare le abilità funzionali dei bambini nell'area della mobilità, del "self-care" e della funzione sociale nel periodo pre-scolare e scolare. La scala può essere completata attraverso un'intervista strutturata, sommini-

Tabella 3. Struttura della Pediatric Evaluation of Disability Inventory (Feldman et al., 1990)

Parte	Dominio	Sub-Item
1. Abilità funzionali	Self-care	Abilità funzionali di self-care (73)
	Mobilità	Abilità funzionali nella mobilità (59)
	Funzione sociale	Abilità funzionali sociali (65)
2. Assistenza del Caregiver	Self-care	Assistenza del caregiver nel self-care (8)
	Mobilità	Assistenza del caregiver nella mobilità (7)
	Funzione sociale	Assistenza del caregiver nella funzione sociale (5)
3. Modificazioni	Self-care	Modificazioni nel self-care (8)
	Mobilità	Modificazioni nella mobilità (7)
	Funzione sociale	Modificazione della funzione sociale (5)

strata ai genitori dei disabili affetti da PCI con l'obiettivo di determinare il grado di indipendenza delle funzioni raggiunte, senza le limitazioni imposte dai deficit fisici e cognitivi (Tab. 3).

Un altro strumento molto diffuso è rappresentato dalla Functional Indipendence Measure for Children (weFIM, Msall et al., 1990), una versione adattata rispetto all'originale Functional Independence Measure (FIM) utilizzata per l'adulto. Questa scala quantifica il livello di autonomia del paziente valutando il livello di assistenza necessario a svolgere le normali attività di vita quotidiana.

Valutazione della partecipazione e della qualità della vita

L'ultima stesura dell'international Classification of Impairment, Disability, Handicaps, ICIDH-2, denominata ora International Classification of Functioning, Disability and Health (ICF), (WHO, World Health Organisation 2001), ha stimolato la messa a punto di strumenti che possano valutare non solo le funzioni, come sopra indicato, o la disabilità, ma gli aspetti dell'effettiva partecipazione del bambino alla vita della comunità e la qualità della vita come viene percepita dai genitori e dal bambino stesso. È ovviamente difficile disegnare strumenti per misurare questi aspetti. Vi sono tuttavia interessanti contributi in letteratura in materia (Mihaylov et al., 2004), come pure la pubblicazione di alcuni strumenti di misura come il LIFE-H, sviluppato per studiare la partecipazione all'interno del sistema di classificazione ICIDH-2 e già usato per bambini con paralisi cerebrale (Lepage et al., 1998).

L'uso degli strumenti nella prassi riabilitativa

Il riabilitatore deve essere consapevole che gli strumenti di valutazione e di misura fino ad ora trattati, sia quelli tradizionalmente utilizzati dal clinico al momento della diagnosi per dimostrare i segni e i sintomi della lesione a carico del SNC (semeiotica della lesione), sia quelli relativi all'osservazione della modalità organizzativa delle funzioni specifiche e dei sistemi di funzione (semeiotica delle funzioni), non consentono di cogliere a pieno le linee di evoluzione nel tempo dei soggetti con PCI.

Nel termine evoluzione è insito il concetto di modificabilità, vale a dire di cambiamento possibile, che rappresenta un punto cruciale nella definizione e nella comprensione del significato della prognosi funzionale (evoluzione possibile delle funzioni adattive).

Nel valutare questi aspetti, il riabilitatore deve pertanto avere la consapevolezza che non può essere sufficiente considerare come si sia modificato il punteggio ottenuto dalla somministrazione di una scala quantitativa come la GMFM o di come possa essere variato l'angolo di dorsiflessione della caviglia durante un singolo ciclo del passo utilizzando i dati della gait analysis.

In riferimento allo specifico significato di funzione adattiva, come comportamento motorio per il raggiungimento di uno scopo, nella valutazione non si può prescindere invece dal considerare l'interazione fra individuo e ambiente.

Nel giudicare il cambiamento nel tempo non si può e non si deve dunque separare il soggetto dal contesto ambientale in cui vive e si deve partire dal considerare i bisogni del soggetto; dobbiamo cioè considerare le funzioni adattive in rapporto con i bisogni che tendono a soddisfare.

Di seguito verranno riportati alcuni degli elementi che riteniamo debbano essere te-nuti presenti per un bilancio funzionale utile alla formulazione di un corretto giudizio prognostico e per la verifica dei risultati del trattamento.

La capacità di adattamento e di interazione con l'ambiente

L'adattamento, inteso sia come la capacità del bambino di rendersi adatto sia come la capacità di adattare l'ambiente in cui vive, origina dal bisogno o dal desiderio.

È solo quando il bambino è in grado di porsi dei problemi o di desiderare che nasce infatti la motivazione a trovare soluzioni che, sia pur nella loro parzialità e imperfezio-ne, sono funzionali per il raggiungimento dello scopo, gli permettono di agire sull'am-biente e gli consentono di rendersi autonomo e indipendente.

A volte ci accorgiamo che è proprio l'incapacità di porsi problemi che rende impos-sibile al bambino costruire delle risposte. In questo caso la mancata risposta al proble-ma non è legata a un difetto intrinseco della struttura (non riesce a farlo), ma all'inca-pacità di cogliere il problema, e quindi a una difficoltà di tipo cognitivo-relazionale. Quando invece siamo sufficientemente sicuri che il problema sia ben recepito, la man-cata risposta può essere dovuta o a un difetto della struttura (difetto di programmazio-ne, di esecuzione, di controllo del movimento) oppure può mancare la motivazione, cioè la volontà di risolvere il problema. Spesso questo succede quando il bambino sa che c'è qualcuno che è in grado di risolvere il problema per lui (adulto come protesi).

Non si deve dimenticare che oltre all'adattamento dell'individuo all'ambiente esiste la possibilità di adattare l'ambiente all'individuo mediante strumenti (ad esempio gli ausili) che servono a rendere più accessibile la soluzione dei problemi salvaguardando l'interazione.

Si apre così il mondo delle funzioni alternative. Ad esempio, vi è una profonda diffe-renza fra il non camminare e il non spostarsi. Se si vuole, anche l'uso della carrozzina, che rappresenta una sconfitta rispetto alla conquista del cammino, è da considerare una vittoria rispetto al fatto che l'individuo possa spostarsi e rendersi autonomo. La rinun-cia a spostarsi è sicuramente più grave rispetto al farlo usando strumenti alternativi.

La valutazione del cambiamento

Il concetto di paralisi è connesso strettamente con quello di cambiamento inteso nel senso sia dello spazio (cosa cambia) sia del tempo (quanto tempo si impiega ad acqui-sire ciò che non si sa fare). È tuttavia il fattore temporale che caratterizza maggiormen-te la paralisi cerebrale.

Valutare il cambiamento non vuol dire solo prendere in considerazione l'individuo in se stesso (con il suo disturbo motorio, le sue difficoltà percettive, ecc.), ma anche considerare l'importanza che hanno avuto l'ambiente in cui il bambino è vissuto e il ti-po di modello secondo cui è stato educato (vale a dire le conseguenze che questi due fat-tori hanno prodotto in quel bambino). Il nostro giudizio nel valutare una funzione non deve mai derivare dalla sola osservazione del soggetto, ma deve sempre tenere presen-te l'adeguatezza o meno dell'individuo per quell'ambiente e per quella comunità. Si tratta sempre di una valutazione di tipo ecologico.

Nell'esprimere un giudizio su un bambino che non cammina bisogna, ad esempio, fare attenzione al tipo di interazione con la madre e alle conseguenze che le dinamiche del rapporto con essa hanno avuto sulla sua possibilità di fare esperienze. Vi sono delle situazioni che possono anche essere accettate quando si giunge a comprendere che il bambino vive o ha vissuto una sorta di situazione di "isolamento", di deprivazione di esperienze.

Valutare il cambiamento significa anche avere una misura di come il bambino ha risposto al trattamento riabilitativo, che a sua volta deve essere considerato uno degli strumenti più importanti del cambiamento stesso. La risposta al trattamento, e quindi la dimostrazione del cambiamento, rappresenta uno degli elementi fondamentali per la prognosi. Una situazione che non cambia quando ci troviamo di fronte a un disturbo neuromotorio non severo, sarà sicuramente più grave e desterà più preoccupazioni di quando pur essendo più severo il deficit, la situazione cambia, si modifica, si adatta. Ad esempio, va considerato che i progressi del diplegico possono superare quelli dell'emiplegico, se si considera che in quest'ultimo le possibilità di cambiamento si esauriscono presto, tenendo conto delle strategie di compenso messe in atto dal lato conservato.

Il rapporto fra repertorio motorio e utilizzazione

Molto spesso la paralisi si autolimita, nel senso che l'individuo ha delle risorse spontanee che non riesce ad utilizzare fino in fondo.

In questo caso il problema non è tanto quello di aumentare il repertorio di movimenti quanto quello di aumentare le strategie di utilizzazione. La mancata utilizzazione del repertorio può dipendere da una non conoscenza degli strumenti o dall'incapacità di progettare un'azione per piani successivi e per complessità successive (mancanza di istruzioni). È come se la paralisi del bambino fosse una scatola di costruzioni in cui il bisogno è rappresentato dal costruire l'oggetto, i moduli motori sono i pezzi per costruire, ma nella scatola non ci sono le istruzioni per farlo.

Non possedere le "istruzioni" rappresenta un problema di importanza centrale in molti bambini con paralisi cerebrale in quanto questo non consente di aggregare i movimenti disponibili nella direzione voluta, pur essendo ben chiara per il bambino l'immagine finale di quello che vorrebbe realizzare. Questo porta a sperimentare un continuo sentimento di frustrazione che spesso comporta la rinuncia all'azione (paralisi intenzionale).

In questi casi, lo strumento di valutazione diventa la capacità di osservare ed interpretare, mentre si può decidere di non insistere nella richiesta di prestazioni motorie che non possono che aumentare la frustrazione.

La ridondanza delle risposte

Una caratteristica importante della paralisi cerebrale è rappresentata dalla perdita della ridondanza delle risposte disponibili nella soluzione di uno stesso problema.

Infatti, a differenza di quanto accade nei soggetti normali, che proprio in virtù di questa ridondanza possono eseguire lo stesso compito in modi diversi, nel soggetto affetto da PCI le risposte disponibili sono fortemente ridotte spesso fino ad una sola o a nessuna. Si tratta in genere di scelte obbligate e stereotipate. Di conseguenza vi è una minor disponibilità di risposte possibili e di libertà di scelta fra di esse.

Una valutazione nel tempo di questo parametro, con la finalità di rilevare un aumento delle scelte a disposizione del bambino, è certamente uno strumento utile per valutare l'evoluzione funzionale e l'efficacia del trattamento, che deve porsi questo arricchimento come uno degli scopi fondamentali, per migliorare l'efficacia dell'adattamento all'ambiente.

Conclusioni

Questa rapida carrellata sugli strumenti per valutare l'evoluzione funzionale, in cui sono stati citati solo alcuni degli strumenti presenti in letteratura, e a scopo solo di esempio, non è stata fatta con l'intento di esprimere giudizi di merito sul valore assoluto di un tipo di strumento rispetto all'altro, ma soltanto per cercare di descrivere, seppur brevemente, i numerosi e ormai irrinunciabili strumenti di valutazione e misura di cui oggi disponiamo, e nello stesso tempo per poter riflettere su quanto possa essere poco utile, se non forviante, un uso improprio degli strumenti.

Gli strumenti hanno tutti una loro validità, sempre che chi li usa abbia ben chiari gli aspetti che ciascuno di essi gli consente di valutare. Viene di conseguenza che uno strumento adatto per far diagnosi di lesione non potrà essere utilizzato per valutare il risultato del trattamento e così via.

Per essere efficace nella valutazione e consentirci un certo tipo di giudizio, lo strumento deve infatti necessariamente essere coerente con il fenomeno che stiamo osservando e con il criterio interpretativo che guida l'osservazione.

Esistono in letteratura ampie review degli strumenti di misura utilizzabili con i bambini con PCI. Alcuni di essi sono già stati citati nel corso di questo contributo. La loro scelta dipende dagli scopi del valutatore, dalle caratteristiche del suo lavoro e dei bambini oggetto della valutazione. A scopo didattico indichiamo l'utilità di un recente strumento informatico interattivo (Law et al., 1999), messo a punto dal gruppo Canadese del CanChild, che contribuisce ad aiutare a comprendere, valutare e scegliere le misure di outcome in età pediatrica.

A quanto sopra indicato, si deve anche aggiungere che per una corretta valutazione del paziente i dati evincibili con i vari strumenti utilizzati devono sempre essere fra loro integrati e rapportati al giudizio clinico globale; la valutazione non può essere basata solo su dati quantitativi e su misurazioni oggettive o essere troppo sbilanciata verso di queste. La misurazione può contribuire alla valutazione del paziente così come possono contribuirvi anche l'intuizione e l'esperienza. L'attribuire un ruolo eccessivamente importante alle misurazioni quantitative, rispetto alla valutazione clinica, può portare a una distorsione nella pratica quotidiana che rischia di far perdere di vista uno dei fondamenti dell'attività clinica, rappresentato dalla riflessione e dall'analisi di ripetute osservazione e dal continuo adattamento dell'azione alla situazione specifica di quel paziente in quel determinato contesto e momento (Basaglia et al., 2000).

Inoltre di fronte alla scelta di uno strumento non dobbiamo dimenticare che durante l'età evolutiva un fattore importante è proprio rappresentato dall'età e dalle caratteristiche neuropsichiche del bambino, che determinano il grado di collaborazione soprattutto di fronte a prove e all'uso di strumenti che richiedono maggior rigore nella somministrazione.

Bibliografia

Basaglia N, Bertocchi A, Boldrini P (2000) Valutazione clinica in Medicina Riabilitativa. In: Basaglia N (ed) Trattato di Medicina Riabilitativa- Medicina Fisica e Riabilitazione. Idelson-Gnocchi Editore, pp 91-195

Bayley N (1969) Manual for the Bayley Scales of Infant Development. New York, The Psychological Corporation

Bellani R (2000) Valutazione delle funzioni manipolatorie e prassiche. In Fedrizzi E (Ed) La valutazione delle funzioni manipolatorie e prassiche. Milano, Franco Angeli. pp 112-131

Bobath B, Bobath K (1975) Motor development in the different types of cerebral palsy. London: Heinemann Medical

Boldrini P, Basaglia N (1995) Valutare in Medicina riabilitativa. In: Basaglia N, Pace P (eds) Valutazione e qualità dell'assistenza in Medicina Riabilitativa. Napoli, Gnocchi Editore, pp 67-87

Bohannon RW, Smith MB (1986) Interrater reliability of a modified Ashworth scale of muscle spasticity. Phys Ther 67:206-207

Bottos M, Dalla Barba B, Stefani D et al (1989) Locomotor strategies preceding independent walking: prospective study of neurological and language development in 424 cases. Dev Med Child Neur 31:25-34

Boyce W, Russell D, Rosenbaum P (1991) Measuring quality of movement: a review of instruments. Physical Therapy 71:813-819

Boyce W, King C, Olney S (1998) Evaluating instruments of motor assessment in international practice. Giornale di Neuropsichiatria dell'età evolutiva 2:17-34

Boyd RN, Hays RM (2001) Current evidence for the use of botulinum toxin type A in the management of children with cerebral palsy: a systematic review. Eur J Neurol 8:20

Campbell SK (1992) Measurement of motor performance in cerebral palsy. In Forssberg H, Hirschfeld H (eds) Movement Disorders in Children. Basel, Switzerland, Karger, pp 264-271

Campbell SK (1996) Quantifying the effects of interventions for movement disorders resulting from cerebral palsy. J Child Neurol 1:61-70

Campbell SK (1999) Models for decision making. In Campbell SK (ed) Decision Making in Pediatric Neurologic Physical Therapy. Philadelphia, Churchill Livingstone, pp 1-22

Cioni G, Duchini F, Paolicelli PB et al (1993) Differences and variations in the patterns of early independent walking. Early Hum Dev 35:193-205

Coluccini M, Maini ES, Sabatini AM et al (2002) Kinematic analysis of general movements in early infancy. Dev Med Child Neur 94:92

Crenna P (1999) Spasticity and spastic gait in children with cerebral palsy. Neurosc Biobehav Rew 22(4): 571-578

Damiano DL, Abel M (1996) Relation of Gait analysis to gross motor function in cerebral palsy. Dev Med Child Neur 38:389-396

Damiano DL, Quinlivan JM, Owen BF et al (2002) What does the Ashworth scale really measure and are instrumented measures more valid and precise? Dev Med Child Neurol 44:112-118

Eddy DM (1992) Medicine, money and mathematics. Bulletin of the American College of Surgeons 77:36-49

Eliasson AC, Gordon AM, Forssberg H (1992) Impaired anticipatory control of isometric forces during grasping by children with cerebral palsy. Dev Med Child Neurol 34:216-225

Eliasson AC, Gordon AM, Forssberg H (1995) Tactile control of isometric fingertip forces during grasping in children with cerebral palsy. Dev Med Child Neurol 37:72-84

Feldman AB, Haley SM, Coryell J (1990) Concurrent and construct validity of the Pediatric Evaluation of Disability Inventory. Pediatr Phys Ther 3:177-184

Ferrari A (1990) Interpretative dimensions of infantile cerebral paralysis. In: Papini M, Pasquinelli A, Gidoni EA (eds) Development, Handicap, Rehabilitation, Practice and Theory. Amsterdam, Excepta Medica

Gage JR (1991) Gait analysis in cerebral palsy. CDM 121, Oxford, Blackwell Scientific Inc

Gage JR (2004) The treatment of gait problems in cerebral palsy. CDM 164-5, Oxford, Blackwell Scientific Inc

Gajdosik CG, Gajdosik RL (2000) Muskoloskeletal development and adaptation. In: Campbell SK, Vander Linden DW, Palisano RJ (eds) Physical Therapy for Children 2nd edition. Chicago, Saunders

Gesell A, Amatruda CS (1947) Developmental diagnosis. New York, Harper & Row (Reprinted 1969)

Goldberg MJ (1991) Measuring outcomes in cerebral palsy. J Ped Orth 11:682-685

Griffiths R (1954) The Ability of Babies. London, University Press

Granger CV, Hamilton BB, Sherwin FS (1986) Guide for the use of the uniform data set for medical rehabilitation. Buffalo General Hospital New York, Uniform data system for medical rehabilitation

Harris SR, Smith LH, Krukowsky L (1985) Goniometric reliability for a child with spastic quadriplegia. Journ of Ped Orthop 5:348-351

Hurvitz EA, Conti GE, Flansburg EL, Brown SH (2000) Motor control testing of upper limb function after botulinum toxin injection: a case study. Arch Phys Med Rehabil 81:1408-1415

Hinderer SR, Hinderer KA (1993) Quantitative methods of evaluation. In: De Lisa JA (ed) Rehabilitation Medicine: Principles and Practice, 2nd Ed Philadelphia, Lippincott Co, pp 96-121

Johnson LM, Randall MJ, Reddihough DS et al (1994) Development of a clinical assessment of quality of movement for unilateral upper-limb function. Dev Med Child Neurol 36:965-973

Koman LA, Mooney JF III, Smith BP et al (1994) Management of spasticity cerebral palsy with botulinum-A toxin:

report of a preliminary, randomized, double-blind trial. J Pediatr Orthop 14:299-303

Krebs DE, Edelstein JE, Fishman S (1985) Reliability of observational gait analysis. Phys Ther 65:1027-1033

Lansky D, Butler JBV, Waller FT (1992) Using health status measures in the hospital setting: from acute care to outcome management. Medical Care 30:57-73

Largo RH, Molinari L, Weber M et al (1985) Early development of locomotion: significance of prematurity, cerebral palsy and sex. Dev Med Child Neur 27:183-191

Law M, King G, MacKinnon E et al (1999) An Educational Program to Help You Understand, Evaluate, and Choose Pediatric Outcome Measures. (Educational CD) SLACK, New York

Lepage C, Noreau L, Bernard PM, Fougeyrollas P (1998) Profile of handicap situations in children with cerebral palsy. Scand J Rehabil Med 30:263-272

Lorenz KZ (1971) Gestalt perception as a source of scientific knowledge. In: Lorenz KZ (ed) Studies in animals and humans behaviour, 11

Mackey AH, Walt SE, Lobb G, Stott NS (2004) Intraobserver reliability of the modified Tardieu scale in the upper limb of children with hemiplegia. Dev Med Child Neurol 46:267-72

Maini ES, Coluccini M, Posteraro F, Sabatini AM (2002) Should unaffected upper limb of hemiplegic children with cerebral palsy be considered as normal. Dev Med and Child Neur 44:92

Mihaylov SI, Jarvis SN, Colver AF, Beresford B (2004) Identification and description of environmental factors that influence participation of children with cerebral palsy. Dev Med Child Neurol 46:299-304

Milani Comparetti A (1978) Classification des infirmités motrices cérébrales. Médicine et Hygiène 36:2024-2029

Milani Comparetti A, Gidoni EA (1967) Routine developmental examination in normal and retarded children. Dev Med Child Neur 9:631-638

Msall ME, Roseberg S, DiGaudio KM et al (1990) Pilot test for the weFIM for children with motor impairment. Dev Med Child Neur 32:41

Palisano J, Campbell SK, Harris SR (1999) Decision making in pediatric physical therapy. In Campbell S, Vander Linden D, Palisano J (eds) Physical Therapy for Children. Philadelphia, Saunders, pp198-226

Perry J (1990) Gait Analysis: Normal and Pathological. New York, Mc Graw-Hill

Pierson SH (1997) Outcome Measures in spasticity management. Muscle & Nerve 6:36-60

Prechtl HFR (2001) General movement assessment as a method of developmental neurology: new paradigms and their consequences. The 1999 Ronnie MacKeith lecture. Dev Med Child Neurol 43:836-842

Randall M, Carlin JB, Chondros P, Reddihough D (2001) Reliability of the Melbourne assessment of unilateral upper limb function. Dev Med Child Neurol 43:761-767

Rau G, Disselhorst-Klug C, Schmidt R (2000) Movement biomechanics goes upwards: from the leg to the arm. Journ of Biomech 33:1207-1216

Read HS, Hazelewood ME, Hilmann SJ et al (2003) Edinburgh visual gait score for use in cerebrlal palsy. Journ Ped Orthop 23:296-301

Robson P (1984) Prewalking locomotor movements and their use in predicting standing and walking child care. Healt Development 10:317-330

Rodda J, Graham HK (2001) Classification of gait patterns in spastic hemiplegia and diplegia: a basis for a management algorithm. Europ Journ of Neurol 8:98-108

Russell D, Rosenbaum P, Cadman D et al (1989) The Gross Motor Function Measure a means to evaluate the effects of physical therapy. Dev Med and Child Neur 31:341-352

Russell D, Rosenbaum P, Avery LM, Lane M (2002) Gross Motor Function Measure (GMFM-66 and GMFM-88) User's Manual. Clinics in Developmental Medicine 159 Cambridge, Mac Keith Press

Sackett DL, Rosenberg WMC, Gray JAM et al (1996) Evidence based medicine: what it is and what it isn't. British Medical Journal 312:71-72

Saunders JB, Inman, VT, Eberhart HD (1953) The major determinants in normal and pathological gait. Journal of Bone and Joint Surgery 35:543-558

Smith JK (1990) Questions of measurements in early childhood. In: Gibbs EO, Teti DM (eds) Interdisciplinary assessment of infants. A guide for early intervention professionals. Paul H Brookes

Sutherland D (1988) The Development of Mature Walking. CDM 104/105. Oxford, Blackwell Scientific Inc

Tardieu G, Shentoub S, Delarue R (1954) A la recherche d'une technique de measure de la spasticité. Rev Neurol 91:143-144

Thomson-O'Brien MA, Moreland J (1998) Evidence-based information circle. Physiotherapy Canada 184-189

Touwen BCL (1976) Neurological development in infancy. CDM 58 London, Heinemann

Trew M, Everett T (2001) Measuring and evaluating human movement. In: Trew M, Everett T (eds) Human Movement. An introductory text.Churchill Livingstone

WHO (2001) International Classification of Functioning, Disability and Health (ICF)

Wiley ME, Damiano DL (1998) Lower-extremity strength profiles in spastic cerebral palsy. Dev Med Child Neur 40:100-107

6   Difetti motori

Adriano Ferrari

Il difetto motorio viene universalmente considerato il cuore del problema della paralisi cerebrale infantile (PCI). Pur essendo consapevoli che esso non è quasi mai il solo problema presente e a volte non è neppure il più importante, riteniamo ancora giustificato iniziare l'analisi dei disturbi presentati da questa complessa patologia partendo dalle alterazioni subite dalla postura e dal movimento (intendi gesto).

Il processo dell'osservazione-valutazione delle condotte motorie del bambino con PCI può seguire una stessa linea procedendo secondo le due direttrici opposte: dal particolare verso il generale o viceversa. La prima direzione è più cara ai fisiatri e ai fisioterapisti, forse perché più vicina alla progettazione dell'intervento terapeutico; la seconda ai neuropsichiatri infantili e agli psicomotricisti, forse perché più attinente al prendersi cura "globalmente" dei problemi del bambino e della sua famiglia. In questa occasione seguiremo la prima strada (dal particolare al generale) non per volere prendere posizione a ogni costo, ma perché questa via è la più semplice e predittiva specialmente nel bambino piccolo, nella situazione cioè in cui più facilmente ci viene richiesto per la prima volta di esprimere il nostro parere su un nuovo caso di PCI e sulla sua prognosi motoria.

Analizzeremo nell'ordine il livello dei moduli motori (primo livello o livello dei mezzi), poi quello delle prassie (secondo livello o livello dei modi) e da ultimo quello delle azioni (terzo livello o livello degli scopi). Per facilitare la comprensione del testo, utiliz-

Moduli
- Repertorio dei moduli (lettere dell'alfabeto)
- Vincoli combinatori (lettera h e lettera q)
- Interazione competitiva (maiuscole-minuscole)
- Vocali (posture) e consonanti (gesti)
- Schemi patologici (lettere di un alfabeto straniero)
- Utilizzo funzionale del repertorio motorio residuo
- Accesso interno e accesso esterno al repertorio motorio residuo

Prassie
- Insieme di movimenti coordinati in funzione di un determinato risultato
- Formule

Azioni
- Movimenti organizzati cognitivamente per uno scopo
- Sinergie e strategie
- Competenza: capacità, abilità, passione
- Contestualità
- Consonanza

zeremo come esempio generale quanto avviene nella scrittura, assimilando il primo livello alla grammatica, il secondo alla sintassi e il terzo alla semantica.

Jeannerod (1990) distingue un livello superiore (*progettazione*) con un ruolo supervisore, dove la rappresentazione dovrebbe essere accessibile e modificabile da parte della coscienza; un livello intermedio (*programmazione*), organizzato modularmente e non accessibile alla coscienza, che sceglie la strategia migliore per portare l'azione a compimento concretizzando le istruzioni globali ricevute a livello superiore; un livello inferiore (*realizzazione*), che segue la strategia decisa a livello intermedio per raggiungere lo scopo indicato da quello superiore (Camerini e De Panfilis, 2003). Il livello superiore è legato anche a fattori concettuali e linguistici e sovrintende agli aspetti ideativi dell'attività prassica. La sua compromissione è spesso presente quando sussiste un deficit intellettivo e risulta direttamente proporzionale alla sua gravità. Il secondo livello è più strettamente legato alle disfunzioni neuropsicologiche specifiche (disprattognosie) che riguardano la funzione motoria. Il terzo livello è alterato primitivamente nella patologia neuromuscolare

Primo livello: i moduli motori

L'analisi del repertorio motorio del bambino con PCI può iniziare con l'osservazione e la valutazione dei moduli motori ancora presenti nella sua produzione spontanea. I **moduli** sono i singoli elementi motori preformati di cui si compone l'alfabeto della motricità. Da soli non significano nulla (sono cioè unità semplici prive di senso), ma combinati opportunamente assieme, come avviene per le lettere dell'alfabeto o i fonemi del linguaggio, essi possono comporre le posture e i gesti di ogni possibile attività motoria, cioè le parole del movimento (unità complesse dotate di senso).

L'analisi del repertorio può fornire dati quantitativi (entità della produzione motoria) e dati qualitativi (variabilità e forma del movimento).

L'*aspetto quantitativo* è il più facile da cogliere. Spesso sono i genitori stessi a segnalare che il loro bambino muove una mano meno dell'altra o gli arti inferiori meno dei superiori, orientandoci verso la diagnosi di PCI. Possiamo facilmente affermare che quanto maggiori sono la "povertà" e la "stereotipia" dei movimenti prodotti dal bambino, tanto più grave risulta essere il tipo della sua paralisi cerebrale. Questo, almeno, è quanto accade nelle sindromi spastiche. Nelle sindromi discinetiche, che possono tuttavia ugualmente esordire con una lunga fase di impoverimento della produzione motoria (vedi cap. 15), è piuttosto il dato qualitativo a colpire l'attenzione dei genitori: il bambino si muove, ma lo fa in modo strano, diverso, inconsueto. Finisce anzi per muoversi in certi momenti addirittura troppo, o a scatti, e per alternare a periodi di eccessiva produzione motoria momenti di attività ridotta oppure assente.

In caso di discinesia, la ricchezza del movimento prodotto potrebbe perciò disorientare anche il tecnico, se la sua analisi si limitasse ad esplorare il solo dato quantitativo.

Tornando all'ambito delle sindromi spastiche, la povertà e la stereotipia più estreme di moduli motori caratterizzano le *forme tetraplegiche* più gravi come la forma aposturale propriamente detta e la forma rigida con difesa antigravitaria in flessione, non a caso definita anche acinetica (vedi cap. 15). Procedendo attraverso la tetraplegia con antigravità quadrupedica e giungendo infine a quella con antigravità bipedica, si assiste al progressivo aumento del repertorio motorio del paziente, sia nel senso del numero dei moduli motori ancora presenti sia della loro variabilità e accessibilità.

I bambini con *forme diplegiche* posseggono un repertorio motorio in assoluto più ricco di quello dei bambini tetraplegici, a volte vasto ad un punto tale che il suo governo può divenire uno dei molti problemi presenti in queste forme di PCI (vedi cap. 17).

Per le *forme emiplegiche* sembrerebbe scontato affermare che il repertorio motorio dell'emilato affetto è quantitativamente inferiore a quello dell'emilato conservato (la parola sano suona impropria, visto che la salute è un bene che non si può dividere a metà). Non sempre è così. Esistono ovviamente differenze qualitative (varietà e forma dei moduli motori) fra i due emilati, ma alcune forme di emiplegia come quella malformativa precoce (vedi cap. 18), non mostrano in realtà importanti differenze quantitative nella produzione motoria, almeno in quella dell'arto inferiore. Questo elemento può giustificare un eventuale modesto ritardo diagnostico.

L'*aspetto qualitativo* mira a valutare la varietà dei moduli motori presenti e la loro forma, a considerare cioè se l'alfabeto della motricità possiede tutte le sue lettere, anche quelle che si utilizzano meno frequentemente. Una prima possibilità di giudizio è offerta dal riconoscimento di alcuni moduli motori che con la loro presenza possono "tranquillizzare" sulla prognosi motoria a distanza di tempo. La supinazione del polso a gomito flesso (guardarsi il palmo della mano) e l'eversione isolata del piede a ginocchio esteso (vedi il test per il controllo selettivo della dorsiflessione del piede proposto da Berweck e Heinen, 2003) sono esempi ampiamente conosciuti e condivisi. La loro positività prognostica è legata al fatto di essere moduli contrari alla più frequente e conosciuta espressione del pattern patologico della PCI (pugno chiuso, polso flesso, avambraccio pronato, piede equino-valgo o equino-varo, ecc.). Milani Comparetti li chiamava "movimenti bellini" (vedi cap. 13) considerandoli espressivi della **libertà di scelta** conservata dal paziente. Si tratta in genere di gesti segmentari, specie distali, singoli, con possibilità di selezione di verso, di modulazione di intensità e di regolazione di ampiezza. In sintonia con Milani Comparetti, possiamo affermare che in linea di massima sono prognosticamente positivi i movimenti evocati spontaneamente o volontariamente (dietro richiesta), isolati, specializzati o adattabili progressivamente, modificabili con l'esperienza e in seguito facilmente automatizzabili. Sono al contrario indicatori prognosticamente negativi i movimenti a carattere riflesso, specie se indotti dall'esterno, ripetitivi e stereotipi, poco adattabili e facilmente generalizzabili, cioè diffusi e globali. Le ricadute sulla scelta del "metodo" di terapia per la rieducazione della PCI sono chiaramente intuibili.

Per spiegare perché definite **combinazioni** fra i moduli motori assumano un significato prognostico, possiamo pensare ai vincoli associativi di alcune lettere dell'alfabeto ed alla funzione assunta nella scrittura dalle lettere maiuscole rispetto alle minuscole.

Movimento prognosticamente negativo	Movimento prognosticamente positivo
Riflesso	Spontaneo
Indotto (su stimolazione)	Volontario (su richiesta)
Generalizzato (globale, diffuso)	Isolato (segmentario)
Stereotipato	Specializzato
Ripetitivo e immutabile	Differenziato (modificabile con l'esperienza)
Poco adattabile	Progressivamente adattabile

Nella nostra lingua, la lettera h si associa solo a determinate vocali e a certe consonanti. Ancora più riservata è la lettera q che decisamente o si combina con la u o non compare affatto. In termini motori, è cosa diversa produrre la flessione dorsale del piede assieme alla flessione del ginocchio e dell'anca (triplice flessione) o associarla a un ginocchio che si sta estendendo (inversione di fase), oppure chiudere il pugno per afferrare qualche cosa mentre il gomito si sta estendendo e la mano si allontana dal tronco, piuttosto che all'interno di uno schema di flessione simultanea di spalla, gomito, polso e dita. La PCI si connota per la rigidità dei vincoli combinatori ed è tanto più grave quanto minori risultano la libertà di scelta (misura della possibilità di associare fra loro moduli diversi, ovvero grado di indipendenza da schemi primitivi e patologici, riflessi, reazioni, pattern motori primari, automatismi secondari, ecc.) e la **ridondanza** (etimologicamente sovrabbondanza) che nella PCI acquista il significato di ricchezza di soluzioni alternative (o equivalenze motorie, vedi oltre) in grado di assolvere a uno stesso compito a parità di risultato. L'associazione obbligata fra flessione, adduzione e intrarotazione alla coscia, così comune nelle sindromi spastiche, può fornire un esempio chiarificatore. Nelle sindromi discinetiche il problema si presenta in termini opposti: la libertà di scelta può divenire talmente ampia che finiscono per combinarsi tra loro anche moduli che non dovrebbero farlo (**combinazioni illogiche**), come la flessione del polso e l'estensione delle dita, la intrarotazione del braccio e la supinazione dell'avambraccio, ecc. Ne conseguono movimenti grotteschi, imprevedibili, bizzarri, ecc. In queste sindromi, la ridondanza risulta a sua volta così vasta che il paziente non riesce a ripetere due volte di seguito uno stesso movimento nello stesso modo, con gravi conseguenze sulla sua capacità di apprendimento e di automatizzazione del gesto utilizzato.

L'esempio delle lettere maiuscole e minuscole ci aiuta a capire l'**interazione competitiva** di cui parlava Milani Comparetti, il meccanismo cioè con cui un modulo motorio riesce a svolgere il suo ruolo di organizzatore del movimento funzionale. Nella lingua scritta la lettera maiuscola sottolinea l'inizio di una nuova frase, segnala la presenza di un nome proprio o connota l'importanza della parola utilizzata. Nel repertorio motorio, quando più moduli si mettono assieme per formare un determinato gesto, essi devono saper interagire e integrarsi fra loro rispettando l'autorità del modulo che in quel momento funge da organizzatore dell'attività funzionale. Ad esempio per manipolare un oggetto bisogna saper combinare assieme i moduli dell'afferrare, del lasciare andare, dell'inseguire, dell'evitare, del trattenere, dell'allontanare, ecc. Se però l'afferrare (grasping) si rivela eccessivamente dominante rispetto al lasciare andare (releasing), non possiamo dosare la forza della presa e deporre delicatamente l'oggetto, se l'evitare (avoiding) domina sull'inseguire (pursuing), non ci riesce possibile la cattura di un oggetto in movimento, o se il trattenere domina sull'allontanare, non siamo in grado di imprimere accelerazione ad un oggetto, come nel gesto di lanciare, ecc. Nella PCI ci sono troppe maiuscole. Basta osservare come in molte forme spastiche l'impossibilità di afferrare derivi proprio dal fatto che il pollice viene catturato e imprigionato dalle altre dita, così che la mano, già chiusa strettamente a pugno, non risulta più disponibile ad aprirsi perché impegnata ad afferrare se stessa. La modulazione di intensità e la regolazione di ampiezza sono frutto di un sapiente accordarsi dei moduli motori dove fra bianco e nero (afferrare e lasciar andare, deporre e sollevare, spingere e tirare, ecc.) devono trovare posto infinite sfumature di grigio.

Secondo Milani Comparetti, in alcune forme di PCI sarebbe possibile riconoscere un carattere diarchico (lotta fra due tiranni) nell'interazione competitiva fra i moduli motori organizzatori dell'attività considerata:

- *Reaching - avoiding* (reazione del raggiungere, del protendere la mano "verso", di attrazione per, di puntamento a... contro reazione di allontanamento da, di evitamento di, di repulsione per). Inducono movimenti in senso opposto rispetto all'identico obiettivo, mantenendosi sullo stesso vettore. La reazione di reaching comprende la reazione di meraviglia, associazione a partenza visiva che consiste nel desiderio di afferrare ed esplorare l'oggetto (il paziente vedendo l'oggetto flette il capo, apre la bocca, protende la lingua, presenta iperscialia e scialorrea, avanza gli arti superiori, predisponendoli alla presa con movimenti di ricerca alle mani). Questa reazione si accentua se la ricerca viene compiuta al di fuori del controllo visivo e diminuisce quando subentra la vista, testimoniando l'influenza organizzativa della sensibilità tattile epicritica (vedi cap. 7). La reazione di avoiding scatta al momento in cui viene toccato l'oggetto ed è caratterizzata da detrazione dello sguardo, che viene indirizzato altrove, da allontanamento della mano dall'oggetto o da appoggio "farfalleggiante" del piede, nel caso si tratti di contatto con il suolo.

- Reazione di *afferramento* (grasping) - reazione di *abbandono* (releasing). Condizionano in modo importante la capacità di manipolare con sicurezza gli oggetti per poterli esplorare opportunamente. Nel valutare la reazione di afferramento del bambino, vanno distinte due competenze: il grasp organizzatore della reazione antigravitaria in flessione e il grasp organizzatore dell'attività prassica. Il neonato trazionato per le mani (manovra di Finkelstein) si mantiene aggrappato e raggiunge la posizione seduta. Questo grasp è l'organizzatore di una reazione antigravitaria, che vede il bambino sollevarsi attraverso la flessione degli arti superiori al polso, al gomito e alla spalla. Se lo stesso bambino viene sostenuto per il capo in modo da annullare l'effetto della forza di gravità sull'asse corporeo, come ha dimostrato Grenier (1981), quel grasp scompare ed il bambino riesce a muovere opportunamente le mani afferrando un oggetto e passandolo da una mano all'altra (motricità "liberata"). Questo secondo afferramento, libero da compiti posturali, rappresenta, assieme alla capacità di lasciar andare (abbandono), il principio organizzatore della manipolazione. Il grasping prassico è infatti la reazione che permette l'adattamento della mano all'oggetto per la sua successiva esplorazione: la mano si avvicina all'oggetto e si orienta, si predispone, si adatta e si stabilizza per tutta la durata del compito. Poi di nuovo, guidata dalla reazione di abbandono, si apre, si libera, si distacca e si allontana. Nel lattante sano questi due principi organizzatori della manipolazione non si sviluppano contemporaneamente, poiché la capacità di afferrare precede di qualche tempo e sovrasta per un po' la capacità di lasciar andare. Nella PCI, queste due reazioni sono spesso in conflitto fra loro: in genere nelle sindromi spastiche domina la reazione di afferramento (è come se l'oggetto restasse incastrato fra le dita del bambino, che non riesce più a liberarsene), mentre nelle sindromi discinetiche domina la reazione di abbandono, per cui risulta difficile per il paziente trattenere un oggetto nella mano e conservare l'arto in posizione. Fra le strategie di compenso adottate dal discinetico può essere ricordata quella di afferrare stringendo l'oggetto molto più del necessario, per non rischiare di perderlo, con una successiva esagerazione della reazione di abbandono, quasi un manierismo o una mimica caricaturale del movimento richiesto. Naturalmente il riferimento ai moduli come organizzatori di un'attività volontaria durante una certa fase dello sviluppo non può essere spinto oltre certi limiti. Il manipolare un oggetto non è il susseguirsi o l'assommarsi di moduli elementari combinati in reazioni riflesse, ma qualche cosa di più e di diverso che, liberandosi della legge del tutto o nulla propria del modulo e del riflesso, può realizzare le infinite variabili che costituiscono la prestazione normale. Una forte impronta delle reazioni riflesse nell'espressione dell'attività esplorata connota l'organizzazione patologica della PCI e risulta tanto più evidente quanto più grave è la paralisi, senza per questo immaginare, ancora una volta, che il bambino con PCI viva letteralmente prigioniero dei propri riflessi.

- Reazione di *sostegno* - reazione di *fuga*. Giustificano il conflitto fra il desiderio di appoggiarsi e di trasferire il carico ed il bisogno di liberarsi dal peso e di allontanarsi il più presto possibile dal terreno.
- *Riflesso tonico asimmetrico del collo (RTAC) dx - RTAC sn* (conflitto est-ovest) con conseguenti difficoltà a svolgere attività manipolative sulla linea mediana e soprattutto a compiere attività bimanuali, a meno che non si utilizzi una postura sul fianco, rinforzando il grasping e distalizzando la presa, con il capo opportunamente ruotato dal lato opposto e lo sguardo indirizzato obliquamente verso l'oggetto. In genere, i pazienti con PCI che soffrono di questo conflitto raggiungono la loro massima abilità manipolativa sfruttando l'asimmetria e allontanando la mano dall'asse corporeo (gomito esteso anziché flesso). Per questi soggetti, più che ai soli riflessi del collo, occorre far riferimento al conflitto di tutta l'attività tonica (riflessi lombari, labirintici, Galant, Juanico Perez, avvitamento, ecc.) di un lato rispetto al lato opposto ed alla competizione fra le reazioni di raddrizzamento rotatorio-derotativo verso destra e verso sinistra.
- *Schema estensorio - schema flessorio*, ovvero "ipertonia" e "ipotonia", eccessiva reazione di sostegno e astasia, opistotono e aposturalità, generalmente sotto l'influenza dei movimenti del capo. Connotano la prima diarchia di Milani Comparetti riconoscibile nella tetraparesi con antigravità bipedica (vedi cap. 15).
- *Reazione propulsiva - startle* (pseudo Moro). Connotano la seconda diarchia di Milani Comparetti riconoscibile nella tetraparesi con antigravità quadrupedica (vedi cap.15).

Se le combinazioni rappresentano un'associazione spaziale di moduli motori, le **sequenze** ne costituiscono un'associazione temporale. Insieme combinazioni e sequenze costituiscono lo **schema motorio** o pattern (configurazione spazio-temporale del movimento). Anche in rapporto alle sequenze, la PCI presenta errori caratteristici su cui può essere basata la prognosi motoria. Ad esempio è cosa diversa organizzare la capacità di girarsi sul fianco partendo dalla flessione del capo o iniziare con la sua estensione, o sgambettare alternando sequenze di flessioni ed estensioni sempre complete piuttosto che sapersi fermare casualmente in una qualunque posizione intermedia dell'arco di movimento percorso e farlo con un solo arto inferiore tenendo l'altro fermo.

In senso lato, le combinazioni hanno a che vedere con le **posture**, movimenti tridimensionali per dirla con Milani Comparetti, e le sequenze con i **gesti**, movimenti a quattro dimensioni perché relativi sia a uno spazio sia a un tempo. Posture e gesti sono associazioni di moduli motori, come le parole sono associazioni di vocali e consonanti. Possiamo immaginare che all'interno della parola le vocali costituiscano il legame che tiene unite le lettere, mentre le consonanti siano l'elemento che permette maggiormente di differenziare una parola dall'altra. Nell'alfabeto della motricità del bambino con PCI, un eccesso di vocali connota le sindromi spastiche, dove idealmente la postura domina sul gesto, mentre, al contrario, un eccesso di consonanti connota le sindromi discinetiche, dove il gesto domina sulla postura. Vedremo nel capitolo 14 come gli schemi posturali e gestuali posseduti dal bambino permettano una proposta classificativa delle diverse forme di PCI coerente con il dettato della sua definizione internazionale (turba della postura e del movimento).

Tutte queste considerazioni sull'alfabeto della motricità non basterebbero per farci riconoscere una PCI nel bambino piccolo, se non fossimo in grado di cogliere il vero elemento connotativo della paralisi cerebrale, la presenza cioè degli **schemi patologici**. È come se, nella nostra scrittura, le lettere di un altro alfabeto si fossero mescolate a quelle dell'alfabeto latino, distorcendo la forma delle parole o rendendole addirittura illeggibili. Tanto più prepotenti risultano gli schemi patologici, nel senso di soffocare qualunque alternativa alla loro espressione, tanto più grave sarà la prognosi della PCI.

Accanto all'osservazione della quantità e della qualità del repertorio motorio posseduto dal bambino, è fondamentale valutarne l'**utilizzo funzionale**, giudicare cioè quale e quanta parte del repertorio motorio conservato risulti accessibile "dall'interno" (evocabilità dei pattern, vedi oltre) e possa essere facilmente impiegata per scopi funzionali. Soprattutto nelle forme gravi, è facile osservare come il bambino utilizzi solo una parte del repertorio motorio conservato e finisca per impoverirlo ulteriormente mano a mano che cresce. È questa forse la ragione del perché nei primi mesi di vita anche nei pazienti più compromessi è spesso possibile riconoscere una qualche libertà di scelta su cui confidare per un minimo successo del trattamento rieducativo, libertà che non ritroviamo purtroppo in seguito. Il secondo ed il terzo livello del difetto motorio della PCI analizzato in questo capitolo e soprattutto il difetto percettivo (vedi cap. 7) e quello intenzionale (vedi cap. 11) ci forniranno qualche giustificazione per comprendere questo fenomeno.

Quando nel paziente con PCI il repertorio motorio posseduto e l'utilizzo funzionale risultano molto distanti fra loro, deve essere profondamente sovvertita la natura originale della fisioterapia, intesa come lo strumento in grado di favorire "in qualche modo" da parte del bambino la produzione del movimento e di correggerne la forma. Se così fosse, in tutti coloro che hanno un problema di utilizzo, il potenziamento del repertorio finirebbe, infatti, per aggravare la paralisi stessa, imponendo al paziente un impegno maggiore nella selezione e nella scelta dei moduli, delle combinazioni e delle sequenze motorie da utilizzare, cioè proprio in ciò che egli non sa fare.

Un secondo importante problema, legato al trattamento fisioterapico di questi bambini, è rappresentato dall'**accesso "interno"** ai moduli motori. Oggetto della manipolazione fisioterapica è, tradizionalmente, l'evocazione di definiti schemi di movimento (repertorio) attraverso idonee "facilitazioni" o "inibizioni". La possibilità di accedere "dall'esterno" al repertorio dei movimenti posseduti dal paziente è stata sempre considerata significativa dell'abilità del terapista e dell'efficacia del "metodo" utilizzato. Non sempre si è valutato, invece, se lo stesso movimento potesse risultare facilmente accessibile anche "dall'interno" per un bambino che ne fosse divenuto consapevole attraverso l'esercizio terapeutico. È facile dimostrare che nella PCI non tutto il repertorio posseduto dal paziente è accessibile dall'interno. Vi sono infatti movimenti che restano comunque inaccessibili e altri che risultano diversamente accessibili in certe posture rispetto ad altre, come se determinate posizioni aprissero delle finestre favorevoli all'accesso interno che altre mantengono invece strettamente chiuse. Non tutto ciò che il terapista riesce a ottenere dal bambino e col bambino diventerà quindi per lui una competenza trasferibile e interiorizzabile, che potrà essere successivamente fatta propria e utilizzata come tale. Va da sé che l'esercitazione di movimenti accessibili dall'esterno attraverso la facilitazione fisioterapica, ma non altrettanto dall'interno, anche se fa apparire momentaneamente il paziente più libero e più abile, rappresenta al più una interessante esperienza, forse un'importante emozione, ma non potrà in alcun caso divenire per lui una condotta disponibile. La prestazione motoria indotta dal terapista si spegne, infatti, con l'esercizio stesso, e alla fine del trattamento il paziente, derubato della ricchezza e della variabilità del movimento mostrate durante la relazione terapeutica, torna povero quanto prima, mentre aumentano inevitabilmente le speranze dei suoi genitori e le loro aspettative nei confronti delle possibilità della terapia e della capacità del terapista. Il maggior limite dei "grandi terapisti" è proprio questo: con la loro capacità, in un setting appropriato, rivelano nel bambino risorse non accessibili spontaneamente. Il trattamento non può però condurre a modificazioni migliorative "stabili" delle capacità del paziente e non costituisce perciò una vera "terapia". Mostrare ciò che il bambino in particolari condizioni "può" riuscire a fare non significa indicare ciò che egli "deve" saper fare. Occorre far comprendere con chiarezza ai genitori che non tutto ciò che si riesce a ottenere dal bambino in una data situazione, in un dato momento e con una data persona verrà da lui conservato come prestazione motoria stabile e riutilizzato spontaneamente come condotta disponibile. Per questo la "consegna degli strumenti" ai familiari e agli educatori della comunità in cui vive il bambino deve essere rapportata al suo accesso interno e non a quello esterno posseduto dal terapista. L'accesso interno disegna in un certo senso i confini della rieducazione motoria.

Il cervello si nutre di notizie, ma sono le emozioni che ci fanno sentire vivi.

Emozioni raggiunte artificiosamente attraverso performance il cui accesso resta impossibile possono approfondire la frattura fra ciò che il bambino sogna di diventare e ciò che realmente riesce a realizzare, fra l'essere e l'avere. Emozioni per lui intollerabili possono invece condurlo al rifiuto ed alla rinuncia (paralisi intenzionale, vedi cap. 11). Per questo è importante che durante la terapia il bambino possa sperimentare il successo in ciò che sta facendo (realizzare le proprie risorse attraverso l'accesso interno) perché possa crescere in lui l'autostima, cioè la consapevolezza delle proprie capacità.

Il bambino si deprime quando coglie che tutti intorno a lui sanno come egli dovrebbe fare mentre l'unico a non comprendere come poter fare è proprio lui: questo alimenta il suo senso di incapacità e di impotenza, il suo rifiuto esterno e la sua rinuncia interna.

Si aggrava così la paralisi intenzionale e viene meno il prerequisito fondamentale alla terapia: la volontà di cambiare.

Secondo livello: le prassie

Se al primo livello i deficit mostrati dal paziente, cioè la gravità della sua paralisi, sono commisurati alla perdita o all'alterazione dei moduli motori, al secondo livello è la loro conservazione ed il loro numero a creare un diverso tipo di problema. La **disprassia** è un disturbo che incide nella gestione dei movimenti comunemente utilizzati per le attività della vita quotidiana (lavarsi, vestirsi, annodare le scarpe, usare le posate o altri utensili, ecc.) e per compiere gesti espressivi (quelli destinati alla comunicazione), siano essi legati all'uso di un oggetto, cioè transitivi, oppure astratti e a contenuto simbolico, cioè intransitivi. La disprassia produce un'alterazione del movimento volontario che non può essere ricondotta a una paralisi, a un disturbo sensitivo, a un disturbo cerebellare o a un deficit intellettivo. *"Nell'aprassia ideativa (il soggetto non sa che cosa fare) si perde la "rappresentazione" del gesto da compiere, mentre nell'aprassia ideomotoria (il soggetto non sa come fare) si perde la capacità di tradurre la sequenza motoria che si ha in mente in un "programma innervatorio"... Il bambino disprassico ha una ridotta capacità di "rappresentarsi" l'oggetto su cui agire, l'intera azione e le sequenze che la*

compongono; ha difficoltà a ordinare in serie e a coordinare i relativi movimenti ele-
mentari in vista di uno scopo (programmazione), di avviare i relativi programmi, di pre-
vedere (in senso anticipatorio) un certo risultato, di controllare ciascuna sequenza e
l'intera attività nel corso dell'azione (feed-back), di verificare il risultato ottenuto come
corrispondente a quello previsto ed atteso" (Sabbadini, 1995).

In teoria, nella PCI la presenza della paralisi dovrebbe impedirci di parlare legittimamente di disprassia, in quanto per definizione questo disturbo si riferisce alle difficoltà incontrate da un soggetto "per altro normale", o per lo meno "con normali abilità percettivo-motorie" nell'eseguire attività manuali che richiedono destrezza.

Come ha sostenuto per primo Sabbadini, che già negli anni 70 (Sabbadini et al.,
1978) aveva parlato di disprassia come fenomeno "nascosto" della PCI, a livello interpretativo occorre saper separare i problemi del repertorio da quelli dell'utilizzo per poter comprendere come la rinuncia a utilizzare moduli motori ancora presenti nel loro
repertorio faccia parte della strategia dello sviluppo seguita da alcuni soggetti con PCI,
specie nell'ambito delle tetraparesi. Un esempio chiarificatore è quello offerto dal considerare la paralisi come un giocattolo a incastri ancora da costruire. Sul coperchio della scatola troviamo l'immagine che assumerà il nostro oggetto una volta completamente e perfettamente montato, diciamo il galeone dei pirati. Dentro la scatola tanti minu-
scoli pezzi di foggia e di colore diversi, i moduli appunto, e un foglietto ripiegato su se
stesso che contiene le istruzioni sul come procedere nella costruzione (pianificazione
esecutiva).

Il primo livello della paralisi è rappresentato, come abbiamo visto, dalla perdita di alcuni moduli (tanto più grave quanto maggiore è il loro numero), dai difetti di fusione di
altri che o non si attaccano o non si separano tra loro (vincoli combinatori), dagli errori di dimensione o di colore (interazione competitiva) e infine dall'inopportuna introduzione nella scatola di moduli che non riguardano affatto il nostro galeone, diciamo di
quelli di un altro gioco, forse del camion dei pompieri (schemi patologici). È facile
comprendere che, ragionando in termini di repertorio motorio (primo livello), quanto
maggiori sono le assenze e le imperfezioni dei moduli, tanto più grave risulta la paralisi. La disprassia (secondo livello) è invece il prodotto degli errori e delle omissioni relativi alle istruzioni contenute nel foglietto illustrativo. In questo caso è la conservazione di un grande numero di moduli a rappresentare una condizione peggiorativa per la
capacità del paziente di procedere nella costruzione. Il puzzle è un gioco di moduli da
incastrare fra loro senza istruzioni esplicite (quelle implicite deve costruirsele il gioca-
tore strada facendo, affidandosi ora al profilo del modulo, ora al colore, ora al disegno,
ora alle dimensioni, ecc.). In assenza di precise istruzioni, più grande è il numero dei
pezzi da mettere insieme, più difficile diventa il gioco. La disprassia esprime la situazione di un bambino che non sa quali pezzi scegliere e come metterli assieme. La sola
via di uscita che egli può trovare è utilizzare solo pochi pezzi per una costruzione semplificata, diciamo mettere insieme una scialuppa con un marinaio, un cannone e ovviamente la bandiera nera dei pirati. In termini motori potremmo parlare di **congelamento della postura** e di **semplificazione del gesto**. È quanto succede a quei bambini con tetraparesi che da piccoli mostrano un repertorio motorio più ricco e variegato di quanto conservano o riescono a utilizzare solo pochi anni dopo.

In caso di disprassia importante, il trattamento rieducativo deve saper suggerire i
modelli operativi da seguire piuttosto che mirare a evocare i moduli motori assenti.
Questa condotta terapeutica può consentire al bambino disprassico di imparare a fare
determinate cose, ma non lo libera dall'eseguirle in maniera povera e stereotipa, cioè

con scarse alternative (mancanza di ridondanza) e con ridotta capacità di rappresentarsi l'intera azione e le sequenze che la compongono. Egli si blocca spesso fra un passaggio e l'altro in cerca di istruzioni da parte dei portatori di cura, o almeno di conferme che quanto sta facendo è giusto. La povertà delle strategie e la stereotipia dei comportamenti adottati gli impediscono infatti il passaggio dall'apprendimento alla acquisizione e da questa al progresso (vedi cap. 13), trasferendo per analogia soluzioni strategiche già sperimentate a compiti nuovi. Per mantenere la capacità di fare le cose, i bambini disprassici hanno bisogno di ripeterle frequentemente, rispettando le **formule** apprese. Essi imparano così una cosa alla volta, in un certo modo, per eseguirla solo in quel modo, senza sperimentare soluzioni alternative e senza possibilità di scomporre quanto hanno appreso per trasferirlo in nuove abilità, per nuovi compiti e in nuovi contesti.

Il movimento (postura e gesto) deriva dunque dall'assemblamento di moduli motori elementari secondo una determinata logica. Questa logica (prassia = pianificazione) va intesa come la somma delle istruzioni necessarie per passare da un progetto ad un prodotto, ovvero come l'organizzazione sequenziale (programma) dei movimenti necessari per realizzare una determinata azione. L'ampliamento del repertorio motorio e il raggiungimento di prestazioni funzionalmente elevate sono associati a sottili modificazioni dei parametri spazio-temporali dei programmi stessi e alla comparsa di una proprietà nuova: la capacità di modulare separatamente le componenti elementari dei programmi acquisiti (capacità dipendente dal livello di training) che divengono così sempre meno rigidi e meglio adattabili al variare delle richieste ambientali (Meraviglia, 2004). L'esperienza, favorendo i programmi più adatti rispetto allo scopo e le strategie più efficaci e meno faticose, riduce gradualmente la variabilità esecutiva dei movimen-

Secondo Gentilucci e Rizzolatti (1987), un vocabolario di moduli che codifica atti motori a livello di singolo neurone è contenuto nell'area 6 inferiore della scimmia. Altri vocabolari sono contenuti nelle altre aree premotorie ed in altre aree associative corticali. Una di queste può essere l'area 7 del lobo parietale (Mountcastle et al., 1975). Infine altre regioni corticali possono essere interessate all'organizzazione di un'intera azione. Una di queste potrebbe essere localizzata nel lobo frontale. È stato infatti mostrato che nell'uomo lesioni del lobo frontale producono deficit nell'esecuzione di compiti che richiedono una sequenza di operazioni. Questi pazienti, nell'eseguire questi compiti, omettono alcuni segmenti dell'intera azione e ne aggiungono altri di nessuna rilevanza, mostrando incapacità nell'elaborare un intero piano di azione (Damasio, 1985).

Le unità o "parole" del vocabolario sono rappresentate da popolazioni neuronali, ognuna delle quali indica un particolare atto motorio o un aspetto dello stesso: alcune indicano una intera azione in modo generalizzato, spesso includendo più effettori (*cosa*), altre precisano *come* deve essere effettuata l'azione, altre *quando*.

Il vocabolario sarebbe costituito da movimenti potenziali (idee motorie) (Gentilucci e Rizzolatti, 1987). Ciò che viene codificato, infatti, non è semplicemente il parametro del movimento quale la forza o la direzione, ma piuttosto la relazione tra l'agente dell'azione ed il suo oggetto. Questo vocabolario contiene varie "parole" ognuna delle quali è costituita da un gruppo di neuroni correlati a diversi atti motori (Umiltà, 2000)

ti impiegati per restrizione progressiva dei gradi di libertà, trasformando una capacità in abilità.

Terzo livello: le azioni

Per capire come il cervello possa operare questa selezione dobbiamo salire al terzo livello e parlare di motivazione e di azione. Nella PCI la paralisi è prima di tutto un disordine concettuale dell'organizzazione cognitiva, emotiva e relazionale, cioè un problema di **azione,** e solo secondariamente un disturbo della pianificazione (prassia) e dell'esecuzione del movimento (prestazione motoria).

"La risposta motoria è il prodotto di una sintesi che prende in considerazione gli aspetti motori, cognitivi ed emozionali del problema ..." (Anokhin, 1973).

"Troviamo all'inizio l'atto della volontà, atto fisico, poi la trasmissione di questa volontà, atto nervoso, poi la contrazione del muscolo, atto muscolare, ed infine il movimento dell'organo, atto meccanico" (Marey citato da Berthoz, 1998).

"Dal punto di vista dell'arco riflesso psichico, tutti gli eventi mentali sboccano in fenomeni motori attraverso i quali, alla fine, si manifesta il risultato della elaborazione degli stimoli. Dal punto di vista della comprensione interna, l'atto volontario cosciente si trasforma in movimento; all'atto volontario è subordinato un meccanismo motorio extracosciente che dà a quest'atto la capacità di azione" (Jasper, 1982).

"Se si analizza il decorso temporale di un'azione, si vede che essa è costituita da segmenti motori, ognuno dei quali ha una sua finalità. Questi segmenti vengono definiti atti motori. Ogni atto motorio è composto da una serie di movimenti che, compiuti in successione, portano a termine quell'atto motorio specifico. Perché un'azione si svolga è necessaria una motivazione e l'identificazione dell'oggetto... Per compiere un atto motorio è indispensabile avere informazioni... Infine i movimenti, ultimo stadio di organizzazione dell'azione, presuppongono un programma motorio... In questo (programma motorio) sono specificati parametri di movimento quali velocità, accelerazione e forza. Il movimento si manifesta infine tramite l'attivazione sequenziale di gruppi muscolari diversi" (Keele, 1968)

Secondo Piaget (1968), l'azione rappresenta una trasformazione della realtà poiché è attraverso di essa che l'organismo umano interagisce con l'ambiente esterno modificandolo. L'azione consente anche una trasformazione interna, poiché l'individuo, riflettendo sulla propria azione, modifica le proprie strutture cognitive. Il bambino conosce il mondo attraverso l'azione ed il primo tipo di rappresentazione del mondo è legata alla capacità di agire (periodo senso-motorio). L'azione è uno strumento di formazione della conoscenza del mondo ed ha per questo le stesse caratteristiche del pensiero. Pensiero ed azione posseggono entrambi un aspetto attivo trasformazionale del reale. Lo sviluppo del bambino si articola a partire dall'azione reale, attraverso l'azione interiorizzata, sino all'azione operata mentalmente. *"Tutta l'intelligenza del bambino è caratterizzata da una interiorizzazione delle azioni effettive in azioni semplicemente rappresentate ed in operazioni, queste ultime caratterizzate dalla reversibilità della loro composizione"* (Piaget, 1968).

Secondo Bruner (1968), le azioni sono connotate dalla possibilità di produrre strutture mentali, che egli definisce rappresentazioni: l'azione è un modo di farsi una rappresentazione, una codifica del reale. La prima rappresentazione è esecutiva e si basa sull'azione reale, successivamente essa si modifica per essere sostituita da una rappresentazione iconica, cioè dalla forma oggettivizzata di una immagine, fino a giungere alla rappresentazione simbolica. Nella costruzione della conoscenza, durante lo sviluppo cognitivo, non vi è separazione tra pensiero ed azione, poiché il pensiero viene letteralmente costruito a partire dalle competenze senso-motorie.

Fino a non molti anni fa il sistema motorio era concepito come un semplice controllore di movimenti (Hennemann, 1984). Recenti risultati neurofisiologici sperimentali mostrano, invece, che una consistente porzione del sistema motorio è deputata al controllo delle azioni. Ogni azione, qualunque essa sia, è caratterizzata dalla presenza di uno **scopo**. Gli stessi movimenti possono essere eseguiti per conseguire fini diversi. La presenza di scopi diversi fa di quegli stessi movimenti delle azioni diverse. Non il movimento, bensì l'azione è l'elemento fondamentale che sta alla base del sistema motorio. Ad esempio nell'area F5 (una particolare zona che occupa la parte più rostrale della corteccia premotoria ventrale, o area 6) esistono gruppi di neuroni che si attivano quando la scimmia afferra gli oggetti indipendentemente dal fatto che lo faccia con la mano destra, con la sinistra o con la bocca. Il movimento di ognuna di queste diverse parti del corpo è controllato da gruppi muscolari assai diversi; quindi né i muscoli utilizzati né i movimenti compiuti possono costituire il comune denominatore alla base dell'attivazione di questi neuroni. Il comune denominatore è costituito dallo scopo delle azioni (Fadiga et al., 2000).

Se l'azione è un movimento organizzato cognitivamente per conseguire uno scopo, il "primum movens" che porta alla sua ideazione e realizzazione è rappresentato dalla consapevolezza che il soggetto deve raggiungere di avere un preciso bisogno, o un desiderio realizzabile, e dalla sua determinazione a trovare una soluzione operativa in grado di soddisfarlo, in altre parole dalla sua **motivazione**. "*In modo generale possiamo dire che ogni azione risponde ad un bisogno. Un bisogno è sempre la manifestazione di uno squilibrio; si ha bisogno quando qualcosa al di fuori di noi o dentro di noi, nella nostra struttura fisica o mentale, si è modificato e quando si tratta di riadattare la condotta in funzione di questo cambiamento. Mangiare o dormire, giocare o raggiungere i propri scopi sono soddisfazioni che ristabiliscono l'equilibrio tra il fatto nuovo che ha provocato il bisogno e la nostra organizzazione mentale. Si potrebbe così dire che ad ogni istante l'azione viene squilibrata dalle trasformazioni che si manifestano nel mondo, esterno o interno, e ogni nuova condotta consiste non soltanto nel ristabilire l'equilibrio, ma anche nel tendere verso un equilibrio più stabile*" (Piaget, 1968).

Senza motivazione non vi è alcuna possibilità di costruire azioni e quindi di raggiungere una qualsiasi abilità motoria, sia spontaneamente sia attraverso la terapia rieducativa. Non a caso, fra i termini che spesso connotano agli occhi dei genitori il carattere di un bambino con PCI, l'aggettivo "pigro" occupa un posto di primo piano. La pigrizia esprime appieno lo scarso investimento del bambino con PCI verso l'attività motoria, dalla quale non ricava probabilmente sufficiente soddisfazione o sufficiente piacere ed alla quale è sempre pronto a rinunciare. Vedremo nel capitolo 11 come l'assenza di intenzionalità costituisca la terza dimensione della PCI.

È il cognitivo a decidere se la soluzione approntata rispetto al bisogno o al desiderio ispiratore sia "buona abbastanza" da poter essere accettata o se necessiti di un ulteriore perfezionamento (vedi cap. 19). Il movimento, infatti, non rappresenta secondo Eccles (1976) soltanto la traduzione operativa dell'intenzionalità, ma diviene patrimonio conoscitivo che arricchisce l'intenzionalità stessa.

Lo stabilirsi di una **memoria** permette il ripetersi di uno stesso schema motorio, il suo progressivo adattamento, il cambiamento e il perfezionamento delle strategie di controllo. Secondo Schmidt (1988) i **pattern** sarebbero costituiti proprio dalle relazioni memorizzate (legami topologici) tra le varie componenti sensoriali e motorie dell'azione. La memoria permette di predire le conseguenze di un'azione futura evocando quelle di un'azione passata, sostiene Berthoz (1998). Il cervello (ippocampo, corteccia prefrontale e parietale) utilizza, infatti, i ricordi delle esperienze trascorse per poter anticipare mentalmente i possibili risultati dell'azione che sta per intraprendere.

Uno degli effetti della conoscenza delle relazioni esistenti tra i singoli eventi di una sequenza d'azione è lo sviluppo della capacità di valutare il flusso di questa azione. La conoscenza di come un evento sia contemporaneamente e inevitabilmente la conseguenza e la causa di un altro evento sta alla base della capacità di compiere operazioni di previsione e di **anticipazione**. Bernstein (1973) affermava che la pianificazione di un atto motorio, quale che sia la maniera in cui esso viene codificato dal sistema nervoso centrale (SNC), implica necessariamente il riconoscimento di situazioni che debbono verificarsi ma che ancora non esistono. Vedere un oggetto, ad esempio, significa evocare automaticamente un atto motorio potenziale, cioè l'idea del movimento verso l'oggetto osservato (Fadiga et al., 2000). Per questo possiamo sostenere che la pianificazione esige un'esplorazione nel futuro (anticipazione) delle conseguenze più probabili dell'azione che vogliamo compiere. Al di sopra (teoria modulare secondo Fodor, 1988) o all'interno di queste operazioni cognitive (teoria connessionista secondo Rumelhatr e Mc Clelland, 1991) sta un lavoro metacognitivo, da intendersi come il controllo di ogni tentativo di risolvere il compito, la pianificazione di ogni mossa successiva, il monitoraggio dell'efficacia dell'azione, il provare, il rivedere ed il valutare la propria strategia di apprendimento. Pensare, secondo Bain citato da Berthoz (1998), è trattenersi dall'agire.

L'esercizio e la ripetizione di una stessa prestazione consentono la differenziazione e la coordinazione degli schemi motori utilizzati fino a giungere alla loro **automatizzazione**. Recenti tecniche neuroradiologiche hanno infatti mostrato che, durante l'apprendimento motorio, la corteccia cerebrale viene utilizzata solo all'inizio dell'apprendimento stesso e diventa poi progressivamente più silenziosa. L'attività legata alla ripetizione viene cioè trasferita alle strutture sottocorticali e al cervelletto per lasciare alla corteccia la possibilità di affrontare nuovi problemi e di inventare nuove soluzioni.

La **coordinazione** di un movimento è il processo che consente di padroneggiare i gradi di libertà ridondanti dell'organo in movimento, convertendolo in altre parole in un sistema controllabile... più brevemente la coordinazione rappresenta la stessa organizzazione del controllo dell'apparato motorio (Bernstein, 1973).

Per migliorare il controllo dei movimenti, il cervello si serve di **sinergie** motorie (dal greco sin insieme ed ergos lavoro) cioè di schemi senso-motori precablati. Le sinergie motorie sono alla base dei movimenti: *"questo concetto è stato proposto da Bernstein per sostenere l'idea secondo cui, dal momento che il SNC non può controllare tutti i gradi di libertà, l'evoluzione avrebbe progressivamente selezionato un repertorio di movimenti e di reazioni posturali che coinvolgono gruppi di muscoli e di segmenti corporei che lavorano insieme alla costruzione di una data prestazione, coordinati in modo tale che un unico comando attivi la sequenza completa"* (Berthoz, 1998). Le sinergie sono dunque vincoli tra i diversi gradi di libertà e il loro uso evidenzia una delle strategie del SNC: *"ridurre al minimo il numero dei parametri motori da dover controllare"* (Morasso et al., 1987). *"Il movimento è organizzato a partire da un repertorio di sinergie che compongono altrettanti atti possibili. Precablare le sinergie motorie è un modo di semplificare la neurocomputazione"* (Berthoz, 1998). Si è recentemente scoperto che le proiezioni corrispondenti alle parti del corpo coinvolte in un atto motorio preciso, ossia in una sinergia, sono topograficamente raggruppate fra loro (Rispal-Padel et al., 1982). Gli assoni dei neuroni corticospinali si ramificano a livello del midollo spinale in maniera sistematica, cosicché l'attivazione di uno solo di questi neuroni induce simultaneamente la contrazione di vari gruppi muscolari distribuiti a diversi livelli del corpo, determinando l'esecuzione di una sinergia. Il collegamento tra i neuroni piramidali della corteccia e i diversi muscoli di una sinergia motoria è specifico di una funzione e non dei muscoli che costituiscono il loro bersaglio. Nell'organizzazione di una sinergia motoria il tempo è importante tanto quanto la distribuzione dell'attività (Berthoz, 1998). Alcune sinergie sono geneticamente determinate e vengono prodotte dai central pattern generators (CPG), altre vengono apprese e necessitano per la loro messa a punto del confronto con l'ambiente (epigenesi secondo Changeux, 1983). Il programma genetico è responsabile per intero della formazione dei circuiti nervosi semplici che stanno alla base dei comportamenti innati (moduli comportamentali specie specifici), finalizzati a soddisfare i bisogni primari (Occhi et al. 1996). Questi comportamenti innati possono essere attivati anche in assenza dello stimolo afferente e modificati all'origine attraverso la modulazione del CPG che presiede al loro funzionamento. Per lo sviluppo dei comportamenti appresi (funzioni adattive) è necessario, invece, il continuo confronto con l'ambiente attraverso l'esperienza. Le soluzioni adottate rappresentano in questo caso un modello appreso di coordinazione automatica.

In ogni caso bisogna riconoscere che il numero di soluzioni possibili non è infinito ma è limitato dal bagaglio genetico dei sottosistemi senso-motori (Berthoz, 1998) e che, un SNC lesionato come del resto un apparato locomotore (AL) compromesso, non possono che produrre sinergie alterate.

La **strategia** rappresenta la selezione di una sinergia particolarmente opportuna oppure di una sequenza di sinergie in grado di costituire un movimento complesso orientato verso uno scopo, cioè un atto motorio. I movimenti sono dunque organizzati in sequenze di sinergie che costituiscono la base dei comportamenti, compongono cioè altrettanti atti possibili. L'equilibrio costituisce un esempio tipico di sinergie organizzate in strategie. Esso non viene infatti assicurato dal rilevamento dell'errore e quindi dalla sua correzione, ma da un'anticipazione delle variazioni posturali necessarie a compensare le conseguenze del gesto che sta per essere prodotto (sinergie di Babinski). Il cervello dispone di meccanismi selettori in grado di scegliere le strategie, cioè le combinazioni dei diversi elementi del repertorio, più adatte alla situazione corrente in funzione dell'obiettivo dell'azione. Per la costruzione delle azioni, il SNC disporrebbe di una organizzazione somatotopica dei movimenti costituita da **rappresentazioni corticali motorie** (Rizzolatti et al., 1996): in altre parole il repertorio motorio è organizzato in atti e non in movimenti elementari. *"All'interno del SNC esisterebbero dei modelli dei nostri segmenti corporei, ma anche dell'effetto della gravità sui nostri movimenti. Percezione e azione sono dunque legate all'esistenza di questi misteriosi modelli interni delle proprietà degli arti e degli oggetti del mondo fisico. Le conseguenze del movimento possono essere simulate e dunque predette dal cervello utilizzando questi modelli interni... I primi movimenti del bambino e i suoi giochi avrebbero allora per funzione nel contempo*

*l'apprendimento di nuovi programmi motori e la costruzione di questi modelli interni. È
dunque evidente la loro importanza e soprattutto la variabilità delle competenze che saranno indotte, in ogni bambino, in funzione dei modelli interni che avrà potuto costruire... La teoria dei modelli interni delle proprietà meccaniche del corpo è un modo di ren-
der conto della capacità del cervello di simulare le reazioni con l'ambiente per antici-
parle. In caso di lesione o di conflitto sensoriale, il cervello può inventare delle soluzioni
nuove per ristabilire una certa adattabilità funzionale"* (Berthoz, 1998).

L'**equivalenza motoria** è una proprietà semplice e notevole del cervello che ci permette di compiere una stessa prestazione utilizzando effettori differenti. Ad esempio
possiamo scrivere con la matita su un foglio di carta delle lettere O di diversa grandezza, possiamo disegnarle con il gesso sulla lavagna o sul muro, tracciarle con il piede sulla sabbia o comporle tenendo la matita con la bocca: i movimenti compiuti avranno tutti all'incirca la stessa distribuzione di velocità e di accelerazione angolare, in conformi-
tà col principio dell'equivalenza motoria. Nonostante la varietà delle dimensioni e la diversità degli strumenti utilizzati, tutte le lettere disegnate riveleranno lo stile inconfon-
dibile del loro autore. Il cervello può dunque scegliere soluzioni operative diverse per
risolvere uno stesso problema. In caso di sospetta patologia del SNC, la loro ricchezza e
la loro varietà (ridondanza e vicarianza) costituiscono un indicatore prognosticamente
affidabile di salute. L'equivalenza motoria è considerata una prova del fatto che il cervello codifica una forma motoria (morfocinesi) in maniera molto generale, per poterla
in seguito esprimere o realizzare tramite differenti combinazioni di muscoli e di movimenti. Alla base di questa proprietà ci sarebbe quella rappresentazione centrale dell'atto motorio che Anokhin (1973) ha chiamato **engramma**. Secondo Bernstein (1973),
l'engramma è ciò che rende la fisionomia dell'atto motorio resistente alle variabili imposte dal mondo fisico. La periferia può decidere gli effettori motori, ma l'engramma
non varia.

Il progetto motorio sarebbe depositato contemporaneamente a diversi livelli del
SNC: nella corteccia cosciente è probabilmente depositata l'idea dell'andamento generale dell'azione e del suo risultato, ai diversi livelli corticali secondari e sottocorticali sarebbero invece rappresentate le caratteristiche meccaniche dell'azione, le sequenze che
compongono l'azione, le combinazioni muscolari necessarie a produrla, ecc. Naturalmente queste rappresentazioni non sarebbero statiche e immutabili ma in continua
trasformazione e adattamento dinamico (Occhi et al., 1996). La rappresentazione infatti non riguarda soltanto la realtà esterna, per dirla con Anokhin, ma anche la costruzione dell'azione più adatta per agire su di essa, i singoli movimenti, e il corrispondente feed-back sequenziale motorio e percettivo.

La progettazione dell'azione attinge a un vocabolario di movimenti potenziali (sinergie motorie secondo Bernstein, idee motorie secondo Rizzolatti) in grado di essere o
meno eseguiti. Infatti le stesse strutture vengono attivate durante l'esecuzione del movimento come durante la sua semplice immaginazione. *"L'idea è dunque che le sinergie
locali geneticamente determinate che compongono il repertorio sensori-motorio di ogni
specie – come i diversi tipi di locomozione, i movimenti oculari (saccadico, riflesso vesti-
bolo-oculare, ecc.), le esibizioni sessuali, le posture e così di seguito – siano organizzate
in strategie comportamentali guidate da meccanismi globali. Queste strategie possono
essere negli animali superiori e nell'uomo anticipate, scelte e simulate interiormente
(immaginate) prima di essere messe in atto, utilizzando le stesse strutture dell'azione...
Il cervello è cioè un simulatore inventivo in grado di funzionare anche come emulatore
della realtà... La percezione è una simulazione dell'azione"* (Berthoz, 1998).

Questa proprietà del SNC può essere sfruttata ai fini dell'apprendimento sia in campo sportivo (**allenamento mentale** o motor imagery) sia rieducativo (interiorizzazione ed apprendimento dall'esperienza). Infatti, quanto più si ripete un'esperienza anche a livello fantastico, tanto più si può supporre che si ipertrofizzino le sinapsi attivate e si stabilizzino le connessioni nervose, rendendo così più viva e duratura la memoria (Occhi et al., 1996). Poiché l'allenamento mentale (educazione motoria attraverso la promozione di immagini mentali del movimento) funziona come un'attività interna del cervello in grado di attivare zone ipsilaterali al movimento stesso, secondo Ghelarducci e Gemignani (2002) esso può a ragione rappresentare una possibile strategia di recupero nella PCI, particolarmente nelle sindromi malformative e nelle lesioni periventricolari. La riorganizzazione omolaterale rimane tuttavia sempre incompleta per l'estrema difficoltà a riconfigurare la rete neuronale.

Anche la semplice osservazione di un'altra persona che svolge una certa azione è in grado di facilitare l'apprendimento della sua esecuzione (**apprendimento per imitazione**) attraverso l'attivazione di specifici neuroni localizzati nell'area F5 (convessità corticale) e definiti "mirror" per evidenziare la duplice valenza esecutiva/osservativa della loro risposta (Rizzolatti et al., 1996). I neuroni mirror non solo codificano l'esecuzione di un determinato movimento finalizzato della mano o del piede o della bocca, ma vengono eccitati anche durante l'osservazione di un'azione speculare analoga eseguita da un altro individuo. "*Ogni volta che osserviamo qualcuno eseguire un'azione, oltre alla attivazione delle aree visive, si ha una concomitante attivazione di circuiti corticali motori che sono normalmente attivi durante l'esecuzione di quelle stesse azioni (attivazioni organizzate in modo somatotopico in settori specifici della nostra corteccia premotoria). Sebbene noi non riproduciamo effettivamente le azioni osservate, tuttavia il nostro sistema motorio si attiva come se noi eseguissimo le azioni che osserviamo*" (Umiltà, 2000). I neuroni mirror sembrano codificare non solo lo scopo dell'azione, ma anche la modalità con cui questo scopo viene raggiunto. L'interpretazione funzionale dei neuroni mirror è che questi neuroni facciano parte di un sistema che consente la comprensione delle azioni eseguite da altri individui. Questo sistema potrebbe funzionare con un meccanismo di accoppiamento visuo-motorio tra l'azione osservata e quella eseguita. Dal momento che l'osservazione di un'azione evoca nell'osservatore la rappresentazione motoria della stessa azione, questo potrebbe essere un meccanismo che permette la comprensione del significato dell'azione osservata. In altre parole, l'attivazione neuronale evocata dall'azione osservata è la stessa che viene evocata quando un'azione simile viene eseguita (Gallese et al., 1996; Rizzolatti et al., 1996). Gli stimoli visivi efficaci nell'evocare l'attivazione del neurone mirror sono azioni nelle quali è visibile l'interazione tra la mano dello sperimentatore e l'oggetto, cioè quando è visibile l'interazione tra l'agente dell'azione e l'oggetto dell'azione. Questo è certamente uno dei più efficaci strumenti per insegnare al bambino piccolo ed al bambino con PCI come organizzare e realizzare una certa attività motoria, perché non influenzato dalle componenti bottom up proprie dell'apparato esecutore (vedi cap. 14).

Esperimenti recenti (Murata et al., 1997; Fadiga et al., 2000) hanno mostrato che circa il 20% dei neuroni di F5 (sponda posteriore del solco arcuato), che codificano lo scopo di particolari azioni, viene attivato anche dalla presentazione visiva di oggetti tridimensionali di varia foggia e dimensione pur in assenza di qualsiasi movimento attivo dell'animale. Questi neuroni sono stati denominati neuroni "canonici". Mentre i neuroni mirror si attivano durante l'osservazione di azioni come afferrare, manipolare, tenere o rompere oggetti, i neuroni canonici si attivano durante l'osservazione di oggetti. Molto spesso è stata notata una stretta congruenza tra il tipo di prensione codificata da un neurone e le caratteristiche intrinseche (forma e grandezza) dell'oggetto in grado di evocare una risposta "visiva" in quello stesso neurone. L'interpretazione che è stata data a queste risposte visive dei neuroni premotori è che l'osservazione di un oggetto, anche in un contesto che non prevede alcuna interazione attiva con esso, determina l'attivazione del programma motorio che viene impiegato quando si interagisce con l'oggetto (Umiltà, 2003). Vedere un oggetto significa dunque evocare automaticamente un atto motorio potenziale, l'idea del movimento verso l'oggetto osservato (Fadiga et al., 2000).

L'idea che il cervello non si accontenti semplicemente di misurare i parametri fisici che stimolano i sensi risale ad Anokhin (1973) e al suo modello dell'accettore d'azione (dal latino acceptare che significa sia accettare che approvare), un sistema corticale specializzato nell'analisi delle afferenze sensoriali complesse che rappresentano il risultato dell'azione. Questo analizzatore valuterebbe la corrispondenza tra le afferenze in arrivo e l'azione che era stata preparata sulla base delle precedenti esperienze. Nel caso che l'accettore d'azione scopra un'incongruenza in rapporto alla sua previsione, il SNC deve procedere a una nuova analisi inserendo gli elementi nuovi nel processo decisionale.

La **competenza** di una data azione non è tuttavia il prodotto esclusivo dell'equazione bisogno-risposta, movimento-percezione, ecc. Essa è influenzata anche dalle regole formali imposte dalla società in cui viviamo (**contestualità**) che fanno sì che certe prestazioni, per quanto efficaci, vengano inibite perché considerate inadeguate in relazione all'aspetto esecutivo ed allo standard di risultato richiesto. Andare a gatto all'asilo nido può essere un modo adeguato di spostarsi, farlo alla scuola materna un'attività a volte ancora tollerabile, farlo alla scuola elementare una prestazione invece assolutamente sconveniente. Mangiare seduti per terra è sconveniente per le società occidentali, mentre non lo è per quelle orientali, e via di seguito. Anche l'immagine di abilità che ciascuno di noi vuol mostrare agli altri (**consonanza**) può costituire un vincolo in grado di imporci di non compiere attività che pur sappiamo eseguire, ma non bene abbastanza rispetto al nostro standard generale. Il disegnare e il cantare possono costituire per molti di noi due buoni esempi.

Per **autorganizzazione** della PCI relativamente alla fase di sviluppo attraversata dal bambino intendiamo la logica seguita dal suo SNC nella costruzione delle più importanti prestazioni dello sviluppo motorio (controllo posturale, locomozione, manipolazione, ecc.). Nelle sindromi spastiche il riconoscimento di questa logica e delle principali strategie adottate permette di riconoscere all'interno di categorie generali come la tetraplegia, la diplegia e l'emiplegia l'esistenza di differenti forme cliniche. Nella stessa forma clinica, le fasi della **performance** sono relative invece al modo in cui ogni bambino sviluppa la prestazione considerata in relazione al tempo, a come ad esempio, lo schema del cammino esordisce ad una certa età e si trasforma in seguito.

Nel giudicare una prestazione motoria occorre saper distinguere i **difetti** e i **deficit**, siano essi centrali (top down) o periferici (bottom up) (vedi cap. 14), dai **compensi interni** (che lo stesso SNC mette in atto per contenere le conseguenze degli errori che non può evitare di commettere) e dalle **supplenze** (soluzioni adottate per consentire il raggiungimento con altri mezzi o per altre vie del risultato cercato). Gli obiettivi del trattamento devono saper distinguere gli **elementi modificabili direttamente** da quelli modificabili solo o anche **indirettamente**, cioè per effetto dei cambiamenti indotti in altre componenti o in altre sedi, e, naturalmente, da quelli **non modificabili** affatto. Nel cammino di un bambino diplegico della prima forma (vedi cap. 17), ad esempio, l'antepulsione del tronco e la flessione dell'anca possono essere considerati il difetto principale; la flessione del ginocchio costituisce il compenso interno alla flessione dell'anca e l'equinismo all'antepulsione del tronco; l'uso degli arti superiori per difendersi e per sostenersi rappresenta una supplenza. Naturalmente, di per sé la flessione del ginocchio e l'equinismo "sono" dei difetti, ma nella prestazione considerata essi svolgono anche compiti di compenso interno rispetto al difetto più importante o più difficile da emendare (la flessione dell'anca) di cui si deve opportunamente tenere conto. Nella storia naturale di questa forma, più avanti nell'età, quando la marcia diviene troppo lenta e faticosa, la carrozzina elettrica rappresenta una diversa e definitiva forma di supplenza per permettere l'autonomia della locomozione. Nel bambino diplegico della seconda forma, la flessione del ginocchio è il difetto principale, mentre la flessione dell'anca costituisce il compenso interno a questo difetto. La plantiflessione del piede, pur restando un difetto, rappresenta una difesa verso il progredire della deformità in flessione del ginocchio e per questo andrebbe rispettata fin dove possibile. Quando il piede cede in talo, la supplenza degli arti superiori diviene determinante per supportare una reazione di sostegno che va progressivamente esaurendosi (crouch gait). Nel bambino diplegico della terza forma, il ginocchio compensa la flessione dell'anca e l'equinismo compensa l'antepulsione del tronco, mentre gli arti superiori sono determinanti per bilanciare il tronco che oscilla sul piano frontale. Nella quarta forma, il difetto resta localizzato a livello del piede mentre la flessione del ginocchio in fase di sospensione (steppage) e l'equino "dinamico" in fase di pieno appoggio costituiscono i compensi interni. In questa forma di diplegia non sono invece necessarie supplenze. Spesso due difetti opposti possono compensarsi reciprocamente: l'antiversione del collo femorale, con conseguente intrarotazione della coscia e "strabismo" interno della rotula, può essere compensata dall'extratorsione della tibia e dalla valgo pronazione del piede e viceversa, con inevitabile conflitto torsionale sul ginocchio. In casi come questo non si può correggere un difetto senza rimarcare l'altro.

La conoscenza della storia naturale delle diverse forme cliniche della PCI ed il riconoscimento della logica presente nella loro autorganizzazione devono condizionare e guidare le possibili scelte terapeutiche non solo in senso fisioterapico, ma anche farmacologico, ortesico e chirurgico. Queste risulteranno, infatti, tanto più efficaci quanto più riusciranno ad inserirsi nell'autorganizzazione del sistema, seguendone la logica interna per indurlo a modificarsi in senso migliorativo. Ne consegue che motivazione, apprendimento e modificabilità dell'autorganizzazione della forma clinica considerata saranno i prerequisiti fondamentali indispensabili per poter applicare con pieno titolo il suffisso "terapeutico" alle azioni spese a favore del bambino con PCI.

Bibliografia

Anokhin PK (1973) La cibernetica e l'attività integrativa del cervello. Ubaldini editore, Roma
Anokhin PK, Bernstein N, Sokolov EN (1973) Neurofisiologia e cibernetica. Ubaldini editore, Roma
Anokhin PK (1975) Biologia e neurofisiologia del riflesso condizionato. Bulzoni editore, Roma
Bernstein N (1973) Indirizzi e problemi nello studio della fisiologia dell'attività. Ubaldini editore, Roma
Berthoz A (1998) Il senso del movimento. Trad. it. McGraw-Hill editore, Milano
Berweck S, Heinen F (2003) Treatment of Cerebral Palsy with Botulinum Toxin. Principles, Clinical Practice, Atlas Child&Brain, Bonn Berlin
Bruner JS (1968) Prime fasi dello sviluppo cognitivo. Armando editore, Roma
Camerini GB, De Panfilis C (2003) Psicomotricità dello sviluppo. Carocci Faber editore, Roma
Changeux JP (1983) L'uomo neuronale. Feltrinelli editore, Bologna

Damasio AR (1985) The frontal lobes. In: Heilmal KM, Valestein E (eds) Clinical Neuropsychology. Oxford University Press, pp 339-403

Eccles JC (1976) La conoscenza del cervello. Piccin editore, Padova

Fadiga L, Fogassi L, Gallese V, Rizolatti G (2000) Visuomotor neurons: ambiguity of the discharge or 'motor' perception? Int J Psychophysiol 35:165-177

Fodor JA (1988) La mente modulare. Il Mulino, Bologna

Gallese V, Fadiga L, Fogassi L, Rizzolatti G (1996) Action recognition in the premotor cortex. Brain 119:593-609

Gentilucci M, Rizzolatti G (1987) Organizzazione corticale del movimento. In: Leo T, Rizzolatti G (eds) Bioingegneria della riabilitazione. CNR Gruppo Nazionale di Bioingegneria. Patron editore, Bologna

Gheralducci B, Gemignani A (2002) Cognitive factors and motor learning in normally developing individuals and those with brain damage. Dev Med Child Neurol 44:8

Grenier A (1981) La motricité libérée par fixation manuelle de la nuque au cours des premières semaines de la vie. Arch Franc de Péd 38:557-561

Hennemann E (1984) Organization of the motor systems - a preview. In: Mouncastle (ed) Medical Physiology, XIV Edition. B. Saint Louis The C.V. Mosby Company, pp 669-673

Jeannerod M (1990) Un modello gerarchico delle azioni volontarie dirette ad uno scopo. "Sistemi Intelligenti", II, I, pp 7-24

Jasper K (1982) Psicopatologia generale. Il Pensiero Scientifico Editore, Roma

Keele SW (1968) Movement control in skilled motor performance. Psycol Bull 70:387-403

Meraviglia MV (2004) Complessità del movimento. Franco Angeli Editore, Milano

Milani Comparetti A (1965) La natura del difetto motorio nella paralisi cerebrale infantile. Infanzia anormale 64:587-628

Milani Comparetti A, Gidoni EA (1971) Significato della semeiotica reflessologica per la diagnosi neuroevolutiva. Neuropsichiatria infantile 121:252-271

Milani Comparetti A (1978) Classification des infirmités motrices cérébrales. Médicine et Hygiène 36:2024-2029

Milani Comparetti A (1985) Ontogenesi dell'identità personale e dell'appartenenza relazionale. Giorn Neuropsich Età Evol 5:47-52

Morasso P, Ruggiero C, Baratto L (1987) Generazione e apprendimento dei movimenti. In: Leo T e Rizzolatti G (ed) Bioingegneria della riabilitazione. Patron editore, Bologna

Mountcastle VB, Lynch JC, Georgopoulos A et al (1975) Posterior parietal association cortex of the monkey: command function for operation within extrapersonal space. J Neurophysiol 38:871-908

Murata A, Fadiga L, Fogassi L et al (1997) Object representation in the ventral premotor cortex (Area F5) of the monkey. J Neurophys 78:2226-2230

Occhi E, Lintura A, Antonioli D (1996) Sviluppo delle funzioni e riorganizzazione funzionale dopo lesione cerebrale. Giorn Ital Med Riab 2:109-118

Piaget J (1968) La nascita dell'intelligenza nel fanciullo. Giunti editore, Firenze

Rispal-Padel L, Cicirata F, Pons C (1982) Cerebellar nuclear topography of simple and synergistic movements in the alert baboon (Papio Papio). Experimental Brain Research 47:365-380

Rizzolatti G, Fadiga L, Gallese V, Fogassi L (1996) Action recognition in premotor cortex. Brain 119:593-609

Rumelhatr, Mc Clelland (1991) Microstrutture dei processi cognitivi. Il Mulino editore, Bologna

Sabbadini G (1995) Manuale di neuropsicologia dell'età evolutiva. Feltrinelli editore, Bologna

Sabbadini G, Bonini P, Pezzarossa B, Pierro MM (1978) Paralisi cerebrale e condizioni affini. Il Pensiero Scientifico editore, Roma

Schmidt RA (1988) Motor control and learning: a behavioural emphasis. 2nd ed Champaign, IL, Human Kinetics

Umiltà MA (2000) L'area premotoria F5 e il riconoscimento delle azioni. Tesi di dottorato di ricerca in neuroscienze Università degli Studi di Parma

Umiltà C (2003) Modularity in neural system and localization of functional. In: Nadel L (ed) Encyclopaedia of Cognitive Science, Vol. 3, pp 71-74

Letture consigliate

Bertozzi L, Montanari L, Mora I (2002) Architettura delle funzioni. Lo sviluppo neuromotorio del bambino fra normalità e patologia. Springer, Milano

Cioni G, Ferrari A (1996) Le forme discinetiche delle paralisi cerebrali infantili. Del Cerro editore, Pisa

Crenna P (1998) Spasticity and "Spastic" Gait in Children with Cerebral Palsy. Neuroscience and Biobehavioural Reviews 22:571-578

Dan B, Cheron G (2004) Reconstructing cerebral palsy. J Ped Neurology 2:57-64

Fedrizzi E (2004) Sviluppo motorio, controllo e apprendimento motorio. In: Fedrizzi E (ed) I disordini dello sviluppo motorio. Piccin Editore Padova, pp 55-66

Ferrari A (1997) Proposte riabilitative nelle paralisi cerebrali infantili. Del Cerro editore, Pisa

Ferrari A, Cioni G (1998) Le atassie non progressive del bambino. Del Cerro editore, Pisa

Lieber R, Runesson E, Einarsson F, Fridén J (2003) Inferior mechanical proprieties of spastic muscle bundles due to hypertrophic but compromised extracellular matrix material. Muscle & Nerve 28:464-471

Luria AR (1977) Come lavora il cervello. Il Mulino editore, Bologna

Marbini A, Ferrari A, Cioni G et al (2002) Immunohistochemical study of muscle biopsy in children with cerebral palsy. Brain and Development 24:63-66

Novacheck TF (2003) Cerebral Palsy pathomechanics. Lettura al congresso internazionale: Il cammino del bambino con paralisi cerebrale infantile: architettura della funzione e strategie di recupero. Reggio Emilia, 12 novembre 2003

Sherrington CS (1917) The integrative action of the Nervous System. University Press, Cambridge

7   Difetti percettivi

Adriano Ferrari

La definizione internazionale tuttora accreditata considera la paralisi cerebrale infantile (PCI) unicamente una turba della postura e del movimento (Mac Keith et al., 1959; Bax, 1964; Mutch et al., 1992; Behrman et al., 1998; Aicardi e Bax, 1998; Dan e Cheron, 2004), trascurando in modo oggi inaccettabile l'influenza esercitata dai disturbi percettivi e dai problemi cognitivi, emotivi e relazionali sulla "natura del difetto" e sulla "storia naturale" di ciascuna forma clinica (Ferrari, 1990). Pur essendo consapevoli che non è metodologicamente corretto analizzare la PCI sotto un unico angolo visivo (vedi cap. 13), in questa occasione vorremmo affrontare questo complesso problema osservandolo principalmente dal punto di vista percettivo.

La percezione è un'interpretazione sensoriale, ovvero un'opinione relativa alle informazioni ricevute dal sistema, e insieme un adattamento del sistema ad esse. Il processo percettivo serve per dirigere in modo automatico la selezione degli schemi di movimento relativi a specifiche attività e riveste un ruolo di primo piano nella programmazione degli schemi evolutivi per scopi specifici e specializzati (Gilfoyle, Grady e Moore citati da Capelovitch, EBTA Conference, Verona 2000).

Per comprendere l'influenza esercitata dalla percezione sul movimento, e viceversa, basta pensare al concetto di controllo motorio (Gibson, 1979). Un movimento eseguito in modo non corretto, qualunque sia il motivo per cui questo avviene, produrrà la raccolta, l'elaborazione e la rappresentazione di alterate informazioni percettive, alle quali conseguirà, inevitabilmente, un'incapacità "secondaria" di progettare, pianificare ed eseguire movimenti corretti. Per poter compiere un movimento corretto bisogna, infatti, poter disporre di una corretta informazione percettiva e, viceversa, per poter raccogliere una corretta informazione percettiva occorre saper realizzare un movimento corretto (Ferrari, 2000). Vedremo perché nella PCI entrambi questi postulati risultano impossibili e come a livello prognostico essi condizionano significativamente le possibilità di recupero del paziente.

L'azione organizza la percezione

Frugatevi nelle tasche: se riuscite a distinguere una chiave da una moneta e a capire se questa è la chiave di casa piuttosto che quella dell'automobile è perché siete in grado di eseguire con la mano i movimenti "specializzati" necessari al riconoscimento percettivo (tattile, pressorio, termico, ecc.) delle caratteristiche degli oggetti che state esplorando (dimensione, superficie, profilo, consistenza, temperatura, peso, ecc.), fino a individuare quello che volete trovare. Potremmo affermare che i movimenti della vostra mano guidano i vostri apparati sensoriali (orientamento e attivazione dei recettori) e che solo eseguendo movimenti opportunamente "selezionati" sarete in grado di raccogliere, differenziare, ed elaborare le informazioni sensitive significative e discriminanti necessarie per riconoscere l'oggetto che state cercando. *"Nessuno dei sensi è funzionale senza il movimento"* sosteneva Henry Poincaré circa un secolo fa (1905). Possiamo quindi capire perché facilmente il bambino con PCI possa presentare un disturbo delle funzioni sensoriali anche non dipendente direttamente dalla presenza di specifiche lesioni cerebrali, ma conseguente alla difficoltà di raccogliere le informazioni necessarie al controllo motorio per la mancata capacità di produrre i movimenti specializzati necessari allo scopo.

La percezione dirige l'azione

Immaginate adesso di dover afferrare un altro oggetto, dopo essere stati resi però consapevoli che questo potrebbe scottare, o sporcarvi, oppure pungere, o scivolarvi dalla mano, o essere molto pesante o estremamente fragile. Il modo con cui lo afferrerete sarà necessariamente influenzato dalla natura e dalla misura delle informazioni sensoriali che potrete raccogliere non appena lo avrete impugnato, purché siate stati in grado di scegliere anticipatamente il modo più opportuno per farlo. Potremmo sostenere che sono le informazioni sensoriali a guidare il vostro movimento (modalità di approccio all'oggetto, scelta del tipo di presa, velocità dell'esecuzione, forza impiegata, durata dell'azione, ecc.). "Nessuno dei movimenti è funzionale senza l'apporto dei sensi" potremmo dichiarare a questo punto, imitando Poincaré. *"Percezione ed azione sono, infatti, interdipendenti, nel senso che la percezione permette un'azione adeguata così come l'azione risulta necessaria per procurarsi adeguate informazioni percettive"* (Gibson, 1979). Sensazioni e percezioni non sono infatti stati passivi della coscienza, come aveva sostenuto la filosofia idealistica, che vengono risvegliati quando gli stimoli colpiscono gli organi di senso (Meraviglia, 2004), ma processi "attivi", i cui risultati sono largamente anticipati nell'organismo, consciamente o più spesso inconsciamente. Nella percezione attiva degli organismi intelligenti la distinzione tra variabili sensoriali e motorie tende a scomparire: i processi percettivi e quelli motori sono considerati come meccanismi di elaborazione di pattern sensoriali multimodali caratterizzati dal fatto di essere paralleli, distribuiti ed adattivi (Meraviglia, 2004). *"Il cervello non effettua solamente delle trasformazioni sensori-motorie: a vari livelli i comandi motori influenzano il trattamento dei dati sensoriali... Grazie ad un controllo di tipo anticipatorio, il cervello guida e modula attivamente la percezione anche attraverso un processo attivo di selezione, calibrazione, soppressione, ecc. delle informazioni filtrate dai recettori sensoriali, scegliendo per ogni circostanza quelle necessarie al compito affrontato. L'azione influenza infatti la percezione alla sua fonte... Partire dal comando motorio porta dunque a considerare l'azione come elemento essenziale del funzionamento neuronale e permette di studiare come essa organizza la percezione e non solo come la percezione determina l'azione... Bisogna quindi abbandonare la distinzione fra sensoriale e motorio: è per questo che dico che le frontiere fra sensazione e motricità si cancellano"* (Berthoz, 1997).

Ecological approach to perception and action
"The ecological approach to perception and action stresses the mutual relationship between the organism and the environment, claiming that the processes of percei-

ving and acting take place in organism-environment systems, not merely in organisms. In traditional information processing theory, perception is thought of as dealing with the incoming sensations and stimulus identification process, while action is thought of as dealing with the response programming processes and outgoing commands to the muscles. This way perception and action are treated as separate and mutually exclusive. However, in the more recent ecological approach, perception and action are, of necessity, integral: we not only have to perceive in order to move, but also have to move in order to perceive. Perception and action are thus considered mutually dependent, where perception subserves action and action influences perception" (Van der Meer et al., 1999)

È facile sostenere a questo punto che movimento e percezione sono le due facce inscindibili della stessa medaglia (Lee et al., 1997), anche se è giusto riconoscere che in caso di disabilità motoria queste facce potrebbero essere compromesse in misura anche diversa.

Ciò che consente al bambino poliomielitico di raggiungere insuperabili livelli di abilità rispetto a qualunque altro disabile motorio è certamente la conservazione di una inalterata capacità percettiva, mentre ciò che, al contrario, conduce il bambino lebbroso alla progressiva perdita per mutilazione dei segmenti motoriamente più esposti è una grave compromissione della sensibilità termo-dolorifica. Questi, si sa, sono i casi estremi; tuttavia nessun medico riabilitatore attento fonderebbe la prognosi di recupero funzionale di un bambino affetto da paralisi ostetrica, da neuropatia ereditaria sensitivo-motoria o da esiti di mielomeningocele basandosi unicamente sulla valutazione del repertorio dei movimenti residui posseduti dal paziente, per quanto ricco e promettente questo possa apparire. Siamo tutti consapevoli, infatti, che la rappresentazione centrale del segmento paretico, e di conseguenza la sua potenzialità operativa nel tempo, risulta proporzionale più alla quantità e alla qualità delle informazioni percettive rimaste che non al tono muscolare, alla forza residua, all'ampiezza articolare percorribile (ROM), ecc. Al di là del repertorio motorio conservato, in termini di utilizzo è certo più favorevole la situazione di un paziente con grave compromissione motoria, ma con buona capacità sensitiva, che non il contrario, per l'importanza esercitata dalla componente percettiva sulla guida del movimento stesso, sia in senso posturale sia propriamente gestuale.

Per capire perché questo avvenga e cosa succeda in particolare nella PCI, possiamo idealmente analizzare il destino delle informazioni sensitive e sensoriali immaginando tre diversi livelli di indagine, procedendo dalla periferia in direzione del centro:
• primo livello: sensazioni;
• secondo livello: percezioni;
• terzo livello: rappresentazioni.

Primo livello: le sensazioni

Al *primo livello* collochiamo la capacità di raccogliere le informazioni di base (sensazioni). I recettori periferici (trasduttori) hanno il compito di fornire informazioni (output) sulla natura e sulla misura degli stimoli in arrivo (input), traducendo in un linguaggio omogeneo (potenziale d'azione) segnali di natura estremamente diversa. *"I cinque organi di senso sono i portatori di informazioni coscienti, mentre gli organi che portano le informazioni necessarie al controllo del comportamento e quelle inconsce sono molti di più, come ad esempio gli organi propriocettivi…, oppure gli organi vestibolari…"* (Starita, 1987). Le caratteristiche degli output che escono dai trasduttori dipendono dal carattere dell'energia in arrivo (input) e dall'assetto dei trasduttori stessi (layout), il cui compito è modificare il formato dell'input (misura), rispettandone il contenuto (natura), per poterlo rendere più accessibile ai livelli superiori (percezione e rappresentazione). È possibile dedurre le proprietà dei trasduttori (disposizione) in base alle corrispondenti proprietà dell'input e dell'output (Fodor, 1999).

I recettori periferici sono infatti:

- specifici per dominio (natura dell'informazione), sono cioè strutture altamente specializzate che possono rilevare solo certi tipi di input (risultano cioè "incapsulati" informazionalmente). Di fronte alla grande varietà degli stimoli in entrata (input), i segnali in uscita da ogni tipo di recettore (output) sono invece confezionati omogeneamente come potenziali di azione per essere accessibili all'elaborazione centrale;
- sono costituiti da un'architettura neurale fissa e perciò autonoma;
- sono a funzionamento obbligato (costanti e passivi), non possono cioè fare a meno di entrare in azione quando sono in presenza del tipo specifico di input che sono deputati a rilevare (automatici), ma possono essere regolati centralmente (misura dell'informazione trasmessa), cioè sono in qualche misura calibrabili;
- sono dotati di una notevole velocità di funzionamento che può essere regolata centralmente per ottenere la sincronizzazione dei messaggi (maggior velocità per i messaggi provenienti da regioni lontane dal cervello e il contrario per quelli provenienti da regioni vicine).

I sistemi sensoriali sono organizzati in maniera seriale: i recettori periferici proiettano ai neuroni di primo ordine del sistema nervoso centrale (SNC) che, a loro volta, proiettano a quelli di secondo ordine e questi ultimi ai neuroni di ordine superiore. Le informazioni concernenti la maggior parte delle modalità sensoriali vengono trasmesse da più di una via seriale. Caratteristiche diverse di uno stimolo complesso vengono elaborate a livello di diverse vie, ciascuna delle quali trasmette informazioni distinte al SNC. Le varie parti della superficie recettiva periferica, o campo recettivo, sono rappresentate a livello del SNC in maniera ordinata, per cui le relazioni di vicinanza esistenti in periferia vengono riconosciute all'interno del SNC e analizzate in funzione dello scopo dell'azione.

Poiché la forma energetica sotto cui viaggiano le informazioni è unica e possiede come uniche variabili la frequenza, l'ampiezza e la quantità di fibre attivate, cos'è che permette a livello centrale di percepire gli stimoli come diversi l'uno dall'altro? La natura e la misura delle informazioni recepite (output) dipendono dal carattere dell'energia in arrivo (input) e dalla disposizione dei recettori (layout); questi due requisiti nel primo periodo della vita consentono a livello centrale la specializzazione di definite aree cerebrali che, stabilmente collegate a determinati recettori attivati solo da definiti stimoli, assumono in questo modo specifiche competenze. Le diverse regioni centrali interagiscono poi tra loro ricomponendo i diversi aspetti sensitivi e sensoriali della realtà esplorata in un'unica percezione coerente. *"Questa invarianza percettiva indica che il cervello può generalizzare ed astrarre alcune proprietà comuni alla sensazione. L'apprendimento avviene perciò in maniera trans-modale, ovvero trasferendo l'esperienza acquisita da una modalità sensoriale all'altra. Il cervello percepisce in maniera identica stimoli sensitivi molto diversi, ovvero generalizza a partire da recettori equiva-*

lenti dando luogo al fenomeno della invarianza percettiva in costanza di stimolo" (Meraviglia, 2004).

Chiameremo ciascun insieme di recettori "configurazione" e diremo che il cervello verifica la configurazione dei recettori specificati nello stesso tempo in cui è programmato il movimento (Berthoz, 1997).

Sensazioni

Sensibilità (informazioni esterocettive, propriocettive ed enterocettive)
Tatto, temperatura, dolore, cinestesi, barestesi, batiestesi, pallestesi...

Sensorialità
Vista, udito, olfatto, gusto, equilibrio...

Per il controllo motorio occorrono informazioni di superficie o esterocettive, fornite dalla sensibilità tattile (in particolare dai meccanocettori che misurando le pressioni e gli attriti sulla pelle possono dare indicazioni sull'inizio di un movimento o sulla presenza di un ostacolo durante lo stesso) e informazioni propriocettive, ottenute dalle sensibilità cinestesica (senso di movimento o artrestesia), barestesica (senso di pressione), batiestesica (senso di posizione) e pallestesica (senso di vibrazione). Tutte le sensibilità citate assieme alla statognosia (posizione spaziale di un segmento rispetto al corpo) e alle informazioni vestibolari, che stimano il movimento del capo nello spazio, apportano informazioni di vicinanza, mentre le informazioni di lontananza vengono procurate dall'udito, dall'olfatto e soprattutto dalla vista, che misura lo scorrimento dell'immagine del mondo esterno sulla retina e la posizione degli oggetti nello spazio. Altre modalità sensitive quali la ilognosia (natura della materia), la stereognosia o morfosintesi (superficie, forma e dimensione dell'oggetto), la topognosia (posizione nel corpo e dei suoi segmenti), la grafoestesia (localizzazione e riconoscimento di segni, simboli, numeri o lettere) e la capacità di discriminare due punti, sono da considerarsi già come attività sensitive integrate e complesse, cioè prestazioni di secondo livello (vedi oltre).

Le informazioni di primo livello sono determinanti sia per il controllo della postura (posizione dei segmenti, distribuzione del carico, stabilità dell'appoggio, ecc.), sia per la produzione di gesti specializzati (esplorazione, afferramento, trasporto, ecc.).

"Secondo la neurofisiologia classica, le sensazioni verrebbero elaborate da strutture specifiche come le aree primarie somatosensoriali, visive e acustiche (lobo occipitale: analizzatore visivo; lobo temporale: analizzatore uditivo; lobo parietale: analizzatore tattile-cinestesico); le percezioni nelle aree associative parietali e temporali, mentre i movimenti sarebbero controllati dalle aree motorie e premotorie del lobo frontale. Questo modello stabilisce una chiara dicotomia tra una parte del cervello che *sa* le cose, costituita dalle aree associative postrolandiche, ed un'altra che *fa* le cose, formata dalle aree motorie e premotorie" (Umiltà, 2000)

Secondo Turkewitz e Kenny (1982), lo sviluppo dei diversi sistemi sensoriali durante l'embriogenesi è di tipo sequenziale per dare luogo alla loro indipendenza reciproca. Mentre durante la vita fetale prevalgono le informazioni di vicinanza sia estero sia propriocettive (Gottlieb, 1971), nella vita extrauterina, dopo una breve competizione con l'olfatto prima e con l'udito poi, finirà per prevalere di gran lunga la vista (la visione è infatti il senso dominante nei primati così come l'olfatto lo è nei mammiferi). Solo in una fase più matura del controllo posturale, la predominanza visiva si attenua ed i bambini diventano capaci di integrare in modo accurato afferenze sensoriali multiple (Forssberg e Nashner, 1982).

Ciascuna modalità sensitiva o sensoriale può essere misurata sia in senso quantitativo (dalla iperacuità al deficit) sia in senso qualitativo. Se misurassimo la capacità visiva fra gli animali (acuità), vedremmo il falco contendersi con la lince il primo posto, mentre nessuno insidierebbe l'ultimo alla talpa. Gli aggettivi epicritico e protopatico si riferiscono, invece, qualitativamente alla "nitidezza" del segnale, ovvero alla "pulizia" ed alla specificità dell'informazione raccolta.

L'approccio moderno allo studio delle sensazioni ha avuto inizio nel diciannovesimo secolo con le ricerche di Weber e Fechner, i quali scoprirono che i sistemi sensoriali sono capaci di estrarre dagli stimoli analizzati quattro diversi attributi: la modalità, l'intensità, la durata e la sede, che vengono poi fusi insieme.

• *Modalità.* Nel 1826 Müller formulò la legge delle "energie specifiche delle sensazioni" secondo la quale la modalità è una proprietà delle fibre nervose sensoriali. Stimoli diversi attivano fibre nervose diverse. Lo stimolo che attiva specificamente un particolare recettore, e quindi una particolare fibra nervosa, venne chiamato da Sherrington "stimolo adeguato". In realtà la specificità della risposta di una fibra nervosa a un particolare tipo di stimolo non è assoluta. Se uno stimolo è sufficientemente intenso, esso può attivare tipi diversi di fibra nervosa. Per esempio la retina è molto sensibile alla luce, ma in qualche misura lo è anche alla stimolazione meccanica (i bambini ciechi, ad esempio, si sfregano i globi oculari per ricavarne sensazioni cromatiche. Il fenomeno è noto come spinterismo).

• *Intensità.* L'intensità delle sensazioni dipende dall'intensità dello stimolo. La più bassa intensità di stimolo che un soggetto può percepire viene detta soglia sensoriale. Essa viene determinata con un processo statistico (risposta 50%). Tuttavia, fin dai primi studi, è apparso chiaro che le soglie sensoriali non sono fisse e che, secondo le circostanze, possono risultare aumentate o diminuite, variando ad esempio con l'esercizio, la fatica, l'attenzione, l'emozione, l'affettività, le caratteristiche del contesto, ecc. Ci si può rendere conto del perché le soglie sensoriali possono variare se si considerano entrambi i seguenti aspetti:

– la rilevabilità assoluta dello stimolo, intesa come misura della capacità di un sistema sensoriale di raccogliere le informazioni relative allo stimolo;

– il criterio che il soggetto usa per valutare la presenza dello stimolo, indice dell'attitudine o inclinazione del soggetto verso l'esperienza sensoriale.

Questo aspetto può far sì che il soggetto possa andare incontro a falsi positivi (il velocista ai blocchi di partenza che crede di aver sentito lo sparo e di conseguenza scatta) e a falsi negativi (il soldato ferito in battaglia che avverte il dolore solo dopo aver visto scorrere il proprio sangue)

• *Durata*. La durata della sensazione viene definita dalla relazione tra l'intensità oggettiva dello stimolo e l'intensità percepita soggettivamente. In genere tanto più uno stimolo persiste, tanto più tende a diminuire la sensazione avvertita dal soggetto per un fenomeno detto di "abituamento".

• *Localizzazione*. La capacità di discriminare le proprietà spaziali di uno stimolo può essere valutata determinando sia la capacità di localizzare la sede di applicazione di uno stimolo, sia la capacità di riconoscere come distinti due stimoli applicati in due punti vicini fra di loro. La distanza minima di due stimoli avvertiti come distinti è detta soglia dei due punti. Essa varia secondo l'innervazione della zona corporea esplorata, aumentando in senso prossimo-distale

Analisi delle sensazioni

Asse quantitativo
Acuità: iper -... ; ipo -... ; a - ...

Asse qualitativo
Discriminazione: epicritico - protopatico

Nelle sindromi spastiche possiamo riconoscere l'esistenza di alterazioni della sensibilità in grado di influenzare per difetto le prestazioni motorie del paziente in modo significativo. Pensando alla mano del bambino emiplegico, ad esempio, è facile comprendere come una compromissione quantitativa e qualitativa delle sensazioni basali, compresa la stereognosia (ilognosia e morfosintesi) e la rivalità percettiva (Tizard et al., 1954), possa influenzare in modo determinante la prognosi motoria, impoverendo e deteriorando progressivamente, nel corso dello sviluppo, anche il repertorio dei movimenti che sono stati inizialmente risparmiati dalla paralisi. A seconda del distretto corporeo in cui riesce ad operare una sufficiente discriminazione sensitiva, nei compiti di afferramento il paziente può mettere in atto differenti meccanismi di compenso. Se vi è una grave compromissione della sensibilità lungo tutto l'arto superiore, egli fisserà gli oggetti fra il mento e lo sterno, li stringerà fra le cosce o li metterà in bocca; se la sensibilità si perde al di sotto della spalla, imparerà ad incastrare le cose nel cavo ascellare; se raggiunge l'avambraccio, si servirà del gomito; se oltrepassa il polso potrà adoperare la superficie radiale del carpo per fare opposizione; se raggiunge le dita, userà la superficie dorsale del pollice o quella laterale dell'indice, per giungere ad utilizzare una presa a grappolo ed una presa digito-laterale via via che la conservazione della sensibilità si estenderà in senso periferico (vedi cap. 18). La sola alternativa a questo destino è offerta dall'utilizzo della vista, che può consentire al paziente di guidare "dall'esterno" l'attività di una mano che egli "dall'interno" non è in grado di sentire e quindi di controllare. La mano plegica può divenire allora un utensile abbastanza affidabile, spesso predisposto e adattato dalla mano conservata e utilizzato in senso funzionale a sostegno e a supporto di quanto questa sta eseguendo. Tipico di questo modo di procedere è la presa interdigitale, in cui l'oggetto viene letteralmente incastrato fra pollice e dita o fra dita e palmo della mano, sfruttando in senso funzionale l'ipertonia presente e facendo affidamento sulla ineludibilità della sinergia flessoria patologica. Naturalmente, questo tipo di compenso è possibile solo nelle emiplegie spastiche, dove la reazione di reaching prevale su quella di avoiding e dove l'afferramento (grasping) predomina sulla capacità di lasciar andare (releasing), a differenza di quanto avviene, invece, nelle emiplegie discinetiche, dove l'instabilità dell'errore commesso non consente lo sviluppo di compensi. Per poter essere utilizzate in senso funzionale occorre che le sincinesie a partenza dall'arto conservato siano stabili, cioè producano sempre lo stesso risultato motorio sull'arto paretico, che le sinergie risultino funzionali al compito affrontato e che siano evocabili tramite il movimento di una stazione articolare prossimale controllabile, ad esempio il gomito, che non siano contemporaneamente presenti ipercinesie, allocinesie, ecc. Rimane naturalmente la grande difficoltà di costruire una rappresentazione centrale, o immagine mentale, unitaria dell'oggetto manipolato per la discordanza fra le informazioni sensoriali raccolte contemporaneamente dalle due mani (alterata collimazione percettiva, vedi oltre), tenuto anche conto dell'iperspecializzazione raggiunta nel frattempo dalla mano conservata.

Oltre che per difetto, il primo livello contempla anche errori per eccesso i più noti dei quali sono l'intolleranza al carico (flight), l'intolleranza al contatto (avoiding) e l'intolleranza allo stimolo (startle). Difetti di questo tipo influenzano frequentemente il comportamento delle sindromi discinetiche.

Le valutazioni espresse fino ad ora sono già sufficienti ad affermare che un approccio riabilitativo interessato unicamente all'evocazione degli schemi motori assenti ed indifferente alle componenti percettive del controllo motorio non può che essere destinato all'insuccesso. Analoghe considerazioni valgono naturalmente anche per la chirurgia ortopedica (Goldner et al., 1961), per i farmaci topici, distrettuali o sistemici e per l'impiego delle ortesi, qualora ci si proponga di raggiungere risultati funzionali anziché puramente estetici o antalgici. Al contrario, ogni miglioramento della qualità delle informazioni sensoriali conduce a significativi progressi anche nelle capacità motorie del paziente (van der Weel et al., 1991), specie in termini di utilizzo funzionale del repertorio motorio residuo.

Secondo livello: le percezioni

Al *secondo livello* collochiamo la capacità di confrontare, di integrare fra loro e quindi di interpretare le informazioni sensitive e sensoriali raccolte al primo livello (output), ricercandone la coerenza. *"Ogni senso scompone la realtà sensibile in componenti che vengono poi ricomposte, legate. Una vera fisiologia della percezione deve in effetti rinunciare ad isolare le funzioni sensoriali e, al contrario, affrontarle attraverso il loro carattere multisensoriale. Il concetto di coerenza è dunque centrale, dal momento che le informazioni raccolte attraverso i sensi hanno delle proprietà che le separano e rendono difficile la loro fusione, sono cioè ambigue"* (Berthoz, 1997). Un buon esempio di come il bambino debba imparare a risolvere l'ambiguità delle informazioni è offerto da lampo e tuono. *"Il problema della coerenza non è solo un problema di geometria o di dinamica. Esso suppone dei meccanismi centrali attivi che permettano la rimozione dell'ambiguità, il recupero o l'anticipazione dei ritardi differenziali tra i recettori, l'unificazione dei riferimenti spaziali tramite dei meccanismi biologici astuti che non sono solamente i cambi di coordinate"* (Berthoz, 1997). Le informazioni sensitive e sensoriali sono dunque soggette a un'elaborazione associativa e a una modulazione attentiva prima di essere incorporate nella struttura cognitiva (Mesulam, 1998). D'ora in poi parleremo perciò più correttamente di *percezione*, intesa come un processo attivo e adattivo, integrato e complesso, attraverso cui la stimolazione sensoriale viene trasformata in esperienza organizzata. "*Dovremo concepire i sensi esterni in una nuova maniera, come attivi piuttosto che come passivi, come sistemi piuttosto che come canali e come interattivi piuttosto che come mutuamente esclusivi. Se essi funzionano per cogliere delle informazioni e non semplicemente per evocare delle sensazioni, la loro attività deve essere descritta in termini differenti. Li chiameremo sistemi percettivi*" (Gibson, 1966).

Percezione

• Funzione psichica complessa in grado di organizzare le sensazioni provenienti dalla stimolazione degli apparati sensitivi e degli organi sensoriali e di interpretarle integrandole nell'esperienza, permettendo all'individuo di divenire consapevole dell'ambiente.

• Processo integrato e complesso che permette di selezionare dalla globalità degli stimoli in arrivo un numero limitato di essi per poterli riconoscere e valutare.

• Processo di convergenza multisensoriale basato sul confronto di informazioni codificate da sistemi di riferimento diversi al fine di consentire un'interpretazione coerente della realtà.

• "*Processo integrato attraverso cui le informazioni sensitive e sensoriali vengono trasformate in una simulazione interna, cioè in una configurazione anticipatoria o copia collaterale del programma di azione*" (Berthoz, 1997).

• "*Lo scopo della percezione è rappresentare il mondo in modo da renderlo accessibile al pensiero*" (Fodor, 1999)

Il "percetto" secondo Morasso è il prodotto congiunto della stimolazione e del processo stesso di confronto delle informazioni raccolte. Berthoz estende questo concetto ad includere l'esplorazione attiva, considerando la percezione una domanda posta al mondo, una sfida, una preselezione. "*La percezione non è solamente un'interpretazione dei messaggi sensoriali, ma è strettamente condizionata dall'attività in atto, è essa stessa azione*" (Berthoz, 1997). "*L'ambiente deve essere, infatti, considerato come un insieme di possibilità per l'azione (affordances), che l'organismo ha bisogno di rilevare attraverso la percezione*" (van der Meer e van der Weel, 1991). La percezione costituisce dunque un invito ad agire, un "*essere pronti all'azione*" (readiness to move) come affermava Bernstein (1967). "*L'agire con successo comprende la percezione delle possibilità dell'ambiente in relazione a se stessi. Non sono gli oggetti di per sé che l'organismo percepisce, ma cosa questi oggetti rendono possibile per l'azione. Ciò che ciascun oggetto specifico può permettere dipende necessariamente dalle dimensioni e dalle possibilità di azione del percipiente. Queste possibilità non possono restare perciò fisse: esse devono essere continuamente aggiornate nel corso dell'esistenza per adeguarsi ai cambiamenti che avvengono nella capacità di agire e nelle caratteristiche somatiche del soggetto. Il fenomeno è particolarmente apprezzabile durante l'infanzia, quando compaiono continuamente nuove abilità mentre cambiano le dimensioni del corpo*" (van der Meer e van der Weel, 1999).

Al centro della percezione vi è la fissazione di una credenza, e la fissazione di una credenza è già, secondo Fodor (1988), un processo di conservazione, un processo sensibile, in svariati modi, a quello che il percipiente già sa. L'analisi dell'input può dunque essere incapsulata informazionalmente, la percezione certamente no (Fodor, 1999). In organismi diversi, uno stesso oggetto, una situazione o un evento possono evocare comportamenti completamente differenti. Basti pensare a quanto succede fra predatore e preda.

Per quanto riguarda i sistemi di analisi degli output provenienti dai recettori periferici, l'architettura cognitiva utilizzerebbe, almeno in campo percettivo e linguistico, delle strutture di elaborazione "intermedie", cioè dei "telai interpretativi specifici" (che Fodor chiama moduli), in grado di trasformare in senso computazionale gli input raccolti e convertiti in output dai recettori periferici in rappresentazioni mentali. Queste rappresentazioni verrebbero quindi offerte alla parte centrale del sistema cognitivo e costituirebbero le componenti prime della struttura del pensiero. L'esistenza di questi telai interpretativi può essere riconosciuta pensando a quanto succede entrando in un simulatore, anche in quello poco sofisticato di un luna park. La sovrapposizione delle immagini proiettate sullo schermo semicircolare, dei suoni stereofonici e dei movimenti impressi alla poltrona (sensazioni) ci fa vivere l'emozione di essere all'interno di un veicolo spaziale che si muove a forte velocità (percezione), magari in direzione di mondi ancora sconosciuti. I telai interpretativi che forniscono coerenza alle sensazioni, in quanto sistemi di analisi intermedia sarebbero, secondo Fodor, dotati di un accesso centrale limitato alle rappresentazioni che computano, in altre parole sarebbero relativamente inaccessibili agli stati centrali della coscienza. La percezione non dipenderebbe perciò dall'intensità delle sensazioni, ma dalla concordanza fra queste ed un'ipotesi formulata dal cervello vincolata alle caratteristiche del telaio interpretativo utilizzato. Questa situazione conferisce alla percezione carattere di obiettività e concretezza, inquadrandola nello spazio e nel tempo, e di costanza e passività, restando essa in ogni caso indipendente dalla volontà. Tuttavia le percezioni stesse sono qualitativamente diverse dalle proprietà fisiche degli stimoli in quanto il SNC estrae prima certe informazioni dallo stimolo e provvede poi a interpretarle nel contesto della propria esperienza pregressa. Anche se la percezione è una costruzione cerebrale, essa non è arbitraria. Per esempio, nonostante la percezione della forma e della dimensione degli oggetti sia diversa dalle immagini che si formano sulla retina, essa corrisponde alla proprietà fisica degli oggetti e costituisce una predizione affidabile della realtà esterna ottenuta mediante un'operazione di natura inferenziale, in quanto possiamo misurare ciò che vediamo. Le percezioni sono allora predizioni affidabili della realtà, funzionali all'azione, ottenute mediante una ricostruzione accurata delle proprietà essenziali degli oggetti, che ci permette di poterli in seguito utilizzare. In sostanza le percezioni non sono una registrazione discreta del mondo che ci circonda, ma sono costruzioni interne realizzate secondo regole e limiti innati, imposti dalle proprietà del SNC. Kant (1781) ha chiamato questi limiti intrinseci (tempo, spazio, causalità) "categorie innate". Secondo il grande filosofo tedesco, al contrario di quanto sostenuto dall'empirismo, la conoscenza si fonda non solo sull'esperienza sensoriale, ma anche sull'esistenza di categorie innate che organizzano l'esperienza sensoriale stessa. La mente può cioè vedere solo ciò che è preparata a vedere.

Questa visione della percezione risulta adatta a spiegare il disturbo dispercettivo di certi bambini con PCI, ad esempio la forma "cado-cado" (vedi cap. 16): se l'accesso centrale non fosse vincolato alle caratteristiche del telaio interpretativo, questi pazienti dovrebbero riuscire facilmente ad accorgersi dell'errore commesso durante l'analisi delle informazioni.

Al secondo livello è possibile ipotizzare l'esistenza di un asse della *attenzione/soppressione* percettiva (ipoprosessia-iperprosessia), o se vogliamo della *consapevolezza/abituamento*, e di un asse della *tolleranza/intolleranza* percettiva. In tutte le lingue si impiegano vocaboli differenti per distinguere in senso quantitativo l'attenzione impiegata in un compito percettivo: vedere e guardare, udire e ascoltare, assaporare e gustare, annusare e fiutare, ecc. In senso qualitativo possiamo invece citare vocaboli come osservare, scrutare, ammirare e contemplare e in senso quali/quantitativo termini come sbirciare e origliare.

Per ogni tipo di percezione si può inoltre identificare una misura, specifica per ogni individuo, che rende tollerabile o intollerabile l'informazione raccolta, con conseguenti processi di accettazione-conservazione o di rifiuto-rimozione. Non è un'incapacità motoria che ferma il vertiginoso di fronte a una scala da salire, ma la consapevolezza di non essere in grado di tollerare le percezioni che inevitabilmente proverebbe se egli decidesse di compiere questa azione (vedi cap. 13).

Nella PCI possiamo riconoscere il differente comportamento clinico di bambini che difettano di vigilanza percettiva nei confronti delle informazioni deputate al controllo motorio e di altri che prestano invece un'attenzione eccessiva e immotivata ad ogni nuova informazione e che per questo non riescono a concentrarsi su niente.

Al primo gruppo appartengono i diplegici "tirati su" (vedi cap. 16), soggetti che percepiscono adeguatamente, ma che non sanno prestare la necessaria attenzione alle informazioni cinestesiche, barestesiche, batiestesiche e solo secondariamente visive deputate al controllo posturale. Il bambino "tirati su", come è noto, è in realtà capace di effettuare un sufficiente aggiustamento posturale quando dall'esterno viene informato della scorrettezza della sua posizione, ma perde dopo pochi secondi la postura raggiunta. Non si tratta dunque di un problema di movimento, perché altrimenti egli non sarebbe in grado di correggersi autonomamente, né di un problema di forza perché, come fanno i pazienti neuromuscolari, egli cercherebbe di evitare accuratamente di trovarsi in continuazione nella necessità di compiere lo sforzo di sollevarsi contro gravità, né della difficoltà di raccogliere le informazioni basali necessarie per poter guidare il movimento richiesto, poiché la correzione posturale avviene in maniera sufficientemente adeguata (utilizzo funzionale del repertorio motorio), né tanto meno un problema di tono, perché questo significa confondere le cause con le conseguenze. Il bambino "tirati su" manifesta piuttosto un'incapacità di mantenere diacronicamente stabili livelli di attenzione verso le informazioni necessarie per il controllo posturale, soprattutto quando egli deve prestare contemporaneamente attenzione ad altre attività gerarchicamente più elevate come parlare, leggere, ascoltare, ecc. Difetta cioè di "controllo simultaneo" ed è incapace di mettere in automatismo la posizione conquistata, correggendola man mano con gli opportuni aggiustamenti, se per qualche motivo questa rischia di essere alterata o compromessa. I diplegici "tirati su" abbisognano ogni pochi istanti di un'informazione suppletiva proveniente dall'esterno, appunto le parole "tirati su", "stai dritto", "mettiti a modo", perché le informazioni provenienti dall'interno non vengono tenute nella giusta considerazione attentiva. Solo lo sguardo, qualora stia traguardando una mira dello spazio extrapersonale, può informare il soggetto di quanto sta succedendo alla sua postura, dando avvio ad un processo di auto-correzione spontanea, seppure con difficoltà di integrazione con le informazioni propriocettive.

Contrariamente ai diplegici "tirati su", fra i pazienti discinetici, specie fra gli atetoidi, vi sono soggetti che vengono catturati da ogni nuovo stimolo proveniente dall'ambiente interno o esterno, indipendentemente dalla sua importanza o dalla sua significatività. Essi si dimostrano perciò capaci di elevati livelli di attenzione, ma seriamente incapaci di concentrazione, intesa come stabilizzazione selettiva dell'attenzione. Difettano cioè di "controllo sequenziale".

Andando ad analizzare il destino delle informazioni percettive deputate al controllo posturale (senso dello spazio, del corpo, della stabilità, del movimento, ecc.) lungo l'asse della tolleranza/intolleranza percettiva, possiamo comprendere quanto succede al bambino "cado-cado" (vedi cap. 16), generalmente un paziente diplegico capace di ricezione (intensità) ed attenzione, ma incapace di sufficiente tolleranza percettiva, al punto che egli crede di cadere anche quando giace supino sul pavimento. La sua "vertigine" rappresenta, per dirla alla Berthoz, un'illusione senza soluzione, prodotta da una frammentazione della rappresentazione dello spazio e dalla difficoltà di trovare una coerenza tra i molteplici riferimenti corporei e le informazioni sensoriali. Qualsiasi variazione posturale o sollecitazione esterna o interna (acustica, tattile, propriocettiva, ecc.), anche se modesta, risulta per questo bambino una minaccia intollerabile. Trascinato dal proprio peso, egli avverte di perdere il controllo della postura e pensa di precipitare in modo inarrestabile, percependo come in un incubo il proprio corpo disgregarsi e disperdersi. Il paziente "cado-cado" esprime il proprio disagio e la propria angoscia attraverso subentranti reazioni di startle a bassa soglia, spasmi generalizzati in estensione, reazioni ottiche di difesa e reazioni di afferramento difensivo, turbe vasomotorie, distress emozionale, verbalizzando lucidamente quanto ritiene gli stia succedendo: cado, cado! Teoricamente egli sarebbe capace di raccogliere informazioni sulla profondità dello spazio circostante, sulla stabilità della postura e sulle conseguenze del movimento, ma non è in grado di tollerarle, perché non riesce a costruire un confine al proprio corpo, separando lo spazio intrapersonale da quello peripersonale, lo spazio percepibile da quello agibile. Per questo motivo decide consapevolmente di non muoversi (paralisi "intenzionale" come modalità difensiva vedi cap. 11) circondandosi, se costretto a farlo, di una corazza protettiva basata su una particolare forma di spasticità, una sorta di "collante" che tiene unite fra loro le diverse parti del corpo e che a pieno titolo dovrebbe essere considerato una "seconda pelle", nell'accezione proposta dalla Bick (1984). Purtroppo si tratta di una risposta esauribile (in questa forma di diplegia non c'è abbastanza spasticità!), che il più delle volte non risulta sufficiente a difendere adeguatamente il paziente e soprattutto non può durare per tutto il tempo che sarebbe necessario. Resta vero il fatto però che in questi bambini diplegici ogni intervento in grado di abbattere la spasticità, specie i farmaci ad azione sistemica o la chirurgia ortopedica funzionale, finisce per aumentare le difficoltà del paziente e soprattutto il suo disagio, anziché ridurle. Solo nell'acqua, dove

---

- *"Spazio intrapersonale: costituisce lo spazio del Sé. Viene percepito dai nostri sensi interni e localizzato entro i limiti del nostro corpo (cenestesi). Rappresenta il confine reale del corpo.*
- *Spazio peripersonale: è lo spazio percorso dai nostri gesti, cioè lo spazio agibile (spazio vicino). Rappresenta il confine ideale del corpo.*
- *Spazio extrapersonale: è lo spazio percepito dai nostri telerecettori (spazio lontano). Rappresenta il confine immaginario del corpo"*

Da Grüsser e Landis (1991) modificato

il movimento altrimenti brusco e pesante diviene leggero e frenato, il bambino mostra iniziativa motoria ed esprime soddisfazione per il movimento.

All'opposto di questa situazione, lungo l'asse tolleranza/intolleranza percettiva, possiamo incontrare il soggetto che fa di un dato movimento un'azione intransitiva reiterata e manieristica per una disarmonia del suo comportamento relazionale, in genere solo una componente aggiuntiva nella PCI. Questo bambino non usa il movimento per adattare se stesso all'ambiente o l'ambiente ai propri bisogni, ma unicamente per provare piacere. Ed anche questa è una forma di paralisi intenzionale (vedi cap. 11).

Non solo nel diplegico "cado-cado", ma in qualunque soggetto, anche perfettamente normale, si possono verificare situazioni percettive che al di sopra di una certa intensità risultano talmente intollerabili da compromettere la sua capacità di muoversi. La percezione, infatti, non è un meccanismo "passivo" destinato a ricevere e interpretare i dati sensoriali, bensì un processo "attivo" di anticipazione delle conseguenze sensoriali dell'azione e quindi di legame coerente tra i pattern sensoriali e quelli motori. "La percezione è una simulazione interna, è giudizio, è scelta, è anticipazione delle conseguenze dell'azione" (Berthoz, 1997). "In termini computazionali questo implica l'esistenza nel cervello di qualche tipo di "modello interno" che faccia da ponte tra l'azione e la percezione" (Morasso, 2000). La programmazione motoria comporta cioè un bilancio previsionale (anticipatorio) delle informazioni che si andranno a raccogliere eseguendo una data azione (indicato dai neurofisiologi come "corollary discharge"), bilancio necessario per sapere se quell'azione può essere eseguita e per controllare "in corso d'opera" (feed-back) quanto stiamo effettuando (Fig. 1). Se da questo bilancio si ricava un'indicazione di intolleranza verso il risultato atteso, può venir meno il consenso percettivo all'azione (conscio o inconscio), indipendentemente dal fatto che il programma motorio risulti più o meno facilmente realizzabile. Per questa ragione, saltare da un trampolino è cosa ben diversa che saltare da un gradino e mettere una mano sul fuoco non è semplicemente un problema di puntamento e di raggiungimento di un obiettivo. Nel consenso percettivo all'azione il giudizio si fonda, infatti, su un processo di riconoscimento percettivo dove la categorizzazione dei dati sensitivi e sensoriali provenienti dal ribaltamento del programma motorio richiede un confronto con le informazioni già memorizzate. "Gli esseri umani, stabilendo analogie e modelli mentali, sono in grado di simulare serie di azioni future ed eliminare immediatamente quelle assurde conferendo così all'azione una certa sicurezza" (Meraviglia, 2004). "Questa procedura permette alle nostre ipotesi di morire al posto nostro" (Popper, 1996).

Il bilancio previsionale implica, all'interno del SNC, anche un paragone tra il segnale in uscita (la "copia della efferenza" o corollary discharge) e la corrispondente "riafferenza sensoriale": la continua verifica della coerenza tra le due rappresentazioni costituisce la base per la stabilità del nostro mondo percettivo (Morasso, 2000). Al fine di poter agire con successo è necessario anticipare gli eventi futuri sull'ambiente, il che richiede un controllo prospettico (van der Meer et al., 1991). "Il cervello interroga i recettori regolando la sensibilità, combinando i messaggi, pre-specificando i valori stimati, in funzione di una simulazione interna delle conseguenze dell'azione... In altre parole la percezione è un'azione frenata, ma soprattutto essa è relativa ad un'azione orientata ad uno scopo" (Berthoz, 1997).

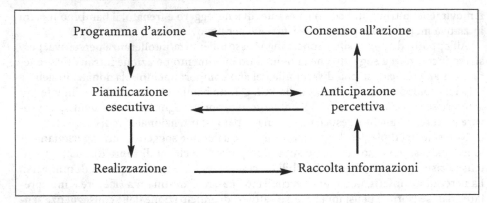

Fig. 1. Modello di interpretazione del controllo motorio utile per spiegare i disturbi del movimento del bambino con PCI.
Il *programma di azione* rappresenta la trasformazione di un pensiero in un'azione potenziale (ideazione). Una stazione intermedia analizza questo programma e lo traduce in termini esecutivi. Una copia di questo programma esecutivo viene ribaltata in termini percettivi (scarica collaterale) per simulare anticipatoriamente (feed-forward) quanto percepiremmo se decidessimo di compiere l'azione immaginata. Questa *anticipazione percettiva* viene sottoposta al giudizio della cognizione per ottenere il *consenso percettivo all'azione*. Se il giudizio è positivo l'azione potrà essere eseguita e il programma pianificato passerà agli effettori dell'apparato locomotore per la sua *realizzazione*, altrimenti dovrà essere riformulato o abbandonato. Durante la *realizzazione* del programma vengono raccolte *informazioni* (sensazioni) che vengono confrontate con il risultato percettivo atteso per apportare, se necessario, al programma esecutivo stesso aggiustamenti in corso d'opera (feed-back)

L'informazione "attento che sei da solo" anziché concorrere a migliorare il controllo operato dal paziente sulla prestazione che sta eseguendo e quindi la qualità del risultato prodotto, può aumentare in certi diplegici con problemi dispercettivi le difficoltà motorie, con immediato peggioramento della prestazione effettuata (vedi cap. 16). Il soggetto che sa stare in piedi a pochi centimetri dal muro, senza toccarlo, mentre non riesce a farlo se si allontana da esso anche solo di un passo, non presenta certamente un problema motorio, ma un'intolleranza percettiva verso le informazioni connesse al vuoto, alla distanza e alla profondità dello spazio posteriore. Che cosa pensare allora, a proposito di questi soggetti con PCI, dell'*apprendimento motorio*, che la Woollacott e Shumway-Cook (1995) hanno definito una modificazione adattiva ottenibile attraverso un complesso processo percettivo-motorio-cognitivo, se questo processo non può prescindere dall'attenzione e dalla memoria? Per essere predittiva sul futuro, la percezione deve basarsi sulla memoria del passato, sulle affinità, sulle corrispondenze (Berthoz, 1997). Durante l'apprendimento motorio poi, " ... *i dati dell'esperienza vengono organizzati, o più propriamente organizzano, strutture apprese, nell'ambito delle quali le informazioni percettivo-motorie sono articolate in ordine di successione temporale come "programmi di azione" ed in ordine di sintesi formale e spaziale come "immagini" di conoscenza*" (Militerni, 1990).

Si può insegnare a non percepire? Si può insegnare a non ricordare? "*Il cervello è un comparatore che misura gli scarti fra le proprie predizioni fondate sul passato e le informazioni che ricava dal mondo in funzione di quanto sta proponendosi di realizzare*" (Berthoz, 1997). Può davvero esistere una rieducazione che prescinda dalla capacità di apprendere e di ricordare del paziente?

Strategie terapeutiche nella dispercezione
Il terapista deve saper calibrare in modo opportuno l'impiego dell'attenzione e della distrazione a seconda dell'errore percettivo compiuto dal bambino. Errore per soppressione: aumentare l'attenzione verso le informazioni da raccogliere. Errore per intolleranza: diminuire l'attenzione indirizzandola in altre direzioni. Voler insegnare a non prestare attenzione è in realtà una contraddizione in termini, dato che è l'attenzione lo strumento fondamentale necessario per poter realizzare qualsiasi forma di apprendimento. Il percorso dell'apprendimento in questo caso può essere solo indiretto e passa attraverso l'imitazione, la rielaborazione differita dell'esperienza, la consapevolezza acquisita a posteriori delle proprie capacità e quindi il successivo miglioramento della propria autostima

Esistono bambini diplegici (terza forma, vedi cap. 17) che sanno camminare ma non riescono a fermarsi, che si tengono costantemente inclinati in avanti come inseguendo la proiezione del proprio baricentro, che generalmente oscillano con il tronco e gli arti superiori sul piano frontale, che trovano più facile spostarsi velocemente che adagio, che frenano sempre in ritardo e che per arrestarsi devono trovare qualche cosa di solido cui andarsi ad aggrappare. Possiamo ritenere che l'origine del loro comportamento motorio sia un'intolleranza percettiva dello spazio posteriore e che la propulsione, anziché un difetto, rappresenti una strategia messa in atto dal SNC per prevenire ogni possibile caduta verso dietro. Altri bambini di questa stessa forma camminano "solo" se sentono la mano della terapista, anche soltanto un dito, dietro la loro spalla. Quella mano esercita una facilitazione motoria o una facilitazione percettiva, dal momento che basta che il paziente pensi di averla ancora sulla spalla, perché continui a camminare, mentre il solo dubbio che essa non ci sia più lo blocca? Per questi bambini la mano della terapista rappresenta certamente qualche cosa di più di una facilitazione motoria: è una bussola per l'orientamento, è un contrappeso per il bilanciamento, è uno scudo per la difesa, è un viatico per il cammino.

In ambito riabilitativo, volendo essere pienamente rispettosi del concetto di tolleranza percettiva, prima di chiederci se un bambino con PCI possa compiere una determinata azione motoria, dovremmo interrogarci se egli possa sopportarne le conseguenze dal punto di vista percettivo. Durante lo sviluppo, movimento e percezione maturano contemporaneamente e parallelamente? È possibile che la disponibilità del repertorio motorio preceda, specie nel bambino prematuro o in quello con PCI, la maturazione della tolleranza percettiva? Questa considerazione basta da sola a mettere in crisi l'intero assunto del *trattamento rieducativo precoce*, imperativo categorico su cui tutti noi riabilitatori siamo da sempre stati d'accordo. La presenza ormai consolidata dei fisioterapisti nella equipe della terapia intensiva neonatale ci fornisce la controprova di quanto affermato. Non sono forse quiete, tolleranza e capacità di controllo autonomico ciò che cerchiamo di creare nel bambino prematuro riducendo i conflitti percettivi, contenendo l'intensità e la frequenza degli stimoli ambientali disturbanti, limitando l'aggressività delle manovre sanitarie compiute su di lui e favorendo, attraverso un'opportuna igiene posturale (nido, amaca, marsupio), il raggiungimento di un maggior stato di benessere?

Non dovete pensare che il problema dell'intolleranza percettiva riguardi solo il bambino nato prematuro o solo quello affetto da PCI. Immaginate di trovarvi ai piedi di una parete dolomitica e di osservare due giovani alpinisti che si arrampicano sopra di voi lungo una via molto esposta. Cosa provate? Alcuni sentono un misto di curiosità, interesse e ammirazione, ma in ogni caso non vorrebbero trovarsi al loro posto, altri non riescono neppure a guardare la scena, tanto la vista di quei due scalatori "attaccati a niente" li mette a disagio, solo qualcuno prova un po' di invidia e forse un certo rimpianto. L'intolleranza percettiva può dunque essere così intensa da renderci insopportabile, attraverso un processo di immedesimazione, persino la vista di un'azione compiuta da altri (Ferrari, 2000). Il dato percettivo finisce a questo punto per sconfinare in campo emotivo, specie nei bambini che presentano difficoltà di integrazione del sé (Marzani, vedi cap. 11).

Illusione	**Allucinazione**
Falsa interpretazione delle informazioni. Errore dei sensi. Cattivo raggruppamento. Sintesi operata senza cura.	Percezione senza oggettività. L'allucinazione è una creazione del cervello poiché non parte da sensazioni che il
Soluzione escogitata dal cervello di fronte a un'incongruenza tra le informazioni sensoriali e le loro rappresentazioni interne anticipatorie. Soluzione a problemi di percezione ambigui, incoerenti, in contraddizione tra loro o in contraddizione con le ipotesi interne che il cervello può fare sul mondo esterno e perciò incompatibili con i dati dell'ambiente (Berthoz, 1997)	cervello non è in grado di integrare in una percezione coerente, ma è prodotta da ricordi endogeni di percezioni che improvvisamente cambiano. In un certo senso l'allucinazione è un sogno fatto da svegli, è un funzionamento autonomo dei circuiti interni che normalmente servono a simulare le conseguenze dell'azione (Berthoz, 1997)

Può essere di aiuto a questo proposito distinguere il concetto di vissuto da quelli di illusione e di allucinazione. Il *vissuto* è sempre frutto di un'esperienza (positiva o negativa) compiuta nel passato: possiamo immaginare la situazione di un bambino che dopo aver effettuato un certo numero di cadute, con conseguenze sempre negative, abbia ora giustamente paura di cadere. L'*illusione* è invece un errore interpretativo compiuto dal SNC che accoglie per vere alcune informazioni percettive che in realtà sono false. È cioè una percezione distorta, un'inadeguata rappresentazione dell'oggetto o della situazione, il risultato di un'elaborazione involontaria di sensazioni reali da parte della mente. Un esempio paradigmatico di questo concetto è fornito dall'illusione di Müller-Lyer (vedi figura sottostante)

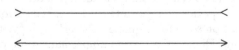

In questa illusione, anche dopo aver potuto misurare la lunghezza delle due linee e constatato la loro assoluta eguaglianza, gli osservatori non possono fare a meno di continuare a vedere una delle due linee più lunga dell'altra a causa della direzione delle punte angolate che si trovano alle loro estremità.

L'*allucinazione* è ancora un'impressione che la mente si costruisce, e di cui si convince, in assenza di qualsiasi dato reale ("percezioni senza *oggetto*", Esquirol, 1838;

"false percezioni che non sono in alcun modo distorsioni di percezioni reali, ma che compaiono in associazione ad esse come qualche cosa di assolutamente nuovo" (Jasper, 1982).

Per il soggetto che le percepisce, illusioni ed allucinazioni non differiscono in nulla dalla normale esperienza sensoriale, della quale condividono caratteristiche di concretezza, obiettività, spazialità, temporalità. Egli non è perciò in grado di evitarle; nel caso riesca a farlo si parla di allucinosi (Vita e Garbarini, 1996). Tutti noi abbiamo sperimentato la fortissima illusione di avanzare che compare quando, seduti in un treno fermo alla stazione, vediamo il vagone vicino a noi mettersi in moto, oppure quando, guardando contro corrente da un ponte il fiume che scorre sotto di noi, abbiamo l'impressione che sia il ponte a muoversi (vezione). Viaggiando in automobile d'estate, l'asfalto bollente ci fa apparire bagnato il manto stradale anche se la nostra esperienza, ed in ogni caso la verifica che possiamo fare qualche istante dopo, ci assicurano che la strada è perfettamente asciutta: si tratta evidentemente di un'illusione. Le illusioni sono dunque delle soluzioni prodotte da un repertorio endogeno di forme motorie o percettive alle quali vengono paragonate le configurazioni delle entrate sensoriali. In questo senso esse rappresentano per il cervello la migliore delle ipotesi possibili in grado di risolvere il problema (Berthoz, 1997).

Il fenomeno dell'illusione è ben noto ai maghi, ai prestigiatori e ai ventriloqui.

Se la paura del bambino "cado-cado" (vedi cap. 16) fosse l'espressione di un vissuto, la sua storia dovrebbe riferire di pregressi incidenti e delle loro spiacevoli conseguenze. In ogni caso sarebbe materialmente impossibile cadere da un tappeto spesso pochi centimetri partendo dalla posizione supina. Ciò che il bambino riferisce quando afferma di cadere è un "pregiudizio" dovuto a un'illusione percettiva, che rende per lui intollerabili il vuoto circostante e la profondità dello spazio extrapersonale e che gli impedisce di sottoporre a verifica la stabilità dell'appoggio, l'effettiva distanza che lo separa dal terreno, la conformazione della postura, la pericolosità dell'ambiente circostante, ecc.

Un processo analogo può essere riconosciuto nell'amputato con la "percezione dell'arto fantasma", fenomeno che sembra rivelarci l'esistenza di rappresentazioni mentali del nostro corpo, di modelli interni dei diversi segmenti, indipendenti dalla loro presenza. È infatti necessaria una decisione percettiva per attribuire una parte percepita del nostro corpo al corpo stesso (Berthoz, 1997).

Per capire perché, a seconda del canale percettivo utilizzato, i comportamenti del bambino con PCI possano risultare così disomogenei e perché possano condurre a esperienze illusorie e allucinatorie, dobbiamo considerare i possibili processi di regolazione dell'assetto dei trasduttori e di manipolazione delle informazioni effettuati dal SNC (Ferrari, 1995). Il cervello è infatti in grado di intervenire attivamente sui recettori in modo anticipatorio selezionando, accordando, amplificando e sopprimendo le informazioni provenienti dall'ambiente.

Calibrazione: capacità di configurare i recettori periferici predeterminando la quantità di informazioni da raccogliere.
Amplificazione: facoltà di aumentare, modificandone l'assetto di funzionamento, la capacità di ricezione degli apparati sensitivi e sensoriali.
Collimazione: capacità di confrontare informazioni sensoriali differenti per costruire una rappresentazione coerente della realtà

Rivalità: capacità di discriminare tra loro due stimoli proposti contemporaneamente in due punti simmetrici del corpo.
Selezione: capacità di prestare attenzione allo stimolo interessante separandolo dagli altri.
Competizione: autogenerazione di informazioni allo scopo di farle competere con altre ritenute negative.
Soppressione: processo mentale che ci aiuta a identificare il problema ma a non tenerne conto.
Disgnosia: incapacità mentale di decodificare, riconoscendone il significato, definite sensazioni, pur essendo indenni gli organi di senso e le vie di trasmissione al SNC

Per *calibrazione percettiva* intendiamo la capacità del SNC di predeterminare la quantità delle informazioni da raccogliere e trasmettere, selezionandole e modulandole alla fonte per non oltrepassare la soglia della tolleranza. Proteggersi il naso con il fazzoletto da odori troppo intensi, tapparsi le orecchie in attesa di un rumore molto forte o stringere gli occhi, sbirciando tra le palpebre, di fronte ad immagini troppo luminose sono comportamenti che possono simboleggiare grossolanamente questa proprietà. In realtà i meccanismi di controllo sono assai più fini e sono affidati a neuroni inibitori situati nel midollo spinale che controllano l'attività delle fibre sensoriali prima ancora che esse terminino sui neuroni bersaglio delle corna posteriori. Altri meccanismi effettuano questo filtraggio a livello dei primi relais neuronali del midollo e del tronco cerebrale. Questa inibizione presinaptica rappresenta un meccanismo di blocco dell'entrata sensoriale e di modulazione della sua ampiezza che permette di selezionare i messaggi in funzione dell'intenzione del momento (Berthoz, 1997). I motoneuroni gamma dei fusi neuromuscolari, ad esempio, modulano l'informazione sensoriale dei muscoli alla sua origine, adattandola alle esigenze del movimento (postura e gesto) o simulando, in collaborazione agli organi tendinei dei Golgi, il movimento stesso senza eseguirlo. Questa facoltà, in particolare, riveste un ruolo fondamentale nella specificazione dei messaggi sensoriali che accompagnano la pianificazione dell'azione.

A volte la calibrazione percettiva verso uno stimolo si instaura in brevissimo tempo: è il caso dell'odore di chiuso che avvertiamo appena entriamo in una stanza poco arieggiata, ma che non sentiamo più già pochi minuti dopo se ci soffermiamo in essa, o dei recettori tattili che cessano di scaricare quando la superficie esplorante viene mantenuta immobile per qualche secondo sulla parte esplorata. Anche la diplopia costituisce un fenomeno transitorio: anziché due immagini che si disturbano reciprocamente, il cervello impara presto ad analizzarne una sola, ricalibrando percettivamente l'altra. Queste soluzioni consentono di non sovraccaricare inutilmente il SNC di segnali permanenti. L'inibizione neuronale è uno dei meccanismi fondamentali della produzione del movimento e della sua flessibilità, senza dubbio il principale meccanismo sensoriomotorio (Berthoz, 1997).

Ma non tutte le informazioni possono essere facilmente schermate. Dal punto di vista percettivo è certamente più facile salire una scala che non scenderla, il contrario di quanto saremmo portati a pensare se ci lasciassimo influenzare dalla misura della fatica muscolare prodotta. A un vertiginoso che debba per forza attraversare uno spazio esposto al vuoto non resta che chiudere gli occhi, esponendosi così, paradossalmente, al rischio di errori motori anche più gravi di quanti potrebbe commettere se guardasse con attenzione quanto sta facendo.

Nel bambino con PCI, la soglia della tolleranza percettiva viene a volte superata dal sommarsi di più informazioni. Se il bambino guarda quello che tocca, possono comparire fenomeni di evitamento (avoiding) e reazioni di fuga (flight), tipiche espressioni di intolleranza percettiva, che non si presentano se invece prima guarda e poi tocca (dissociazione temporale fra gli stimoli). L'intolleranza al carico di certi diplegici è maggiore quando il bambino cammina a piedi nudi piuttosto che indossando le calzature e diminuisce ulteriormente se queste hanno una suola antishock piuttosto che una suola rigida (vedi cap. 17). In modo analogo, il ricorso alla visione parafoveale che adottano alcuni bambini discinetici aumenta quando l'immagine foveale genera in loro sensazioni troppo intense o emozionalmente poco tollerabili.

Fra le sensazioni che il bambino con PCI può ricevere con intensità superiore alla sua tolleranza, le informazioni della profondità, del vuoto e dell'instabilità occupano un posto di primo piano. Esse stanno alla base del comportamento del bambino "cado-cado" (vedi cap. 16).

Per *amplificazione percettiva* intendiamo la facoltà del SNC di aumentare, modificandone l'assetto di funzionamento, la capacità di ricezione degli apparati sensitivi e sensoriali deputati a raccogliere le informazioni ricercate. Aguzzare lo sguardo e drizzare le orecchie sono locuzioni che descrivono questo fenomeno, senza il quale risulterebbe più difficile raggiungere e mantenere un'adeguata attenzione percettiva. Pribram (1991) ha descritto in dettaglio questo processo, riscontrandolo frequentemente compromesso nei bambini con PCI. Alcuni giovani pazienti possono processare informazioni visive, propriocettive, tattili o vestibolari, ma sembrano del tutto incapaci di modulare la percezione attraverso il controllo anticipatorio. Per migliorare la loro condotta motoria, in certe situazioni può essere di aiuto arricchire l'ambiente di particolari informazioni sensoriali (extra perceptual information secondo van der Weel et al., 1991). Queste informazioni "supplementari" possono essere generate dallo stesso soggetto, ad esempio battere le mani a ogni passo o battere i piedi sul terreno per crearsi un ritmo esterno, o essere introdotte attraverso modifiche adattive dell'ambiente, come predisporre impronte colorate sul pavimento che agiscano da schemi di facilitazione del passo a partenza visiva. Per alcuni soggetti emiplegici, l'afferrare un oggetto in movimento può risultare più facile che prendere in mano un oggetto immobile, come ha dimostrato Lough (citato da van der Weel et al., 1991), perché l'informazione supplementare migliora il timing, armonizza il gesto e riduce la presenza dei movimenti involontari. Alcuni metodi di trattamento della PCI, come ad esempio l'educazione conduttiva di A. Petô (Cotton, 1974), hanno fatto ampio ricorso all'arricchimento percettivo sia prodotto dal bambino stesso (quando egli declama ad alta voce lo scopo delle proprie azioni attraverso canzoncine ritmate), sia attraverso un rigoroso allestimento del setting terapeutico e dell'ambiente di vita del paziente.

Per *collimazione percettiva* intendiamo la capacità del SNC di sovrapporre e confrontare fra loro informazioni provenienti da apparati recettoriali diversi. La discordanza fra le informazioni è cosa poco gradita al SNC. Un chiaro esempio è offerto dalla cinetosi (mal di mare, mal d'auto, mal d'aria, ecc.), situazione in cui le informazione dei recettori di orientamento non coincidono con quelle dei recettori di movimento. Le informazioni visive, che in mancanza di un orizzonte sufficientemente mobile suggeriscono una stabilità dell'ambiente, non collimano infatti con quelle propriocettive e vestibolari, che indicano invece la grande instabilità della postura (mal di mare) o viceversa (mal d'auto). Nella PCI sono possibili errori di diversa natura, ad esempio la vista e la propriocezione possono fornire informazioni discordanti al SNC: a volte il cambiamento di colore del pavimento fa scavalcare al bambino un gradino inesistente, inducendolo a compiere un errore per difetto (passaggio dal chiaro allo scuro) o per eccesso (passaggio dallo scuro al chiaro); altre volte l'altezza di un gradino, calcolata a livello visivo, non coincide con quanto stimato a livello propriocettivo attraverso il sollevamento dell'arto inferiore da avanzare, per cui il paziente inciampa sbagliando per difetto, o sbatte il piede sbagliando per eccesso. Per migliorare la qualità del movimento, il bambino impara presto a utilizzare un canale percettivo alla volta o a non considerare le informazioni discordanti, ad esempio distogliendo lo sguardo dai propri piedi quando cammina.

Per *rivalità percettiva* intendiamo l'incapacità del SNC di discriminare tra loro due stimoli proposti contemporaneamente in due punti simmetrici del corpo. Generalmente il paziente sopprime lo stimolo dal lato più compromesso o non riesce a stabilire da quale parte esso stia arrivando. Ad esempio un soggetto emiplegico può riuscire a riconoscere la presenza di uno stimolo tattile o dolorifico e a discriminare la differenza tra essi o tra due punti, oppure a riconoscere la presenza o l'assenza di un oggetto che preme sulla sua superficie corporea e a localizzarlo, ma non quando lo stimolo è bilaterale, simultaneo e simmetrico, finendo col sopprimere lo stimolo dal lato plegico. Lo stesso avviene quando, all'esame del perimetro visivo, gli stimoli sono portati contemporaneamente sui due emicampi visivi: gli occhi del bambino emiplegico girano invariabilmente verso l'emilato conservato (Sabbadini et al., 2000). L'assunto che il trattamento rieducativo possa passare anche attraverso la penalizzazione momentanea dell'attività dell'emisoma conservato per facilitare il recupero dell'emisoma plegico si fonda ampiamente su questa consapevolezza.

La *selezione percettiva* indica la capacità del SNC del soggetto di vincolare l'attenzione allo stimolo che lo interessa maggiormente, mantenendosi sincronizzato su un definito segnale. Essa può avvenire all'interno di una stessa modalità percettiva, ad esempio separando la figura dallo sfondo o il suono dal rumore di fondo, o fra modalità percettive diverse, stabilizzando l'attenzione sulle informazioni oggetto di maggior interesse. In sua assenza, l'attenzione del soggetto viene catturata dallo stimolo più intenso o più recente, che non è detto sia il più significativo. In pratica il soggetto, dovendo prestare attenzione a tutto, non riesce a concentrarsi su niente. Fra le possibili strategie di compenso del paziente vi è quella di elevare volontariamente l'intensità dello stimolo da cui desidera non staccarsi, a patto che questo risulti a lui gradito, ad esempio alzare il volume del televisore pur non essendo ipoacusici, come fanno certi bambini discinetici.

Sfruttando la *competizione percettiva* il soggetto impara ad autogenerare definite informazioni allo scopo di ridurre intenzionalmente l'intensità di altre sensazioni che desidera non ricevere, ma che non riesce a schermare a sufficienza. Le informazioni termiche o pressorie possono ad esempio contrastare quelle dolorifiche. Per questo corriamo a mettere sotto l'acqua fredda il dito che ci siamo appena schiacciato, o lo stringiamo con forza o, in mancanza d'altro, soffiamo su di esso con tutto il fiato di cui siamo capaci. Naturalmente l'informazione primitiva che cerchiamo di attenuare non scompare, ma si riduce di intensità la sua rappresentazione centrale. Il meccanismo può anche essere sfruttato in modo anticipatorio, facendo precedere a uno stimolo prevedibilmente sgradevole un altro più tollerabile, in grado di risultare competitivo con il primo. È questo il motivo per cui stringiamo fortemente i pugni o morsichiamo il cuscino mentre siamo in attesa di un'iniezione che temiamo essere dolorosa o ricorriamo a una provvidenziale spruzzatina di cloruro di etile.

La *soppressione percettiva* non rappresenta tanto una vera e propria strategia quanto un processo mentale che ci aiuta a rimuovere quanto non siamo emozionalmente in grado di tollerare. Secondo la teoria cognitiva dell'adattamento ai conflitti sensoriali, la soppressione percettiva rappresenta una messa a distanza dei segnali elementari, un processo di adattamento dipendente da una manipolazione mentale che aiuta a identificare il problema ma insegna di fatto a non tenerne conto. Questo meccanismo sta alla base del processo di abituamento allo stimolo ripetuto. Esso può arrivare a giustificare l'indifferenza al dolore mostrata dai bambini sottoposti a condizioni di grave disagio psichico e permette di comprendere il comportamento del diplegico "tirati su" (vedi cap. 16) che, per non doversi rapportare allo spazio peri- ed extra-personale, finisce per spegnere l'informazione propriocettiva che dovrebbe informarlo sulla posizione che ha assunto e sui movimenti che sta compiendo.

Per *disgnosia* intendiamo un'incapacità mentale di decodificare, riconoscendone il significato, definite sensazioni, pur essendo indenni gli organi di senso e le vie di trasmissione al SNC. In ambito percettivo, la disgnosia rappresenta un disturbo cognitivo dell'elaborazione e dell'interpretazione delle informazioni raccolte dagli organi di senso. Si distinguono disgnosie tattili, visive, uditive, olfattive, topografiche, ecc.

Terzo livello: le rappresentazioni

Al *terzo livello* incontriamo le rappresentazioni centrali o immagini mentali, cioè le mappe che costituiscono il destino finale delle informazioni dopo che esse sono state raccolte ed elaborate attraverso l'esperienza (codifiche della realtà secondo Bruner, 1968; sue ridescrizioni secondo Karmiloff-Smith, 1995). Queste mappe fanno parte del patrimonio delle memorie procedurali su cui si basano i meccanismi anticipatori e vengono ogni volta dinamicamente ri-attualizzate nel corso del movimento stesso. La ridescrizione delle rappresentazioni è un processo mediante il quale le informazioni implicite *nella* mente divengono in seguito conoscenze esplicite *per* la mente, prima in relazione ad un dominio particolare (insieme di rappresentazioni che fanno da supporto ad una specifica area della conoscenza) poi eventualmente ad altri (Karmiloff-Smith, 1995). In ogni caso, il termine rappresentazione deve essere inteso come qualcosa di interno alla mente del bambino e non nel senso di raffigurazione come forma esteriorizzata di una rappresentazione, come avviene ad esempio nel disegno o nella scultura. Il livello rappresentativo resta distinto da quello percettivo: a differenza delle percezioni, le rappresentazioni sono infatti evocabili in assenza di uno stimolo promotore. "*Il cervello contiene una biblioteca di prototipi di forme, volti, oggetti, movimenti, sinergie e ci sarebbero tanti spazi sensori-motori quanti sono i nostri segmenti corporei*" (Berthoz, 1997).

"*Vent'anni di ricerca sull'infanzia hanno mostrato che i bambini vengono alla luce con predisposizioni che orientano il modo in cui essi elaborano input dominio specifici ... Le predisposizioni possono specificarsi in termini di architettura delle varie parti del cervello, in termini di meccanismi computazionali di cui il cervello dispone e in termini di vincoli spazio temporali sullo sviluppo cerebrale*" (Karmiloff-Smith, 1995).

"*Il processo di rappresentazione spaziale si attua grazie all'esperienza di movimento attivo nell'ambiente il quale facilita l'emergenza di mappe spaziali, attraverso le quali le coordinate sensoriali si trasformano in coordinate spaziali, relativamente amodali, che guidano e modulano i movimenti e le compensazioni posturali. Le diverse mappe di coordinate spaziali, fondate su mappe neurali percettivo-motorie, interagiscono per produrre un sistema di referenza spaziale coerente costruito dalle relazioni invarianti tra percezioni e movimenti, ovvero dagli aspetti topologici. Questi sistemi di referenze spaziali producono, agendo in parallelo, la rappresentazione dello spazio. Le mappe spaziali si basano sulla coesistenza di rappresentazioni parallele dapprima topologiche (relative ai reciproci rapporti spaziali – di vicinanza e lontananza ecc. – tra gli oggetti e tra gli oggetti e il corpo), poi euclidee (legate ai rapporti interni a ogni configurazione spaziale rispetto alle coordinate di riferimento)"* (Camerini e De Panfilis, 2003). Secondo Mandler (1989) le reazioni topologiche sarebbero inizialmente più accessibili al bambino di quelle euclidee. In altre parole i meccanismi innati di controllo spaziale del movimento vengono "collaudati" attraverso l'incontro con l'ambiente per generare, grazie all'apprendimento ed a strategie di prova ed errore, nuove mappe spaziali.

Nel corso dello sviluppo emergono diverse forme di coscienza (conoscenza) spaziale che assumono un carattere più o meno consapevole, ovvero esplicito o implicito. La conoscenza implicita, o procedurale, comprende una serie di atti motori interattivi innati, evocati e modulati dalle prime esperienze percettive. La conoscenza esplicita, o dichiarativa, evolve invece in rapporto agli apprendimenti ricavati dalla sperimentazione di nuovi atti motori (Camerini e De Panfilis, 2003).

Molte ricerche recenti, effettuate con particolari tecniche di tomografia cerebrale, hanno mostrato che, se si verifica la perdita accidentale di un dito o una sua immobilizzazione duratura, le proiezioni corticali dei recettori tattili dei vari segmenti vengono riorganizzate molto rapidamente, modificando l'assetto topografico della corteccia sensoriale. Questa riorganizzazione dipende anche dal grado di utilizzazione di quel dito durante i compiti di afferramento e di manipolazione. L'informazione proveniente dal mondo esterno non dà luogo, in ogni caso, a una descrizione unica degli stimoli, il cosiddetto "percetto": gli eventi, gli oggetti, la loro posizione nello spazio vengono descritti più e più volte e con scopi diversi. Accanto alla descrizione "visiva" degli stimoli, necessaria per paragonare gli oggetti fra loro e interiorizzarli, nei circuiti parietofrontali vi sono molteplici descrizioni finalizzate alle diverse risposte motorie che uno stesso stimolo può determinare (Murata et al., 1997; Umiltà, 2000). Secondo questa nuova concezione del sistema motorio, l'elemento costitutivo fondamentale è rappresentato da una serie di circuiti che connettono bi-direzionalmente un'area frontale con un'area parietale. Lo scopo primario di questi circuiti corticali non è quello di fornire una "percezione" degli stimoli, ma quello di organizzare risposte adeguate agli stimoli stessi. La percezione è un fenomeno verosimilmente prodotto dall'integrazione di molteplici circuiti sensori-motori. Si può quindi concludere che la localizzazione percettiva spaziale dell'obiettivo da raggiungere è determinante per la generazione stessa e per la modulazione adattiva del movimento (Pierro, 1995).

"The brain uses several systems of reference for perception, in relation to the task to be accomplished, and to sensory indexes available and more useful. Body scheme represents the sum of these reference systems" (Berthoz, 1997)

Anche a livello di rappresentazioni mentali è possibile riconoscere la presenza di errori, il più tipico dei quali è costituito dalla negligenza nelle sue varie forme. Parliamo di negligenza percettiva quando il paziente (emiplegico acquisito) non processa le informazioni di base, cioè le sensazioni relative alla metà sinistra del proprio corpo, di negligenza personale se non presta attenzione alla situazione della metà sinistra del proprio corpo, di negligenza motoria quando non si serve dei propri arti di sinistra, nonostante la loro motilità sia integra, ed infine di negligenza extrapersonale quando il paziente non presta attenzione agli oggetti posti nella metà sinistra dell'ambiente in cui si trova. Particolarmente la negligenza percettiva e quella personale possono giustificare i disturbi del controllo posturale presenti nel paziente emiplegico. Un altro esempio in grado di confermare l'esistenza nel cervello di rappresentazioni mentali del corpo è il fenomeno dell'arto fantasma, un errore dovuto alla discrepanza fra il modello interno, che continua a contemplare l'esistenza di una certa parte del corpo, e la realtà esterna in cui essa, invece, non esiste più. Ma il più suggestivo di tutti gli errori che il nostro cervello può compiere a livello di rappresentazioni mentali è offerto dall'autoscopia (Brizzi et al, 1976), raro fenomeno chiamato anche immagine dello specchio fantasma o allucinazione visiva dell'altro Sé stesso (Lhermitte, 1951), noto già ai tempi di Aristotele e conseguente probabilmente a una lesione del giro angolare (Blanke et al., 2002), durante il quale il soggetto ha la sensazione di uscire da se stesso per diventare un secondo Sé (sosia), vivo e pensante, proiettato nello spazio antistante a osservare un se stesso ridotto a un involucro svuotato della sua parte attiva.

In un bambino con PCI, quale può essere il destino delle informazioni percettive valutato a livello cognitivo? Quale rappresentazione interna della propria realtà esterna potrà egli compiere se non può che basarsi su informazioni percettive incomplete, alterate o discordanti, raccolte attraverso un repertorio di movimenti a sua volta limitato e distorto? La rappresentazione per dirla con Anokhin (1973), non riguarda soltanto la realtà esterna ma anche la costruzione dell'azione più adatta per agire su di essa, i singoli movimenti, e il corrispondente feed-back sequenziale motorio e percettivo.

Se alla base dei nostri investimenti sta la ricerca del piacere, come potrà investire nel movimento il bambino con PCI se questo genera in lui vissuti negativi di disagio, piuttosto che di piacere, e di conflitto, piuttosto che di integrazione, e se la soddisfazione provata resta perennemente inferiore alla fatica prodotta? Come crescerà la sua autostima e come potrà maturare la sua personalità? Apprendere non significa solo selezionare e ricordare, ma anche sopprimere e rimuovere. Si conservano i successi o le cose che ci hanno fatto provare piacere, si rimuovono i fallimenti e le esperienze che ci hanno messo a disagio. In questo processo il percettivo e il cognitivo rivestono una indubbia responsabilità e finiscono per rappresentare il prerequisito per lo sviluppo di qualunque altra funzione (vedi cap. 12).

Il contenimento di cui abbiamo parlato a proposito del prematuro è una dimensione puramente fisica e percettiva o investe l'intero mondo interiore del soggetto?

La *quiete* è semplicemente una mancanza di movimento o l'espressione di una raggiunta capacità di controllo autonomico? È passività o impegno interiore? È immobilità totale o continuità piacevole di un movimento costante e controllato come quello dell'essere cullati? È indifferenza o disponibilità verso l'ambiente? È rinuncia o predisposizione dell'essere, senza la quale ogni forma di agire risulterebbe ostile?

Cosa succede se durante il trattamento rieducativo si inducono nel bambino con PCI esperienze percettivamente scorrette, inadeguate o dannose? È facile dimostrare che il più delle volte si facilita il rifiuto e la rinuncia, cioè quella paralisi "intenzionale" che accanto alla paralisi "motoria" ed a quella "percettiva" costituisce la terza dimensione della PCI (vedi cap. 11).

Bibliografia

Aicardi J, Bax M (1998) Cerebral Palsy. In: Aicardi J Diseases of the Nervous System in Childhood. 2nd ed. London, MacKeith Press, pp 210-239

Anokhin PK (1973) La cibernetica e l'attività integrativa del cervello. Ubaldini editore, Roma

Anokhin PK, Bernstein N, Sokolov EN (1973) Neurofisiologia e cibernetica. Ubaldini editore, Roma

Bax M (1964) Terminology and classification of cerebral palsy. Develop Med Child Neur 6:295-297

Behrman RE, Kliegman RM, Arvin AM (1998) Nelson Essential of Pediatrics. 3rd edition WB Saunders, pp 50-52

Bernstein NA (1967) The co-ordination and regulation of movement. Pergamon Press, Oxford

Berthoz A (1997) Le sens du mouvement. Odile Jacob Edition

Blanke O, Ortigue S, Landis T, Seeck M (2002) Stimulating illusory own-body perceptions. Nature 19; 419:269-270

Bick E (1984) L'esperienza della pelle nelle prime relazioni oggettuali. In: Bocamio V, Jaccarino B. (eds) L'osservazione del bambino. Boringhieri editore, Torino

Brizzi RE, Ferrari A, Mainini P, Parma M (1976) In tema di autoscopia. Edizioni AGE, Rivista sperimentale di Freniatria C, IV: 876-884

Bruner JS (1968) Prime fasi dello sviluppo cognitivo. Feltrinelli editore, Bologna

Camerini GB, De Panfilis C (2003) Psicomotricità dello sviluppo. Carocci Faber editore, Roma

Capelovitch S (2000) The perceptual - motor diad. EBTA Conference, Verona

Cotton E (1974) Improvement in motor function with the use of conductive education. Dev Med Child Neur 16:637-643

Dan B, Cheron G (2004) Reconstructing cerebral palsy. J Ped Neurology 2:57-64

Esquirol JE (1838) Des maladies mentales considérées sous les rapports médical, hygiénique et médico-légal. Baillière, Paris

Ferrari A (1990) Interpretative dimension of infantile cerebral paralysis. In: Papini M et al (ed) Development, Handicap, Rehabilitation: Practice and Theory. Elsevier, Amsterdam, Excerpta medica international congress series 902:193-204

Ferrari A (1995) Paralisi Cerebrali Infantili: appunti di viaggio attorno al problema della classificazione. Giorn Neuropsich Età Evol 15, 3:191-205

Ferrari A (2000) Motor related perceptual problems in cerebral palsy children. EBTA Conference "From perception to movement" Verona 6-9 sett. 2000:32-37. Atti a cura della ULSS 20 di Verona

Fodor JA (1999) La mente modulare. Il Mulino, Bologna

Forssberg H, Nashner LM (1982) Ontogenic development of postural control in man: adaptation to altered support and vision. J Neurosc 2:522-545

Gibson JJ (1966) The senses considered as perceptual system. Houghton Mifflin, Boston

Gibson JJ (1979) The ecological approach to visual perception. Houghton Mifflin, Boston

Goldner JL (1961) Upper extremity reconstructive surgery in cerebral palsy or similar conditions. In Reynolds FC, Instructional course lecture, American Academy of Orthopedic Surgeons. Vol 18. St Louis, Mosby.

Gottlieb G (1971) Ontogenesis of Sensory Function in Birds and Mammals. In: Tobach E, Aronson LA, Shaw E (eds) The Biopsychology of Development. Academic Press, New York, pp 67-128

Grüsser OJ, Landis T (1991) Visual agnosia and related disorders. In: Cronly-Dillon J (eds) Vision and Visual Dysfunction. MacMillan, Basingstoke (UK)

Jasper K (1982) Psicopatologia generale. Il Pensiero Scientifico editore, Roma

Kant I (1781) Kritik der reinen Vernunft. Laterza, Bari (1966) (edizione italiana)

Karmiloff-Smith A (1995) Oltre la mente modulare. Il Mulino editore, Bologna

Lee DN, von Hofsten C, Cotton E (1997) Perception in action approach to cerebral palsy. In: Connolly KJ, Forssberg H (eds) Neurophysiology and Neuropsychology of motor development. Clinics in Dev Med, n° 143/144. Mac Keit Press, Cambridge University Press, Cambridge, pp 257-285

Lhermitte J (1951) Les hallucinations. G. Doin, Paris

Lough S (1984) Visuo-motor control following stroke: a motor skills perspective. PhD thesis, Edinburgh University

Mac Keith RC, Mackenzie ICK, Polani PE (1959) Definition of Cerebral Palsy. Cerebral Palsy Bulletin 5:23

Mandler G (1989) Affect and learning: reflections and prospects. In McLeod, Adams (Eds) Affect and mathematical problem solving. Spinger-Verlag, New York

Marzani C (2003) Psicopatologia e clinica dei disturbi mentali nei bambini con paralisi cerebrale infantile. Materiale non pubblicato

Mesulam MM (1998) From sensation to cognition. Brain 121:1013-1052

Meraviglia MV (2004) Complessità del movimento. Franco Angeli editore, Milano

Militerni R (1990) La diagnosi neuroevolutiva. Idelson, Napoli

Morasso PG (2000) Modelli di controllo del movimento: apprendimento ed esecuzione. In: Giannoni P, Zerbino L (eds) Fuori Schema. Springer editore, Milano

Murata A, Fadiga L, Fogassi L et al (1997) Object representation in the ventral premotor cortex (area F 5) of the monkey. J Neurophysiol 78:226-230

Mutch L, Alberman E, Hagberg B et al (1992) Cerebral palsy epidemiology: where are we now and where are we going? Dev Med Child Neurol 34:547-551

Pierro MM (1995) Lo spazio e l'attività, il movimento e la coordinazione sensomotoria. Introduzione ai disturbi spaziali nei bambini. In: Sabbadini G (ed) Manuale di neuropsicologia dell'età evolutiva. Zanichelli editore, Bologna

Poincaré H (1950) Il valore della scienza. La Nuova Italia, Firenze

Poincarè H (1905) La Science et l'Hypothèse. Paris, Flammarion

Popper K (1996) La conoscenza ed il problema corpo mente. Il Mulino, Bologna

Pribram K H (1991) Brain and Perception: Holonomy and Structure in Figural Processing. Erlbaum, New York

Sabbadini G, Bianchi PE, Fazzi E, Sabbadini M (2000) Manuale di neuroftalmologia dell'età evolutiva. Franco Angeli editore, Milano

Starita A (1987) Metodi di intelligenza artificiale in rieducazione motoria. In: Leo T, Rizzolatti G (ed) Bioingegneria della riabilitazione. Patron editore, Bologna

Tizard JPM, Paine RS, Crothers B (1954) Disturbance of sensation in children with hemiplegia. J Am Med Assoc 155:628-632

Turkewitz G, Kenny PA (1982) Limitations on input as a basis for neural organization and perceptual development: a preliminary theoretical statement. Developmental Psychobiology 15; 357-368

Umiltà MA (2000) L'area premotoria F5 ed il riconoscimento delle azioni. Tesi di Dottorato di Ricerca in Neuroscienze. Università degli Studi di Parma

van der Meer ALH, van der Weel FR (1999) Development of perception in action in healthy and at-risk children. Acta Paediatr Suppl 429:29-36

van der Weel FR, van der Meer ALH, Lee DN (1991) Effect of task on movement control in cerebral palsy: implication for assessment and therapy. Dev Med Child Neurol 33:419-426

Vita A, Garbarini M (1996) Psicopatologia generale. In: Invernizzi G (ed) Manuale di psichiatria e psicologia clinica. McGraw-Hill editore, Milano

Woollacott MH, Shumway-Cook A (1995) Motor Learning and Recovery of Function. In Motor Control: Therapy and Practical Applications. William & Wilkins, Baltimore, pp 23-43

Letture consigliate

Anokhin PK (1975) Biologia e neurofisiologia del riflesso condizionato. Bulzoni editore, Roma

Ayres AJ (1974) The development of sensory integration. Theory and practice. Kendall Hunt Dubuque, Iowa

Freud S (1922) L'Io e l'Es. In: Musatti CL (ed) Opere, vol IX. Bollati Boringhieri editori, Torino 1980

Gottlieb G (1976) Conceptions of prenatal development: behavioural embryology. Psychological Review, 83(3):215-234

Invernizzi G (1996) Manuale di Psichiatria e Psicologia clinica. McGraw-Hill, Milano

Milani Comparetti A (1985) Ontogenesi dell'identità personale e dell'appartenenza relazionale. Giorn Neuropsich Età Evol 5 (1):47-53

Sabbadini G, Bonini P, Pezzarossa B, Pierro MM (1978) Paralisi cerebrale e condizioni affini. Il Pensiero Scientifico editore, Roma

Sabbadini G (1995) Manuale di neuropsicologia dell'età evolutiva. Feltrinelli editore, Bologna

Schilder P (1973) Immagine di Sé e Schema Corporeo. Franco Angeli editore, Milano

8 Disturbi dell'organizzazione prassica

Simonetta Muzzini, Federico Posteraro, Roberta Leonetti

Definizione di disprassia evolutiva e ipotesi patogenetiche

Il termine "aprassia" fu coniato nel 1781 da Steinthal per indicare un uso errato degli oggetti provocato da un loro mancato riconoscimento. In esso risultava perciò compreso sia il concetto di "agnosia" sia quello di "aprassia" così come lo intendiamo oggi.

Nel 1900 Leipman ridefinisce l'aprassia come "uno specifico disturbo primitivo della funzione motoria consistente nell'incapacità di utilizzare il movimento per l'azione intenzionale", separando in modo inequivocabile il concetto di aprassia da quello di agnosia e sottolineando il carattere intenzionale del movimento.

Per molti anni ancora lo studio dell'aprassia resta confinato nell'ambito della neurologia dell'adulto e perciò dei disturbi acquisiti. Solo negli anni sessanta compaiono nella letteratura anglosassone i primi riferimenti alla "disprassia evolutiva" Si faceva riferimento per lo più a *soggetti maldestri o goffi*, secondo la terminologia anglosassone, nell'eseguire qualunque prestazione motoria, anche le più comuni incombenze quotidiane come lavarsi, vestirsi, usare le posate, maneggiare oggetti e strumenti, andare in bicicletta, scrivere o disegnare.

I termini *"goffaggine" e "maldestrezza"* nel passato sono stati usati in letteratura come sinonimi e il loro significato ha spesso coinciso in età evolutiva con quello di disprassia.

I soggetti con disprassia evolutiva venivano perciò descritti come "bambini goffi" (clumsy children) ed ancora nel 1992 Smith propone come definizione quella di "*abnormal clumsiness in children otherwise normal*".

Gubbay (1985) parla di bambini caratterizzati da un *"disturbo nell'abilità di eseguire movimenti destri ed intenzionali"*, che per altro presentano all'esame neurologico una coordinazione motoria virtualmente normale, un normale livello intellettivo e normali funzioni sensoriali, iniziando a stabilire i confini clinici di un quadro ancora poco definito e destinato a rimanere a lungo nella condizione incerta tra sindrome e sintomo.

Vengono quindi automaticamente esclusi quei soggetti che presentano un disturbo delle abilità prassiche all'interno di altre patologie neurologiche, cognitive o psicologiche maggiori; questo tuttavia non risulta ancora sufficiente a chiarire la natura del disturbo.

Negli anni più recenti poi il riconoscimento di nuove entità nosologiche in età evolutiva riguardanti le abilità non verbali, come il "disturbo specifico di attenzione e iperattività" (Attentional Deficit Hyperactive Disorder - ADHD), ha complicato ulteriormente il compito dei clinici.

Nonostante il disturbo di apprendimento di abilità motorie o "Developmental Coordination Disorder" (DCD) secondo la definizione del DSM IV, venga considerato completamente distinto dagli altri quadri nosologici riguardanti le competenze non verbali, e a maggior ragione dai disturbi evolutivi di abilità verbali come il "Developmental Receptive Language Disorder" (DRLD) e il "Developmental Reading Disorder" (DRD), è di frequente riscontro nello stesso soggetto la presenza di una combinazione di questi disturbi solo espressi in misura diversa, con prevalenza dell'uno o dell'altro a seconda del caso (Henderson e Barnett, 1998).

È d'altra parte facile verificare come molti dei disturbi presentati dai bambini disprassici si trovino descritti nel profilo della Sindrome Non Verbale (NVLD - Non Verbal Learning Disorders) (Rourke, 1989; Levi et al., 1999).

Una parte degli autori che si sono occupati di "clumsiness" ha tentato di individuarne le caratteristiche patogenetiche e analizzare le correlazioni con possibili fattori etiologici, chiedendosi se il disturbo della coordinazione sia un'entità patologica distinta o meno, se sia costituita da un unico disturbo o da più condizioni differenziabili. Questo sembra rendere ancora più urgente la risposta al quesito che la neuropsicologia sempre si pone di fronte a un disturbo: esiste una corrispondenza tra il segno e il funzionamento della struttura? Quale ne è il substrato biologico ? E comunque, quale tipo di errore ne provoca la comparsa?

Le ipotesi fino ad oggi avanzate sono diverse e non esaustive, nonostante che la disprassia evolutiva o meglio il "disturbo di coordinazione motoria" sia considerato un disturbo specifico, gli studi sulla sua natura sono tutt'altro che univoci. Il concetto di "danno cerebrale minimo" proposto da Touwen (Touwen e Sporrel, 1979), ripreso da Hadders-Algra nel 2003 e da Jongmans nel 1998, non dá in realtà alcuna reale spiegazione, limitandosi a constatare una continuità etiologica tra la presenza di "segni neurologi minori", disprassia e condizioni perinatali di rischio o di vera e propria sofferenza neurologica.

Sono state avanzate ipotesi relative a un coinvolgimento del lobo parietale sinistro, una disfunzione cerebellare, un disturbo dell'integrazione inter o intra emisferica pur in assenza di specifici danni morfologici dimostrabili a carico del SNC (Sistema Nervoso Centrale). Alcuni autori prospettano l'ipotesi che alla base della disprassia vi sia una disconnessione tra le fibre che collegano il lobulo parietale destro con quello sinistro, dando particolare valore al ruolo del corpo calloso (Tanaka et al., 1996).

Altri autori, alla ricerca di cosa non funziona in questi bambini, hanno proposto ipotesi interpretative più focalizzate sull'organizzazione funzionale: Bairstow e Lazlo nella loro monografia (1985), indicano la causa del disturbo in un'alterazione della analisi percettiva cinestesica, altri come Hulme et al. (1982) e Van der Meulen et al. (1991a,b) pongono rispettivamente l'accento su un disturbo di trasferimento modale visuo-cinestesico e un difetto di percezione visuo-spaziale. In una recente pubblicazione un gruppo di autori italiani (Bassi et al., 2002) ribadisce la ricorrenza di disturbi percettivi o deficit nella rappresentazione del movimento e nella stima di parametri visuospaziali.

La natura dispercettivo-disgnosica della disprassia sembra comunque trovare sempre più consenso tra chi si occupa del problema, ma manca una relazione probante tra deficit o alterazione della singola modalità percettiva e disturbo prassico. Tanto che altri autori, dopo aver analizzato un gruppo di soggetti disprassici nei quali i singoli analizzatori percettivi venivano assolti dall'esame clinico o ritrovati diversamente coinvolti, fanno ricorso all'ipotesi di un "disturbo di integrazione" a livello più alto che interviene sia in fase di programmazione sia di controllo (Losse et al., 1991).

Disprassia e paralisi cerebrale infantile

Due cose sembrano comunque trovare concordi la maggioranza degli autori:

1. la disprassia non rappresenta un disturbo del movimento in quanto tale, ma un *disturbo dell'azione*, ovvero del movimento intenzionale destinato a uno scopo, o meglio ancora degli schemi di movimento appresi in funzione di un determinato risultato;

2. si può parlare di disprassia solo in assenza di altre patologie maggiori di tipo neurologico, cognitivo o relazionale che possono interferire sull'apprendimento motorio, condizionandolo o limitandolo.

Dalla prima affermazione consegue che la disprassia è una patologia dell'apprendimento motorio e non riguarda pertanto lo sviluppo delle funzioni motorie primarie geneticamente programmate, ma se mai il loro utilizzo all'interno di abilità apprese. Dalla seconda scaturisce che la disprassia è un disturbo dell'apprendimento motorio in un bambino "otherwise normal", altrimenti normale. Soprattutto questa affermazione pone in grande difficoltà chi deve parlare di disprassia nella Paralisi Cerebrale Infantile (PCI), poichè anche se volessimo adottare un criterio estensivo, ossia non riferito solo alla diprassia evolutiva ma alla disprassia in generale, dovremmo considerare come impossibile la sua esistenza al di fuori delle condizioni citate.

Nonostante ciò siamo convinti, e altri lo sono stati prima di noi, che non tutte le difficoltà motorie presenti nel bambino con PCI siano attribuibili alla paralisi in quanto tale. Già negli anni 70 Sabbadini ha sostenuto l'esistenza della disprassia come fenomeno nascosto della PCI: *"Ci si rende conto che il disturbo motorio della "paralisi cerebrale" è il risultato dell'interferenza (o della somma) di più fattori, probabilmente tutti esprimibili come disturbi esecutivi e conoscitivi ad alto livello di integrazione che, non soltanto si aggiungono alla "paralisi spastica" (spasticità, rigidità, distonia, atassia), ma soprattutto influiscono sul disturbo di moto o addirittura condizionano il disturbo motorio stesso, in misura assai rilevante rispetto alla paralisi "centrale" (potremmo sostituire questo centrale con piramidale)... Ammesso che sia possibile, anche temporaneamente, eliminare la "paralisi centrale" e l'ipertono antigravitario (la spasticità), il bambino affetto da paralisi cerebrale si presenterebbe ancora ai nostri occhi con un disturbo apparentemente soltanto motorio (più precisamente esecutivo) esprimibile come goffaggine o maldestrezza. In verità tale disturbo "esecutivo" non è altro che il risultato della somma o dell'interferenza di vari disturbi che potremmo definire complessivamente "aprassia" ed "agnosia", intendendo con questi due termini una serie di disturbi "esecutivi" e "conoscitivi" ad alto livello di integrazione"* (Sabbadini, 1978).

Per sostenere queste "intuizioni" Sabbadini doveva allora fare appello allo sforzo immaginativo del lettore, chiedendogli di togliere mentalmente al bambino spastico la sua spasticità per poterlo vedere "al di là" della paralisi.

Gli studi recentemente compiuti sulla disprassia, sostenuti dall'elaborazione di modelli di controllo dell'azione e illuminati dalle informazioni provenienti dagli studi di neurofisiologia sull'atto motorio, forniscono oggi elementi di conoscenza che vanno oltre la geniale intuizione e permettono di affrontare la discussione su basi empiriche.

I modelli di controllo motorio

Nella seconda metà del 900 le neuroscienze hanno tentato di dare una spiegazione ai processi che stanno alla base del movimento volontario o meglio ancora dell'azione. Sono state elaborate diverse teorie e di conseguenza sono stati proposti diversi modelli, spesso discrepanti tra loro. Non è nostra intenzione affrontare qui una discussione delle diverse teorie, riportate peraltro molto bene da altri autori (Zoia, 2004), ma abbiamo scelto di illustrare uno dei modelli di controllo dell'azione a nostro avviso tra i più significativi in relazione all'argomento trattato, quello proposto da Laszlo e Bairstow (1995). A questo modello fanno riferimento la proposta di valutazione sperimentale ed anche i dati di discussione di un nostro recente studio clinico (Muzzini et al., 2002).

Esso prevede l'intervento di quattro livelli o processi (Fig. 1):

1. ll primo è rappresentato dalle componenti in input che consentono di ricevere:

a) Informazioni circa le condizioni ambientali in cui il movimento deve essere eseguito, come ad esempio le caratteristiche intrinseche degli oggetti e le relazioni spaziali tra i vari oggetti. In questo compito le informazioni visive giocano naturalmente un ruolo importante.

b) Informazioni circa la posizione del corpo e degli arti che si avvalgono di informazioni visive, ma anche di informazioni sensitive e di quelle relative allo stato di tensione dei muscoli coinvolti che originano dai fusi neuromuscolari, dai recettori tendinei e da quelli articolari. Tutte le informazioni provenienti da questi recettori sono integrate e vanno a costituire le informazioni cinestesiche.

c) Ulteriori informazioni relative al movimento da compiere fornite ad esempio attraverso il canale verbale. Il ruolo di quest'ultime non sembra essere particolarmente importante.

2. Il secondo livello è costituito dai Central Processes che sono suddivisi in Standard e Sistema di Programmazione Motoria (SPM), che non si riferiscono direttamente a entità anatomiche identificabili, ma vengono usati per descrivere funzionalmente due distinti sistemi.

Infatti lo "Standard" rappresenta il livello dove le informazioni in input, quelle provenienti dalla scarica corollaria e dal feed-back sensitivo/sensoriale vengono processate, immagazzinate (sotto forma di tracce mnestiche correlate ai precedenti tentativi effettuati) e usate per formulare il piano d'azione. Una volta che il piano motorio è stato realizzato, lo Standard "istruisce" il Sistema di Programmazione Motoria che è responsabile della selezione e attivazione delle unità motorie dei muscoli implicati nell'esecuzione di un movimento. Così, mentre il piano d'azione, formulato dallo Standard, definisce il complessivo approccio che dovrebbe essere usato per raggiungere uno scopo, è il SPM che stabilisce come la meta dovrà essere raggiunta attraverso l'attivazione di differenti combinazioni di unità motorie. È interessante notare che a questo livello viene anche preso in considerazione il fine o lo scopo per cui un determinato atto motorio viene eseguito. Ad esempio, in condizioni fisiologiche, la modalità con cui un oggetto viene afferrato è del tutto diversa a seconda del destino dell'oggetto stesso. Ciò vuol dire che lo stesso movimento (afferrare) viene programmato in maniera diversa solo perché l'oggetto (che è lo stesso) ha due destini diversi. Sulla base di questa caratteristica è possibile avere delle informazioni sul funzionamento o meno del sistema di programmazione motoria con la seguente prova: si chiede al soggetto di afferrare un determinato oggetto ed alternativamente gettarlo in un grosso contenitore oppure inserirlo in un foro di forma corrispondete (posting box). Il pattern di afferramento sarà del tutto diverso nel soggetto normale, mentre rimarrà fisso nelle due condizioni nel soggetto patologico. Purtroppo questa metodologia è poco affidabile nella PCI dove la presenza di pattern motori rigidi può rappresentare una caratteristica del quadro clinico e non implica necessariamente un disturbo della programmazione motoria.

3. Il terzo livello è invece quello indicato come output che si riferisce alla risposta muscolare che è naturalmente diversa a seconda che si tratti di contrazioni isometriche o isotoniche.

4. Il quarto livello è infine quello relativo ai circuiti a feed-back, rappresentati da un circuito centrale (la scarica corollaria) e da un circuito periferico (i feed-back sensoriali).

Grazie alla scarica corollaria, lo Standard riceve una copia del comando motorio inviato al livello di output che contiene informazioni circa il numero di unità motorie attivate, la loro sequenza temporale e la frequenza di attivazione. La scarica corollaria si genera solo se il soggetto compie movimenti attivi, mentre non si produce se si fa compiere passivamente al soggetto lo stesso atto motorio.

Queste informazioni circa il programma motorio vengono immagazzinate in memoria e garantiscono l'efficacia e il miglioramento delle prestazioni motorie.

Nella scarica corollaria non sono però contenute informazioni circa la finalità del movimento, ma queste ultime sono invece generate dai feed-back sensoriali che veicolano informazioni circa il successo o l'insuccesso della performance.

Tra le varie informazioni a feed-back, le informazioni cinestesiche sembrano essere quelle più importanti, ma anche le informazioni visive giocano un ruolo decisivo, mentre il ruolo del feed-back tattile e uditivo è diverso a seconda del compito motorio.

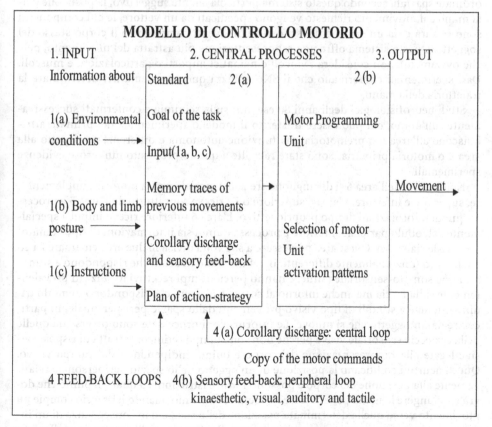

Fig. 1. Modello di controllo motorio secondo Laszlo e Bairstow (1995)

Le basi neurofisiologiche dell'azione

Alla base di qualsiasi attività prassica stanno atti motori apparentemente semplici che coinvolgono l'arto superiore. Studi relativamente recenti in campo neurofisiologico (Rizzolatti et al., 1990) hanno descritto quali sono i meccanismi di base necessari per la programmazione e l'esecuzione di un movimento dell'arto superiore, finalizzato al raggiungimento, alla prensione e alla manipolazione di un oggetto, ossia alla funzione prassica.

Dobbiamo porci alcuni interrogativi:
1. come viene pianificato il movimento?
2. come le informazioni sensoriali possono istruire piani motori?
3. come questi messaggi vengono tradotti?
4. come le aree motorie istruiscono i neuroni per l'esecuzione dell'atto?

In sintesi come lavora il nostro SNC? In particolare cosa avviene nella fase che precede l'atto motorio, cioè nella cosiddetta fase anticipatoria?

Ci si è chiesto secondo quale codice avvenga la trascrizione delle informazioni percettive in sequenze motorie. Dopo una prima ipotesi che considerava cruciali le coordinate articolari, ovvero gli angoli di rotazione di ogni segmento articolare rispetto al precedente, attualmente si preferisce pensare che il codice di trascrizione si basi su coordinate spaziali: secondo questo sistema particolarmente suggestivo, la posizione della mano e il movimento richiesto vengono specificati da un vettore, le cui componenti sono misurate da un sistema di assi cartesiani aventi come centro il corpo stesso del soggetto. Questo sistema offre una rappresentazione più astratta del movimento, perché ovviamente non considera i vincoli cinematici imposti da articolazioni e muscoli. Dati sperimentali confermano che il SNC utilizza questo sistema nel determinare la traiettoria della mano.

Studi neurofisiologici degli anni 80 eseguiti sulla scimmia e confermati successivamente sull'uomo, cui può essere trasferito il modello sperimentale dei primati, attribuiscono all'area 6 o premotoria una funzione autonoma e differenziata rispetto alla area 4 o motoria primaria. Sono state raccolte a questo proposito numerose evidenze sperimentali.

Nell'ambito dell'area 6 si distinguono tre zone: mesiale o area motoria supplementare, superiore e inferiore. L'area 6 superiore o F2 riceve soprattutto dall'area 5 e processa quindi informazioni di tipo propriocettivo. L'area 6 inferiore riceve impulsi specialmente dal lobulo parietale inferiore e processa quindi sia informazioni di tipo somatosensoriale sia visivo. Quest'area può essere a sua volta divisa in due aree chiamate F4 ed F5, fra loro funzionalmente differenti. In F4 troviamo neuroni che rispondono a stimoli di tipo somato-sensoriale tattile, e hanno perciò campi recettivi localizzati prevalentemente sulla faccia ma anche intorno al corpo, e neuroni che rispondono in modo tridimensionale a stimoli di tipo visivo provenienti dallo spazio peri-personale, in particolare da un oggetto che si muove. Le informazioni processate sono diverse da quelle della corteccia sensoriale visiva perché non sono di tipo retinico. Si tratta di risposte visive legate alla rappresentazione del corpo e quindi indipendenti dal campo visivo. Questi neuroni codificano la posizione di un oggetto nello spazio peripersonale relativamente alla posizione del corpo e possono fornire istruzioni su qual è il punto che dovrà raggiungere la mano per afferrare l'oggetto. Si attivano quando il braccio compie un movimento verso quella determinata posizione dello spazio o in conseguenza di un'informazione visiva determinata passivamente dalla presenza dell'oggetto in quella definita zona. Troviamo quindi una coincidenza della risposta visiva con quella motoria. Quest'area sembra essere particolarmente interessata alla componente di trasporto del braccio (movimenti prossimali).

Il momento di attivazione dei neuroni dell'area F4 dipende dalla profondità del campo visivo, cioè dalla distanza tra l'oggetto e il corpo, e diminuisce in relazione alla velocità con cui l'oggetto si avvicina al corpo. Questo dato starebbe ad indicare che le trasformazioni visive che avvengono in questa area sono plastiche, nel senso che rivelano capacità di apprendimento, poiché consentono di prevedere il tempo che l'oggetto impiegherà a penetrare nello spazio peripersonale: tanto più velocemente l'oggetto si avvicina, tanto più precocemente si attivano i neuroni interessati per consentire una rapida programmazione dei movimenti dell'arto superiore.

Nell'area F5 i neuroni hanno caratteristiche completamente diverse: scaricano quando la scimmia compie movimenti della mano tesi all'afferramento e alla manipolazione degli oggetti (movimenti distali). Le scariche dei neuroni non sono legate tanto a movimenti semplici (ad esempio la prensione delle dita) quanto piuttosto a movimenti complessi destinati a uno scopo. Avviene addirittura che movimenti che utilizzano gli stessi muscoli, ma per scopi diversi, falliscono nell'attivarli. Questi neuroni hanno la capacità di specificare il tipo di movimento richiesto, cioè si attivano a seconda del tipo di afferramento necessario (presa di precisione, presa digito palmare, presa interdigitale, ecc.) o in relazione alle caratteristiche dell'oggetto (piccolo come un seme o lungo come un bastone). Questa attivazione avviene sulla base di stimoli visivi intrinseci, ossia riguardanti le qualità di forma e dimensione dell'oggetto. Un'altra risposta riscontrata in questa area è quella anticipatoria, cioè i neuroni si attivano anche quando la scimmia, restando perfettamente immobile, assiste a un movimento analogo eseguito dallo sperimentatore. Questo aspetto può essere molto importante per i processi di apprendimento motorio: il vedere un altro individuo che esegue un certo movimento attiva automaticamente rappresentazioni mentali del movimento osservato, cioè programmi motori, indipendentemente dal fatto che quel movimento venga poi realizzato oppure no, con ricadute significative in termini di relazioni sociali fra animale e animale, tra uomo e uomo. Alcuni neuroni sembrano scaricare soltanto per movimenti visti compiere.

Per compiere un movimento è necessario attivare un programma motorio ma è anche necessario possedere una certa motivazione a farlo. Non ci deve stupire quindi il fatto che un'area premotoria si possa attivare anche in assenza di movimento.

Nell'uomo è stato dimostrato con la tecnica tomografica a emissione di positroni che, quando un soggetto immagina di compiere un certo movimento, avviene un'attivazione delle aree premotorie anche in assenza della successiva realizzazione del movimento pensato. Questo dato attribuisce all'intenzionalità un nuovo significato, che la riscatta dalla semplice appartenenza alla sfera motivazionale e le attribuisce un preciso ruolo neurofisiologico nella realizzazione dei programmi motori.

È nota l'importanza del lobo parietale nella pianificazione di movimenti di tipo prassico: lesioni del lobo parietale producono infatti nell'uomo sindromi chiamate aprassie. Il soggetto non sa più come deve fare il movimento, oppure non sa più cosa deve fare con l'oggetto. Ricerche recenti compiute in particolare sul lobulo parietale inferiore o area 7, che manda informazioni sull'area 6 inferiore, possono far luce su questi aspetti. Anche nell'area 7 sono state individuate numerose sotto aree, ognuna delle quali coinvolta in processi specifici e in particolare sono state analizzate due aree: l'area intraparietale ventrale (VIP) e l'area intraparietale anteriore (AIP). Nell'area intraparietale ventrale vi sono neuroni che hanno campi recettivi tattili intorno alla faccia e visivi in determinati settori dello spazio per oggetti compresi nello spazio peripersonale, con proprietà estremamente simili a quelle dei neuroni dell'area F4. Ci si è chiesto perciò se queste due popolazioni neuronali non fossero in connessione ed effettivamente è stata dimostrata una relazione diretta fra loro. Entrambe queste aree vengono coinvolte nell'analisi delle caratteristiche estrinseche dell'oggetto al momento di dirigere il braccio verso di esso (componente di trasporto).

Analogamente nell'area intraparietale anteriore i neuroni sono specifici per il tipo di prensione da compiere e hanno proprietà del tutto simili a quelli dell'area F5 (afferramento e manipolazione). È stata perciò supposta l'esistenza di un circuito coinvolto nei movimenti prassici della mano in cui il lobulo parietale inferiore viene connesso con l'area premotoria inferiore, i cui neuroni, oltre che mandare istruzioni motorie all'area 4 per l'esecuzione del movimento (ad esempio prensione), mandano anche una copia degli stessi comandi all'area parietale, che a sua volta si incarica di controllare, sulla base di informazioni visive e motorie, la corretta esecuzione del movimento, ossia controlla a feed-back il movimento di afferramento e di manipolazione dell'oggetto.

In un lavoro sperimentale Rizzolatti et al. (1990) hanno dimostrato la reale esistenza di questo circuito e la sua connessione con il sistema visivo.

Ipotesi cliniche

Gli studi neurofisiologici appena citati gettano nuova luce sui processi di pianificazione dell'atto motorio, che si svolgono nella fase anticipatoria, e sembra essere proprio questa fase, piuttosto che quella esecutiva, a rivelarsi cruciale nell'interpretazione del disturbo prassico. Questo risulta di particolare interesse nella PCI data la difficoltà a distinguere in fase esecutiva quanto attiene alla paralisi in quanto tale e quanto alla disprassia. In pratica, se si accetta l'ipotesi che all'origine della disprassia stia un problema della fase anticipatoria, non solo risulta accettabile la presenza di un disturbo distinto riconoscibile come disprassia, ma questo permette una nuova interpretazione di una parte importante del disturbo esecutivo della paralisi cerebrale infantile. Elementi di evidenza sul ruolo della fase anticipatoria nella genesi della disprassia evolutiva vengono dagli studi pubblicati da Smith (Smith, 1991, citato da Bilancia, 1994), il quale afferma che "*i bambini con disprassia evolutiva presentano difficoltà nella programmazione del movimento e ciò comporta loro una dipendenza superiore al normale dai sistemi di regolazione dell'atto in corso di effettuazione (feed-back)*". Egli documenta in dodici soggetti "clumsy" che i tempi di realizzazione di sequenze motorie complesse (e non apprese) sono più lunghi di quelli di un gruppo di controllo e che tale differenza non è dipendente dal tipo di controllo sensoriale utilizzato (uditivo, visivo, tattile). Questo dimostrerebbe che il maggior tempo richiesto e la minor fluenza dell'azione nel soggetto disprassico dipenderebbero da quanto precede l'azione, cioè dai processi che sostengono la pianificazione del movimento intenzionale.

D'altra parte l'importanza dei meccanismi coinvolti nel controllo motorio, la cui attivazione precede l'inizio del movimento stesso, è stata dimostrata da molti anni. Già all'inizio del secolo i neurofisiologi parlavano genericamente di "rappresentazione" del movimento e nel 1926 Head introdusse il concetto di "schema" motorio che dapprima faceva riferimento alla sola postura, ma successivamente si riferiva anche all'esistenza di un modello interno del corpo fermo o in movimento. Sulla base di queste scoperte iniziarono a svilupparsi diversi modelli di controllo motorio come quello dell'"information processing" di Marr (1982), la teoria del "controllo top down bottom up", la teoria "dell'organizzazione gerarchica" di Jeannerod, ecc. che prevedevano tutti l'esistenza di un livello di programmazione motoria e cioè postulavano l'esistenza di meccanismi che si attivano prima dell'area motoria primaria.

Questo livello di controllo motorio può, in condizioni patologiche, essere colpito isolatamente, come nella disprassia evolutiva, oppure come patologia associata a disturbi che interessano altri aspetti del controllo motorio, come ad esempio le PCI, complicandone il quadro clinico e interferendo con il processo riabilitativo.

Sappiamo già d'altra parte che la PCI è una patologia di natura complessa che coinvolge funzioni motorie, percettive e dell' "intenzionalità" del movimento (Ferrari e Cioni, 1993).

Nelle PCI dobbiamo quindi distinguere due tipi di problemi strettamente correlati tra loro e capaci di influenzare la prestazione motoria:
- i problemi relativi alla progettazione dell'azione in termini di scelta dei moduli e delle combinazioni motorie, di definizione delle strategie operative e di controllo delle sequenze esecutive, connessi cioè alla difficoltà nei processi che precedono l'inizio della contrazione muscolare e quindi alle difficoltà di processazione di informazioni in input.
- I problemi relativi al sistema muscolo-scheletrico relativi ai deficit e ai difetti acquisiti dell'apparato locomotore (Crenna, 1998).

È infatti ampiamente dimostrato che nei soggetti affetti da PCI possono essere presenti disturbi consistenti nell'incapacità di percepire e analizzare correttamente i rapporti spaziali che si traducono in un'incapacità di controllo dello spazio peripersonale, ma possono essere coinvolti anche i rapporti spaziali tra le varie parti del corpo che a loro volta si traducono in una non corretta conoscenza dello schema corporeo e cioè della conoscenza delle relazioni spaziali tra le varie parti del corpo, sia in condizioni statiche (cioè fermo), ma ancor più in condizioni dinamiche (cioè in movimento). Se a questo si aggiunge una difficoltà nell'analisi delle informazioni cinestesiche, che rappresentano il principale meccanismo di controllo a feed-back (insieme alle informazioni visive), è facile dedurre che i bambini con PCI possono trovare difficoltà nella costruzione del piano di azione, in virtù di un'alterazione delle informazioni percettive che sono indispensabili per la costruzione e la generazione di programmi motori corretti.

Le difficoltà motorie nei bambini affetti da PCI non sono quindi solo esecutive, dovute ai sintomi come spasticità, prepotenza dei riflessi e movimenti involontari, ecc., ma interessano frequentemente anche la fase di programmazione e pianificazione dell'atto motorio volontario diretto a uno scopo.

Nel campo della paralisi cerebrale infantile, un interessante studio sulle componenti della fase anticipatoria dell'atto motorio dell'arto superiore è stato compiuto in bambini emiplegici e diplegici da Forssberg (1992). Rispetto ai soggetti normali è stata documentata una mancata "modulazione" dell'attivazione anticipatoria di unità motorie in relazione a un compito di afferramento e di sollevamento di un oggetto.

Durante un compito di sollevamento con presa di precisione, l'adulto programma anticipatamente l'aumento della forza della presa (grip force) e della forza di sollevamento (load force). Se l'arresto dell'aumento di forza dipendesse esclusivamente dal feed-back propriocettivo, dovrebbe esservi un lungo tempo di latenza durante il quale si dovrebbe assistere a una rapida accelerazione dell'oggetto e a un eccesso di forza nella presa. Invece, le forze programmate sono basate su una rappresentazione neurale interna delle caratteristiche fisiche dell'oggetto (dimensione, peso, forma). Questo controllo anticipatorio della forza si realizza con una bassa velocità iniziale che permette un buon controllo dell'accelerazione verticale. In pratica, mentre nei soggetti normali dopo un primo stadio in cui viene registrato un profilo irregolare sia nella fase dinamica (presa e sollevamento) sia nella fase statica (sospensione dell'oggetto) si assiste ad uno stadio successivo di apprendimento, in cui il profilo assume un caratteristico andamento a campana che corrisponde alla capacità di dosare perfettamente e anticipatamente le forze necessarie, nei soggetti con PCI la modificazione è minima e riguarda esclusivamente la fase statica. È come se il bambino con PCI affrontasse il compito sempre per la prima volta. Mentre infatti la fase statica mostra una modificazione basata sul feed-back propriocettivo, la prima fase dinamica di afferramento e sollevamento rimane per lo più sovrastimata, dimostrando il fallimento della pianificazione anticipatoria.

Sul piano clinico l'associazione tra PCI e disturbo della fase anticipatoria del movimento si traduce in una discrepanza fra il repertorio motorio disponibile ed il suo utilizzo in una combinazione finalizzata. Inoltre, poiché la fase di programmazione motoria è indispensabile per l'apprendimento di nuove condotte motorie, l'ssociazione tra PCI e disprassia rende ancor più difficile sul piano evolutivo l'ulteriore arricchimento del repertorio motorio stesso. In questo senso quindi la disprassia va considerata come un disturbo dell'apprendimento e della finalizzazione dell'atto motorio, che non riguarda le funzioni motorie geneticamente programmate, ma il loro utilizzo all'interno di nuove abilità progressivamente apprese.

Resta il problema di come identificare questo disturbo quando è associato alle difficoltà motorie di tipo esecutivo del bambino con PCI.

Valutazione: una proposta clinica

L'utilizzo completo del materiale testistico abitualmente proposto in età evolutiva, come ad esempio il protocollo recentemente proposto da Bassi et al. (2002), può essere problematico nei bambini con PCI dato il disturbo esecutivo proprio della paralisi. Quanto più questo è importante tanto più risulterà difficile separare quanto attiene alla paralisi come tale e quanto al disturbo di programmazione motoria. Nelle forme più gravi, come le tetraplegie, il deficit esecutivo è talmente generalizzato da rendere impossibile il riconoscimento della disprassia. Possiamo ragionevolmente supporre che anche il bambino tetraplegico possa essere disprassico, ma non possiamo in alcun modo dimostrarlo, d'altra parte questo può risultare irrilevante rispetto alla prognosi e al trattamento.

È proprio nelle condizioni abitualmente ritenute più favorevoli, come molte diplegie ed emiplegie, che il fallimento in compiti apparentemente semplici o per i quali il bambino mostra di avere gli strumenti esecutivi necessari può farci sospettare la presenza di una disprassia. In questi casi riconoscere la presenza di un disturbo prassico oltre alla paralisi esecutivo-motoria è fondamentale per impostare correttamente il programma riabilitativo ed evitare al bambino e alla sua famiglia una serie di esperienze estremamente frustranti.

L'elemento più significativo per l'osservazione è costituito dalla discrepanza tra il repertorio motorio disponibile e il suo utilizzo all'interno dell'azione; da qui parte la necessità di approfondire attraverso l'esame neuropsicologico la natura di un disturbo a cui, la presenza della sola paralisi, non dá spiegazione sufficiente.

Poiché l'anamnesi costituisce come sempre il primo passo di un'investigazione seria, verranno intervistati soprattutto i genitori riguardo ai tempi e ai modi di apprendimento delle principali prassie coinvolte nelle attività della vita quotidiana.

Dando poi per scontato che trattandosi di soggetti con PCI l'esame neurologico, l'osservazione motoscopica e la valutazione funzionale siano già stati eseguiti, è importante effettuare una valutazione cognitiva. È noto che proprio una discrepanza tra QI verbale e QI di performance di almeno 10 punti costituisce uno dei criteri diagnostici principali per la disprassia evolutiva. Sicuramente una differenza significativa tra abilità verbali e di performance è un dato estremamente importante, se pur non sufficiente, anche nel bambino con PCI. Può allora essere utile somministrare una WISC-R o una WIPSI, a seconda dell'età del bambino; anche la scala Leiter e le matrici di Raven, pur non consentendo di confrontare intelligenza verbale e non verbale, forniscono elementi di conoscenza estremamente utili proprio nell'ambito dell'analisi spaziale così cruciale nel disturbo prassico del bambino con PCI.

L'esame delle prassie manuali transitive (con uso di oggetti) e intransitive (senza uso di oggetti) può essere fatto utilizzando una delle batterie disponibili per l'età evolutiva, opportunamente bilanciate tra compiti semplici e complessi, attività mono e bimanuali. La somministrazione deve essere fatta rispettando la modalità verbale, non verbale e su imitazione, introducendo eventualmente delle facilitazioni il cui peso e la cui efficacia costituiscono un utile strumento di verifca delle modalità di funzionamento del soggetto.

È indispensabile che l'esaminatore conosca lo sviluppo fisiologico delle competenze prassiche in relazione all'età e sia sempre consapevole, oltre che dell'impegno richiesto, delle facilitazioni fornite. La modalità di somministrazione e il tipo di facilitazione incidono infatti in modo determinante sulla qualità della risposta, come è stato recentemente dimostrato da alcuni studi (Zoia, 2004).

L'esame delle prassie costruttive deve essere il più accurato possibile data la particolare frequenza di disturbi di tipo costruttivo, anche isolati, nel bambino con PCI. Particolarmente sensibili e facili da somministrare si sono rivelate le prove di "block-building", i "bastoncini" di Goldstein, il VMI (Visual Motor Integration) utilizzato come prova di prassia costruttiva grafica.

Le componenti sicuramente più difficili da indagare sono quelle percettive e gnosiche. Per la componente percettivo visiva spaziale abbiamo usato prove di tipo sequenziale e di matching di figure con differente orientamento, materiale sperimentato ma purtroppo non tarato che può perciò fornire solo dati indicativi. Tra i test normativi più significativi segnaliamo il TPV.

Per la misurazione della componente percettivo cinestesica, al di fuori di quella dell'esame neurologico classico che propone lo spostamento passivo delle dita, sono state proposte da Bairstow e Laszlo (1995) due possibili prove: una più semplice che misura la capacità di discriminare la diversa altezza a cui vengono portate le mani, l'altra più complessa che richiede al bambino il riconoscimento su modello grafico di un percorso spaziale fatto passivamente eseguire dalla mano. Quest'ultima prevede anche un trasferimento modale e non può essere considerata "pulita" rispetto all'interpretazione dei risultati.

L'esame delle abilità gnosiche investe due componenti principali: le stereognosie e le gnosie visive. Per la valutazione delle abilità stereognosiche sono particolarmente indicate prove di matching di piccoli oggetti (possibilmente dello stesso materiale, come quelli di legno disponibili in apposite "tombole" didattiche), per l'esame delle abilità gnosico visive, dopo aver ovviamente escluso deficit di acuità visiva, si può utilizzare il test delle figure deteriorate (Gollin) o quello delle figure sovrapposte (TPV).

Questa batteria di prove costituisce ovviamente solo una possibile traccia minima per l'esame neuropsicologico che andrà approfondito con altri strumenti o modificato a seconda dei dati di osservazione emersi nel corso della valutazione.

Non vengono qui prese in considerazione le batterie dedicate alla valutazione psicomotoria e della coordinazione come il Movement ABC o l'Oseretsky, in quanto la componente esecutiva motoria è comunque condizionata dalla presenza della patologia neurologica di base.

Valutazione: una metodologia sperimentale

La necessità di riconoscere eventuali disturbi di programmazione motoria nei bambini con PCI, ci ha spinto a mettere a punto una metodologia per la valutazione del controllo anticipatorio del movimento che potesse essere utilizzata nei casi in cui una componente disprassica fosse associata a un disturbo della componente esecutiva e che potesse consentirci di studiare tutte quelle condizioni cliniche in cui il disturbo della programmazione motoria fosse presente isolatamente o associato ad altri deficit.

Il test, indicato come RMSV (Risposta Motoria allo Stimolo Visivo), si basa sulle premesse neurofisiologiche precedentemente citate ed utilizza un paradigma di Tempi di Reazione (TR). La prova è stata messa a punto come segue: su di uno schermo di un Personal Computer a sfondo blu, collocato in una stanza a luminosità costante misurata con uno spettrofotometro, compaiono in maniera random un cerchio giallo o un quadrato giallo di dimensioni analoghe. Questi rappresentavano lo stimolo e sono preceduti da un segnale di attenzione (una croce) che compare 1,5 o 2,5 secondi prima dello stimolo. Dopo aver sistemato tre cubi di legno di 4 cm di lato a portata della mano dominante del soggetto, questi riceve le seguenti istruzioni: quando vedi comparire il quadrato giallo devi, il più velocemente possibile, premere la barra spazio della tastiera e toccare uno dei tre cubi con il polpastrello del dito indice della mano dominante (compito motorio semplice). Quando compare il cerchio devi, sempre il più velocemente possibile, premere la barra spazio e costruire una torre di tre cubi (compito motorio complesso). Il punto di partenza, con il dito indice della mano dominante esteso, viene mantenuto costante. Dopo 10 stimoli di prova, vengono effettuate 4 sessioni di 20 stimoli ciascuna, a distanza di pochi secondi l'una dall'altra, per un totale di 80 stimoli.

Questa prova è stata utilizzata con un campione di 28 bambini normali, che frequentavano la prima classe delle scuole elementari (età media di 6 anni e 11 mesi), 14 maschi e 14 femmine.

Si è potuto osservare che i tempi di reazione per il compito motorio complesso erano significativamente più lunghi rispetto a quelli per il compito motorio semplice ($p < 0,5$). Questo effetto, legato alla necessità di programmare un'azione più lunga e più complessa, era presente nella prima sessione di prove e scompariva in quelle successive in quanto la sequenza motoria, dopo numerose ripetizioni, veniva automatizzata e non richiedeva più un ruolo da parte della componente di programmazione.

Per essere sicuri che il prolungamento dei TR fosse legato alla componente di programmazione motoria e la sua scomparsa nella II, III, IV sessione di prove fosse da attribuire all'automatizzazione del compito, è stato condotto un esperimento di controllo apportando alcune modifiche. Infatti, se l'effetto sui tempi di reazione era legato all'automatizzazione del compito, modificando la coppia di compiti motori da eseguire in ciascuna sessione, l'allungamento dei TR relativi al compito complesso doveva rimanere costante.

Sono state quindi effettuate tre sessioni di prove e sono state utilizzate tre coppie di compiti motori diversi, ma sempre associando un compito semplice a uno complesso. La prima coppia di prove era nuovamente rappresentata dal toccare un cubo oppure costruire una torre di tre cubi, la seconda sessione prevedeva di afferrare una corda oppure di avvolgerla intorno a un asse, la terza prova consisteva nell'afferrare una pallina con un foro oppure infilarla in un filo rigido.

Questa nuova prova è stata quindi utilizzata con un gruppo di 35 bambini normali di cui 10 frequentavano la prima classe della scuola elementare (età media di 6 anni e 7 mesi), 15 la seconda classe della scuola elementare (età media di 7 anni e 3 mesi), 10 la terza classe della scuola elementare (età media di 8 anni e 4 mesi). Un'inchiesta preliminare ha consentito di stabilire che nessuno dei soggetti presentava patologie neuropsichiatriche e/o deficit sensoriali e che tutti avevano avuto un normale sviluppo cognitivo, psicomotorio e linguistico.

L'analisi dei risultati ha mostrato che in tutte le tre sessioni di prove la differenza tra i TR nel compito semplice e i TR nel compito complesso era statisticamente significativa.

Questa metodica appare quindi efficace nel valutare il ruolo svolto dalla componente di programmazione motoria nell'esecuzione di movimenti più o meno complessi. Infatti, in caso di disturbo del livello di programmazione, è possibile prevedere due risultati diversi:

a) la differenza dei TR in dipendenza della complessità del compito persiste dopo numerose performance (in questo caso il soggetto non e in grado di "automatizzare" il proprio programma motorio);

b) l'effetto di allungamento dei TR che precedono un'azione motoria più complessa non si ottiene (in questo caso è il sistema di programmazione motoria a essere inefficiente).

In conclusione RMSV risulta utile nella valutazione della componente prassica associata alle PCI in quanto:

a) Non richiede prestazioni complesse relative al livello di input: le informazioni percettive sono molto semplici *e non richiedono elevate prestazioni di discriminazione*; non sono previste prestazioni visuo-motorie *specifiche come ad esempio copia di figure, ecc.*; sono inoltre mantenute costanti tre condizioni importanti: le condizioni ambientali, la postura del corpo e degli arti, le istruzioni verbali;

b) Le prestazioni relative allo standard sono elementari (vedi modello di Laszlo e Bairstow): non esiste uno scopo specifico *nel senso che l'unico scopo è quello di toccare il cubo (nel compito semplice) e di costruire la torre (nel compito complesso) e non sono previste altre varianti*, non sono presenti in memoria tracce di precedenti azioni motorie, il loop centrale si attiva per la prima volta;

c) Il compito esecutivo è molto semplice e la componente esecutiva muscolo-scheletrica influisce in misura ridottissima, può quindi essere utilizzato sia nelle forme emiplegiche che diplegiche *anche se, naturalmente, i tempi di reazione saranno in media più lunghi nei casi di maggior compromissione motoria*;

d) Le informazioni si ricavano dal confronto tra le prestazioni ottenute dallo stesso soggetto in diverse condizioni sperimentali e non dal confronto con soggetti normali.

Alcune considerazioni finali

Dai dati raccolti sia nel corso dell'esperienza clinica sia da studi dedicati, sembra emergere un profilo neuropsicologico ricorrente tipico della disprassia nella Paralisi Cerebrale Infantile. La disprassia nella PCI tende ad assumere prevalentemente i caratteri dell'aprassia costruttiva, tuttavia mentre nell'adulto questo disturbo è sempre imputabile a un errore di analisi o di processamento dei dati visuo-spaziali (Van der Meulen et al., 1991a, b), nel bambino con PCI l'esame delle singole abilità percettive non sempre porta all'identificazione di un deficit specifico ma più frequentemente a una combinazione variabile di carenze.

Questo potrebbe far supporre la presenza di una concorrenza di problemi che interessano in misura diversa le varie competenze normalmente riconosciute come correlate al disturbo dell'organizzazione prassica (abilità gnosiche, visivo-spaziali, cinestesiche). Si potrebbe quindi ipotizzare che alla base del fenomeno clinico ci sia un disturbo di integrazione ad alto livello che vede coinvolte le diverse modalità percettive (Muzzini et al., 2002).

Questo rende ovviamente ancor più complesso il problema della riabilitazione, come affrontare il disturbo prassico nel bambino con PCI. È possibile una riabilitazione della disprassia nella PCI e quali sono gli strumenti?

Le indicazioni estrapolate nel tempo dai vari modelli teorici dello sviluppo motorio e dalle diverse interpretazioni della natura del disturbo (neuropsicologica, psicomotoria, relazionale), hanno indotto a proporre soluzioni di intervento che hanno tuttora un certo seguito nella pratica clinica e vengono prescritte ai piccoli pazienti in relazione alla componente ritenuta prevalente o alla scuola di pensiero (Bassi et al., 2002).

A nostro avviso parlare di riabilitazione per il bambino disprassico equivale a dire individuare strategie cognitive e di facilitazione che tengano conto delle particolari caratteristiche con cui il disturbo si manifesta in quel bambino. Conoscere il tipo di disprassia presentata, il profilo neuropsicologico e soprattutto le modalità di facilitazione più efficaci, costituisce un elemento indispensabile per orientare le scelte terapeutiche.

È allora evidente che suggerire, per esempio, di utilizzare le modalità di facilitazione verbale in un bambino che mostra di migliorare le proprie prestazioni con informazioni visivo-tattili, può essere completamente inadeguato e fuorviante. Dovremo inoltre tener presente che le modalità di facilitazione variano con il cambiare dell'età e che per esempio la stessa istruzione verbale, inefficace nel primo periodo della scuola elementare, può diventare sempre più utile quando si supera la soglia dei dieci anni.

L'intervento riabilitativo più che "esercitare" la competenza assente tenderà perciò a sollecitare nel bambino altre funzioni valide che si attivano a costruire dei percorsi di recupero-sostituzione-supporto. È necessario inoltre essere consapevoli come alcuni aspetti funzionali del disturbo risultino meno modificabili rispetto ad altri, quelli per esempio che riguardano attività meno routinarie, e che quindi andranno accettati o affrontati con mezzi sostitutivi.

Il disturbo prassico, anche nel bambino con PCI, è destinato ad avere importanti ripercussioni sui processi di apprendimento e a incidere anche sulle attività scolastiche, non può pertanto essere ignorato o considerato irrilevante nonostante il prevalere della patologia di origine.

Riconoscerlo, analizzarlo, affrontarlo costituisce una parte importante del progetto riabilitativo del bambino con PCI. Nonostante le conoscenze ancora incomplete che abbiamo sulla natura di questo disturbo è possibile affrontare gli interventi riabilitativi secondo una logica che, tentando di prevederne il destino e la ricaduta sui processi di apprendimento, sa decidere se, quando e come, tentare di modificare quelle particolari componenti funzionali in quella particolare fase evolutiva.

Bibliografia

Bassi B, Siravegna D, Rigardetto R (2002) I disturbi minori del movimento: la disprassia evolutiva. Giorn Neuropsich Età Evol 22:325-347

Bilancia G (1994) La disprassia evolutiva: contributo neuropsicologico. Saggi anno xx n° 1:9-27

Crenna P (1998) Variabilità contesto-dipendente dei meccanismi neurali che controllano il movimento. Giorn Neuropsich Età Evol 18 2/1998 p:9-16

D.S.M IV Diagnostic and statistical manual of mental disorders, (1994) 4th Ed. American Psychiatric Association

Eliasson A, Gordon A, Forssberg H (1992) Impared anticipatory control of isometric forces during grasping by children with cerebral palsy. Dev Med Child Neurol 34:216-225

Ferrari A, Cioni G (1993) Paralisi cerebrali infantili: storia naturale e orientamenti riabilitativi. Edizione del Cerro, Pisa

Hadders-Algra M (2003) Developmental coordination disorder: is clumsy motor behavior caused by a lesion of the brain at early age? Neural Plast 10:39-50

Henderson SE, Barnett AL (1998) The classification of specific motor coordination disorders in children: some promblems to be solved. Human Movement Science 17:449-469

Hulme C, Brigger Staff A, Moran G, Mc Kinlay I (1982) Visual kinestetic and cross modal judgement of length by normal and clumsy children. Dev Med Child Neurol 24:466-471

Kaplan BJ, Wilson BN, Dewey D, Crawford SG (1998) DCD may not be a discrete disorder. Human movement science 17:471-490

Laszlo JI, Bairstow PJ (1995) Perceptual-motor behaviour. Developmental assessment and theraphy. Praeger scientific, New YORK

Levi G, Corcelli A, Rampolli P, Vasques P (1999) Disturbi di apprendimento non verbale in età evolutiva. Gior Neuropsch Età Evol 19:83-92

Losse A, Henderson SE, Elliman D, Hall D (1991) Clumsiness in children. Do they grow of it? A ten years follow-up study. Dev Med Child Neurol 33:55-68

Muzzini S, Leonetti R, Maoret A (2002) La disprassia nella Paralisi Cerebrale Infantile. Europa Medico Physica 38:56-59

Rizzolatti G, Gentilucci M, Luppino G, Matelli M (1990) Neurons related to reaching-grasping arm moments in the rostral part of area 6. Experimental Brain Research 82:337-350

Sabbadini G, Bonini P, Pezzarossa B, Pierro M (1978) Paralisi cerebrale e condizioni affini. Il pensiero scientifico editore, Roma

Smith TR (1991) Abnormal clumsiness in children: a deficit in motor programming? Child care healt development 17:283-294

Smith TR (1992) Impaired motor skill (clumsiness) in otherwise normal children: a review. Child care health development 18:283-300

Tanaka T, Yoshida A et al (1996) Diagnostic Dyspraxia. Clinical characteristics, responsibol lesion and underlying mechanisms. Brain 119:859-73

Touwen BC, Sporrel T (1979) Soft signs and MBD. Dev Med Child Neurol 21:528-30

Van der Meulen JH, Denier Van der Gon JJ, Gielen CC et al (1991a) Visuomotor performance of normal and clumsy children i: fast goal-directed arm movements with and without visual feedback. Dev Med Child Neurol 33/1:40-54

Van der Meulen JH, Denier Van Der Gon JJ, Gielen CC et al (1991b) Visuomotor performance of normal and clumsy children ii: arm tracking with and without visual feedback. Dev Med Child Neurol 33/2:118-129

Zoia S (2004) Lo sviluppo motorio del bambino. Le bussole. Carocci ed. Roma

Letture consigliate

Aglioti S, Della Sala S (1990) Fenomenologia, basi neurali e meccanismi dell'aprassia. Europa Medicophysica 26: 1-16

Barnett AL, Koistral L, Henderson SE (1998) Clumsyness "as syndrome and symptom". Human Movement Science 17:435-447

Bilancia G (1988) La sensibilità cenestesica; evoluzione e rapporto con lo sviluppo delle abilità motorie nel bambino. Rassegna critica della letteratura recente. Riabilitazione e Apprendimento 8/2:275-281

De Renzi E (1990) L'aprassia costruttiva in neuropsicologia clinica. Ricerche di psicologia. F. Angeli editore Milano

Eliasson A, Gordon A, Forssberg H (1992) Impared anticipatory control of isometric forces during grasping by children with cerebral palsy. Dev Med Child Neurol 34:216-225

Elliot JM, Connolly KJ, Dovlea JR (1988) Development of kinaesthetic sensitivity and motor performance in children. Dev Med Child Neurol 30:80-92

Henderson SE, Barnett AL (1998) The classification of specific motor coordination disorders in children: some promblems to be solved. Human Movement Science 17:449-469

Henderson L, Rose P, Henderson S (1992) Reaction time and movement time in children with developmental coordination disorder. Motor control 2:34-60

Hill EL (1998) A dispraxic deficit in specific language impairment and developmental coordination disorder? Evidence from hand arm movements. Dev Med Child Neurol 40:388-395

Missiuna C, Polatajko H (1995) Developmental dyspraxia by any other name: are they all just clumsy children? The American Journal of Occupational Therapy 9:619-627

Pieck JP, Coleman-Carman R (1995) Kinaestetic sensitivity and motor performance of children with development co-ordination disorder. Dev Med Child Neurol 37:976-984

Powell RP, Bishop DV (1992) Clumsiness and perceptual problems in children with specific language impairment. Dev Med Child Neurol 34:755-765

Rizzolatti G, Gentilucci M (1988) Motor and visual-motor functions of the premotor cortex. In: Rakic P, Singer W (eds) Neurobiology of Neurocortex. J. Wiley & son publ

Sabbadini G, Sabbadini L (1995) La disprassia in età evolutiva. In: Manuale di neuropsicologia dell'età evolutiva: 138-160. Zanichelli editore Bologna

Sims K, Henderson SE, Hulme C, Morton J (1996) The remediation of clumsyness. An evaluation of Laszlo's kinaesthetic approach. Dev Med Child Neurol 38:976-987

Smyth MM, Mason UC (1998) Direction of response in aiming to visual and propior septive targets in children with and without developmental coordination disorder. Human Movement Science 17:515-539

Smith TR (1994) Clumsiness in children: a defect of kinaesthetic perception? Child care healt development 20:27-36

Wilson PH, MacKanzie BE (1998) Information processing deficits associated with developmental coordination disorder: a meta-analysis of research findings. J Child Psychal Psychyatry 39:829-840

9 Disturbi visivi e oculomotori

Andrea Guzzetta, Francesca Tinelli, Ada Bancale, Giovanni Cioni

Introduzione

È ormai diffusamente condivisa la concezione che vede la paralisi cerebrale infantile (PCI) come un disturbo complesso non limitato alla disabilità motoria, né semplicemente all'associazione tra disabilità motoria e possibili disturbi di altre funzioni. Al contrario, come estesamente illustrato in questo testo, la PCI viene oggi considerata come il risultato mutevole dell'interazione tra le diverse abilità o funzioni residue, motorie, sensoriali, percettive o cognitive, e della loro trasformazione adattiva sotto la spinta evolutiva, ovvero una "disabilità in continua evoluzione in un individuo in continua evoluzione". È in questo contesto che deve essere inserito il problema dello sviluppo visuo-percettivo (e dei suoi disturbi) nella PCI, anche in considerazione del ruolo centrale che esso riveste nei riguardi dello sviluppo neuromotorio, cognitivo e affettivo del bambino, costituendone il primo strumento di interazione con la realtà circostante.

Basti pensare all'importanza che riveste la funzione oculomotoria, essenziale per l'utilizzo della funzione visiva. Essa consente di centrare la fovea su un bersaglio visivo, spostare la fovea su parti diverse dell'oggetto localizzato o su luoghi diversi dello stesso spazio, conservare il contatto foveale con il bersaglio durante lo spostamento dello stesso e/o del corpo e utilizzare vantaggiosamente i vincoli anatomici degli occhi con la testa, sia per compensare le perturbazioni provenienti dal corpo in movimento sia per facilitare i compiti suddetti. Una disfunzione oculomotoria che distorce la percezione tridimensionale può compromettere pertanto molte delle funzioni adattive di base quali la cattura manuale, il bilanciamento posturale, la locomozione, tutte funzioni che richiedono una percezione multisensoriale unitaria e coerente di un ambiente stabile (Pierro, 2000).

Per il clinico ne consegue la necessità di un'individuazione precoce dei disturbi visivi e oculomotori, di un continuo monitoraggio della loro evoluzione e di una attenta analisi del loro ruolo verso ogni altra area dello sviluppo, il tutto naturalmente in funzione della prospettiva di possibilità terapeutiche e riabilitative.

Nella prima parte di questo capitolo verranno illustrate le attuali conoscenze sugli strumenti per una diagnosi precoce dei disturbi visivi in età evolutiva, con una particolare attenzione nei riguardi delle tecnologie più recenti e con più alto valore prognostico. Nella seconda parte verrà presentata la nostra esperienza e una revisione più generale della letteratura sull'incidenza e sul tipo di danno visivo nei soggetti con specifici pattern di lesione cerebrale e nei bambini con PCI. Una terza parte sarà dedicata ai disturbi visuo-percettivi più complessi e alla correlazione fra anomalie visive e altri aspetti dello sviluppo.

Gli strumenti diagnostici

Fino a poco tempo fa, la maggior parte degli studi sulla visione nei bambini con lesioni cerebrali e/o PCI erano basati esclusivamente su valutazioni oftalmologiche standard, mancando metodi di indagine adatti alla prima infanzia e a soggetti non collaboranti. Negli ultimi anni tuttavia sono stati messi a punto nuovi metodi di valutazione che non necessitano della collaborazione attiva del paziente, né richiedono una particolare abilità, tanto da poter essere usati routinariamente già nei primi mesi di vita, o anche in bambini con ritardo mentale grave o con problemi di comportamento.

L'innovazione principale è derivata dalla possibilità di misurare l'acuità visiva nel neonato usando le "acuity cards", ma è ora possibile esaminare già nella prima infanzia anche altri aspetti della visione come il campo visivo, l'attenzione visiva, il nistagmo optocinetico, la distinzione del colore o dell'orientamento. Studi longitudinali, effettuati su campioni di soggetti normali, hanno consentito inoltre di raccogliere i dati normativi relativi alla maturazione dei diversi aspetti della funzione visiva nel primo anno di vita, consentendo l'applicazione di queste metodologie alla valutazione dei soggetti con PCI, e di confrontare i risultati con altre indagini cliniche e neuroradiologiche.

Di seguito sono illustrate alcune tra le tecniche più affidabili per la valutazione dei disturbi delle funzioni visive di origine centrale nei bambini con PCI.

L'acuità visiva

Per acuità visiva o visus si intende la capacità di discriminazione di un dettaglio. Essa corrisponde quindi alle frequenze spaziali più elevate che siamo in grado di percepire. È funzione della posizione dell'immagine sulla retina ed è maggiore nella regione foveale, dove risiedono solo coni. Un modo per valutare l'acuità visiva è quello di discriminare i singoli elementi di un pattern ripetitivo (resolution acuity) di un reticolo che rappresenta una semplificazione degli stimoli visivi che il nostro sistema visivo percepisce nell'ambiente. L'acuità visiva si può esprimere come il numero di cicli (una banda chiara e una scura) percepibili distintamente in un grado di angolo visivo. La più alta frequenza spaziale che un adulto normale è in grado di percepire corrisponde a un'acuità visiva di 45-50 cicli/grado.

Per valutare l'acuità visiva vengono utilizzate sia tecniche comportamentali sia tecniche elettrofisiologiche (Sutte et al., 2000). Le tecniche comportamentali sono basate sulla risposta visiva spontanea del bambino ad un determinato stimolo. A differenza dell'adulto, infatti, il bambino molto piccolo non può essere facilmente istruito né è in grado di fornire risposte verbali comprensibili. Per questi motivi, i metodi comportamentali devono affidarsi al repertorio spontaneo del bambino, ovvero ai movimenti oculari, alla rotazione del capo verso lo stimolo e alla fissazione.

Una delle prime tecniche comportamentali utilizzate è stata quella del nistagmo optocinetico (OKN) introdotto da Fantz nel 1962 per valutare lo sviluppo dell'acuità visiva nei primi 6 mesi di vita (tecnica che è stata successivamente abbandonata in quanto i substrati anatomici dell'OKN si sono rilevati talmente complessi da mettere in dubbio la sua attendibilità nel misurare l'acuità visiva). Le tecniche maggiormente in uso oggi sono quella della "fissazione preferenziale" (preferential looking, PL) e la sua variante, la "fissazione preferenziale a scelta forzata" (forced-choice PL, FPL).

Tutti questi test trovano origine nelle prime osservazioni di Fantz che risalgono agli anni sessanta, in base alle quali i bambini, e anche i neonati, se posti di fronte a due stimoli di cui uno "configurato", cioè non omogeneo, con forti contrasti come un reticolo, e l'altro più uniforme, mostrano una particolare preferenza per il primo che si evidenzia con una fissazione più lunga o con movimenti oculari verso di esso. Nel PL l'esaminatore presenta al bambino un numero predeterminato di reticoli a frequenza spaziale crescente. Vengono valutati la direzione della prima fissazione, il numero e il tempo totale delle fissazioni. Se per un pattern vengono osservate più fissazioni e/o fissazioni più durature, si può concludere che il bambino è in grado di discriminare il reticolo. Una variante del PL è il FPL che si differenzia dal primo in quanto nel FPL l'osservatore, posto dietro uno schermo, non sa se lo stimolo si trova a destra o a sinistra e deve giudicare in quale lato si trova il reticolo sulla base del comportamento oculare del bambino (Dobson e Teller, 1978; Mc Donald et al., 1985).

Per dare il suo giudizio, l'osservatore può utilizzare qualsiasi indice comportamentale, visivo e non, che egli giudichi informativo della capacità di discriminazione. Ogni frequenza spaziale viene presentata al bambino un certo numero di volte e viene calcolata la percentuale di risposte corrette che l'osservatore ha dato. Si considera come soglia visiva quel valore di frequenza spaziale del reticolo per cui l'osservatore ha dato dal 70 al 75% di risposte corrette. Queste tecniche sono state utilizzate in molti studi sullo sviluppo dell'acuità visiva nel neonato e nel lattante. Tuttavia esse non hanno trovato un'applicazione clinica su larga scala a causa dei lunghi tempi di applicazione richiesti per il completamento del test.

Da più di quindici anni è stata messa a punto la tecnica delle "acuity cards", (Teller et al., 1986, 1990) con la quale i valori dell'acuità visiva possono essere ottenuti in tempi più brevi. Il principio su cui si basa questa tecnica è lo stesso del PL e del FPL. Si sfrutta cioè, la preferenza verso uno stimolo non omogeneo ad alto contrasto (il reticolo) rispetto a uno stimolo omogeneo e uniforme. Le carte che contengono il reticolo vengono presentate al bambino attraverso un'apertura rettangolare praticata sul lato di uno schermo uniformemente grigio che ha la funzione di evitare che il bambino venga distratto dall'ambiente circostante (Fig. 1).

Il test inizia quando l'osservatore, posto dietro lo schermo, riesce ad attirare l'attenzione del bambino al centro dell'apertura dello schermo. Viene per prima presentata una carta a frequenza spaziale molto bassa in modo che l'osservatore si faccia un'idea del tipo di reazione del bambino di fronte allo stimolo (deviazione degli occhi, caratteristiche della fissazione, espressioni facciali, ecc.). Successivamente vengono presentate le carte su cui sono raffigurati reticoli a frequenza spaziale sempre più alta in rapida

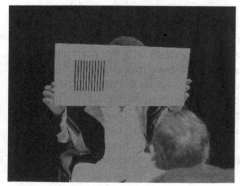

Fig. 1. Valutazione dell'acuità visiva mediante *acuity cards*. Viene presentato al bambino uno stimolo a bande bianche e nere a crescente frequenza spaziale. L'esaminatore osserva il bambino attraverso una fessura posta al centro del cartoncino ed è inconsapevole della posizione dello stimolo configurato. L'acuità visiva viene misurata in base alla frequenza spaziale massima che il bambino riesce a discriminare

successione. Come nel FPL, l'osservatore non sa su quale lato si trovi il reticolo e osserva il comportamento del bambino attraverso un foro posto al centro della carta. Se i primi reticoli presentati sono facilmente discriminabili dal bambino (come si osserva dal suo comportamento), si può evitare di presentare queste carte più di una volta o "saltare" le frequenze spaziali intermedie per passare direttamente ai reticoli più difficili da discriminare, fino a che non si arriva a quella carta che non elicita più alcuna reazione da parte del bambino. La soglia visiva corrisponde alla più alta frequenza spaziale che il bambino riesce a discriminare. La durata del test varia a seconda della collaborazione del bambino. In un bambino tranquillo e sufficientemente sveglio occorrono generalmente 5 minuti. Se al contrario, il bambino è poco attento o particolarmente irritato è necessario più tempo in quanto tra una presentazione e l'altra devono essere escogitati nuovi sistemi per attirare l'attenzione verso il centro dello schermo (Hall et al., 2000; Mash e Dobson, 1998; Hertz et al., 1988). Sono disponibili per la valutazione curve dello sviluppo normale (Van Hof-van Duin, 1989).

Nei bambini più grandi e collaboranti vengono utilizzate le tabelle ottotipiche, come le Rotterdam C-Chart. Questa è una tabella composta da C variamente orientate (destra/sinistra, alto/basso) disposte in linee orizzontali che si riducono in grandezza di 1/8 per riga. L'acuità visiva viene misurata in monoculare e in binoculare alle distanze di 40 cm e 4 m. Compito del bambino è riconoscere l'orientamento della lettera. La riga con il più piccolo ottotipo lungo la quale il bambino fornisce 4 risposte giuste su 5 viene considerata la soglia dell' acuità visiva. Anche per questa metodica sono disponibili dati normativi per la comparazione.

Il campo visivo

Il campo visivo è quella parte dello spazio in cui gli oggetti sono visibili nello stesso momento durante il mantenimento dello sguardo in una direzione, ovvero, con le parole di Glaser, "un'isola di visione circondata da un mare di cecità". Esistono tecniche strumentali per l'esame del campo visivo anche in età infantile, e sono costituite principalmente da quella attrezzatura definita come perimetro cinematico, ovvero sia dall'ormai sorpassato perimetro di Foerster sia dai perimetri più moderni tipo Goldman.

Il perimetro cinematico è un dispositivo che consta di due lamine di metallo di 4 cm di larghezza, montate perpendicolarmente l'una all'altra ed inclinate in modo da formare due archi, ciascuno con un raggio di 40 cm. Il perimetro viene posto di fronte a uno schermo nero, che nasconde l'osservatore, il quale può guardare i movimenti della testa del bambino attraverso un foro. Il bambino rimane seduto al centro del perimetro fissando una palla bianca di circa 6 cm di diametro posta al centro dello stesso. L'osservatore attira poi l'attenzione del bambino verso un'identica palla che dalla periferia viene mossa verso il punto di fissazione attraverso uno degli archi del perimetro a una velocità di circa 3° al secondo. Il punto nel quale il bambino muove gli occhi e il capo verso lo stimolo periferico viene utilizzato per stimare il limite del campo visivo. Al fine di valutare il campo visivo nella sua interezza, si fa arrivare la palla dalle diverse direzioni con modalità casuale, e per almeno tre volte (dall'alto, dal basso, da destra e da sinistra). Per ogni direzione, viene poi fatta la mediana dei valori ottenuti. Con questo metodo è inoltre possibile valutare l'eventuale preferenza di lato rispetto al campo visivo, presentando contemporaneamente due stimoli periferici opposti, mentre il bambino sta fissando lo stimolo centrale (Fig. 2).

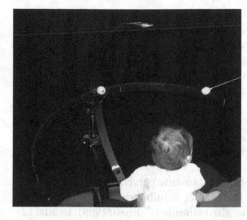

Fig. 2. Valutazione del campo visivo mediante perimetro cinematico. Il bambino è posto al centro di una semisfera con raggio di 40 cm formata da due archi graduati ortogonali. Una piccola sfera di colore bianco viene lentamente portata dalla periferia del campo visivo verso il centro, a partire dalle diverse direzioni (basso, alto, destra, sinistra) selezionate in modo casuale. Il punto nel quale il bambino muove gli occhi verso lo stimolo viene considerato come limite del campo visivo in quella determinata direzione

Questa strategia è molto utile, ad esempio, nei soggetti con emiplegia congenita che frequentemente presentano una emianopsia laterale omonima. In questi casi il deficit può non emergere chiaramente a un esame compiuto su ciascun emicampo, ma evidenziarsi meglio mediante la stimolazione bilaterale contemporanea. Ciò è probabilmente dovuto a un fenomeno di "rivalità percettiva" tra i due lati (vedi cap. 7) che si evidenzia soltanto quando le due parti omologhe di corteccia sono stimolate simultaneamente. In questa ottica, la percentuale delle cosiddette emianopsie risulta considerevolmente maggiore.

Nei pazienti con cerebropatia congenita severa, spesso è indispensabile utilizzare metodi più grossolani di valutazione, definiti "di confronto". L'esaminatore si pone di fronte al piccolo paziente con le due mani poste lateralmente e mentre il soggetto fissa il suo volto, avvicina lentamente le mani alla periferia del campo visivo. In questo modo, molto grossolanamente, può confrontare il campo visivo del soggetto con il proprio. Nel caso di una sospetta riduzione di un solo emicampo, l'ampiezza del campo visivo del lato conservato può offrire la possibilità di verifica per confronto. Al posto delle mani, l'esaminatore può preferibilmente utilizzare oggetti di piccole dimensioni colorati intensamente. Il metodo fornisce risposte più attendibili se le stimolazioni sono ripetute più volte. Oltre alla stimolazione bilaterale contemporanea è utile la stimolazione di un solo occhio per volta.

La fissazione

La fissazione può essere considerata la sottofunzione primaria e indispensabile di ogni funzione visiva che riguardi la visione e il riconoscimento di oggetti. Essa indica la capacità di piazzare e mantenere la fovea su un oggetto o su una mira luminosa (fissazione maculare o foveale).

La stabilizzazione dinamica della fovea sul bersaglio è lo scopo fondamentale della funzione oculomotoria, che deve essere raggiunto in un ampio range di condizioni dinamiche.

Tre sistemi di movimenti oculari mantengono la fovea sul bersaglio scelto e cioè il sistema movimento oculare saccadico, il sistema movimento lento di inseguimento e il sistema movimento di vergenza (Pierro, 2000).

La stabilizzazione dinamica dei due occhi sull'obiettivo, mentre il bambino si muove o viene trasportato, consente la percezione di un ambiente tridimensionale stabile entro il quale il corpo si muove in tre dimensioni. Tale percezione della stabilità dell'ambiente consente di:

1. interpretare l'orientamento spaziale attuale del corpo rispetto all'ambiente;
2. discriminare la direzione spaziale delle forze ambientali perturbatrici dell'equilibrio corporeo;
3. discriminare la direzione spaziale delle forze muscolari di compenso alla perturbazione;
4. guidare il cambiamento posturale emergente verso una configurazione più adatta allo scopo intenzionale.

In alcuni soggetti la fissazione può essere esageratamente persistente, e viene quindi definita iperfissazione. In questi casi manca la capacità di inibire la fissazione e quindi di spostare lo sguardo (fixation shift) verso un altro stimolo (Cannao, 1999). In altri casi, al contrario, non è possibile mantenere la fissazione se non per frazioni di secondo; gli occhi si orientano in ogni direzione, con movimenti coniugati e non. Si parla in questi casi di sguardo caotico. Va comunque tenuto presente che nei primissimi giorni di vita il neonato può presentare movimenti oculari ancora poco fluidi, espressione di un'immaturità dei meccanismi di fissazione.

L'inseguimento

Per inseguimento lento, pursuit o follow movement si intende la capacità di mantenere la fissazione su un bersaglio che si muove lentamente. Per esaminare la capacità di inseguimento lento si pone un bersaglio davanti agli occhi del soggetto e lo si sposta molto lentamente. Nel bambino piccolo può essere opportuno utilizzare oggetti molto contrastati, bianchi e neri, come le faccette di Fantz (Fantz, 1965) o un bersaglio disegnato a scacchiera. Nel neonato e nel lattante lo stimolo più efficace può essere il volto dell'esaminatore che si muove in senso orizzontale.

Nel neonato l'inseguimento può essere meno fluido con necessità di frequenti refissazioni. Tale fenomeno diminuisce gradualmente nel corso dei primi giorni di vita. Nei soggetti con PCI il numero delle refissazioni può mantenersi molto alto.

La valutazione dei movimenti saccadici

I movimenti saccadici di sguardo sono movimenti ballistici, "a scatti", con una minima latenza, una buona accelerazione, rapidi, veloci e coniugati. In quanto movimento ballistico, il saccadico non ammette correzioni nel corso del suo svolgimento. Se è troppo breve o troppo lungo, cioè non coglie esattamente l'obiettivo, diventa indispensabile effettuare un altro saccadico per correggere l'errore. Il fatto di avere una latenza minima significa comunque che tra la programmazione e l'azione il tempo è molto breve, intorno a 200-250 ms circa.

I movimenti saccadici di sguardo si distinguono in movimenti d'attrazione e movimenti di localizzazione. I primi possono essere evocati da uno stimolo che compare improvvisamente alla periferia del campo visivo, mentre i secondi sono movimenti più o meno intenzionali, eseguiti allo scopo di localizzare la posizione di un oggetto.

I movimenti saccadici di sguardo verticali, compaiono invece molto tardi nel bambino: spesso sono ancora immaturi fino al primo o al secondo anno di età.

Risposta alla minaccia tattile e visiva

Questa prova consiste nell'elicitare da parte del bambino una reazione di evitamento a uno stimolo tattile o visivo che viene fatto avvicinare improvvisamente. La risposta difensiva è in genere definita dalla chiusura simultanea degli occhi e da movimenti del capo e degli arti superiori. La componente visiva del riflesso di minaccia viene valutata utilizzando uno schermo trasparente in plexiglas interposto tra l'occhio del bambino e la mano dell'osservatore in rapido avvicinamento. La risposta alla minaccia tattile è presente dalla nascita ed è mediata da un input sensoriale tattile processato a livello sottocorticale, mentre la risposta alla minaccia visiva compare all'età di 4 mesi ed è sotto controllo corticale.

Reazione e riflessi pupillari

La costrizione pupillare o miosi e la dilatazione pupillare o midriasi sono o riflessi o reazioni associate (la risposta pupillare alla stimolazione luminosa è un riflesso, con una specifica area reflessogena; la restrizione pupillare nel corso dell'accomodazione e della convergenza è invece un'associazione). La costrizione pupillare è una risposta parasimpatica e la stimolazione luminosa di un solo occhio determina la miosi di ambedue le pupille: riflesso diretto e riflesso consensuale. La dilatazione pupillare è invece governata dal sistema vegetativo simpatico.

Messa a fuoco

Quando ci troviamo davanti a un bambino è molto importante capire a quale distanza gli deve essere posto un oggetto di fronte affinché lui lo possa vedere nitidamente. Il neonato non è ancora in grado di mettere a fuoco, per vari motivi, tra cui il fatto che il cristallino alla nascita è ancora immaturo, cioè fisso, precisamente ad una distanza che è stata calcolata intorno ai 19-20 cm. Allo stesso modo nei bambini disprassici la messa a fuoco da lontano è spesso impossibile probabilmente per motivi "centrali".

Convergenza

La convergenza consiste nella capacità degli occhi di muoversi l'uno verso l'altro. Per valutare la convergenza si pone un oggetto tra i due occhi e lo si avvicina gradualmente chiedendo al soggetto di fissarlo. La verifica consiste sia nell'osservazione dell'avvicinamento dei due occhi tra di loro, sia nella comparsa della costrizione pupillare: accomodazione, convergenza e reazione pupillare sono infatti fenomeni associati e sincroni. Un disturbo della convergenza è molto raro o del tutto assente negli esiti di una cerebropatia congenita o neonatale, ma viene ugualmente valutata per escludere la possibilità (relativamente frequente) di paralisi internucleari associate a paralisi cerebrali infantili, presenti soprattutto quando ci sono lesioni del tronco encefalico.

Nistagmo optocinetico

Il nistagmo optocinetico (Optokinetic Nystagmus, OKN) è un fenomeno fisiologico (pensiamo a quando si guarda fuori dal finestrino di un treno in corsa) a cui fare riferimento per descrivere e spiegare alcune competenze o prerequisiti visivi, quali la fissazione, l'inseguimento, i saccadici e l'attenzione visiva. L'OKN fa parte dei movimenti riflessi, in quanto non può essere realizzato né inibito volontariamente. È caratterizzato da una risposta oculomotoria bifasica che consiste nella regolare alternanza di una componente lenta di inseguimento e di una componente rapida di ritorno con le caratteristiche del movimento saccadico. Se il nistagmo optocinetico è presente, è presumibile che il sistema di fissazione-inseguimento (posteriore-occipitale) e il sistema saccadico (anteriore-frontale) siano integri. Nei casi di lesione del sistema posteriore il nistagmo optocinetico è assente mentre nei casi di lesione del sistema saccadico lo sguardo ha la componente di inseguimento lenta ma rimane fisso lateralmente.

Il nistagmo optocinetico può essere elicitato da un pattern random generato da un computer o più semplicemente con il tamburo di Helmholtz o di Barany che è costituito da un cilindro ruotante su cui sono disegnate numerose strisce verticali (bianche e nere) equidistanti tra di loro, variabili nello spessore. Quando lo sguardo dell'osservatore è posto sul tamburo che ruota, gli occhi che fissano una striscia la inseguono lentamente fino a che essa è visibile: subito dopo spontaneamente lo sguardo si muove velocemente per spostare la fissazione su un'altra striscia, e così via. Il tamburo può essere sostituito da una serie di strisce poste orizzontalmente davanti al soggetto, compiendo un movimento lento lateralmente fino a che il soggetto non si lasci trasportare e non compaiono le scosse di ritorno. Questa modalità viene spesso utilizzata nel corso dell'esame di neonati o di lattanti ai quali non può essere richiesta una collaborazione.

Generalmente il nistagmo optocinetico valutato in binoculare è simmetrico a partire dalla nascita in poi, mentre il nistagmo optocinetico valutato in monoculare mostra una risposta migliore alla stimolazione nella direzione temporo-nasale a partire dai 3-6 mesi di età corretta (Atkinson e Braddick, 1981).

Stereopsi

La stereopsi è una funzione binoculare nella quale una percezione della profondità è creata dalla disparità sia nasale sia temporale nella proiezione di immagini retiniche simili, una da ciascun occhio, al cervello. Sebbene la stereopsi implichi un'acuità visiva normale in ciascun occhio, si può avere una stereopsi deficitaria anche in pazienti con un'acuità visiva monoculare eccellente. La stereopsi può essere valutata mediante diversi test di semplice esecuzione che richiedono tuttavia la collaborazione del paziente, come il test di Titmus e il test di Lang (Donzis et al., 1983).

Riconoscimento del colore

Il test più utilizzato nella visione del colore è quello di Ishihara. Questo test serve a riconoscere solamente un deficit dei colori rosso e verde, ma ne esistono altri in cui è richiesto di riconoscere anche il blu e il giallo.

Sensibilità al contrasto

Il test per valutare la sensibilità al contrasto è d'aiuto in pazienti con una perdita visiva minima, specialmente in condizioni come la neurite ottica, il glaucoma e il glioma. Questo test può essere anormale quando altri test standard come l'acuità visiva, la visione del colore e il campo visivo sono normali. La sensibilità al contrasto sembra svilupparsi rapidamente durante i primi mesi di vita.

I Potenziali Evocati Visivi (PEV)

Tra le tecniche elettrofisiologiche utilizzate nello studio dello sviluppo delle funzioni visive si collocano i potenziali evocati visivi (PEV). I PEV sono la risposta elettrofisiologia registrata dallo scalpo, che riflette la processazione neuronale di input visivi a partire dai fotorecettori sino alla corteccia occipitale.

Nelle applicazioni cliniche gli stimoli visivi utilizzati sono di due tipi:
- variazioni di luminanza (PEV da flash);
- variazioni del contrasto spaziale, con luminanza costante (PEV da pattern).

Il pattern è costituito da uno stimolo ripetitivo, generalmente una scacchiera oppure barre chiare e scure, orizzontali o verticali, di varia dimensione. Nella modalità pattern reversal gli elementi scuri alternativamente si sostituiscono a quelli chiari e viceversa; nel modello definito pattern onset/offset o pattern appearence/disappearance, il pattern alternativamente compare (onset) e scompare (offset).

Secondo la frequenza di stimolazione, i PEV (sia da flash sia da pattern) si dividono in transient e steady-state. Nei PEV transient una bassa frequenza di stimolazione (ad esempio 1-2 Hz) consente un periodo di recupero da parte della corteccia visiva, prima della presentazione dello stimolo successivo. In quelli steady-state la frequenza di stimolazione più elevata non consente il recupero inter-stimolo.

Studi longitudinali sui PEV transient hanno dimostrato che le latenze diminuiscono con l'età post-natale e questo è stato correlato allo sviluppo e alla rapida mielinizzazione del sistema nervoso centrale nei primi mesi di vita (Hrbeck et al., 1973; Mercuri et al.,1994; Mushin et al., 1984; Taylor et al., 1984).

PEV da flash

I PEV da flash determinano l'attivazione dell'intera retina e, conseguentemente, di buona parte della corteccia visiva. Sebbene la mancanza di specificità dello stimolo impedisca una precisa localizzazione dei generatori del potenziale registrato dallo scalpo, si ritiene che le maggiori deflessioni derivino dalle aree corticali striate ed extrastriate.

In ambito clinico i PEV da flash possono essere considerati un importante strumento per la valutazione d'insieme dell'integrità delle vie visive, specialmente nei neonati e in tutti i bambini che presentano deficit di fissazione o accomodativi. Inoltre, dal momento che i PEV da flash subiscono rilevanti modificazioni nel corso dei processi maturativi, essi costituiscono un valido indice dello sviluppo delle vie visive.

PEV da pattern reversal

Vengono elicitati da uno stimolo ripetitivo, generalmente costituito da scacchi o barre, in cui alternativamente gli elementi scuri si sostituiscono a quelli chiari e viceversa. Nella risposta matura a ogni inversione dello stimolo corrisponde un'onda tipicamente costituita da un complesso negativo-positivo-negativo. Questa metodica ha un'ampia diffusione per almeno tre motivi:

1. la forma d'onda è facilmente riconoscibile e rimane sostanzialmente costante alle varie età;
2. lo stimolo da pattern può essere facilmente generato da appositi stimolatori, ampiamente disponibili in commercio;
3. l'ampia diffusione di questa metodica ha consentito di disporre di dati normativi affidabili

Gli svantaggi dell'utilizzo dei PEV da pattern reversal sono la loro sensibilità all'instabilità oculomotoria e la necessità di un'accurata fissazione dello schermo, senza la quale la risposta non è attendibile. Ciò ne preclude l'utilizzo in condizioni patologiche quali il nistagmo e, in generale, in tutte le situazioni caratterizzate da scarsa collaborazione, tipiche dell'età pediatrica.

PEV da pattern onset-offset

Lo stimolo dei PEV da pattern onset-offset è ripetitivo; consiste in barre o scacchi che compaiono e scompaiono (on-off), mentre la luminanza media dell'intera superficie dello schermo rimane costante per evitare risposte da flash.

La risposta onset è tipicamente trifasica. La prima componente, denominata CI, è positiva ed è di origine extra-striata. La seconda componente, definita CII, è negativa e deriva dalla corteccia striata. L'origine di CIII, anch'essa positiva, è controversa; probabilmente extra-striata.

La risposta offset è rappresentata da un singolo picco positivo la cui morfologia ricorda quella della risposta da pattern-reversal.

In generale i PEV da pattern onset/offset sono preferibili a quelli da pattern reversal per vari motivi:

- la risposta da pattern onset e in particolare la componente CII, riflette essenzialmente la risposta al contrasto spaziale, mentre le risposte di tipo pattern reversal introducono una componente in risposta alla variazione, vale a dire al movimento dello stimolo. Questo sembra spiegare perché le risposte di tipo pattern onset sono più strettamente correlate alle stime comportamentali dell'acuità visiva (ad esempio acuity cards) piuttosto che quelle da pattern reversal;
- inoltre, lo stimolo di tipo pattern onset è particolarmente indicato in età evolutiva, negli strabismi, nei disturbi della motricità oculare (ad esempio nistagmo), nei soggetti non collaboranti, in quanto non richiede una fissazione così accurata e tempi di attenzione così prolungati come la stimolazione di tipo pattern reversal;
- infine a differenza dei PEV da pattern reversal, quelli da pattern onset-offset costituiscono un'eccellente misura dei processi maturativi della capacità di risoluzione spaziale dello stimolo visivo. Infatti, la forma d'onda che si registra con questa metodica assume la configurazione tipica dell'adulto solo alla pubertà.

Le tecniche elettrofisiologiche possono essere usate anche per avere informazioni più precise sull'insorgenza e sulla maturazione di specifici meccanismi della funzione visiva corticale: ad esempio la discriminazione dell'orientation. Ci sono studi recenti in cui è stata sviluppata una tecnica di PEV steady-state in grado di isolare la risposta dei meccanismi selettivi per l'orientation e di fornire informazioni sull'abilità della corteccia visiva a discriminare i cambiamenti di orientation.

Poiché soltanto i neuroni che si trovano nella corteccia visiva sono sensibili ai cambiamenti di orientation, mentre i neuroni che si trovano nelle vie sottocorticali non lo sono, una risposta positiva specifica per i cambiamenti di orientation può servire per indicare il funzionamento corticale. L'applicazione di questa tecnica di elettrofisiologia in una popolazione di neonati normali ha mostrato che i meccanismi di orientation sono molto immaturi alla nascita e non producono nessuna risposta significativa ai PEV nelle primissime settimane di vita (Braddick et al., 1986a, b; Wattam Bell, 1983). La risposta ai PEV orientation reversal (OR) può essere elicitata infatti a partire dalle 6 settimane di vita attraverso una stimolazione a bassa frequenza temporale (3-4 reversals al secondo), mentre PEV registrati ad una frequenza più alta (8 reversals/secondo) possono dare una risposta già alle 10-12 settimane, sicuramente alle 16 settimane.

Il semplice shifting of phase (pattern reversal) (PR) senza cambiamento di orientation può essere invece osservato già nelle prime settimane di vita sia a 4 sia a 8 reversals al secondo.

Studi recenti hanno inoltre dimostrato l'utilizzo dei PEV come indicatore prognostico: mentre PEV OR normali sono associati a un normale sviluppo visivo e motorio, risposte anormali a 5 mesi ai PEV OR a 4 reversals al secondo o ai PEV PR agli 8 reversals al secondo sono associate a uno sviluppo visivo e motorio anormale (Atkinson et al., 1991).

Il fixation shift

Il fixation shift è un test di attenzione visiva che valuta la direzione e la latenza dei movimenti saccadici oculari in risposta a un target (stimolo) periferico nel campo visivo laterale. Un bersaglio centrale è usato come stimolo di fissazione prima della comparsa di quello periferico. Mentre in alcune prove lo stimolo centrale scompare simultaneamente alla comparsa dello stimolo periferico (non competition), nelle altre lo stimolo centrale rimane visibile generando una situazione di competizione (competition) fra i due stimoli.

Studi effettuati su neonati normali dimostrano che questi possono facilmente spostare (shift) la loro attenzione in una situazione di non competition durante le prime settimane di vita, mentre rapide rifissazioni in una situazione di competition si hanno solo dopo 6-8 settimane dalla nascita e si ritrovano facilmente dopo 12-18 settimane. Una rifissazione assente o ritardata (cioè una latenza superiore a 1,2 secondi) a 5 mesi di età è considerata anormale (Atkinson et al., 1992). Questo sta a indicare che mentre la localizzazione di un singolo target può essere sostenuto dal meccanismo sottocorticale, processi più elaborati come quello di spostare l'attenzione da un oggetto a un altro, richiedono il controllo esecutivo dello striato e della corteccia extrastriata. La stessa difficoltà è stata riscontrata anche in bambini più grandi con problemi neurologici (Hood e Atkinson, 1990).

Considerazioni complessive

Il disturbo visivo di origine centrale nei soggetti con lesioni cerebrali e con paralisi cerebrale infantile

Nel trattare il problema del disturbo visivo nelle PCI, ci si riferisce principalmente al deficit delle funzioni visive secondario a interessamento delle vie visive centrali, ovvero a quell'insieme di disordini ormai concordemente definiti nella letteratura internazionale come cerebral visual impairment (CVI). È proprio grazie allo sviluppo di nuovi e affidabili strumenti clinici per la diagnosi precoce, diffusamente illustrati nel precedente paragrafo, che è stato possibile negli ultimi anni evidenziare l'importanza del disturbo dello sviluppo visuo-percettivo nei soggetti con lesioni cerebrali. In particolare, la letteratura in materia si è divisa in due gruppi principali: da una parte i lavori che riguardano i disturbi visivi nei bambini con PCI, e dall'altra alcuni studi più recenti sullo sviluppo delle funzioni visive in bambini con lesioni cerebrali neonatali, indipendentemente dal loro outcome neuromotorio.

Ci è sembrato opportuno mantenere questa distinzione in questo paragrafo in quanto essa da un lato ci permette di evidenziare le caratteristiche e il peso del disturbo visivo nell'ambito dei diversi tipi di PCI, e dall'altro ci consente di comprendere quali siano gli indici precoci significativi per la prognosi visiva nel neonato con lesione cerebrale, fornendo spunti per i modelli neurobiologici di sviluppo di queste funzioni.

Incidenza e tipi di disturbo visivo dei bambini con paralisi cerebrale

Dagli studi di popolazione disponibili, la prevalenza dei difetti visivi nei bambini con PCI può essere stimata intorno al 50%, tuttavia questo valore è da considerarsi molto probabilmente una sottostima del valore reale, in quanto in questi studi le informazioni sono generalmente ottenute da una revisione delle cartelle cliniche piuttosto che da una valutazione sistematica e prospettica. Una stima più affidabile è quella che riguarda i deficit visivi gravi che sono presenti in circa il 7-9% dei soggetti con PCI (Pharoah et al., 1998).

Ancora meno definite appaiono le caratteristiche epidemiologiche dei diversi sottotipi di alterazione visiva, a cominciare dalla distinzione tra i disturbi centrali e quelli periferici. Appare assodato come anche la patologia oculare abbia un'incidenza più elevata nei soggetti con PCI rispetto ai controlli normali, e questo non stupisce se si pensa che il disturbo periferico può condividere parte della dinamica etiopatogenetica con quello cerebrale. In una recente ricerca di popolazione su un campione di prematuri sotto le 32 settimane (Asproudis et al., 2002), è stata riscontrata una netta differenza nell'incidenza sia della retinopatia del prematuro (ROP) sia dello strabismo nei soggetti con PCI rispetto ai controlli con sviluppo normale, con un rapporto rispettivamente di nove e di sei a uno. Nello stesso studio, anche i difetti puri di rifrazione sono risultati più frequenti nelle PCI, anche se non in misura altrettanto significativa.

Di seguito verranno illustrati i principali difetti visivi riscontrati nelle PCI. Dapprima verranno trattate le patologie prettamente oculari e successivamente ci si soffermerà sui difetti di origine centrale, ovvero dovuti a lesioni delle vie visive retrochiasmatiche o di altre aree cerebrali coinvolte nella percezione e nel processamento degli stimoli visivi.

Anomalie oftalmologiche
Come precedentemente ricordato, una valutazione oftalmologica approfondita che includa la refrattometria, la motilità oculare e la fundoscopia, dovrebbe essere effettuata non appena venga posta la diagnosi di PCI. Questo appare necessario sia in considerazione dell'elevata frequenza di tali disturbi nei soggetti con PCI, ma anche ai fini di una corretta diagnosi differenziale con i disturbi di origine centrale. Basti pensare al valore di un deficit dell'acuità visiva in presenza o in assenza di un difetto di rifrazione. Inol-

tre, la valutazione oftalmologica precoce nei bambini con PCI è indispensabile per stabilire concretamente un piano terapeutico che tenga anche conto di questi problemi nella messa a punto della strategia riabilitativa. In uno studio del 1980, Black ha riportato che un numero elevato di soggetti con PCI, iscritti a una Scuola Speciale, non erano mai stati valutati da un oftalmologo, riscontrando un largo numero di soggetti con ambliopia che non avevano ricevuto alcun trattamento.

Vizi di rifrazione puri sono stati descritti in circa il 16% dei casi di PCI, con una maggiore incidenza di miopia. Questi valori non si discostano in modo significativo dalla popolazione normale. Diverse considerazioni vanno fatte naturalmente se vengono inclusi i difetti secondari ad una ROP, che colpisce il 15% dei soggetti con età gestazionale <32 settimane che sviluppano una PCI. La cataratta congenita ed il coloboma riguardano invece una percentuale limitata di soggetti, inferiore complessivamente al 5%.

Un discorso a sé merita l'atrofia ottica che viene rilevata in circa il 10% dei soggetti con PCI, ma che non sempre è stata ritenuta responsabile principale del deficit visivo. Questo è principalmente dovuto alla circostanza che l'atrofia ottica si trova spesso in associazione a quadri di PCI molto severi con importanti lesioni della corteccia occipitale e delle radiazioni ottiche, considerate, in questi casi, le maggiori responsabili della cecità.

Difetto visivo di origine centrale

Alcuni autori (Schenk-Rootlieb et al., 1992, 1994; Ipata et al., 1994) hanno effettuato una valutazione delle funzioni visive in due campioni numerosi di soggetti con PCI, riscontrando in circa il 70% di questi una riduzione dell'acuità visiva non spiegabile attraverso alcuna patologia oftalmologica. In entrambi questi studi la distribuzione del difetto era correlata al tipo di PCI. Il deficit di acuità era più frequente nella tetraplegia e nella paralisi discinetica, seguite dalla diplegia. I bambini con emiplegia generalmente mostravano un'acuità normale, come suggerito da altre recenti pubblicazioni (Guzzetta et al., 2001).

Il difetto di acuità si trova spesso associato ad altri disturbi visivi, come lo strabismo, altri difetti dell'oculomozione, riduzione del campo visivo e asimmetria del nistagmo optocinetico. Non va dimenticato che questi disturbi associati, e in particolare i difetti dell'oculomozione, possono negativamente influenzare l'attendibilità di alcune prove comportamentali, e in particolare la valutazione con acuity cards.

L'affidabilità di questa metodica sembra migliorare con l'età dei soggetti testati, in considerazione della loro maggiore compliance. Nel campione di Schenk-Rootlieb et al., 1994, un numero significativo di soggetti che presentava un'iniziale riduzione dell'acuità visiva ha mostrato un miglioramento alla seconda valutazione ripetuta dopo un intervallo di alcuni mesi. Inoltre, un numero limitato di bambini che erano stati considerati normali a una prima valutazione hanno presentato un'acuità inferiore al decimo percentile a un secondo esame. In accordo con tali dati, Van Hof-van Duin et al. (1998) hanno trovato che i risultati delle valutazioni visive precoci, effettuate durante i primi due anni in bambini con lesioni cerebrali, statisticamente correlano con l'outcome visivo a 5 anni, anche se in alcuni casi individuali si possono osservare risultati non coerenti o persino deterioramento visivo.

Un altro indice di un difetto visivo di origine centrale è costituito dalle riduzioni del campo visivo, riscontrato in più della metà dei soggetti con emiplegia. Il difetto può essere unilaterale, configurando quella che viene definita emianopsia, o riguardare con severità variabile entrambi gli emicampi. In uno studio recente (Mercuri et al., 1996) su un campione di soggetti con emiplegia congenita ad etiologia variabile, è stata riscontrata un'associazione chiara tra lesione unilaterale (prevalentemente infarti venosi e arteriosi) ed emianopsia controlaterale alla lesione. Al contrario, nello stesso campione di emiplegici, i soggetti con lesioni bilaterali (prevalentemente leucomalacie periventricolari) presentavano più spesso restrizioni bilaterali del campo. Sebbene la causa del difetto di campo in questi casi venga generalmente attribuita a un danno a carico delle strutture visive post-genicolate, come le radiazioni ottiche e la corteccia occipitale, non è sempre possibile riscontrare una correlazione chiara tra l'interessamento di queste strutture alla RMN e la restrizione del campo. Ciò può essere in parte legato a fenomeni di riorganizzazione, come verrà chiarito più avanti.

In linea generale, difetti di campo possono essere causati da lesioni a diversi livelli delle vie visive. Nelle lesioni del nervo ottico (ad esempio neurite retrobulbare), può riscontrarsi uno scotoma centrale poiché viene interessato principalmente il fascio di fibre che proviene dai coni della macula e selettivamente della fovea. Nelle lesioni chiasmatiche si riscontrano invece deficit molteplici e diversi a seconda che la lesione coinvolga il centro del chiasma oppure le due parti laterali, determinando difetti di tipo emianopsia bitemporale o difetti della parte centrale o difetti irregolari.

Un fondamentale insieme di disturbi che viene frequentemente riscontrato nei soggetti con PCI, come è stato mirabilmente messo in luce dagli studi di Giorgio Sabbadini et al. (2000), è quello costituito dai disturbi dell'esplorazione visiva. Sebbene questi possano schematicamente essere distinti dai disturbi della percezione propriamente detta, la loro influenza sul riconoscimento visivo è evidente, essendo quest'ultimo strettamente legato alla possibilità di una corretta e fluida esplorazione visiva.

Il principale difetto dell'esplorazione visiva è rappresentato dalla disprassia oculare congenita. Nella definizione originale di Cogan, comparsa nel 1952, viene intesa una forma di paralisi intenzionale dello sguardo, ovvero con conservazione dei movimenti erratici spontanei, che interessa isolatamente i movimenti orizzontali. A questi si associa la presenza di movimenti compensatori di "mobilizzazione" dello sguardo come gli ammiccamenti o gli scatti del capo, necessari per far partire il movimento saccadico. Sono inoltre presenti spasmi di fissazione, espressione di un'incapacità di inibire la fissazione.

I casi puri di disprassia di Cogan sono molto rari in letteratura, e non ne è nota l'etiopatogenesi. Al contrario, una forma di disprassia oculare con caratteristiche similari, definita da Sabbadini come "disprassia tipo Cogan", viene comunemente riscontrata nei soggetti con PCI. Alcune differenze importanti vanno tuttavia sottolineate. In primo luogo la paralisi riguarda tutte le direzioni dello sguardo, sia orizzontale sia verticale, inoltre sono quasi invariabilmente associati altri sintomi disprassici come la disprassia verbale, del gesto, della deambulazione, della scrittura, ecc.) (vedi cap. 8). Per il resto la sintomatologia appare molto simile, con iperfissazione e strategie compensatorie di mobilizzazione dello sguardo.

Un'altra importante strategia di compenso, di natura prettamente visiva, è rappresentata dal cosiddetto arrampicamento maculo-maculare. Con questo termine si intende il passaggio dello sguardo da un oggetto all'altro, lungo una sequenza di oggetti separati da una minima distanza. Infatti, quando due oggetti sono separati da una distanza inferiore ai 15°, si produce un vero e proprio fenomeno di "scivolamento" della macula sugli oggetti contigui senza che si perda mai la fissazione.

Nel disprassico, i movimenti saccadici, oltre ad essere generati con difficoltà possono anche essere poco accurati. In questi soggetti infatti, è comune osservare saccadici cosiddetti dismetrici, ipometrici e ipermetrici, ovvero caratterizzati da un errore di misura che viene corretto da successive oscillazioni, fino al raggiungimento dell'obiettivo.

Il ruolo del disturbo dell'esplorazione visiva nei confronti del riconoscimento d'oggetto verrà illustrato più avanti.

Il disturbo visivo centrale nei soggetti con lesioni cerebrali congenite

In conseguenza del miglioramento delle tecniche di management della patologia neurologica neonatale, è oggi possibile fin dai primi giorni di vita, in neonati anche nati pretermine e/o di peso molto basso, diagnosticare la presenza e le caratteristiche di lesioni del sistema nervoso centrale (SNC). Questo è possibile soprattutto grazie alle metodiche di neuroimaging, ed in particolare agli ultrasuoni e alla risonanza magnetica (RM) (vedi cap. 3). Questo nuovo scenario ha messo il clinico di fronte al difficile compito di prevedere le conseguenze di alterazioni documentate del SNC, anche in fasi precocissime della vita quando i segni e i sintomi clinici risultano scarsamente specifici. Di seguito verranno riportati alcuni tra i principali quadri di lesione cerebrale perinatale, frequentemente associati a un'evoluzione verso la PCI, di cui verranno analizzate le possibili associazioni con disturbi delle funzioni visive. Seguiranno alcune considerazioni complessive sulla correlazione lesione-funzione.

Leucomalacia periventricolare (PVL)

Diversi studi hanno valutato l'acuità visiva nei soggetti con PVL, riscontrando un'incidenza di deficit in questi bambini superiore al 60%. Sebbene l'acuità sia generalmente normale nei soggetti con prolonged flare, o con leucomalacia tipo 1 e 2 (secondo la classificazione di de Vries et al., 1990), risulta solitamente ridotta nei soggetti con PVL di grado 3 o 4. Le anomalie visive sono generalmente gravi nei soggetti con leucomalacia cistica sottocorticale, mentre sono meno frequenti e di minore entità nei soggetti con leucomalacia cistica periventricolare. Eken et al. (1996) hanno segnalato inoltre che tra i soggetti con leucomalacia periventricolare cistica le anomalie visive sono più frequenti in quelli con età gestazionale di 35-37 settimane rispetto a quelli con età gestazionale inferiore alle 32 settimane. Questa differenza può essere spiegata in base alla diversa localizzazione delle lesioni, dato che nel neonato più maturo le lesioni cistiche coinvolgono la sostanza bianca sottocorticale e conseguentemente aumentano il rischio di coinvolgere le strutture visive centrali.

Diversi studi hanno dimostrato che la severità del danno visivo nei bambini con PVL è associata significativamente al grado di interessamento della sostanza bianca peritrigonale, e al coinvolgimento delle radiazioni ottiche e della corteccia occipitale.

Altri studi hanno dimostrato che, oltre all'acuità visiva, altri aspetti delle funzioni visive, quali i campi visivi e i movimenti oculari sono frequentemente compromessi in questi soggetti.

Emorragia intraventricolare (IVH)

Le emorragie di piccola entità, sia intraventricolari sia della matrice germinativa (gradi I e II secondo Levene et al., 1981) sono associate generalmente ad una normale acuità visiva. I soggetti con emorragie più estese possono presentare un deficit visivo all'età del termine, ma tendono a migliorare dopo alcuni mesi. Queste alterazioni transitorie potrebbero essere spiegate dall'effetto dell'emorragia intraventricolare su talamo e collicoli inferiori, o del sanguinamento della matrice germinativa sui nuclei posteriori del talamo e sulle radiazioni ottiche.

Effetti permanenti sul sistema visivo di queste lesioni non sono frequenti anche in caso di danno parenchimale (IVH di grado IV), poiché le lesioni interessano più spesso la porzione media o anteriore dei lobi parietali, risparmiando le vie visive centrali.

Encefalopatia ipossico-ischemica (HIE)

Le anomalie visive sono molto comuni nei soggetti con encefalopatia ipossico-ischemica. La presenza di un deficit visivo non è tuttavia sempre correlata con il grado di HIE alla nascita. Mentre i soggetti con HIE di grado 1, secondo la classificazione di Sarnat e Sarnat (1976), presentano generalmente un normale sviluppo delle funzioni visive e quelli con HIE di grado 3 hanno sempre un deficit visivo grave, l'outcome visivo nei soggetti con HIE di grado 2 è molto variabile.

Nella HIE la presenza e l'entità del deficit visivo è significativamente correlata con l'estensione della lesione cerebrale in Risonanza Magnetica (RM), particolarmente nel caso di lesioni dei gangli della base e del talamo. È importante sottolineare che non tutte le lesioni che coinvolgono i lobi occipitali sono associate a un deficit delle funzioni visive. Nella nostra esperienza, i soggetti con lesioni che coinvolgono contemporaneamente i gangli della base ed un emisfero cerebrale, presentano invariabilmente anomalie importanti e persistenti di uno o più aspetti delle funzioni visive. Anomalie visive possono anche essere riscontrate nel corso dei primi mesi di vita in soggetti con lesioni isolate dei gangli della base, ma queste tendono a risolversi entro la fine del primo anno (Mercuri et al., 1997a).

Infarto cerebrale

Sebbene l'acuità visiva sia generalmente normale nei soggetti con lesioni focali, altri aspetti delle funzioni visive come il campo visivo e lo shift della fissazione visiva, possono essere alterati. La presenza e l'entità del danno tuttavia non possono essere sempre previste in base alla sede o all'estensione della lesione in RM. Diversamente dai soggetti adulti con lesioni simili, che mostrano un'associazione consistente tra il coinvolgimento della corteccia occipitale e il deficit del campo visivo controlaterale, circa la metà dei bambini con infarto dei lobi occipitali può presentare un campo visivo nella norma.

Correlazione tra lesione e funzione

In base alla nostra esperienza e da una revisione della letteratura riguardante lo sviluppo delle funzioni visive nei soggetti con lesioni cerebrali di origine pre- o peri-natale, emerge come le anomalie visive siano frequenti in questi soggetti, ma che l'associazione tra lesione delle vie visive e deficit visivo non segua sempre le regole osservate negli adulti con lesioni simili. L'uso precoce della RM neonatale ha fornito una considerevole quantità di conoscenze sulla correlazione tra visione e caratteristiche della lesione cerebrale.

È ora sufficientemente acquisito quanto segue:

a) Le anomalie visive tendono ad essere più frequenti nei soggetti nati a termine con HIE rispetto ai nati pretermine, e questo è probabilmente dovuto alla bassa incidenza di anomalie visive nei nati pretermine con leucomalacia di grado lieve o con emorragie. Tuttavia, mentre nei nati pretermine le lesioni della corteccia occipitale sono generalmente associate ad alterazioni delle funzioni visive, nei nati a termine sia le lesioni occipitali unilaterali sia quelle bilaterali possono essere associate a una visione del tutto normale. Questo diverso comportamento può essere spiegato dalla differenza nel tipo e nella sede delle lesioni. Nella leucomalacia periventricolare grave, le lesioni sono generalmente abbastanza estese e bilaterali. Inoltre, la prematurità di alto grado è generalmente associata a molti altri problemi (ridotte stimolazioni, difficoltà di nutrizione, ridotta ossigenazione, infezioni, ecc.) che coinvolgono globalmente l'attività cerebrale tanto da influenzare negativamente i processi di riorganizzazione funzionale dopo l'insulto.

b) Nei nati a termine l'entità del deficit visivo sembra maggiormente correlata al coinvolgimento contemporaneo dei gangli della base e del talamo. Il ruolo svolto dai gangli della base e dal talamo nella maturazione visiva non è ancora completamente chiaro. Le basi neuroanatomiche di tale correlazione potrebbero risiedere nell'esistenza di numerose connessioni reciproche tra corteccia visiva e gangli della base. Qualunque interruzione di queste connessioni può ridurre il trasferimento di informazioni ad altre parti del cervello, riducendo così la possibilità che altre aree corticali possano svolgere la funzione delle regioni occipitali danneggiate. In altre parole il danno delle strutture sottocorticali potrebbe, attraverso un meccanismo di inibizione dello scambio di informazioni nervose, precludere alla possibilità di riorganizzazione funzionale della corteccia danneggiata.

c) Le funzioni visive possono essere anormali in soggetti con un esame oftalmologico del tutto normale e con radiazioni ottiche e corteccia visiva risparmiate. Questo può essere spiegato dal coinvolgimento di parti del cervello diverse dalle vie genicolo-striate, come i lobi frontali o temporali, che sono notoriamente associati all'attenzione visiva o ad altri aspetti delle funzioni visive. In alcuni casi l'attenzione visiva, e più genericamente le funzioni visive, possono essere disturbate da altri problemi clinici frequenti nei soggetti con lesioni cerebrali, come l'alterazione dell'oculomozione o l'epilessia.

d) Un certo numero di soggetti può mostrare un deficit visivo transitorio con un graduale recupero che in alcuni casi avviene nei primi mesi dopo la nascita. In tali casi si può parlare di ritardo della maturazione visiva (Delayed Visual Maturation (DVM) degli autori anglosassoni) (Mercuri et al., 1997b). Questo termine viene usato per descrivere soggetti con ridotta visione alla nascita, che successivamente migliorano con recupero completo entro la fine del primo anno. Il ritardo della maturazione visiva può essere un riscontro isolato, o associato ad anomalie oculari o dello sviluppo. Diversi meccanismi sono stati proposti per spiegare il recupero visivo in questi casi, come l'utilizzo di vie extra genicolo-striato, il recupero di una normale eccitabilità dei neuroni risparmiati dalla lesione, o dei neuroni adiacenti ad essa. Sebbene molti soggetti con DVM presentino anomalie neuroevolutive associate, la correlazione con le neuroimmagini è stata effettuata solo in pochi studi. Nel nostro campione di nati a termine con lesioni cerebrali neonatali, il ritardo della maturazione visiva è stato trovato principalmente nei soggetti con lesioni isolate dei gangli della base. Una possibile spiegazione di questo dato è che il coinvolgimento isolato di queste strutture sottocorticali possa causare un ritardo della maturazione visiva nei primi mesi di vita quando le funzioni visive sono principalmente governate da strutture sottocorticali, e che la visione migliori parallelamente alla maturazione delle aree visive corticali che ne prendono il posto. Sono necessari ulteriori studi di correlazione anatomo-funzionale in soggetti senza apparenti problemi perinatali per escludere la possibilità che lesioni di minore entità, misconosciute, possano essere la causa del ritardo della maturazione visiva in questi casi.

Disturbi visuo-percettivi complessi e correlazione fra anomalie visive ed altri aspetti dello sviluppo

La definizione di difetti visuo-percettivi complessi, contrapposta a quella di difetti necessariamente più "semplici", appare certamente arbitraria e non può avere una base di natura neurofisiologica. Ciò è ancora più evidente se si pensa alle attuali teorie sul processamento visivo che ne vedono alla base il funzionamento di un insieme di diversi "sistemi" che lavorano in larga misura in parallelo, con integrazioni reciproche complesse e multilivello.

Nonostante ciò, ai fini di una necessaria schematizzazione, vengono trattati in questo paragrafo alcuni disturbi visuo-percettivi complessi, intendendo con questo termine i disturbi del riconoscimento visivo insieme ai disturbi di localizzazione spaziale e di percezione del movimento. Per questa definizione viene quindi fatto esplicito riferimento al concetto di due sistemi visivi: il primo, occipito-temporale, detto anche "ventrale" competente per la visione d'oggetto, cioè per il riconoscimento della forma, il secondo, occipito-parietale o "dorsale", competente per gli elementi spaziali della visione, come il movimento e la localizzazione spaziale degli stimoli. Per le loro caratteristiche distinte questi due sistemi sono anche stati definiti con la terminologia anglosassone del What (Che cosa) e del Where (Dove), e più recentemente del Who (Chi) e How (Come). In altre parole, un sistema deputato al riconoscimento di cosa e chi stiamo vedendo, e l'altro deputato al riconoscimento di dove si trovi un oggetto e quindi al come possiamo agire su di esso (Fig. 3).

Gli studi che hanno portato alla formulazione di queste teorie sono stati prevalentemente eseguiti su animali da esperimento, e in particolare sui primati, o su soggetti con lesioni focali acquisite in età adulta (Tanne-Gariepy et al., 2002; Creem e Proffitt, 2001). Al contrario, nel bambino piccolo con lesione acquisita precocemente, e quindi nei soggetti con PCI, la possibile presenza di disturbi assimilabili a quelli descritti nell'adulto è molto controversa (Gunn et al., 2002).

Di seguito sono descritti i principali studi sui disturbi visuo-percettivi complessi in età evolutiva. Segue una breve panoramica su alcuni test neuropsicologici utili per un migliore inquadramento di questi disturbi. A conclusione di questo capitolo verranno analizzati i rapporti tra disturbo visuo-percettivo e sviluppo neuropsichico.

Il disturbo di riconoscimento dell'oggetto (Who and What)

Il disturbo visivo di riconoscimento dell'oggetto, inteso come agnosia visiva, appare in età evolutiva spesso difficilmente distinguibile dalla cecità corticale. Se un bambino

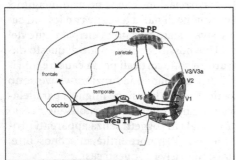

Fig. 3. Rappresentazione grafica del sistema visivo. Attraverso l'occhio, lo stimolo visivo raggiunge il nucleo genicolato laterale (NGL) e la corteccia striata (aree V1 e V2). A partire dalla corteccia striata prendono origine due principali vie: la via ventrale, che attraverso l'area V4 raggiunge il complesso infero-temporale (IT), e la via dorsale, che attraverso le aree V3 e V5 raggiunge il complesso postero-parietale (PP). Per le specifiche funzioni di queste vie vedi il testo

molto piccolo infatti non percepisce, o percepisce con modalità alterata, le sue possibilità di riconoscimento, ovvero di categorizzazione percettiva e semantica, sono significativamente compromesse. Non sarà corretto in questi casi quindi, anche in presenza di un residuo visivo, parlare propriamente di agnosia visiva, ma occorrerebbe piuttosto parlare di pseudo-agnosia, ovvero di un difetto di riconoscimento non primitivo, ma in qualche misura associato o conseguente al deficit di acuità. In questa ottica Sabbadini rileva che i termini di cecità corticale congenita ed agnosia, applicati all'età evolutiva, possono essere intesi come sinonimi "se per cecità si intende un esito, con una mancata acquisizione o una grave insufficienza della visione d'oggetto ma con una conservazione della visione spaziale".

La possibile natura di un difetto di riconoscimento visivo è stata recentemente investigata da Stiers et al. (2002) nei bambini con CVI e, nella maggior parte dei casi, disabilità motorie dovute a lesioni pre- o perinatali. Questi bambini sono stati testati all'età di 5 anni usando un test di riconoscimento dell'oggetto composto da diverse prove tra cui il riconoscimento di oggetti degradati, mascherati, o posti secondo un punto di vista non convenzionale (vedi cap. 10). Per poter escludere i possibili effetti sul test di un ritardo più globale dell'intelligenza non verbale, i risultati di ciascun soggetto sono stati valutati sulla base della propria età mentale. Anche effettuando questa correzione, in un'elevata percentuale di casi (più del 70%) si è evidenziato un difetto visuo-percettivo specifico, che non era significativamente correlato con il grado di difetto dell'acuità visiva. L'esistenza di un disturbo visuo-percettivo come condizione specifica nei bambini con lesioni cerebrali è stata recentemente confermata da van den Hout et al. (2004).

Come accennato nel paragrafo precedente, i disturbi dell'esplorazione visiva possono esercitare un'importante influenza negativa nei confronti del riconoscimento visivo. In particolare, il disturbo del riconoscimento visivo che maggiormente sembra associarsi alla disprassia oculare è la simultanagnosia. Con questo termine si intende l'incapacità di riconoscere il significato di un intero oggetto o di un'intera scena, sebbene i dettagli siano ben percepiti e riconosciuti. Il soggetto riconosce ogni parte della scena, ma non sa realizzare una sintesi simultanea di ciò che vede, ovvero darne un significato. L'associazione con la disprassia oculare appare comprensibile se l'esplorazione visiva viene vista come processo attivo cruciale per la comprensione della realtà che ci circonda. Per essere efficace, la sequenza dei movimenti saccadici di esplorazione deve essere programmata e continuamente riprogrammata; può riguardare un obiettivo realmente presente o talvolta presunto e deve essere organizzata sequenzialmente. La compromissione di questi equilibri può significativamente alterare il riconoscimento complessivo della realtà.

Fedrizzi et al. (1998) hanno recentemente studiato i movimenti oculari e i difetti visuo-percettivi nei soggetti con PCI. Diverse caratteristiche della motricità oculare sono state analizzate dai video, mentre i bambini effettuavano un test visuo-percettivo, consistente in un adattamento dell'Animal House, un subtest della WPSSI. In questo test, i bambini con diplegia spastica hanno ottenuto risultati significativamente peggiori rispetto ai controlli. In particolare, essi necessitavano di un tempo molto lungo per completare il compito, presentavano un numero più alto di omissioni e più errori nella sequenza e nell'esplorazione. Presentavano inoltre, anche una riduzione dei movimenti saccadici anticipatori.

Il disturbo visuo-percettivo nei bambini con PCI può anche essere in parte dovuto ad un difetto nell'attenzione visiva selettiva. Hood e Atkinson (1990) hanno suggerito che bambini con patologia neurologica possano mostrare un disturbo della performance visiva secondario ad una difficoltà nello spostare la fissazione da un target centrale a uno periferico. Le alterazioni dello shift della fissazione spesso non sono associate a problemi di inseguimento o alla riduzione dell'acuità visiva, ma si riscontrano in soggetti con lesioni del lobo parietale.

Il disturbo della localizzazione spaziale e del movimento (Where and How)

Soltanto recentemente lo studio dei disturbi del sistema visivo occipito-parietale in età pediatrica ha avuto un certo interesse, grazie alla messa a punto di nuovi strumenti, ancora ad uso sperimentale, per la valutazione comportamentale di queste funzioni (tecniche psicofisiche) e per la localizzazione delle aree corticali funzionalmente interessate (PET, fMRI). È stato in questo modo possibile individuare alcune reti neurali responsabili della percezione di stimoli in movimento complessi nei bambini sani, e di documentarne il malfunzionamento in alcuni casi sporadici di soggetti con lesioni cerebrali e PCI.

Sebbene non sia ancora possibile esprimersi esaustivamente sull'incidenza di questo tipo di disturbi nei soggetti con PCI, alcuni studi preliminari sembrano indicare che un moderato difetto della percezione degli stimoli in movimento non sia infrequente in questi soggetti. Sembra in particolare, che la percezione di alcuni stimoli di flusso, ovvero quell'insieme di stimoli di rotazione, traslazione ed espansione che si percepiscono quando ci spostiamo, siano percepiti con minore sensibilità da chi abbia subito precocemente una lesione cerebrale, o da chi presenti patologie genetico-malformative complesse (sindrome di Down, sindrome di Williams) (Atkinson et al., 2003). In altre parole, la vulnerabilità di questo sistema non sembrerebbe avere carattere di specificità verso una o un'altra patologia neurologica dell'età evolutiva, ma essere piuttosto sensibile ad aspecifiche perturbazioni del SNC.

In questo ambito gli studi sono solo in una fase iniziale, ma rivestono senza dubbio un notevole interesse anche in considerazione del possibile ruolo che disturbi di questo tipo potrebbero rivestire nella comprensione delle altre difficoltà motorie (deambulazione) e visuo-percettive presenti nei pazienti con PCI.

Principali test neuropsicologici di aiuto nel disturbo visuo-percettivo

La valutazione dei disturbi visuo-percettivi complessi si avvale di una serie di test neuropsicologici comunemente utilizzati in età evolutiva. Alcuni tra i più significativi e diffusi sono illustrati di seguito.

Test per la valutazione delle abilità visuo-percettive

Batteria visuo-percettiva L94
L94 comprende otto test visuo-percettivi (di seguito ne vengono descritti alcuni) disegnati per studiare le capacità visuo-percettive a livello prescolare in bambini con disabilità multiple (Stiers et al., 2001). I test, sono stati selezionati per studiare tre aspetti principali della disfunzione visuo-percettiva descritta negli adulti con danno cerebrale (Fig. 4).

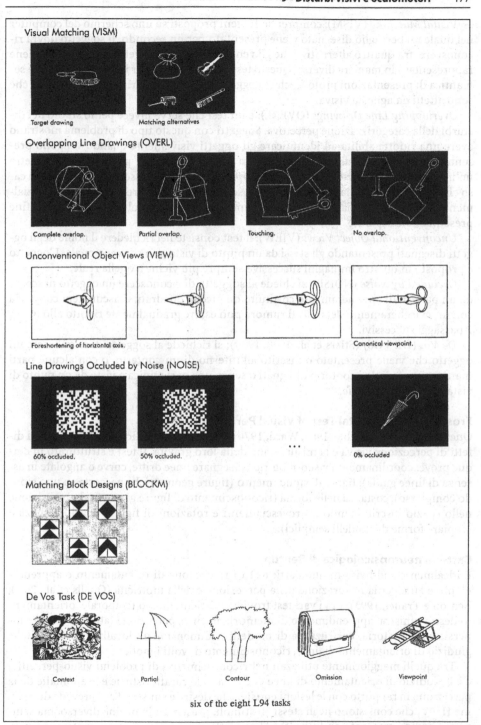

Fig. 4. Batteria visuo-percettiva L94. I dettagli dei singoli item sono descritti nel testo (da Stiers et al., 1998, modificata)

Visual Matching (VISM): comprende 10 item proposti su uno schermo del computer nel quale un bersaglio disegnato viene presentato per un secondo. Il soggetto dovrà riconoscere, tra quattro alternative che gli vengono fornite, l'oggetto proposto che viene rappresentato in maniera diversa. Questo test valuta l'abilità per la categorizzazione semantica di presentazioni prototipiche di oggetti comuni, che è ritardata in soggetti che sono affetti da agnosia visiva.

Overlapping Line Drawings (OVERL): è un test che serve invece per lo studio dei disturbi della categorizzazione percettiva. Soggetti con questo tipo di problema mostrano avere una ridotta abilità ad identificare gli oggetti visivamente quando vengono presentati sotto condizioni meno ottimali. In questo test viene presentata al soggetto un'immagine costituita da più figure sovrapposte che devono essere identificate. Nel caso che il soggetto non sia in grado di riconoscerle, allora le figure vengono solo parzialmente sovrapposte e via via il compito viene facilitato facendole solo toccare e infine presentandole separate.

Unconventional Object Views (VIEW): il test consiste nel richiedere il nome degli oggetti disegnati presentando gli stessi da un punto di vista non convenzionale. L'oggetto è proposto in quattro immagini successive sempre più vicine a quella reale.

Occluded by Noise (NOISE): si chiede al soggetto di riconoscere un oggetto nascosto da un pattern di mascheramento costituito da piccoli quadrati. Ciascun item comincia con un mascheramento del 60%. Il rumore può essere gradualmente ridotto allo 0% in 7 passaggi successivi.

De Vos (DE VOS) (Stiers et al., 1998, 1999): si richiede al soggetto di riconoscere un oggetto che viene presentato o inserito all'interno di un contesto, o con alcune parti mancanti o con solo i contorni disegnati o senza una parte tipica o visto da un punto di vista non convenzionale.

Frostig Developmental Test of Visual Perception

Questo test (Abercrombie, 1964; Ward, 1970) permette l'identificazione di eventuali difetti di percezione visiva e la misurazione della loro gravità. Il test è strutturato in cinque prove: coordinamento visuo-motorio (disegnare linee dritte, curve o angolate in assenza di linee guida); figure di sfondamento (figure geometriche nascoste su uno sfondo complesso); costanza nella forma (riconoscimento di figure geometriche); posizione nello spazio discriminando tra rovesciamenti e rotazioni di figure; relazioni spaziali (copiare forme da modelli semplici).

Batteria neuropsicologica di Benton

È idealmente suddivisa in due parti: test di rivelazione di orientamento e apprendimento e altri per la misurazione della percezione e della motricità (Qualls et al., 2000; Benton e Tranel, 1993). Tra i vari test troviamo: orientamento temporale, orientamento destra-sinistra, apprendimento di memoria in cifre, percezione tattile di forme, impersistenza motoria, costruzione di modelli tridimensionali, localizzazione digitale, giudizio di orientamento di linee, riconoscimento di volti ignoti.

Tra quelli maggiormente utilizzati nel riconoscimento di problemi visuo-percettivi c'è il giudizio di orientamento di linee che misura le caratteristiche e le anomalie della percezione in rapporto con le lesioni emisferiche destre e sinistre. Esso prevede due forme H e V, che consistono negli stessi 30 stimoli, presentati in ordine diverso, ma sempre in ordine crescente di difficoltà. Al soggetto vengono presentati contemporaneamente uno stimolo a scelta multipla (una serie di linee orientate in varie direzioni) e uno stimolo semplice (una coppia di linee, ciascuna orientata come una dello stimolo a scelta multipla) che il paziente deve individuare nello stimolo multiplo.

Test per la valutazione delle abilità visuo-costruttive

Developmental Test of Visual Motor Integration (VMI)
Questo test (Beery, 1997) consiste nel valutare la capacità di copiare figure geometriche in uno spazio predefinito sotto ciascun esempio.

Matching Block Designs (BLOCKM)
È una forma di test di discriminazione, nel quale lo stesso disegno deve essere riconosciuto fra quattro alternative diverse.

Constructing Block Designs Task (BLOCKC)
Un disegno stampato deve essere costruito in uno spazio predefinito con due o quattro cubetti divisi diagonalmente in una metà nera e in una bianca.

Cerebral visual impairment e sviluppo neuropsichico

Diversi studi hanno dimostrato come la visione abbia un ruolo essenziale nello sviluppo motorio, cognitivo ed emozionale. I nuovi approcci sui fattori coinvolti nello sviluppo motorio sottolineano il ruolo centrale svolto dai diversi input sensoriali, e tra questi in maniera specifica dagli stimoli visuo-percettivi, nel controllo della postura e del movimento. Il principale canale sensoriale dello sviluppo dei soggetti normali è quello della visione, che ha un ruolo particolarmente rilevante nelle fasi precoci dello sviluppo motorio. Quando viene acquisito il controllo del capo o del tronco per la statica seduta o eretta, il bambino si affida fortemente all'informazione visiva, mentre nella fase di completa acquisizione del controllo posturale la dominanza visiva scompare e il bambino è in grado di integrare automaticamente gli input sensoriali multipli. Nei bambini con PCI è stato ipotizzato che l'incapacità di acquisire un normale controllo posturale sia fortemente correlato alla necessità di mantenere una dipendenza dagli input sensoriali, e principalmente dalla visione, come si osserva nei soggetti normali nella fase di apprendimento delle nuove competenze motorie e posturali. Le difficoltà mostrate dai soggetti con PCI nell'integrazione di input percettivi multipli è stata descritta da Lee et al. nei soggetti con emiplegia. Questi dati suggeriscono che un miglioramento della qualità della funzione visiva, insieme ad altre informazioni percettive, può produrre un miglioramento significativo nella performance motoria nei bambini con PCI.

In anni recenti diversi autori hanno studiato la relazione tra sviluppo visivo e neurologico. Eken et al. (1996) hanno trovato una correlazione consistente tra sviluppo neurologico e acuità visiva nei soggetti con lesioni cerebrali perinatali. Mercuri et al. (1999), studiando un gruppo di soggetti nati a termine con HIE, diversi dei quali con paralisi cerebrale, hanno trovato una forte correlazione tra i risultati della valutazione visiva nei primi mesi di vita ed il quoziente di sviluppo a 2 anni.

Cioni et al. (2000) hanno riportato una correlazione statistica significativa tra funzioni visive a 1 anno e sviluppo motorio a 1 e 3 anni di età in 29 pretermine con leucomalacia periventricolare, la maggior parte dei quali hanno sviluppato una paralisi cerebrale. I risultati di un'analisi di regressione multipla hanno indicato che il difetto visivo era la variabile maggiormente correlata al livello cognitivo, confrontata con il deficit motorio e con le caratteristiche della lesione alla RM, suggerendo un ruolo cruciale delle funzioni visive perse nello sviluppo cognitivo precoce di questi soggetti.

Questa correlazione tra livello cognitivo e disturbo visivo centrale è stata anche confermata in bambini di 5 anni di età con lesioni cerebrali pre- o perinatali, indipendentemente dal grado di deficit motorio. L'impatto del deficit visivo centrale sui diversi aspetti funzionali (comunicazione, contatto emotivo, livello cognitivo) in un gruppo di soggetti con PCI è stato studiato da Schenk-Rootlieb et al. (1992). Questi autori hanno trovato che il livello funzionale di tutti questi aspetti dello sviluppo era significativamente più basso nei soggetti con deficit visivo centrale indipendentemente dalla severità del disturbo motorio.

L'incidenza e l'importanza di questi disturbi impone una diagnosi precoce ed un trattamento tempestivo con tecniche idonee (Sabbadini, 2000).

Bibliografia

Abercrombie ML (1964) Visual, perceptual and visuomotor impairment in physically handicapped children: VI. Marianne Frostig Developmental test of visual perception. Percept Mot Skills 18:583-594

Asproudis IC, Andronikou SK, Hotoura EA et al (2002) Retinopathy of prematurity and other ocular problems in premature infants weighing less than 1500 g at birth. Eur J Ophthalmol 12(6):506-511

Atkinson J, Braddick OJ (1981) Development of optokinetic nystagmus in infants: an indicator of cortical binicularity. In: Fisher DF, Monthy RA Sender JW (eds) Eye Movements: Cognition and Visual perception. Hillsdale NJ: Lawrence Erlbaum Associates pp 53-64

Atkinson J, Braddick O, Anker S et al (1991) Visual development in the VLBW infant. In: Transactions of the 3rd Meeting of the Child Vision Research Society. Rotterdam

Atkinson J, Hood B, Wattam-Bell J, Braddick O (1992) Changes in infants' ability to switch visual attention in the first three months of life. Perception 21:643-653

Atkinson J, Braddick O, Anker S et al (2003) Neurobiological models of visuospatial cognition in children with Williams syndrome: measures of dorsal-stream and frontal function. Dev Neuropsychol 23(1-2):139-172

Benton A, Tranel D (1993) Visuoperceptual, visuospatial and visuoconstructive disorders. In: Heilman KM and Valenstein E. editors. Clinical Neuropsychology 3rd Edn, New York: Oxford University Press, pp 165-213

Beery KE (1997) The Beery-Buktenica Developmental Test of Visual-Motor Integration. Administration scoring and teaching manual. 4th Edn. Parsippany (NJ): Modern Curriculum Press

Black PD (1980) Ocular defects in children with cerebral palsy. Br Med J 16;281(6238):487-488

Braddick O, Atkinson J, Wattam-Bell J (1986a) Orientation-specific cortical responses develop in early infancy. Nature 320:617-619

Braddick O, Atkinson J, Wattam-Bell J (1986b) VEP testing of cortical binocularity and pattern detection in infancy. Documental Ophthalmologica Proceedings Series 45:107-115

Cannao M (1999) La mente con gli occhiali. Ed. FrancoAngeli

Cioni G, Bertuccelli B, Boldrini A et al (2000) Correlation between visual function, neurodevelopmental outcome, and magnetic resonance imaging findings in infants with periventricular leucomalacia. Arch Dis Child Fetal Neonatal Ed 82(2):F134-40

Cogan DG (1952) A type of congenital ocular motor apraxia presenting jerky head movements. Trans Am Acad Ophthalmol Otolaryngol 56(6):853-862

Creem SH, Proffitt DR (2001) Defining the cortical visual systems: "what", "where", and "how". Acta Psychol 107:43-68

De Vries LS, Dubowitz LMS, Pennock J, Dubowitz V (1990) Brain Disorder in the Newborn, London: Wolfe Medical Publications

Dobson V, Teller DY (1978) Visual acuity in human infants: a review and comparison of behavioural and electrophysiological studies. Vision Res 18:1469-1483

Donzis P, Rapazzo J, Burde R, Gordon M, (1983) Effect of binocular variations of Snellen's acuity on Titmus stereoacuity. Arch Ophthalmol 101:930-932

Eken P, de Vries LS, van Nieuwenhuizen O et al (1996) Early predictors of cerebral visual impairment in infants with cystic leukomalacia. Neuropediatrics 27(1):16-25

Fantz RL (1965) Visual perception from birth as shown by pattern selectivity. Annals N.Y. Academic Science 118: 793-814

Fedrizzi E, Anderloni A, Bono R et al (1998) Eye-movement disorders and visual-perceptual impairment in di-plegic children born preterm: a clinical evaluation. Dev Med Child Neurol 40(10):682-688

Gunn A, Cory E, Atkinson J et al (2002) Dorsal and ventral stream sensitivity in normal development and hemi-plegia. Neuroreport 7;13(6):843-847

Guzzetta A, Fazzi B, Mercuri E et al (2001) Visual function in children with hemiplegia in the first years of life. Dev Med Child Neurol 43(5):321-329

Hall HL, Courage ML, Adams RJ (2000) The predictive utility of the Teler acuity cards for assessing visual outco-me in children with preterm birth and associated perinatal risks. Vision Research 40:2067-2076

Hertz BG, Ropsenberg J, Sjo O, Warburg M (1988) Acuity Card testing of patients with cerebral visual impairment. Dev Med Child Neur 30:632-637

Hood B, Atkinson J (1990) Sensory visual loss and cognitive deficits in the selective attentional system of normal infants and neurologically impaired children. Dev Med Child Neurol, Dec 32(12):1067-77

Hrbek A, Kalberg P, Ollson T (1973) Development of visual and somatosensory evoked potentials in preterm new-born infants. EEG in Clin. Neurophysiol 34:225-232

Ipata AE, Cioni G, Bottai P et al (1994) Acuity card testing in children with cerebral palsy related to magnetic re-sonance images, mental levels and motor abilities. Brain Dev, May-Jun 16(3):195-203

Lee DN, von Hofsten C, Cotton E (1997) Perception in action approach to cerebral palsy. In: Connolly KJ, Forssberg H (eds) Neurophysiology and neuropsychology of motor development. CDM 143/144. Cambridge: Mac Keith Press.

Levene MI, Wigglesworth JS, Dubowitz V (1981) Cerebral structure and intraventricular haemorrhage in the neo-nate: a real time ultrasound study, Archives of Disease in Childhood 56:416-424

Mash C, Dobson V (1998) Long-term reliability and predective validity of the Teller Acuity Card Procedure. Vi-sion Research 38 (4): 619-626

McDonald MA, Dobson V, Sebris SL et al (1985) The acuity cards precedure: a rapid test of infants acuity. Inve-stigative Ophthalmology Visual Science 26:1158-1162

Mercuri E, Siebenthal K, von Daniels H et al (1994) Multimodality evoked responses in the neurological asses-sment of the newborn. Eur J Pediatr 153:622-631

Mercuri E, Spano M, Bruccini G et al (1996) Visual outcome in children with congenital hemiplegia: correlation with MRI findings. Neuropediatrics 27(4):184-188

Mercuri E , Atkinson J, Braddick O et al (1997a) Basal ganglia damage and impaired visual function in the new-born infant. Arch Dis Child Fetal Neonatal Ed 77(2):F111-4

Mercuri E, Atkinson J, Braddick O et al (1997b) The aetiology of delayed visual maturation: short review and per-sonal findings in relation to magnetic resonance imaging. Eur J Paediatr Neurol 1:31-34

Mercuri E, Haataja L, Guzzetta A et al (1999) Visual function in term infants with hypoxic-ischaemic insults: cor-relation with neurodevelopment at 2 years of age. Arch Dis Child Fetal Neonatal Ed 80:F99-104

Mushin J, Hogg CR, Dubowitz LM et al (1984) Visual evoked potentials to light emitting diode (LED) photosti-mulation in newborn infants. EEG Clin Neurophysiol 58:317-320

Pharoah PO, Cooke T, Johnson MA et al (1998) Epidemiology of cerebral palsy in England and Scotland. 1984-9. Arch Dis Child Fetal Neonatal Ed 79:F21-5

Pierro MM (2000) La valutazione del rapporto oculomozione/visione. In: Fedrizzi E (ed) La valutazione delle funzioni adattive nel bambino con paralisi cerebrale. Milano, Franco Angeli Editore

Qualls CE, Bliwise NG, Stringer AY (2000) Short forms of the Benton Judgement of Line Orientation Test: deve-lopment and psychometric properties. Arch of Clinical Neuropsychology 15:159-164

Sabbadini G (2000) Manuale di neuroftalmologia dell'età evolutiva. Milano, Franco Angeli Editore

Sarnat HB, Sarnat MS (1976) Neonatal encephalopathy following fetal distress. Archives of Neurology 33:696-705

Schenk-Rootlieb AJ, van Nieuwenhuizen O, van Waes PF et al (1992) The prevalence of cerebral visual disturban-ce in children with cerebral palsy. Dev Med Child Neurol 34(6):473-480

Schenk-Rootlieb AJ, van Nieuwenhuizen O, van Waes PF, van der Graaf Y (1994) Cerebral visual impairment in cerebral palsy: relation to structural abnormalities of the cerebrum. Neuropediatrics 25(2):67-68

Stiers P, De Cock P, Vandenbussche E (1998) Impaired visual perceptual performance on an object recognition task in children with cerebral visual impairment. Neuropediatrics 29(2):80-88

Stiers P, De Cock Vandenbussche E (1999) Separating visual perception and non-verbal intelligence in children with early brain injury. Brain Dev 21(6):397-406

Stiers P, van den Hout BM, Haers M et al (2001) The variety of visual perceptual impairments in pre-school chil-dren with perinatal brain damage. Brain Dev 23:333-348

Stiers P, Vanderkelen R, Vanneste G et al (2002) Visual-perceptual impairment in a random sample of children with cerebral palsy. Dev Med Child Neurol 44(6):370-382

Sutte CM, Banks MS, Candy TR (2000) Does a front-end nonlinearity confound VEP acuity measures in human in-fants? Vision Res 40:3665-3675

Tanne-Gariepy J, Rouiller EM, Boussaoud D (2002) Parietal inputs to dorsal versus ventral premotor areas in the macaque monkey: evidence for largely segregated visuomotor pathways. Exp Brain Res 145:91-103

Taylor MJ, Menzies R, MacMillan LJ, White HE (1984) VEPs in normal full-term and premature neonates: longi-tudinal versus cross sectional data. EEG Clin Neurophysiol 68:20-27

Teller DY, McDonald MA, Preston K et al (1986) Assessment of visual acuity in infants and children: the acuity cards procedure. Dev Med Child Neurol 28:779-789

Teller Acuity Cards (1990). Stereo Optical Co Inc, Vistech Consultants Inc (USA)

van den Hout BM, de Vries LS, Meiners LC et al (2004) Visual perceptual impairment in children at 5 years of age with perinatal haemorrhagic or ischaemic brain damage in relation to cerebral magnetic resonance imaging. Brain Dev 26(4):251-261

Van Hof-van Duin J (1989) The development and study of visual acuity. Dev Med Child Neurol 31:547-552

Van Hof-van Duin J, Cioni G, Bertuccelli B et al (1998) Visual outcome at 5 years of newborn infants at risk of cerebral visual impairment, Dev Med Child Neurol 40:302-330

Ward J (1970) The factor structure of the Frostig Developmental Test of Visual Perception. Br J Educ Psychol 40:65-67

Wattam Bell J (1983) Analysis of infant visual evoked potentials (VEPs) by phase sensitive statistics. Perception 14 A33

10 Valutazione cognitiva e neuropsicologica

Daniela Brizzolara, Paola Brovedani, Giovanni Ferretti

Introduzione

Lo studio delle funzioni cognitive e neuropsicologiche del bambino affetto da PCI ha una duplice rilevanza, sia di tipo teorico sia pratico. Per il primo aspetto ci riferiamo alla necessità di documentare in maniera analitica lo sviluppo cognitivo e i pattern neuropsicologici specifici che si associano ai diversi quadri clinici di questa patologia, al fine di approfondire le relazioni esistenti fra aspetti lesionali del substrato nervoso e caratteristiche funzionali. Per quanto riguarda l'aspetto pratico, un'approfondita valutazione cognitiva e neuropsicologica rappresenta la premessa indispensabile per l'impostazione del programma riabilitativo.

In questo capitolo, partendo da un'analisi della letteratura sui fattori che influenzano lo sviluppo psicologico, prenderemo in esame le peculiarità della valutazione cognitiva del bambino nei primi due anni di vita e analizzeremo successivamente in maniera più dettagliata i quadri neuropsicologici associati alle forme diplegiche ed emiplegiche. Successivamente verrà fatto un breve accenno alle tecniche di valutazione delle competenze cognitive, verbali e non verbali dei bambini con grave disturbo motorio (quadri tetraplegici e discinetici) in età prescolare e scolare.

Nel capitolo, oltre a una sintesi della letteratura neuropsicologica sulle problematiche connesse con la valutazione nei diversi quadri motori e sui risultati più significativi, verranno indicati anche i protocolli diagnostici utilizzati presso il nostro Istituto.

Disturbi e fattori associati alla PCI che influenzano l'outcome psicologico

Ritardo mentale

L'incidenza di ritardo mentale nelle PCI è più elevata rispetto a quella osservata nella popolazione normale. Dati epidemiologici indicano una frequenza di disturbi cognitivi che va dal 30 al 60% (Hagberg et al., 1975; Evans et al., 1985; Pharoah et al., 1998). La frequenza di ritardo mentale varia a seconda della forma della PCI. Il funzionamento cognitivo, valutato con i tradizionali strumenti psicometrici, è maggiormente preservato nelle forme discinetiche, diplegiche ed emiplegiche rispetto a quelle tetraparetiche e atassiche.

Epilessia

La presenza di epilessia, più frequente nei casi di tetraparesi e di emiplegia rispetto a diplegia e discinesia, è un fattore di rischio per la presenza di ritardo mentale. Da uno studio di Uvebrand (1988), si rileva che i bambini emiplegici con ritardo mentale presentano epilessia con frequenza cinque volte superiore a quelli con intelligenza nella norma. Uno studio retrospettivo di 85 bambini con PCI di Kwong et al. (1998) riporta un'incidenza di epilessia del 71% nella tetraparesi, del 32% nell'emiplegia e del 21% nella diplegia. Inoltre, mentre tutti i casi con diplegia avevano un buon controllo delle crisi in monoterapia, questo risultato non veniva raggiunto nei pazienti tetraplegici. Gli autori concludevano che nel caso della diplegia la presenza di intelligenza normale e di crisi epilettiche di un solo tipo costituiva un indice prognostico favorevole.

L'incidenza dell'epilessia varia da studio a studio (dal 12 al 90%) probabilmente a causa delle diverse caratteristiche cliniche dei campioni. Per quanto riguarda le differenti forme, Hadjipanayis et al. (1997) hanno rilevato in un campione di oltre 300 bambini un'incidenza del 50% nella tetraparesi, del 47% nell'emiplegia e del 27 % nella diplegia. Nel caso della diplegia, tra i nati prematuri l'epilessia è meno frequente che tra i nati a termine, mentre nell'emiplegia congenita l'epilessia si associa maggiormente alle lesioni cortico-sottocorticali rispetto a quelle periventricolari (Cioni et al., 1999; Brizzolara et al., 2002). Il peso di fattori legati all'epilessia quali l'età di insorgenza, la frequenza delle crisi, il tipo e la quantità di farmacoterapia antiepilettica non è stato ancora analizzato sistematicamente.

Fattori legati alla lesione cerebrale

Il fattore lesionale (epoca, eziologia, sede, estensione, unilateralità/bilateralità della lesione) ha anch'esso un ruolo importante nel determinare l'outcome psicologico del bambino con PCI. A parità di estensione, lesioni emorragiche o ipossico-ischemiche acquisite nell'ultimo trimestre di gestazione, localizzate generalmente a livello della sostanza bianca periventricolare, si associano in genere a disturbi cognitivi più lievi rispetto a quelli conseguenti a lesioni ipossico-ischemiche o a infarti cerebrali acquisiti all'epoca del termine, che coinvolgono aree corticali spesso multilobari (vedi cap. 3 sulla diagnosi di lesione). Lesioni bilaterali, inoltre, tendono a ridurre maggiormente il potenziale di plasticità rispetto a lesioni unilaterali (ad esempio funzionamento cognitivo maggiormente preservato nell'emiplegia rispetto alla tetraparesi). In letteratura ancora pochi studi hanno cercato di mettere in relazione lo sviluppo intellettivo e il profilo neuropsicologico con il tipo di lesione.

Disturbi della funzione visiva

L'incidenza dei disturbi della funzione visiva, intesi come difetti retrochiasmatici e della funzione visuo-gnosica, è elevata nella popolazione dei bambini con PCI (intorno al 7-9%) (Pharoah et al., 1998). Tali disturbi, definiti come disturbi visivi centrali congeniti (dall' inglese CVI - Cerebral Visual Impairment), ampiamente descritti nel capitolo 9 di questo volume, comprendono una ridotta acuità visiva, difetti di campo, disturbi dell'oculomozione, strabismo e difficoltà nel riconoscimento di immagini complesse.

Nel bambino normale la funzione visiva ha un ruolo primario nelle fasi iniziali del controllo della postura e del movimento. Nel bambino con PCI, la presenza di un disturbo percettivo-visivo congenito non solo influisce negativamente sul controllo del movimento, ma sembra predisporlo ad un outcome psicologico sfavorevole (cognitivo, emotivo, adattativo). Cioni et al. (2000) hanno trovato che in bambini pretermine con leucomalacia periventricolare (PVL) il grado di compromissione della funzione visiva all'età di 12 mesi correlava con il livello cognitivo rilevato alla stessa epoca e a 36 mesi ed era la variabile che maggiormente spiegava lo sviluppo cognitivo rispetto alla forma clinica della PCI, all'estensione e alla gravità della lesione cerebrale. In bambini nati a termine con encefalopatia ipossico-ischemica, molti dei quali con PCI, Mercuri et al. (1999) hanno trovato che il livello di funzionamento visivo nel primo anno di vita correlava con i quozienti di sviluppo alla scala Griffiths (1984). Schenk-Rootlieb et al. (1992) hanno trovato che il livello di funzionamento psicologico (emotivo, cognitivo, relazionale) in bambini con PCI con disturbi della funzione visiva era significativamente più basso, indipendentemente dalla gravità del disturbo motorio. Presi nel loro insieme, gli studi che hanno messo in relazione l'entità del disturbo visivo con diverse variabili (quali, ad esempio, gravità della lesione e del deficit motorio), suggeriscono che un disturbo importante della funzione visiva può di per sé compromettere lo sviluppo cognitivo.

Alcune forme di PCI, soprattutto la diplegia e la tetraplegia, vanno incontro più frequentemente a disturbi della funzione visiva e del riconoscimento visivo (vedi il sottocapitolo "Analisi neuropsicologia nella diplegia") in funzione della sede e dell'estensione del danno (per una rassegna sul rapporto tra tipo di lesione e disturbo visivo, vedi Guzzetta et al., 2001 a,b e il capitolo 9). Studi recenti hanno cercato di mettere in relazione i deficit della funzione visiva con specifici substrati neuronali che possono essere danneggiati dalla lesione responsabile della PCI, come ad esempio la via dorsale o la via ventrale del sistema visivo (Gunn et al., 2002).

Disturbi psichiatrici

Nel determinare l'outcome psicologico del bambino con PCI non vanno dimenticati i fattori legati ai disturbi psichiatrici e comportamentali associati. Come è noto, nel ritardo mentale l'incidenza di disturbi mentali è stimata da tre a quattro volte superiore rispetto alla popolazione normale (American Psychiatric Association, 2000). Nelle forme di PCI che si associano più frequentemente a ritardo mentale ci si può quindi aspettare una maggiore incidenza di disturbi comportamentali e psichiatrici rispetto alle forme in cui viene preservato il funzionamento intellettivo.

McDermott et al. (1996) hanno studiato pazienti con PCI in età pediatrica, con ritardo mentale o affetti da altre condizioni mediche croniche, trovando un'elevata frequenza di disturbi comportamentali rispetto ai soggetti normali (rispettivamente del 25,5% vs 5,4%). I disturbi maggiormente riportati erano dipendenza, tirannia e iperattività. Altri autori confermano nei bambini con PCI la presenza di comportamenti oppositori e di dipendenza, ma anche disturbi legati all'isolamento sociale. McCarthy et al. (2002), studiando gruppi di emiplegici, diplegici e tetraplegici con e senza ritardo mentale, di età compresa tra i 3 e 10 anni, non hanno trovato differenze significative per quanto riguarda il temperamento, l'umore e l'autostima. Gli autori attribuiscono il risultato negativo all'età dei pazienti (il 96% aveva un'età inferiore ai 10 anni) che poteva ridurre l'auto-consapevolezza del proprio disturbo motorio e determinare una scarsa reattività emotiva ad esso.

Pochi studi hanno cercato di individuare eventuali pattern psicopatologici specifici per le diverse forme di PCI. Per quanto riguarda la forma diplegica, non sembrano esserci studi in letteratura che abbiano analizzato l'eventuale presenza di disturbi psico-patologici. Maggiormente studiata, invece, l'associazione tra emiplegia e disturbi psi-chiatrici e comportamentali. In un gruppo di 149 bambini di età compresa tra i 6 e i 10 anni, il 61% presentava una patologia psichiatrica, con predominanza di disturbi della condotta, della sfera emotiva e iperattività (Goodman e Graham, 1996). I disturbi psi-chiatrici si associavano più frequentemente a maggiore gravità neurologica, basso QI e presenza di sostegno scolastico. Un aspetto significativo di questo studio era che i di-sturbi psichiatrici erano frequenti anche in bambini emiplegici con intelligenza nella norma (39%). Da uno studio longitudinale dello stesso autore, è emerso che i disturbi psichiatrici diagnosticati in età pre-scolare tendono a persistere nel tempo (nel 70% dei casi) e possono fare la loro comparsa per la prima volta in età scolare (nel 30% dei ca-si). Disturbi di tipo esternalizzato in età pre-scolare hanno valore predittivo per la com-parsa di successivi disturbi della condotta e iperattività. La precocità dei disturbi e la lo-ro persistenza suggeriscono la necessità di un monitoraggio attento e costante dello svi-luppo psicologico del bambino emiplegico nei vari contesti della vita di relazione al fi-ne di attuare un tempestivo programma di intervento anche in questo ambito. Gli stu-di che riportano un'aumentata frequenza di psicopatologia nel bambino emiplegico ri-spetto alla popolazione normale non hanno analizzato se alcuni fattori legati alla lesio-ne (unilateralità/bilateralità, sede, estensione) possano determinare tale comorbidità e quindi non aiutano a identificare i pazienti a maggior rischio psicopatologico. Trauner et al. (2001) hanno utilizzato la Child Behavior Checklist (CBCL) di Achenbach (1991) per valutare la presenza di disturbi della sfera emotiva, sociale e comportamentale in un gruppo di 39 bambini emiplegici (4-15 anni) con lesioni focali unilaterali pre-perinata-li conseguenti a infarti cerebrali o ad emorragie intraparenchimali. I risultati dello stu-dio non confermano il maggiore rischio psicopatologico nei bambini con emiplegia ri-spetto ai soggetti normali. Inoltre l'eventuale coinvolgimento dei lobi frontali (docu-mentato con tecniche di neuroimmagini) e la presenza di epilessia non sono emersi co-me fattori associati a una maggior incidenza di disturbi emotivi, comportamentali e so-ciali nella patologia emiplegica. In questo studio l'unico fattore che differenziava i bam-bini emiplegici dai controlli era il QI.

Fattori associati alla PCI che influiscono sull'outcome psicologico

Ritardo mentale
Epilessia
Fattori legati alla lesione cerebrale: eziopatogenesi, sede, estensione
Disturbi percettivi
Disturbi psichiatrici

La valutazione cognitiva nei primi anni di vita

L'approccio psicometrico

Per la valutazione dello sviluppo cognitivo nei primi due anni di vita dei bambini affet-ti da PCI la scelta degli strumenti da utilizzare si differenzia in relazione al grado di au-tonomia motoria del bambino. Nelle forme diplegiche ed emiplegiche le difficoltà che il bambino presenta negli schemi di relazione con gli oggetti e nelle prassie transitive non sono in genere tali da precludere, come si rileva dalla letteratura (Fedrizzi et al., 1993; Roth et al., 1994), l'utilizzo dei test psicometrici più diffusi come le Scale Griffiths. Il principale vantaggio che queste scale offrono è dato dalla loro sensibilità, cioè dalla capacità di discriminare in maniera abbastanza fine gradi diversi dello sviluppo psicomotorio e quindi di rilevare quanto le competenze del singolo bambino si discostino da quelle del campione di riferimento.

Quali sono i limiti dei baby-test?

Innanzitutto la loro scarsa validità, rilevata nelle popolazioni normali, nel predire il QI delle successive età prescolari e scolari (McCall e Carriger, 1993; Slater, 1995). Ciò è stato interpretato come effetto dei cambiamenti che intervengono nello sviluppo, nel senso che i test psicometrici della prima infanzia misurano in prevalenza abilità percettivo-motorie, alle quali subentrano, nelle età successive, funzioni mentali più evolute, implicanti la manipolazione di simboli come il linguaggio e il ragionamento. In contrasto con i dati ottenuti sulle popolazioni infantili normali, in uno studio su bambini a rischio per alta prematuranza, associata o meno a disturbo motorio, è stata rilevata invece una concordanza fra gli indici di sviluppo a un anno di età e i QI degli stessi soggetti all'età di 8 anni (Roth et al., 1994). Questo risultato è in apparenza sorprendente, ma può essere spiegato sulla base del fatto che nel campione studiato erano presenti, con frequenza nettamente superiore rispetto alla popolazione normale, valori estremi di QI, che riflettevano condizioni che tendono a mantenersi nelle età successive dello sviluppo. Un secondo limite dei baby-test, più sostanziale per le caratteristiche dei bambini con PCI, è costituito dal fatto che queste scale presuppongono normali capacità manipolatorie e quindi valutano quanto il bambino è in grado effettivamente di realizzare. Le correlazioni trovate da Cioni et al. (1997) fra alterazioni strutturali del cervello (lesioni della sostanza bianca, cisti, dilatazione dei ventricoli) e prestazioni alle Griffiths, vengono spiegate dagli autori sulla base del fatto che molti item di queste scale richiedono fini abilità motorie, spesso compromesse a seguito di lesioni della stessa sostanza bianca. Poiché le difficoltà puramente esecutive non riflettono necessariamente alterazioni dello sviluppo cognitivo (vedi forme distoniche), l'uso di strumenti diagnostici che enfatizzano il ruolo della manipolazione può talora condurre a sottostimare le reali competenze del bambino. C'è poi un terzo limite, ed è quello sostanziale per il fine che ci si propone nella valutazione dei bambini affetti da problemi dello sviluppo, rappresentato dal fatto che i test psicometrici, per loro natura, forniscono indici quantitativi che non aiutano ad acquisire le conoscenze sul grado di organizzazione del pensiero e sulle modalità adattive del bambino che sono necessarie per pianificare il programma riabilitativo. Essendo basate sull'assunzione di un modello di sviluppo inteso come progressivo accrescimento di abilità, queste scale semplicemente raggruppano le acquisizioni del bambino sulla base della loro co-emergenza temporale, senza ricercare elementi di interdipendenza fra le varie aree della conoscenza, né fra le acquisizioni di un certo livello di sviluppo e quelle del successivo. Sono strumenti che, documentando puntualmente la presenza/assenza di determinati comportamenti, chiaramente definibili ed individuabili in quanto tali (ad esempio costruire una torre di 5 cubi), permettono di rilevare quanto un certo bambino si discosti dai livelli di prestazione attesi per l'età.

In letteratura sono molto limitate le ricerche, effettuate con uso di strumenti psicometrici, sullo sviluppo cognitivo di bambini con PCI nei primi anni di vita. Cioni et al.

(1997) hanno studiato un gruppo di 48 bambini affetti da forme spastiche bilaterali all'età media di 17 mesi. Il quadro che emerge è quello di un deficit cognitivo diffuso: oltre un quarto dei soggetti si sono dimostrati non testabili e nei 34 rimanenti il Quoziente Generale (GQ) alle Griffiths era inferiore a 70. Un secondo elemento che merita di esser notato in questa popolazione è la più accentuata variabilità del QI rispetto a quanto è osservabile nella popolazione normale. In un più recente lavoro, Cioni et al. (2000) hanno dimostrato inoltre che già all'età di un anno nei quadri di tetraplegia e diplegia spastica il ritardo cognitivo presenta un'incidenza e una gravità analoga a quella rilevata in vari studi nelle età successive: mentre in tutti i soggetti tetraplegici, ad eccezione di uno, era presente un grave ritardo mentale, i punteggi medi dei diplegici erano invece in area limite. Anche in questo caso la predittività dei punteggi sembra però essere conseguente alla loro distribuzione bimodale.

L'approccio ordinale

Ben più problematica è la valutazione cognitiva del bambino che presenta difficoltà di esprimere forme anche elementari di attività motoria, specie per quanto riguarda la manipolazione. In questi quadri di PCI, espressione delle forme discinetiche e tetraplegiche più gravi, si pone l'interrogativo di come il bambino possa sviluppare un'idea della realtà che lo circonda o pensare la soluzione di situazioni problematiche senza poterle agire direttamente. Per fortuna lo sviluppo del pensiero e l'emergenza delle rappresentazioni mentali non sono necessariamente il prolungamento dell'attività senso-motoria, come postulato da Piaget, e la normale evoluzione della nozione di oggetto, dimostrata da Decarie (1969) nei soggetti focomelici, dimostra che questa può essere surrogata dalle inferenze che il bambino fa sui dati percettivi. Il bambino con danno neuromotorio, come dicono Stella e Biolcati (2003), integra la mancanza di esperienze motorie attraverso processi di ricostruzione percettivo-gnosica. Resta però la difficoltà di individuare, allorché l'azione con gli oggetti è ridotta o assente, validi indicatori dei sottostanti livelli di organizzazione del pensiero. Si tratta quindi di differenziare lo sviluppo delle competenze cognitive da quei comportamenti manifesti dai quali queste sono normalmente inferite.

Da queste premesse consegue direttamente che la valutazione cognitiva del bambino con PCI deve essere non tanto diretta a rilevare i contenuti del comportamento, quanto a individuare il livello di sviluppo delle strutture organizzative del pensiero.

Nella valutazione cognitiva del bambino con danno motorio è necessario:
• richiedere performance nelle quali non sia determinante l'accuratezza esecutiva;
• essere flessibili nel tipo di materiale e nelle situazioni-stimolo, in modo da adattarli alle caratteristiche motorie del singolo bambino;
• eliminare la rapidità di esecuzione come uno dei fattori che concorrono al successo nella singola prova

Per la prima infanzia una risposta positiva alle esigenze descritte viene fornita dalle Scale ordinali dello sviluppo psicologico di Uzgiris e Hunt (1975), che rappresentano una proiezione applicativa del pensiero di Piaget. Ricordiamo che per questi autori lo sviluppo si configura come la trasformazione di strutture intellettuali attraverso una successione di stadi ontogenetici nei quali i cambiamenti sono di natura qualitativa. Caratteristica degli stadi è l'invarianza della loro sequenza e il fatto di incorporare progressivamente le strutture tipiche degli stadi precedenti con l'emergenza di quelli più evoluti.

Scale ordinali di Uzgiris-Hunt		
I	-	Capacità di seguire con lo sguardo oggetti in movimento e permanenza dell'oggetto
II	-	Sviluppo dei mezzi per ottenere eventi ambientali desiderati
IIIa	-	Imitazione vocale
IIIb	-	Imitazione gestuale
IV	-	Sviluppo della causalità operazionale
V	-	Costruzione delle relazioni spaziali tra gli oggetti
V	-	Sviluppo degli schemi di relazione con gli oggetti

A differenza di quanto accade con i test psicometrici, l'uso di una scala ordinale non implica l'aderenza rigorosa alle norme di standardizzazione, per cui non è necessario controllare rigidamente le caratteristiche del materiale utilizzato, il modo di presentarlo e il tipo di risposta. Nello studio della permanenza dell'oggetto, tanto per fare un esempio, è del tutto indifferente che il bambino vada attivamente a ricercare il giocattolo nascosto dall'esaminatore sotto uno schermo che lo esclude alla vista: il semplice dirigere lo sguardo verso quello schermo e mantenerlo fin quando l'azione di ritrovamento non viene effettuata dall'adulto, è sufficiente a indicarci che nel bambino è sviluppata la nozione di oggetto, e che questa è tanto più evoluta quanto più complesse erano state in precedenza le procedure per l'occultamento effettuate dall'esaminatore. Oppure, il semplice tentativo di agire sul meccanismo attivatore di un gioco meccanico, anche se fallisce per l'imprecisione del movimento, è di per sé indicativo dell'idea che il bambino ha delle relazioni intercorrenti fra cause ed effetti.

Abbiamo accennato alla necessità che un test di sviluppo per bambini con PCI sia suscettibile di essere adattato in modo da renderlo compatibile con le competenze motorie del singolo bambino, e questo può esser fatto essenzialmente agendo in due direzioni: modificando il materiale o la situazione di presentazione in modo da rendere il compito realizzabile dal bambino, oppure "divenire la mano del bambino", in modo da farci esecutori delle sue intenzioni. Come osservano Robinson e Rosenberg (1987), le due strategie non sono del tutto intercambiabili nelle varie fasi dello sviluppo, ed anzi ciascuna di esse si dimostra più appropriata a seconda del livello evolutivo del bambino. In effetti, già da tempo è stato dimostrato (Bates et al., 1975; Harding e Golinkoff, 1979) che la capacità di dirigere intenzionalmente l'azione dell'adulto, intesa come consapevolezza di svolgere un ruolo attivo, può comparire solo con il passaggio al V stadio sensomotorio, e che prima di quella fase il tentativo di agire al posto del bambino, di "essere il suo braccio" non è proponibile in quanto egli non è ancora in grado di mettere in rapporto la propria tensione verso un oggetto con l'azione che al suo posto viene svolta dall'adulto.

Stadio					
	II	III	IV		
	Modifica situazione				
				V	VI
				Agire al posto del bambino	

Per quanto riguarda la caratterizzazione dei vari stadi dell'intelligenza sensomotoria cui fare riferimento nell'osservazione del bambino, Ina Uzgiris (1983) propone una suddivisione in quattro livelli, che in pratica ricalca, semplificandola, quella fatta da Piaget. Questa formalizzazione non prende in considerazione la fase neonatale, che corrisponde al primo stadio piagetiano, nella quale la realtà soggettiva e oggettiva è ancora indifferenziata. Accenniamo le caratteristiche distintive di ciascuno dei quattro livelli e i criteri generali di approccio al bambino, esemplificando anche qualche situazione di osservazione pratica che permetta la valutazione anche in presenza di gradi più o meno elevati di disabilità motoria.

- *Primo livello* (include gli stadi II e III di Piaget): è caratterizzato dalla ripetizione sistematica di schemi semplici, auto ed eterodiretti (guardare, portare alla bocca, agitare e battere oggetti). Le condizioni di osservazione dovranno permettere al bambino di cogliere un legame fra le proprie azioni e gli eventi ambientali, e quindi si dovrà agire essenzialmente su facilitazioni posturali e sulla scelta di materiali che rendano possibile l'azione del bambino. L'atto motorio o la fissazione visiva diretta verso l'oggetto (che a questo livello ci si attende che il bambino ricerchi quando è stato occultato parzialmente) sono sufficienti a indicarne una ricerca attiva. Per verificare la presenza delle cosiddette "procedure", indicative dell'emergenza della nozione di causalità, ci sono di aiuto i genitori nel suggerirci quali sono i giochi di movimento o vocali più familiari e che maggiormente attivano il bambino.

- *Secondo livello* (stadio IV): è caratterizzato dalla coordinazione intenzionale di due schemi in una totalità, in cui uno funge da strumento e uno da scopo (rimuovere ostacoli, uso di intermediari per il conseguimento di scopi, ecc.). Anche a questo livello, come nel precedente, è opportuno agire essenzialmente sul materiale e sulle condizioni ambientali, pure se inizia la possibilità di insegnare al bambino che lui stesso può guidare il nostro comportamento.

Il dominio più agevole da indagare resta quello relativo alla permanenza dell'oggetto (che viene ora ricercato dopo l'occultamento alternato sotto uno dei due schermi con spostamento visibile). Lo sforzo di ricerca, sia che avvenga con tentativi manuali sia con fissazioni visive, va da un lato sollecitato verbalmente, ma essenzialmente premiato con risultati concreti, per cui l'adulto deve esser pronto a liberare l'oggetto nascosto non appena il bambino sfiora lo schermo o lo fissa con lo sguardo. Nell'area dei mezzi-fini è tipica di questo livello la comparsa della "condotta del supporto", per cui è necessario rendere l'oggetto da attrarre solidale alla tovaglietta, in modo che l'azione esercitata su questa produca sempre un corrispondente movimento dell'oggetto. Da parte dell'adulto è anche necessario assecondare i tentativi motori del bambino per renderli effettivi nei risultati.

- *Terzo livello* (stadio V): è caratterizzato da adattamenti dell'azione in rapporto ai risultati, con aggiustamenti progressivi in funzione della corrispondenza fra risultato stesso e fine perseguito. Essendo stata raggiunta una differenziazione fra mezzi e scopi, è ormai possibile divenire la "mano del bambino", agendo direttamente sugli oggetti dietro sue indicazioni o assistendolo e aiutandolo concretamente nell'atto motorio, co-agendo con lui, al fine di fargli fare l'esperienza dell'azione in prima persona. A questo livello il bambino comprende le istruzioni dell'adulto di "farci vedere" ove è stato nascosto l'oggetto; oppure, nell'area dei mezzi-fini, attraverso fissazioni sequenziali, può mostrare la consapevolezza che lo scopo è perseguibile con l'uso di intermediari (ad esempio guardare in successione la cordicella o il bastoncino con i quali possono essere avvicinati oggetti distanti).

- *Quarto livello* (stadio VI): costituisce il passaggio dall'intelligenza pratica a quella rappresentativa, con anticipazione, attraverso combinazioni mentali, dei risultati di un'azione motoria. Gli adattamenti di materiali e situazioni ambientali passano in secondo piano rispetto all'importanza che vanno assumendo gesti, sguardi o parole (anche semplici affermazioni e negazioni) prodotti spontaneamente anche al di fuori della seduta di osservazione. Più facilmente, rispetto alle fasi precedenti, possono essere ora verificati i comportamenti specifici di questo livello, in quanto, oltre ai tentativi motori e all'uso dello sguardo come segnalatore, il bambino può anche dirigere l'azione dell'adulto attraverso continue conferme e disconferme verbali o mimiche.

Come si può ben comprendere da quanto è stato fin qui esposto, non sempre, in rapporto al grado di disabilità motoria del paziente, è possibile una valutazione completa dello sviluppo in tutte le sette aree prese in esame dalle Scale di Uzgiris-Hunt. Ma anche in tale evenienza le conoscenze ottenute in un solo ambito (ad esempio la permanenza dell'oggetto) mantengono tutta la loro validità, in quanto la marcata interdipendenza esistente fra i vari domini permette comunque di fare inferenze sul più generale livello di strutturazione del pensiero del bambino.

A questo proposito vale la pena di ricordare anche che il pattern evolutivo rilevato in soggetti con disabilità motoria, benché segnato da un generale rallentamento, riproduce le tappe percorse dai soggetti normali. Infatti i dati raccolti da Cioni et al. (1993) in bambini affetti da PCI, hanno confermato l'ordinalità delle Scale ordinali anche in queste popolazioni atipiche.

Valutazione e riabilitazione

La valutazione del bambino piccolo affetto da PCI è un processo che coinvolge direttamente la famiglia e tutti gli operatori che concorrono alla sua riabilitazione. Attraverso loro possiamo attingere informazioni su una vasta gamma di reazioni e comportamenti della vita e dei rapporti sociali quotidiani, che probabilmente non emergerebbero spontaneamente nelle sedute di osservazione. Ed è a loro che le informazioni che ricaviamo sull'attuale grado di sviluppo e di organizzazione mentale del bambino possono essere riformulate come premessa di ogni programma di riabilitazione.

L'approccio ordinale utilizzato per lo studio del funzionamento mentale del bambino ci consente di collegare direttamente i dati tratti dall'osservazione con la teoria piagetiana dello sviluppo dell'intelligenza, e ci dà quindi la possibilità di prevedere quali sono i livelli di organizzazione del pensiero che seguono immediatamente quelli presenti.

Ogni approccio educativo e riabilitativo può incidere solo a condizione che sia rispettato un principio di "minima discrepanza" fra natura degli stimoli e attuale livello di sviluppo del bambino. I messaggi e le proposte dell'ambiente svolgono una funzione propulsiva se creano una tensione positiva verso la crescita, restando tuttavia compatibili, e quindi integrabili, con il grado di organizzazione del pensiero del bambino. È una sfida a individuare, momento per momento, tutte quelle stimolazioni ed esperienze che, mettendo in crisi l'equilibrio strutturale raggiunto, spingono a una riorganizzazione cognitiva a livelli più elevati, senza tuttavia produrre nel bambino reazioni di frustrazione e difese rigide dalle intrusioni esterne.

Il modello evolutivo piagetiano, che è un utile riferimento teorico nel processo di va-

lutazione dello sviluppo cognitivo, deve rappresentare anche per familiari ed educatori una cornice di riferimento, all'interno della quale collocare i comportamenti che con-
trassegnano la vita del bambino. È uno stimolo ad andare oltre agli aspetti di superficie
che sono più direttamente osservabili, per approdare alla consapevolezza dell'esistenza
di un'organizzazione mentale centrale, momento di integrazione delle idee che il bambino stesso ha costruito su di sé e il mondo che lo circonda.

L'approccio sperimentale (Human Information Processing)

Recenti metodiche per la valutazione dello sviluppo intellettivo in età precoce permettono di superare il problema posto dalla ridotta predittività dei test psicometrici. Le
prestazioni rilevate entro il primo anno di vita in prove basate sulla capacità di elaborazione dell'informazione (Human Information Processing - HIP) hanno infatti mostrato buoni livelli di correlazione con i QI delle età successive (McCall e Carriger,
1993). Ciò è stato attribuito al fatto che, mentre le prestazioni richieste dai test psicometrici sono età-specifiche, l'attenzione e la memoria, direttamente indagate attraverso metodiche di HIP, sono invece funzioni mentali che si possono supporre trasversali
nello sviluppo. In genere si tratta di paradigmi basati su processi di memoria di riconoscimento visiva, che prevedono, da parte del bambino, una fissazione più prolungata
dello stimolo nuovo rispetto a quello familiare (il cosiddetto "effetto novità"). Questa
metodica è stata applicata sia per lo studio di singoli bambini con importante disturbo
motorio (Drotar et al., 1989), sia su campioni di bambini a rischio per alta prematuranza, in cui sono stati trovati tempi di familiarizzazione prolungati e un "effetto novità"
ridotto rispetto ai controlli (Rose et al., 1988; Rose, 1983). Più recentemente Cioni et al.
(1998) hanno utilizzato il Fagan Test of Infant Intelligence (FTII) (Fagan e Shepherd,
1991) per studiare le capacità di elaborazione visiva dell'informazione in bambini affetti da emiplegia congenita. Questo test consiste di dieci prove nelle quali a una fase di familiarizzazione, in cui vengono presentati stimoli singoli o coppie di stimoli identici costituiti da immagini di volti umani, segue la presentazione di uno stimolo nuovo associato a quello per il quale il bambino è stato in precedenza familiarizzato. Nella misura
in cui fissa lo stimolo nuovo per un tempo superiore rispetto a quanto ha fissato gli stimoli a cui è stato familiarizzato, egli dimostra di aver riconosciuto il primo dal secondo e quindi indirettamente di aver elaborato con efficienza gli stimoli a cui è stato esposto. Il risultato interessante di questo studio è costituito dal fatto che mentre tutti i soggetti, ad eccezione di uno, ottenevano alle Griffiths punteggi normali o in area limite, le
prestazioni di ben quattro di loro al FTII ricadevano nelle fasce di sospetto o di alto rischio. Tale dato, che necessita tuttavia di ulteriori conferme su più vaste popolazioni di
bambini affetti da varie forme di PCI, sarebbe indicativo di una maggiore sensibilità
dell'FTII, rispetto ai test psicometrici, nel rilevare precocemente anomalie dello sviluppo cognitivo. Il limite di questo genere di prove è però costituito dal fatto che una percentuale abbastanza elevata di bambini con PCI presenta una ridotta acuità visiva binoculare, spesso associata a strabismo, riduzione del campo visivo e asimmetrie del nistagmo orizzontale optocinetico (OKN) (Ipata et al., 1994), cioè condizioni che in misura variabile possono interferire nell'analisi visiva degli stimoli e rappresentare un
ostacolo per l'impiego di questa metodica.

L'approccio neuropsicologico alla diplegia spastica

Studi sullo sviluppo intellettivo

In letteratura gli studi, peraltro non numerosi, riportano che nella diplegia le prestazioni cognitive, misurate alle scale di intelligenza di uso comune, sono più evolute sul versante verbale rispetto a quello non-verbale o di "performance". Gli studi che hanno analizzato lo sviluppo cognitivo precoce, ovvero nella prima infanzia sono rari. Nello studio di Cioni et al. (2000), 29 bambini nati pre-termine e con leucomalacia periventricolare alla RMN sono stati valutati con le scale Griffiths intorno all'anno di vita e successivamente ai 3 anni. Scopo del lavoro era quello di analizzare la relazione tra disturbo delle funzioni visive (acuità, campo visivo, fissazione, nistagmo) e outcome neurologico e cognitivo. Estrapolando il quoziente globale e i quozienti di sviluppo nelle varie sottoscale per i 15 bambini diplegici, si osserva che a un anno di età le prestazioni alla scala del linguaggio erano superiori a quelle delle scale di coordinazione occhio-mano e di performance (Tab. 1). La discrepanza tra prestazioni verbali e non-verbali era presente nella maggior parte dei bambini e in vari casi la differenza era molto marcata. Poiché tredici bambini su 15 presentavano uno o più disturbi della funzione visiva, si può ipotizzare che questi abbiano contribuito in maniera significativa all'abbassamento dei quozienti non-verbali. In uno studio di Fedrizzi et al. (1993) è stato analizzato lo sviluppo cognitivo precoce in bambini di 3 anni con diplegia spastica nati pre-termine, confrontando le prestazioni alla scala Griffiths dei nati prematuri con leucomalacia periventricolare alla TAC con quelle di un gruppo di bambini nati pre-termine, ma considerati a 'basso rischio'. Il profilo dei bambini diplegici era disomogeneo per migliori prestazioni alla scala verbale in quanto superiori di circa 20-25 punti rispetto a quelle rilevate alle scale di Coordinazione occhio-mano e di Performance. Analogamente allo studio di Cioni, i dati di questa ricerca confermerebbero che il ritardo nell'acquisizione di competenze visuo-percettive e visuo-costruttive rispetto a quelle verbali si manifesta precocemente già in età pre-scolare. Gli stessi bambini dello studio di Fedrizzi, valutati a 6 anni con le scale Weschsler (WPPSI), evidenziavano un QIV di 96 a fronte di un QIP di 70, confermando nuovamente il profilo disomogeneo evidenziato alla scala Griffiths (Tab. 1). In un campione più numeroso degli stessi autori studiato con la RMN (Inverno et al., 1994) si evidenziava una correlazione negativa tra QIP ed entità della dilatazione ventricolare, riduzione della sostanza bianca periventricolare e presenza di lesioni della parte posteriore del corpo calloso e delle radiazioni ottiche.

Il profilo disomogeneo tra prove verbali e di performance è stato confermato anche in età scolare da Ito et al. (1996) in 34 bambini diplegici dai 6 ai 13 anni che presentavano una differenza significativa tra QIV (94) e QIP (69). Tale pattern era presente sia a livello di gruppo sia nella maggioranza dei bambini (18 su 25). In un recente studio di Yokochi (2000) su 31 bambini diplegici in età scolare nati pre-termine, con reperto di leucomalacia periventricolare alla RMN, il QIP (o parametro analogo di altro test psicometrico) era più basso in tutti i casi tranne uno.

Gli studi analizzati sono molto concordi nell'identificare, come tratto distintivo nella diplegia del nato prematuro, affetto da leucomalacia periventricolare, una discrepanza tra prestazioni verbali, che risultano globalmente nella media, e di performance, che sono invece in area limite o talora deficitarie.

Tabella 1. Disturbi dell'intelligenza non-verbale nella diplegia

Autori	Soggetti	RMN	Funzioni visive	Risultati
Studi nel primo anno di vita				
Cioni 2000	n = 29 prematuri 15/29 diplegia EC 1a e 3a (longitudinale)	PVL Classificazione gravità anomalie e lesioni radiazioni ottiche e corteccia occipitale	13/15 diplegici con 1 o più disturbi di acuità, campo, nistagmo, fissazione, strabismo	(Griffiths) Ling. QS = 84 Coord. O-M QS = 76 Perf. QS = 75 Correlazione tra: disturbo visivo e anomalie RM, danno radiazioni ottiche e QS non verbale
Studi nel secondo anno di vita e in età scolare				
Fedrizzi 1993	n = 20 EC = 3a e 6a (longitudinale) EG = 27-36 n = 10 controlli prematuri senza lesioni	PVL di diversa entità frontale, trigonale e occipitale alla TAC	4 strabismo 4 difetti refrattivi 9 strabismo+ refrattivi	3 anni (Griffiths) Ling. QS = 98 Coord. O-M QS = 74 Perf. QS = 73 6 anni (WPPSI) QIV = 96 QIP = 70
Inverno 1994	n = 30 EC = 9a 5m EG < 37	PVL Classificazione anomalie e lesioni in 21/30 soggetti	21 strabismo 18 difetti refrattivi 14 strabismo + refrattivi	QIV = 92; QIP = 66 (WPPSI e WISC-R) Correlazione negativa tra QIT e QIP e grado di dilatazione ventricolare, riduzione sostanza bianca PV, lesioni CC posteriore e radiazioni ottiche
Ito 1996	n = 34 28-34 prematuri EC = 6-13a QIP = 69,4 QIV = 94,1 N = 12 controlli	Misurazione della superficie dei ventricoli laterali e del rapporto tra aree dei corni anteriori e posteriori	Esclusi i soggetti con disturbi visivi	QIV = 94; QIP = 69; (WISC-R) 22/34 QIV>QIP La differenza QIV-QIP correla con il rapporto tra areee dei corni anteriori e posteriori
Yokochi 2000	n = 31 EC = 3-9a EG = 26-36	PVL Aree iperintensità PV e riduzione sostanza bianca	Non valutati	30/31 intelligenza non-verbale inferiore a quella verbale (K-form; WPPSI; WISC-R)

Legenda: EC = età cronologica; EG = età gestazionale in settimane; PVL = leucomalacia periventricolare; PV = periventricolare; CC = corpo calloso; QS = quoziente di sviluppo; Ling. = scala Linguaggio; Coord. O-M = scala Coordinazione occhio-mano; Perf. = scala Performance

Sintesi dei risultati della letteratura sullo sviluppo cognitivo nella diplegia

• Il profilo cognitivo è disomogeneo: quoziente verbale nella media e quoziente non-verbale immaturo o deficitario
• La differenza tra intelligenza verbale e non-verbale si evidenzia già nel primo anno di vita
• Il grado di compromissione dell'intelligenza non-verbale correla con il grado di riduzione della sostanza bianca nelle aree posteriori e nelle radiazioni ottiche

Nella diplegia, l'abbassamento dell'intelligenza non-verbale potrebbe essere associata al grado di compromissione della funzione visiva e di funzioni visuo-percettive più complesse. Va tenuto presente che la prematuranza di per sé potrebbe essere un fattore che, oltre a influenzare il ritmo di sviluppo delle funzioni cognitive globali (Roth et al., 1994, 2001; Fawer et al., 1995), si assocerebbe, secondo alcuni autori (Goyen et al., 1998; Foreman et al., 1997; Jongmans et al., 1996), a disturbi in compiti visuo-motori. Poiché nella maggior parte degli studi di bambini prematuri è stata utilizzata l'ultrasonografia cerebrale (US), non si può escludere con certezza la presenza di lesioni cerebrali che possono essere invece identificate con la RMN.

Qual è la natura del disturbo visuo-percettivo nella diplegia?

L'ipotesi di un disturbo visuo-percettivo associato alla diplegia era già stata avanzata da Abercrombie et al. (1964), i quali avevano dimostrato che le prestazioni al Test Visuo-Percettivo di Frostig erano più basse nei bambini diplegici rispetto a quelli normali. Solo studi più recenti, grazie a metodiche neuroradiologiche più raffinate (RMN rispetto a TAC) hanno permesso di analizzare il substrato che sottende a tali difficoltà.

Koeda e Takeshita (1992) hanno studiato 18 bambini diplegici con età gestazionale inferiore a 36 settimane con intelligenza nella norma o in area limite e con solo lievi disturbi agli arti superiori, con lo scopo di correlare l'entità del disturbo visuo-percettivo con i dati neuroradiologici alla RMN. Il quoziente percettivo al test di Frostig era significativamente più basso del quoziente di sviluppo generale valutato con la scala Binet. Gli autori trovavano inoltre che il volume della sostanza bianca peritrigonale dei lobi parietali ed occipitali correlava negativamente col grado di disturbo visuo-percettivo (Tab. 2).

In uno studio più recente Ito et al. (1996) hanno trovato un abbassamento del quoziente percettivo (scale Frostig), una differenza significativa tra QIV-QIP e una correlazione negativa tra abilità visuo-percettive ed entità della dilatazione dei corni posteriori dei ventricoli laterali alla RMN.

Negli studi che hanno analizzato specificatamente il funzionamento visuo-percettivo, in termini sia di capacità di discriminazione di figure semplici e complesse, sia di copia di figure geometriche, non è stato però analizzato il livello di funzionamento visivo di base, quale acuità, campo visivo, oculomozione. Quindi la relazione tra entità del disturbo visuo-percettivo, della funzione visiva e del danno periventricolare non è a tutt'oggi ancora stata definita. Per quanto riguarda l'acuità visiva Eken et al. (1995) hanno dimostrato che varia in funzione dell'estensione della lesione periventricolare. Inoltre nello studio di Cioni et al. (2000) è stata dimostrata una correlazione negativa tra quoziente globale di sviluppo alla scala Griffiths e gravità del disturbo visuo-percet-

Tabella 2. Disturbi visuo-percettivi nella diplegia

Autori	Soggetti	RMN	Funzioni visive	Misure visuo-percettive	Risultati
Studi su pazienti diplegici					
Koeda 1992	n = 18 EC = 5; 4-9; 5a EG = 26-33 QI = 69-122	Lesioni della sostanza bianca PV	Riduzione acuità e strabismo in alcuni	Scale Frostig	QP = 64-118 QP < QI Correlazione tra disturbo visuo-percettivo e riduzione sostanza bianca PV
Ito 1996	n = 34 28/34 prematuri EC = 6-13a QIP = 69,4 QIV = 94,1 n = 12 controlli	Dilatazione ventricolare. Atrofia radiazioni ottiche a livello dei corni posteriori	Esclusi i soggetti con deficit visivi	Scale Frostig Differenza QIV-QIP	QP correla negativamente con differenza QIV-QIP. Correlazione negativa tra disturbo visuo-percettivo e rapporto tra area dei corni posteriori ed anteriori
Fedrizzi 1998	n = 15 EC = 4; 5-6; 9a EG = 27-37 QI>80 n = 50 controlli	PVL 8/15 RMN 7/15 TAC	4 disturbi acuità 6 disturbi refrazione 7 strabismo	Prova visuo-motoria (adattata da WPPSI)	Deficit nella sequenzialità sn-dx, scansione visiva, utilizzo delle saccadi. Difficoltà nello spostare l'attenzione al target periferico
Studi su pazienti con forme diverse di PCI					
Stiers 1999	n = 46 28/46 alto rischio per deficit visivo 14/28 diplegia EC 2; 9-14; 1a QI variabile	PVL 20/46	17/28 disturbi refrattivi 8/28 retinopatia prematuro 13/28 anomalie disco-ottico 22/28 strabismo 14/28 nistagmo	De Vos Test di riconoscimento figure	22/28 deficit al De Vos rispetto a intelligenza non-verbale

Legenda: EC = età cronologica; EG = età gestazionale in settimane; PVL = leucomalacia periventricolare; PV = periventricolare; QP = quoziente percettivo

tivo che poteva includere difetti di acuità, campo visivo, e inseguimento, strabismo e nistagmo optocinetico. Tuttavia, vi erano alcuni casi con intelligenza normale e disturbi visivi e casi di intelligenza deficitaria in assenza di disturbi visivi.

Sintesi dei risultati della letteratura sui disturbi visuo-percettivi nella diplegia

- Il quoziente percettivo è deficitario o nettamente inferiore a QI
- Il quoziente percettivo correla altamente con QIP
- La gravità del disturbo visuo-percettivo correla con entità delle anomalie della sostanza bianca posteriore
- Il deficit dell'intelligenza non-verbale determina il disturbo visuo-percettivo oppure il disturbo visuo-percettivo determina il deficit dell'intelligenza non-verbale? Quesito ancora aperto

Non appare esserci alcuno studio che abbia cercato di delineare con maggiore precisione la natura del disturbo visuo-percettivo, anche perché gli strumenti utilizzati (ad esempio scale Frostig) sono poco sensibili nell'evidenziare quale processo di analisi visuo-percettiva sia compromesso (ad esempio la capacità di estrarre la figura dallo sfondo, di riconoscere l'immagine da angolazioni o illuminazioni diverse o disegnate in bianco e nero a tratto). Alcuni autori sostengono che la leucomalacia periventricolare, come quella riscontrata nelle forme diplegiche del prematuro, determini un disturbo visuo-percettivo specifico (Stiers et al., 1999, 2001) e che l'entità del disturbo sia correlato all'estensione del danno della sostanza bianca periventricolare. Per specificità del disturbo si intende una prestazione in prove visuo-percettive inferiore al quoziente di performance. Stiers et al., hanno somministrato una batteria di test visuo-gnosici a un'estesa popolazione di bambini in età prescolare che erano stati considerati neonati a rischio di disturbi visuo-percettivi. La maggioranza era nata pretermine e potevano presentare all'US reperti normali, PVL di vario grado, emorragia intraventricolare. Poiché le prestazioni ad alcune delle prove erano risultate inferiori a quelle attese sulla base dell'età di performance, gli autori hanno concluso che la PVL può determinare deficit specifici visuo-percettivi ma selettivi.

Lo studio di Stiers appare importante anche per il tipo di metodologia utilizzata, che rappresenta uno dei pochi tentativi di districare nel bambino prematuro la natura dei disturbi visuo-percettivi associati a danno cerebrale, che finora sono stati invece analizzati con strumenti poco sensibili (ad esempio scala Frostig).

Ci sono altri aspetti, peraltro poco indagati in letteratura, che possono influire sulla capacità di riconoscimento visivo. Analizzando i movimenti oculari in bambini diplegici in un compito visuo-motorio, Fedrizzi et al. (1998) concludono che il disturbo visuo-percettivo della diplegia sia di natura complessa e che concorra ad esso una difficoltà nel mantenere visivamente la sequenza sinistra-destra e alto-basso, che si associa a una ricerca visiva erratica e a un numero di saccadi anticipatorie ridotte rispetto ai controlli normali. Il problema dello scanning potrebbe essere messo in relazione a un problema attentivo in termini di capacità di spostare l'attenzione dal centro alla periferia, funzione probabilmente sottesa dalle aree posteriori.

La funzione attentiva è stata raramente indagata direttamente in bambini con diplegia. Schatz et al. (2001) hanno studiato 33 bambini diplegici di 8 anni nati prematuri e con leucomalacia periventricolare, suddividendoli in quattro gruppi secondo le caratteristiche della RMN: lesioni solo anteriori al solco centrale, solo posteriori, antero-posteriori, reperto normale. Il paradigma sperimentale valutava la presenza o assenza del fenomeno attentivo noto come "inibizione di ritorno". Esso implica una maggiore rapidità nello spostare l'attenzione verso una posizione nuova dello spazio piuttosto che a una posizione verso la quale l'attenzione era stata diretta precedentemente. La capacità di inibizione di ritorno si sviluppa dal terzo-sesto mese di vita ed emerge in coincidenza della capacità di programmare i movimenti oculari verso specifiche direzioni. Tale fenomeno attentivo non era presente in bambini diplegici con lesioni alle aree anteriori al solco centrale per cui gli autori ipotizzano una compromissione della via fronto-collicolare (cioè delle aree che sottendono anche i movimenti oculari).

Questo studio sembra confermare i dati di Hood e Atkinson (1990) che ipotizzano, nei bambini con disturbi neurologici, una difficoltà nello spostamento dell'attenzione dal centro alla periferia ("sticky fixation"), che a sua volta potrebbe essere alla base delle difficoltà di riconoscimento di figure che comporta la capacità di riconoscimento delle forme attraverso l'analisi delle loro parti costituenti. Tale difficoltà si ritrova spesso nella valutazione clinica del bambino diplegico che nel riconoscimento di figure familiari disegnate a tratto o poco contrastate, commette errori simili a quelli dell'adulto con simultaneoangosia.

Vari studi hanno dimostrato una chiara relazione tra il fattore estensione della lesione e gravità del disturbo visuo-percettivo. Contrariamente ad altre funzioni, come il linguaggio, quella visuo-percettiva appare scarsamente vicariabile da altre aree cerebrali anche quando la lesione risale all'epoca pre-natale, periodo in cui il sistema nervoso è ancora immaturo.

La valutazione dei disturbi visuo-percettivi del bambino diplegico

Una valutazione neuropsicologica che possa rispondere ai quesiti circa la natura dei disturbi visuo-percettivi dovrebbe essere mirata a un'attenta analisi dei diversi processi implicati nel riconoscimento visivo. È opportuno valutare quelle competenze elementari, quali il riconoscimento della grandezza, dell'orientamento, della lunghezza di linee in modo da poter escludere la presenza di un disturbo di base che possa influenzare il riconoscimento degli elementi costituenti l'oggetto. Sono disponibili prove di questo tipo per gli adulti cerebrolesi che possono essere adattate a bambini di età scolare (ad esempio Bimingham Object Recognition Battery, Riddoch e Humphreys, 1993). Tali compiti possono essere presentati sia in copia sia richiedendo il riconoscimento della figura target tra i distrattori. Una prova disponibile per l'età scolare e largamente utilizzata nella pratica clinica è il test di riconoscimento di linee (Benton et al., 1990) che analizza la capacità di rappresentazione spaziale. Per l'età pre-scolare potrebbe essere utilizzato il test VMI (Visuo-Motor Integration Test) (Beery, 2000) che prevede sia il riconoscimento percettivo di disegni geometrici sia la copia degli stessi. Passando alla valutazione della forma, appare importante in primo luogo analizzare la capacità di segregare la figura dallo sfondo, per esempio attraverso il riconoscimento di figure sovrapposte, disegnate in modo parziale o incomplete come quelle utilizzate per gli adulti (ad esempio figure di Poppelreuter, Street Completion test). Dati di riferimento per l'età evolutiva per alcune di queste prove sono disponibili in Bisiacchi et al. (1997) su un gruppo ridotto di bambini italiani. Altre prove di questo tipo si possono trovare in ampie batterie di test visuo-percettivi quali il TVPS-R (Test of Visual Perceptual Skills -

non motor - Revised, Gardner, 1996) adatto per bambini dai 4 ai 12 anni, standardizzato per la popolazione americana, che comprende prove di relazioni visuo-spaziali, figura-sfondo, costanza della forma. Al bambino viene richiesto di riconoscere la figura target tra vari distrattori. Stimoli complessi come i volti possono anch'essi essere utilizzati per valutare le capacità visuo-gnosiche, quali quelle presenti nel test di riconoscimento di volti ignoti di Benton, utilizzabile in età scolare (Benton et al., 1992). Infine sarebbe auspicabile poter distinguere processi maggiormente legati ad abilità visuo-spaziali rispetto a quelli prassico-costruttivi, come vengono valutati con le prove di costruzione con blocchi (ad esempio scale Wechsler). Le stesse configurazioni che devono essere assemblate con i blocchi potrebbero essere presentate in compiti di riconoscimento visivo come suggerito da Stiers et al. (2001).

La valutazione neuropsicologica dovrebbe inoltre includere prove di attenzione visiva spaziale in quanto potrebbero giocare un ruolo importante nell'analisi visiva. Il test di Everyday Attention for Children (Tea-ch, Manly et al., 1999) adatto per l'età scolare e standardizzato per la popolazione inglese comprende una prova di ricerca visiva di target che consente di separare il tempo di esecuzione motoria (barrage di figure) da quello di ricerca visiva delle figure target fra distrattori. Un'altra prova di attenzione selettiva, disponibile per la popolazione italiana, è il Test delle Campanelle (Biancardi e Stoppa, 1997) che misura la velocità e l'accuratezza del bambino nel ritrovare delle figure target (le campanelle) tra altri distrattori.

La valutazione del bambino diplegico dovrebbe inoltre comprendere misure di sviluppo intellettivo e la valutazione dell'apprendimento scolastico ed in particolare della matematica, dato che alcune ricerche hanno sottolineato particolari difficoltà in quest'ambito.

In presenza di eventuali disturbi di apprendimento, è opportuno verificare l'integrità delle funzioni mnesiche (in particolare della memoria di lavoro e di quella a lungo termine) e delle funzioni esecutive.

L'approccio neuropsicologico alle emiplegie infantili

Introduzione

Le emiplegie infantili congenite, originate da lesioni cerebrali prevalentemente unilaterali, che interessano in molti casi aree cortico-sottocorticali implicate in diverse funzioni cognitive, costituiscono un disturbo di particolare interesse per l'approccio neuropsicologico. Più di un secolo di studi di correlazione anatomo-funzionale e di applicazione di modelli cognitivisti a pazienti con lesioni cerebrali acquisite in età adulta (Dax, 1865; Damasio e Damasio, 1989), recentemente corroborate da studi di neuroimaging funzionale (Springer, 1999), hanno fornito una consistente base di dati sull'architettura funzionale del cervello. Sappiamo che lesioni di un complesso network neurale interessante diverse aree cortico-sottocorticali dell'emisfero sinistro producono deficit verbali di varia natura, mentre lesioni di circuiti neurali dell'emisfero destro producono deficit in varie attività non verbali, come ad esempio l'apprendimento di percorsi nello spazio.

L'applicazione ai bambini con emiplegia congenita dei modelli neuropsicologici dell'adulto può esserci utile nell'interpretazione di deficit cognitivi associati a lesioni di diversa localizzazione ed estensione cerebrale e può guidare in modo mirato la valutazione neuropsicologica, senza tuttavia farci dimenticare che la plasticità del cervello infantile e il fatto che la lesione interessa un cervello ancora immaturo funzionalmente possono indurre processi di organizzazione funzionale atipici, con effetti sui profili cognitivi che risultano diversi da quelli dimostrati nell'adulto. Quali siano le funzioni maggiormente risparmiate dal danno cerebrale che provoca l'emiplegia e quali invece siano le più vulnerabili e meno riparabili è un quesito interessante la cui soluzione presenta rilevanza sia sul piano prognostico sia riabilitativo.

Sviluppo intellettivo generale nei bambini emiplegici

Gran parte degli studi condotti sull'outcome cognitivo dei bambini emiplegici ha utilizzato misure d'intelligenza generale. Fra le diverse forme di PCI, le emiplegie sembrano caratterizzarsi per una ridotta incidenza di ritardo mentale. Le casistiche riportate in letteratura in tempi recenti sembrano confermare osservazioni che datano molto più indietro nel tempo, quando l'emiplegia infantile si riteneva associata a uno sviluppo cognitivo normale o quasi. L'incidenza di ritardo mentale tuttavia varia all'interno di differenti casistiche, oscillando fra il 15 e il 50% (Aicardi e Bax, 1998) anche in rapporto alle diverse caratteristiche cliniche delle popolazioni studiate (Cioni et al., 1999). Va tuttavia sottolineato il fatto che, nonostante molti bambini emiplegici presentino uno sviluppo cognitivo normale, a livello di gruppo le loro prestazioni sono spesso, seppur lievemente, inferiori in maniera significativa rispetto a quelle dei controlli normali. Quali siano i fattori di rischio per un deficitario sviluppo dell'intelligenza nei bambini emiplegici o quali invece siano le condizioni favorevoli a uno sviluppo cognitivo del tutto normale non è ancora completamente chiarito.

Fattori che influenzano l'outcome cognitivo

Epilessia

Gli studi che hanno preso esplicitamente in esame diversi fattori di rischio in numerosi campioni di bambini (Wiklund e Uvebrant, 1991; Goodman e Yude, 1996) hanno individuato che, anche per gli emiplegici, la presenza di epilessia è il maggior fattore di rischio per il ritardo mentale; in quest'ultimo studio anche l'età di insorgenza dell'epilessia viene indicata come fattore che condiziona negativamente lo sviluppo intellettivo globale, nel senso che più precoce è l'insorgenza dell'epilessia, maggiore è il rischio di ritardo mentale. Un lavoro molto recente su un campione di 91 bambini emiplegici (Cioni et al., 1999) riporta una forte associazione fra epilessia e ritardo mentale: il 57% dei bambini con deficit cognitivo presenta crisi epilettiche contro il 29% dei bambini con sviluppo normale. L'incidenza di crisi convulsive è particolarmente alta in bambini con danno cortico-sottocorticale dovuto prevalentemente a infarto dell'arteria cerebrale media avvenuto in epoca perinatale, mentre è sensibilmente più basso in bambini con lesioni della sostanza bianca periventricolare, a prevalente insorgenza prenatale. Il ritardo cognitivo potrebbe dunque essere dovuto all'interferenza dell'attività epilettica, espressione di una disfunzione neurologica più diffusa, sui processi di riorganizzazione funzionale che avvengono nel cervello infantile a seguito di lesioni cerebrali. Altri studi (Sussova et al., 1990; Vargha-Khadem et al., 1992; Dall'Oglio et al., 1994; Muter et al.,

1997), oltre a confermare l'effetto negativo che l'epilessia esercita sul QI, dimostrano anche la presenza di deficit linguistici e mnesici nei bambini emiplegici con epilessia.

Lato della lesione e sviluppo dell'intelligenza verbale e non verbale

Le differenze fra QI verbale e di performance sono state esaminate in molti studi in relazione al lato della lesione cerebrale. Dagli studi sugli adulti con lesioni unilaterali sinistre o destre sappiamo infatti che i pazienti con lesioni sinistre presentano un QI di performance superiore a quello verbale mentre i pazienti con lesioni destre presentano il pattern opposto. Tuttavia l'esame della letteratura sugli emiplegici in età evolutiva non conferma i risultati degli adulti con lesioni cerebrali unilaterali (Riva e Cazzaniga, 1986; Nass et al., 1989; Vargha-Khadem et al., 1992; Muter et al., 1997; Ballantyne et al., 1994; Brizzolara et al., 2002). Bates e Roe (2001) in una metanalisi condotta su 12 studi concludono che nella maggior parte di questi studi non si dimostrano significativi effetti di lato della lesione sul QI verbale o di performance. Una riduzione del QI di performance rispetto a quello verbale (largamente replicata in varie casistiche e quindi consistente ed attendibile) sembra invece caratterizzare i bambini emiplegici indipendentemente dal lato della lesione.

Questa dissociazione potrebbe riflettere il fatto che la modalità di somministrazione delle prove di performance penalizza particolarmente i bambini emiplegici, in quanto molti subtest delle scale intellettive di performance richiedono un output motorio manuale, limiti di tempo di esecuzione e coordinazione bimanuale. Muter et al. (1997) hanno trovato tuttavia che, anche non prendendo in considerazione il tempo di esecuzione della prova di "block design" della scala WISC, i punteggi degli emiplegici erano inferiori a quelli dei controlli.

Effetto "crowding"

L'abbassamento del QI di performance potrebbe riflettere il cosiddetto effetto "crowding" (Lansdell, 1969; Teuber, 1975) per il quale l'emisfero destro dovrebbe assumere anche le funzioni di quello sinistro leso; la conseguente competizione per lo spazio neurale di circuiti funzionali specializzati produrrebbe uno svantaggio delle funzioni destre non verbali. Nell'emiplegia congenita sinistra, invece, non si osserverebbe un effetto "crowding", cioè la riduzione delle capacità verbali con integro sviluppo di quelle visuospaziali. L'asimmetria dell'effetto "crowding" viene attribuita ad asincronie di sviluppo nella maturazione funzionale dei due emisferi cerebrali e a maggiori potenzialità di sostituzione funzionale da parte delle aree meno specializzate. I dati comportamentali suggeriscono che siano le aree posteriori dell'emisfero destro ad essere funzionalmente più immature rispetto alle aree omologhe dell'emisfero sinistro, ma questa ipotesi non ha ancora trovato adeguata conferma sperimentale con tecniche neurofisiologiche o di neuroimaging (Chiron et al., 1997).

L'ipotesi del "crowding" non è dimostrabile in modo convincente dai soli dati dell'abbassamento del QI di performance. Infatti le scale intellettive di performance non sono strumenti neuropsicologici specifici per misurare funzioni dell'emisfero destro come la percezione e la conoscenza dello spazio, la memorizzazione di stimoli non verbali, il riconoscimento di stati emotivi, dei volti, ecc.

Deficit specifici sono stati raramente descritti: in un bambino con lesione emisferica sinistra congenita sono state evidenziate da Brizzolara et al. (1984) difficoltà in compiti visuo-spaziali come la lettura dell'orologio, la discriminazione dell'orientamento di linee sia in modalità visiva sia tattile, a fronte invece un normale sviluppo di abilità verbali.

Carlsson (1997) ha trovato in emiplegici destri congeniti una difficoltà nella riproduzione a memoria di disegni astratti con la mano sinistra, difficoltà non riscontrata negli emiplegici sinistri. L'autore attribuisce questo risultato all'effetto "crowding" e a un deficit specifico di memoria visuo-spaziale a breve termine, espressione di una disfunzione dell'emisfero destro vicariante. Korkman e von Wendt (1995) hanno invece cercato di dimostrare l'ipotesi del "crowding" utilizzando prove di specializzazione emisferica sia per il linguaggio sia per funzioni non verbali (discriminazione di espressioni facciali). Nonostante emergano pattern di lateralizzazione cerebrale alterati a seguito della lesione focale, questi autori rilevano una considerevole variabilità individuale nella riorganizzazione inter e intra-emisferica che segue ad un danno cerebrale precoce.

Seppure l'esistenza di deficit visuo-spaziali specifici a seguito di lesioni sinistre costituisca la prova di un mancato sviluppo funzionale dell'emisfero destro, essa non fornisce una dimostrazione diretta della specializzazione anomala dell'emisfero destro per il linguaggio.

La lateralizzazione del linguaggio è stata studiata recentemente con l'uso di paradigmi di ascolto dicotico in bambini con emiplegia congenita. Tali studi hanno dimostrato che il linguaggio si riorganizza nell'emisfero destro a seguito di lesioni congenite dell'emisfero sinistro (Nass et al., 1992; Hughdal e Carlsson, 1994; Isaacs et al., 1996). Recentemente Brizzolara et al. (2002) hanno dimostrato inoltre che i fattori che inducono la riorganizzazione interemisferica del linguaggio sono la localizzazione della lesione in aree temporali dell'emisfero sinistro e il timing perinatale della lesione.

Individuare i fattori responsabili della riorganizzazione funzionale del substrato nervoso a seguito di lesioni precoci unilaterali è quindi un problema ancora aperto cui l'approccio integrato neuropsicologico e di tecniche di esplorazione funzionale del SNC potrà dare un contributo negli anni a venire.

Timing della lesione e outcome cognitivo

Uno dei fattori che sembra influenzare l'outcome cognitivo è quello del timing della lesione. Sono numerosi gli studi neuropsicologici delle emiplegie del bambino mirati a distinguere gli effetti conseguenti a un danno prenatale, o che si manifesta entro i primi 6 mesi di vita, da quelli conseguenti a un danno acquisito successivamente. La tipologia del disturbo cognitivo e le sue conseguenze sull'evoluzione della vita mentale possono essere molto diverse a seconda del momento in cui avviene il danno cerebrale, riflettendo livelli diversi di organizzazione e maturazione anatomo-funzionale. L'idea che la plasticità diminuisce all'aumento della specializzazione corticale è ampiamente consolidata (Stiles, 2001 per una rassegna recente): ci sono ormai dati clinici che dimostrano come bambini con lesioni focali congenite dell'emisfero sinistro apprendano il linguaggio adeguatamente entro i primi 5 anni di vita (Vicari et al., 2000; Chilosi et al., 2001), mentre quando la lesione è più tardiva si possono evidenziare deficit linguistici che non vengono recuperati interamente nel tempo. È difficile tuttavia valutare il peso del fattore età della lesione separatamente da altri fattori, come ad esempio l'eziologia, la localizzazione, l'estensione: all'interno delle emiplegie congenite ad esempio possiamo distinguere fra lesioni prenatali, che avvengono in vari periodi della vita gestazionale (cisti prenatali encefaloclastiche, lesioni della sostanza bianca da emorragie parenchimali o leucomalacia periventricolare) e quelle che avvengono in epoca perinatale (lesioni cortico-sottocorticali da infarti cerebrali), diverse ancora nei meccanismi eziopatogenetici, da lesioni gliotiche post-natali causate da traumi cranici, infezioni ecc. (Cioni et al., 1997). Anche i pattern di riorganizzazione cerebrale a seguito di lesioni precoci potrebbero cambiare in funzione dell'epoca della lesione, come abbiamo dimostrato in uno studio recente sulla lateralizzazione del linguaggio in emiplegici con lesioni perinatali o prenatali. (Brizzolara et al., 2002). Utilizzando un test di ascolto dicotico si è evidenziato che nei bambini con lesioni corticali sinistre avvenute in epoca perinatale il linguaggio era lateralizzato in emisfero destro, mentre i bambini che avevano subito in epoca prenatale lesioni periventricolari a carico delle sostanza bianca dell'emisfero sinistro presentavano una lateralizzazione per il linguaggio nello stesso emisfero leso.

Tempo trascorso fra età della lesione ed età della valutazione neuropsicologica

Questo fattore è stato preso in considerazione in due interessanti lavori (Levine et al., 1987; Banich et al., 1990) nei quali si sostiene che nelle lesioni congenite il QI peggiora con il trascorrere del tempo, mentre questa tendenza non si evidenzia negli emiplegici acquisiti. Uno studio longitudinale di Muter et al. (1997) su 38 emiplegici congeniti ha tuttavia dimostrato un significativo decalage del solo QI di performance nella fascia di età fra 3 e 5 anni.

Bates et al. (1999) in uno studio trasversale su 76 emiplegici congeniti di età compresa fra 3 e 14 anni non hanno replicato il dato di Banich et al. (1990) di una significativa correlazione fra età e QI, anche se il QI tendeva a diminuire al crescere dell'età. Gli autori ipotizzano che il peggioramento del QI possa essere dovuto anche ad artefatti metodologici di selezione del campione negli studi trasversali, in quanto nei gruppi di età maggiore sarebbero molto più rappresentati i bambini con disturbi cognitivi che proprio per questo motivo si rivolgono alle strutture riabilitative.

In realtà non sappiamo ancora se c'è una proporzionalità costante fra outcome cognitivo ed età della lesione e quali siano i limiti per la plasticità e le potenzialità del recupero (si veda su questo punto Bates e Roe, 2001). Si potrebbe ipotizzare che in fasi diverse dello sviluppo quando si tratta di apprendere compiti cognitivi nuovi e complessi (ad es. la lingua scritta o il calcolo), il cervello infantile che ha subito lesioni funzionalmente compensate possa andare incontro a nuovi processi di riorganizzazione, con conseguenti periodi di transitorie difficoltà e successive compensazioni.

Solo studi longitudinali su popolazioni ampie valutate in un arco temporale sufficientemente lungo potranno darci informazioni conclusive sulla relazione fra età della lesione e traiettorie di sviluppo cognitivo.

Deficit specifici neuropsicologici

L'approccio neuropsicologico ci sembra particolarmente utile per identificare i deficit specifici e la loro eventuale correlazione con le caratteristiche della lesione sottostante il quadro emiplegico. Tale approccio infatti è mirato allo studio di singole funzioni cognitive, frazionabili in una serie di processi sulla base di modelli teorici cognitivisti.

Gli studi neuropsicologici di quest'ultimo decennio (Bates et al., 1997, Vicari et al., 1998; Chilosi et al., 2001) hanno segnato un avanzamento notevole sul piano metodologico rispetto ai lavori degli anni 80 che includevano nelle casistiche sia emiplegici congeniti sia acquisiti e spesso non fornivano, per la ridotta diffusione delle tecniche di neuroimmagini, una documentazione neuroradiologica delle lesioni. Progressi sono stati compiuti anche nella metodologia di osservazione neuropsicologica, con l'introduzione di nuovi strumenti di valutazione che consentono di monitorare lo sviluppo di funzioni cognitive in epoche molto precoci dello sviluppo (ad esempio il linguaggio nei primi tre anni di vita). La sinergia fra migliori metodiche strumentali per la documentazione delle caratteristiche delle lesioni e misure più raffinate delle funzioni comportamentali, applicata a casistiche ben selezionate e numerose, ha permesso di ottenere dati affidabili per una migliore comprensione dello sviluppo di specifiche funzioni cognitive nei bambini con emiplegia congenita.

Abilità visuo-spaziali e visuo-prassiche

Disturbi specifici in attività visuo-costruttive come riprodurre configurazioni spaziali con blocchi o il disegno su copia o spontaneo sono stati dimostrati sia in emiplegici sinistri che destri (Stiles e Nass, 1991; Stiles et al., 1996; Vicari et al., 1998; Akshoomoff et al., 2002). La natura dei deficit variava tuttavia in funzione del lato della lesione: nel disegno su copia e a memoria i bambini con lesione destra mostravano un deficit a carico dell'organizzazione globale della figura, quelli con lesione sinistra producevano meno dettagli, ma il pattern spaziale era preservato.

La difficoltà ipotizzata dagli autori è che il deficit conseguente a una lesione dell'emisfero destro consista nella difficoltà di integrazione spaziale degli elementi locali. Gli emiplegici con lesioni sinistre avrebbero invece difficoltà a riprodurre i dettagli, mantenendo tuttavia un'organizzazione spazialmente integrata anche se semplificata.

Traiettorie evolutive delle abilità visuo-spaziali

Con un recente lavoro longitudinale Akshoomoff et al. (2002) hanno cercato di definire quali siano le caratteristiche tipiche delle abilità spaziali e visuo-costruttive dei bambini con lesioni cerebrali unilaterali, cercando di individuare anche la traiettoria evolutiva di queste abilità. Questi autori hanno studiato le produzioni di disegni su copia e a memoria con un test largamente usato (la figura complessa di Rey-Osterrieth) per valutare le abilità costruttive visuo-spaziali, di pianificazione e memoria in varie epoche dello sviluppo (a 6, 8, 10 e 12 anni). Sono stati valutati sia i prodotti (Stern et al., 1994) sia i processi o le strategie usate nella prova su copia e a memoria.

I prodotti sono stati quantificati sulla base della presenza, accuratezza di riproduzione e posizionamento spaziale di elementi configurali, raggruppamenti e dettagli di cui è formato il disegno; i processi (approccio di pianificazione e organizzazione del compito) sono invece stati valutati sulla base di categorie che descrivono le procedure usate nello sviluppo normale fra i 6 e i 12 anni (Akshoomoff e Stiles, 1996). Nello sviluppo normale si passa da un approccio analitico e destrutturato, costruito a partire dagli elementi del modello, a un approccio integrato in cui si procede dalla configurazione globale alla collocazione dei dettagli.

È interessante notare che gli emiplegici di questa ricerca presentano punteggi più bassi per quanto riguarda i prodotti nelle fasce di età più precoci, ma migliorano successivamente le loro prestazioni che, pur non raggiungendo mai livelli del tutto normali in termini di completezza del disegno e di posizionamento spaziale degli elementi, diventano sufficientemente accurate.

Per quanto riguarda le strategie, non si osserva quel miglioramento sistematico che si osserva nello sviluppo normale, con persistenza di strategie più immature; in particolare nessun bambino con lesione destra utilizza l'approccio integrato globale/analitico, mentre alcuni bambini con lesioni sinistre mostrano questo processo più evoluto.

Le differenze fra bambini emiplegici e controlli e fra lesi sinistri e destri vengono amplificate con il disegno a memoria. Infatti in questa condizione i bambini devono utilizzare una rappresentazione interna del modello ed è a questo livello che emergono differenze fra i gruppi, di tipo qualitativo più che quantitativo. I bambini con lesioni destre producono infatti disegni poco integrati a livello globale, più frammentati rispetto ai bambini con lesioni sinistre le cui produzioni a memoria riflettono rappresentazioni in cui prevale il livello globale.

Le differenze qualitative riscontrate nello studio di Akshoomoff et al. (2002) sono compatibili anche con modelli neuropsicologici utilizzati con pazienti adulti con lesioni destre e sinistre da infarti cerebrali (Kirk e Kertesz, 1989). Per i pazienti con lesioni destre questi autori ipotizzano un deficit di cognizione visuo-spaziale e un'elaborazione di tipo analitica; la scadente prestazione dei pazienti con lesione sinistra sarebbe invece da attribuire a un deficit di concettualizzazione dell'oggetto da rappresentare graficamente, riconducibile forse al disturbo afasico presente in molti di essi. Uno studio di Carlesimo et al. (1993) prende in esame l'ipotesi che il ruolo dell'emisfero destro nelle attività visuo-costruttive sia particolarmente importante quando si tratta di manipolare gli oggetti sulla base delle informazioni visive (abilità manipolatorie-spaziali) e ci offre interessanti suggerimenti sulla possibilità di esaminare separatamente il contributo dei deficit motori, visuo-percettivi e manipolatorio-spaziali nelle prestazioni visuo-costruttive. Per fare questo, sono state utilizzate prove di rapidità dei movimenti (finger tapping) e di discriminazione dell'orientamento spaziale che non implicano risposte di tipo esecutivo (discriminazione della direzione di linee inclinate). Le abilità manipolatorie spaziali sono state indagate sia con compiti di copia di disegni che richiedono analisi di stimoli spaziali complessi, sia con un compito di tracking visivo, come tracciare una linea restando entro margini stabili. Gli autori concludono che gli emiplegici sinistri hanno difficoltà anche nei compiti visuo-percettivi, a differenza degli emiplegici destri.

I lavori che abbiamo preso in esame sia nel bambino sia nell'adulto con lesioni cerebrali danno importanti indicazioni sulla potenziale ricchezza dell'approccio neuropsicologico a costruire modelli neurocognitivi, con l'obiettivo di identificare gli elementi costitutivi dei processi cognitivi complessi ed evidenziare eventuali deficit specifici e differenze individuali.

Questo tipo di approccio di tipo cognitivista che non è stato fin qui sufficientemente utilizzato negli studi neuropsicologici sulle emiplegie infantili, oltre a permettere una diagnosi più fine del disturbo cognitivo, potrebbe rappresentare il modello di riferimento nella costruzione di un protocollo di valutazione neuropsicologica e nella programmazione riabilitativa.

Abilità linguistiche

Come è noto all'emisfero sinistro è demandato il processamento del linguaggio. È stato stimato che questa specializzazione riguardi fra il 95 e il 98% degli adulti destrimani. La comprensione di come si sviluppi questa capacità speciale, quale ne sia la natura, e di cosa accada nel caso che una lesione cerebrale danneggi l'emisfero sinistro in epoche precoci dello sviluppo non è ancora completamente acquisita.

Lo studio dello sviluppo linguistico in bambini con lesione cerebrali congenite unilaterali è dunque rilevante per capire se la specializzazione dell'emisfero sinistro è determinata in modo irreversibile, nel qual caso ci si aspetterebbe un alterato sviluppo linguistico nei bambini con lesioni sinistre, (Woods, 1983) o se entrambi gli emisferi sono equivalenti alla nascita e quindi il lato della lesione non è rilevante (Lenneberg, 1967). Il superamento di queste due posizioni estreme è stato realizzato grazie agli studi che da un decennio a questa parte sono stati effettuati su casistiche di bambini con lesioni unilaterali congenite destre e sinistre, il cui sviluppo linguistico è stato monitorato in epoche precoci e con adeguati strumenti di valutazione (Thal et al., 1991; Bates et al., 1997; Vicari et al., 2000).

Lo studio di Thal et al. (1991) su bambini con lesioni congenite destre e sinistre valutati fra il primo e il terzo anno di vita dimostra che in ambedue i gruppi è presente un ritardo nella produzione linguistica, mentre la comprensione lessicale è più ritardata nei bambini con lesioni destre. Il successivo studio di Bates et al. (1997) estende questi risultati a un più ampio campione e trova che nei primi due anni di vita i bambini con lesioni sinistre presentano un ritardo selettivo nella produzione lessicale, mentre i bambini con lesioni destre presentano un ritardo nella produzione di gesti comunicativi e simbolici; nel terzo anno di vita tuttavia il ritardo si mantiene in modo specifico per il lessico e la grammatica nei bambini con lesioni sinistre che coinvolgono il lobo temporale e nei bambini con lesioni sinistre e destre che coinvolgono il lobo frontale. I dati di questi primi lavori (per lo più trasversali) fanno intravedere un quadro evolutivo complesso e non riconducibile a ipotesi semplicistiche di ritardo o di sviluppo normale in base al lato della lesione, ma a processi di riorganizzazione che cambiano nel tempo.

Traiettorie evolutive del linguaggio a seguito di lesioni sinistre e destre

Con uno studio longitudinale di bambini emiplegici di lingua italiana con danno unilaterale pre-perinatale sinistro o destro, valutati nella fascia di età fra i 13 e i 46 mesi, Chilosi et al. (2001) hanno confermato il ritardo iniziale nello sviluppo linguistico (in produzione ma non in comprensione), ma hanno anche meglio definito la traiettoria evolutiva dell'acquisizione del linguaggio sulla base del lato della lesione.

Nei bambini con lesione sinistra il ritardo era inizialmente più accentuato sia per il lessico sia per la grammatica. A 4 anni, pur registrandosi un significativo progresso nelle abilità linguistiche, il ritmo di sviluppo non riusciva a tenere il passo con quello normale. Questi bambini mantenevano stabilmente il ritardo iniziale; nei lesi destri, nei quali il ritardo sembrava minore, la discrepanza con il ritmo di sviluppo normale aumentava progressivamente. Gli autori sottolineano che mentre l'emisfero sinistro gioca un ruolo prevalente nelle fasi iniziali di acquisizione del linguaggio, il passaggio da forme semplici a forme più complesse di organizzazione linguistica può chiamare in causa un più ampio network neurale e una maggiore cooperazione fra i due emisferi cerebrali.

I risultati di questo lavoro indicano che circuiti neurali deputati all'elaborazione del linguaggio sono già attivi funzionalmente in fasi precoci dello sviluppo e che meccanismi e circuiti compensatori si attuano in risposta all'insulto cerebrale, al prezzo, tuttavia, di un prolungato periodo di riorganizzazione, con un rallentamento dei ritmi di sviluppo che può variare in funzione sia di caratteristiche individuali sia degli aspetti del linguaggio presi in esame.

In conclusione, i principali risultati degli studi più recenti sullo sviluppo del linguaggio nelle emiplegie congenite, acquisiti grazie ai progressi metodologici (migliore documentazione delle lesioni con tecniche di neuroimaging, uso di test linguistici adatti alle prime fasi dello sviluppo, studi di follow-up) si potrebbero così sintetizzare:

1. nei bambini con lesioni congenite sinistre lo sviluppo del linguaggio, benché nella norma, è ai limiti inferiori e procede ad un ritmo più lento;

2. il confronto fra bambini con lesioni sinistre e destre non rileva clamorose differenze, ma semmai traiettorie evolutive diverse, caratterizzate da un rallentamento del ritmo evolutivo almeno fino ai 5 anni di età; oltre tale età non si riscontrerebbero più differenze fra bambini con lesioni precoci e bambini di controllo (Reilly et al., 1998).

Eventuali sequele a lungo termine in età scolare nell'apprendimento di abilità complesse che coinvolgono anche abilità linguistiche (ad esempio la lingua scritta) sono ancora scarsamente documentate.

Gli apprendimenti scolastici

La presenza di disturbi di apprendimento specifici della lingua scritta e della matematica in bambini emiplegici con normale sviluppo intellettivo è stata recentemente descritta in due studi (Frampton et al., 1998; Frith e Vargha-Khadem, 2001). Nel primo studio su 59 bambini emiplegici facenti parte di una larga casistica, il 35,6% presentava difficoltà di apprendimento superiori a quelle attese sulla base del QI, ugualmente distribuite fra emiplegici destri e sinistri in almeno una delle abilità considerate (lettura, scrittura, aritmetica). Le difficoltà erano correlate con l'indice di gravità neurologica (Goodman e Yude, 1996), il che induceva gli autori a ipotizzare un legame fra il disturbo di apprendimento e le anomalie neurobiologiche sottostanti l'emiplegia. Nel gruppo studiato si riscontrava inoltre un'elevata incidenza di disturbi emotivi e comportamentali (62%). Gli autori interpretano l'elevato rischio di disturbi di apprendimento fra gli emiplegici come evidenza dei limiti della plasticità neurale che non riuscirebbe a compensare in funzioni cognitive più complesse.

Queste ipotesi presentano un notevole interesse anche nell'ottica di predisporre calendari di follow-up in età critiche per monitorare l'andamento dello sviluppo cognitivo; esse attendono tuttavia il vaglio di ricerche longitudinali su campioni sufficientemente numerosi di emiplegici.

In una piccola casistica studiata dal nostro gruppo (13 bambini che frequentano la scuola elementare) abbiamo ottenuto risultati preliminari che denotano, in più della metà del campione studiato, la presenza di difficoltà specifiche di lettura e di calcolo, senza differenze in base al lato della lesione. È interessante osservare che tali difficoltà si presentano nei bambini all'inizio della scolarizzazione più che negli ultimi due anni del ciclo elementare. I dati sono trasversali e su un piccolo campione e quindi inducono a cautela interpretativa, ma non si può non notare come suggestiva la somiglianza con i dati dell'acquisizione linguistica, sia per quanto riguarda la presenza di emiplegici destri e sinistri fra i bambini con difficoltà di apprendimento, sia per quanto riguarda un iniziale rallentamento nei ritmi evolutivi legati all'acquisizione di nuove abilità, che vengono poi successivamente recuperate.

Conclusioni

L'esame dei molti studi dedicati allo sviluppo neuropsicologico dei bambini con emiplegia congenita ha permesso di evidenziare un'ampia variabilità di risultati ed alcuni dati invece ben consolidati. Le emiplegie congenite presentano in genere un outcome favorevole per quanto riguarda lo sviluppo cognitivo generale, con il principale fattore prognostico negativo rappresentato dall'epilessia. Ci sembra che questo sia uno degli aspetti su cui i ricercatori concordano in modo unanime e quindi un dato particolarmente forte. Come agenda per il futuro ci sembra che meriti ulteriori approfondimenti lo studio delle caratteristiche cliniche dell'epilessia e i pattern neuropsicologici associati.

Un secondo punto da sottolineare ci sembra quello relativo al costo dei processi di riorganizzazione: l'outcome è in genere soddisfacente ma i tempi di acquisizione delle principali funzioni cognitive (linguaggio, abilità visuo-prassiche e spaziali) sono protratti rispetto allo sviluppo normale. Appare dunque necessaria la valutazione precoce e il follow-up dello sviluppo cognitivo dei bambini emiplegici per predisporre in tempo interventi riabilitativi mirati.

Protocollo di valutazione neuropsicologica delle emiplegie

La valutazione neuropsicologica di un bambino emiplegico deve prevedere un protocollo di prove standardizzate, diversificate in funzione dell'età e del livello di sviluppo cognitivo del paziente, nonché in grado di misurare le principali funzioni cognitive (linguaggio, memoria, cognizione visuo-spaziale, abilità visuo-prassiche) (Tab. 3). Fasi critiche dello sviluppo in cui effettuare le valutazioni sono l'età prescolare e il passaggio dall'età prescolare a quella scolare. L'età scolare deve poi prevedere monitoraggi dei diversi livelli di apprendimenti.

Una valutazione di base dovrebbe comprendere almeno una misura dello sviluppo intellettivo generale con strumenti psicometrici validati su campioni sufficientemente numerosi e rappresentativi della cultura e della lingua del bambino esaminato.

Per i primi quattro anni sono disponibili scale intellettive che producono quozienti di sviluppo del dominio verbale e non verbale (ad esempio le scale Griffiths o Bayley); successivamente possono essere utilizzate le scale WPPSI e WISC. È utile la somministrazione, a partire dall'età scolare, di una prova di problem solving che non richieda output motorio, come le Matrici progressive di Raven (1984). Questo test fornisce un indice di intelligenza fluida che può essere confrontato con le prestazioni ottenute alle scale psicometriche, che invece richiedono in gran parte l'accesso a informazioni memorizzate, riflettenti un'intelligenza cristallizzata.

L'approccio del bambino al test, la sua adattabilità alle richieste dell'esaminatore, la tenuta attentiva prolungata che molti test richiedono, la capacità di affrontare la situazione

Tabella 3. Protocollo di valutazione neuropsicologica nelle emiplegie

Funzione	Test
Linguaggio	
Lessico recettivo	Pebody Picture Vocabolary Test (Stella)
Lessico espressivo	Test vocabolario figurato (IRCCS Stella Maris)
Morfosintassi espressione	Produzione spontanea
	Test ripetizione frasi (Benassi et al.)
	Racconto su input figurato (Frog story, Meyer)
Morfosintassi comprensione	Test di Comprensione Verbale per Bambini-TCGB (Chilosi e Cipriani)
Lateralizzazione cerebrale	Test di ascolto dicotico (forma "fused") (Brizzolara et al.)
Lingua scritta	
Abilità metalinguistiche	Giudizio di rime
	Analisi e sintesi fonemica (Martini)
Velocità e correttezza di lettura	Prove M.T. (Cornoldi e Colpo)
di un testo e di parole singole	Batteria per la dislessia evolutiva (Sartori et al.)
Comprensione della lettura	Prove M.T (Cornoldi e Colpo)
Correttezza di scrittura sotto dettatura	Batteria per la dislessia evolutiva (Sartori et al.)
Abilità visuo-percettive	Vedi protocollo diplegici
Memoria	
Breve Termine Verbale	Digit span (Orsini et al.)
	Span di parole (IRCCS Stella Maris)
Breve Termine Spaziale	Block Tapping Test-Corsi (Orsini et al.)
Lungo Termine Verbale	Apprendimento liste di parole (Vicari et al.)
Lungo Termine Spaziale	Riproduzione figura Rey-Osterrieth a memoria (Rey)
Funzioni esecutive	Torre di Londra (Krikorian et al.)
	Day-and-night (<6 anni) (Gerstadt et al.)
	Wisconsin Card Sorting Test, WCST (>6 anni) (Heaton et al.)
	Fluenza semantica e fonologica (IRCCS Stella Maris)

di valutazione senza l'aiuto dei genitori (per i bambini in età prescolare) sono un'indicazione utile sul grado di maturità affettivo/cognitiva e di autonomia del bambino.

La valutazione cognitiva in età prescolare e scolare nelle forme tetraplegiche e discinetiche

Le difficoltà motorie dei bambini affetti da forme discinetiche e tetraparetiche rendono molto difficile sia la valutazione degli aspetti generali dell'intelligenza, sia degli aspetti neuropsicologici più specifici, tanto più che ai deficit esecutivi si accompagna in genere una grave disartria o anartria.

Ciò ha limitato la possibilità di ricerche sistematiche sullo sviluppo di queste funzioni in età prescolare e scolare e la letteratura al riguardo è molto limitata.

Poiché le forme di interazione che il bambino ha sia nell'ambiente scolastico sia nel nucleo familiare sono prevalentemente di tipo linguistico, gli studi fatti hanno privilegiato questo ambito. Dahlgren Sandberg e Hjelmquist (1997) hanno studiato le abilità metalinguistiche, mnesiche e di apprendimento della lingua scritta in un campione di 27 bambini affetti da varie forme di PCI, che non potevano usare il linguaggio e usavano la tecnica Bliss per comunicare con simboli grafici (Hehner, 1982); tale tecnica si ipotizza che sviluppi le funzioni simboliche. A parità di età mentale, che nel gruppo con PCI era circa la metà di quella cronologica, non sono state trovate differenze nelle abilità metafonologiche sia rispetto ai controlli normali con equivalente età mentale, sia rispetto ai controlli con ritardo psichico ma con equivalente età cronologica. Le prestazioni dei bambini con PCI erano invece significativamente inferiori rispetto agli altri due gruppi nella memoria visiva sequenziale, in quella visuo-spaziale e nella comprensione verbale. Per quanto riguarda la lettura, il gruppo con PCI non si differenziava dai controlli normali, mentre era significativamente inferiore rispetto ai ritardati mentali.

Più di recente Sabbadini et al. (2001) hanno proposto un'ampia batteria neuropsicologica (di abilità linguistiche e metalinguistiche, mnesiche, percettive e visuo-spaziali) ad un campione di otto pazienti con età cronologica media di anni 16,5 ed età mentale alla Leiter International Performance Scale (Levine, 1989) corrispondente a 4,5 anni. Il campione sperimentale è stato selezionato sulla base della capacità di usare un sensore, di mantenere una sufficiente capacità attentiva e di fissazione oculare, di rispettare le regole di un compito strutturato e di comprendere ed eseguire ordini semplici. Le prestazioni dei soggetti con PCI sono state confrontate con quelle di altrettanti controlli normali di età mentale corrispondente. È interessante notare che mentre il gruppo sperimentale aveva prestazioni significativamente inferiori a quelle dei controlli nelle prove visuo-percettive, questo non avveniva in tutti gli altri test utilizzati, ad eccezione della prova di comprensione grammaticale TCGB (Chilosi e Cipriani, 1995). Il risultato relativo alle competenze linguistiche è in accordo con precedenti studi sperimentali ed è stato interpretato come conseguenza di una prevalente esposizione ambientale mediata dal linguaggio, che ha sostenuto lo sviluppo delle componenti semantiche e lessicali (per le difficoltà sintattiche viene invece ipotizzato un disturbo a livello di working memory).

L'aspetto peculiare dei lavori svolti con pazienti affetti da grave disturbo motorio e della produzione verbale è rappresentato dalla necessità di adottare modifiche nelle norme di somministrazione delle singole prove (la più frequente delle quali è rappresentata dall'indicare al soggetto in successione le risposte alternative e di rilevare la sua risposta affermativa) che rendono meno affidabili i risultati ottenuti, in quanto raccolti in maniera difforme rispetto ai valori di riferimento. Modifiche più complesse all'apparato sperimentale, come quelle adottate da Sabbadini et al. (1998) nello studio di una paziente con tetraparesi spastica, se hanno permesso di ottenere una selezione autonoma delle risposte alla LIPS da parte del soggetto, attraverso un sistema di lampadine gestite da un sensore, rendono ancora più acuto, come rilevano gli stessi autori, il problema della validità dei dati ottenuti.

Queste brevi citazioni danno l'idea di quante difficoltà comporti la somministrazione di prove standardizzate, come pure della parziale validità delle prestazioni rilevate. Sulla base dell'esperienza clinica riteniamo che le informazioni raccolte nei vari ambiti funzionali (linguaggio, memoria, percezioni), per quanto parzialmente imprecise, rappresentino la base, la precondizione indispensabile per un corretto approccio riabilitativo. Una valutazione che prescindesse dall'uso di strumenti psicodiagnostici comporterebbe infatti un'elevata probabilità di sovrastimare o sottostimare il reale livello evolutivo del bambino, con il conseguente rischio di proporre poi situazioni inadeguate di stimolazione. La valutazione cognitiva e di funzioni specifiche, quando anche i dati ottenuti fossero da valutare con una certa cautela rispetto ai valori di riferimento delle singole prove, permette comunque, di effettuare il follow-up individuale, attraverso il quale può essere mantenuto sotto controllo il ritmo evolutivo nei singoli distretti funzionali, con la possibilità di adattare il programma riabilitativo alle più specifiche difficoltà evolutive che di volta in volta emergono.

Fra gli strumenti psicodiagnostici più diffusi e disponibili riteniamo che quelli elencati di seguito siano i più idonei alla somministrazione adattata alle difficoltà dei singoli bambini.

Per l'area cognitiva sono consigliabili le Leiter International Performance Scale e le Matrici Progressive (PM 47), per gli aspetti lessicali del linguaggio il PPVT e per quelli sintassici il TCGB, ed infine per l'area visuo-percettiva il TVPS-R.

Conclusioni generali

Le diverse forme cliniche con cui si manifesta la PCI presentano, come si è visto, una notevole variabilità nei profili psicologici e delle funzioni neuropsicologiche, che comportano la necessità di proporre protocolli valutativi differenziati sia in base all'età sia alla forma clinica. Grazie agli studi dell'ultimo decennio, legati all'evoluzione sul piano metodologico (ad esempio migliore documentazione neuroradiologica delle lesioni, disponibilità di strumenti psicodiagnostici più raffinati), sono state individuate aree specifiche di difficoltà cognitive in precedenza passate inosservate. A questo avanzamento sul piano diagnostico non ha finora corrisposto una diffusione della cultura riabilitativa neuropsicologica differenziata da soggetto a soggetto sulla base delle caratteristiche individuali. Riteniamo che questo sia l'obiettivo prioritario dei prossimi anni, da perseguire mediante un lavoro integrato fra chi opera in campo diagnostico e chi invece deve mettere in pratica le indicazioni riabilitative. I disturbi visuo-percettivi frequenti nei quadri diplegici, quelli linguistici presenti nei primi anni di vita nei bambini emiplegici, i deficit comunicativi che caratterizzato i quadri più gravi sul piano motorio, sono ambiti nei quali un intervento mirato a compensare precocemente le aree di svantaggio, potrebbe incidere significativamente sulla prospettiva evolutiva a più lungo termine.

Bibliografia

Abercrombie MLJ, Gardiner PA, Hansen E et al (1964) Visual perceptual and visuomotor impairment in physically handicapped children. Percept Mot Skills 18:561-625

Achenbach TM (1991) Manual for the child behavior checklist 4-18 years and 1991 profile. Burlington (VT), USA Department of Psychiatry, University of Vermont

Aicardi J, Bax M (1998) Cerebral Palsy In: Aicardi J (ed) Diseases of the Nervous System in Childhood-second edition. MacKeith Press, London, pp 210-239

Akshoomoff NA, Stiles J (1996) The influence of pattern type on children's block design performance. J Int Neuropsychol Soc 2:392-402

Akshoomoff NA, Feroleto CC, Doyle RE, Stiles J (2002) The impact of early unilateral brain injury on perceptual organization and visual memory. Neuropsychologia 40:539-561

American Psychiatric Association (2000) Diagnostic and Statistical Manual of Mental Disorders, 4th edition Revised. American Psychiatric Association, Washington DC

Ballantyne AO, Scarvie KM, Trauner D (1994) Verbal and performance IQ patterns in children after perinatal stroke. Dev Psychol 10:39-50

Banich MT, Levine CS, Hongkeun K, Huttenlocher P (1990) The effects of developmental factors on IQ in hemiplegic children. Neuropsychologia 28:35-47

Bates E, Camaioni L, Volterra V (1975) The acquisition of performatives prior to speech. Merrill-Palmer Quarterly 21:205-226

Bates E, Thal D, Aram D et al (1997) From first words to grammar in children with focal brain injury. Dev Neuropsychol 13:275-343

Bates E, Vicari S, Trauner D (1999) Neural mediation of language development: Perspectives from lesion studies of infants and children In: Tager-Flushberg H (ed) Neurodevelopmental Disorders, MIT Press, Cambridge (Ma) pp 533-581

Bates E, Roe K (2001) Language development in children with unilateral brain injury In: Nelson CA Monica L (eds) Handbook of developmental cognitive neuroscience. MIT Press, Cambridge (Ma) pp 281-308

Beery KE (2000) VMI Developmental Test of Visual-Motor Integration. Il Beery Buktenica con i test supplementari di Percezione Visiva e Coordinazione Motoria Traduzione e studio italiano a cura di C Preda- Manuale. Organizzazioni Speciali Firenze

Benassi C, Chilosi AM, Pfanner L, Cipriani P (1997) Lo sviluppo delle abilità di ripetizione in età pre-scolare: prospettive applicative per lo studio dei disturbi specifici del linguaggio. Psichiatria dell'Infanzia e dell'Adolescenza 64:323-338

Benton AL, Varney NR, Hamsher KD (1990) Test di giudizio di orientamento di linee - Versione Italiana. Organizzazioni Speciali, Firenze

Benton AL, Hamsher KD, Varney NR, Spreen O (1992) Test di riconoscimento di volti ignoti - Versione italiana, Organizzazioni Speciali, Firenze

Biancardi A, Stoppa E (1997) Il test delle Campanelle modificato: una proposta per lo studio dell'attenzione in età evolutiva. Psichiatria dell' infanzia e dell'adolescenza 64:73-84

Bisiacchi PS, Lonciari I, Liguoro S (1997) Approccio neuropsicologico ai disturbi cognitivi in età evolutiva. Proposta di uno strumento di valutazione. Cedam, Padova

Brizzolara D, Chilosi A, De Nobili GL, Ferretti G (1984) Neuropsychological assessment of a case of early right hemiplegia: qualitative and quantitative analysis. Percept Mot Skills 59:1007-1010

Brizzolara D, Pecini C, Brovedani P et al (2002) Timing and type of congenital brain lesion determine different patterns of language lateralization in hemiplegic children. Neuropsychologia 40:620-632

Carlesimo GA, Fadda L, Caltagirone C (1993) Basic mechanisms of constructional apraxia in unilateral brain-damaged patients: role of visuo-perceptual and executive disorders. Clin Exp Neuropsychol 15:342-58

Carlsson G (1997) Memory for words and drawings in children with hemiplegic cerebral palsy. Scand J Psychol 38:265-273

Chilosi AM, Cipriani P (1995) TCGB – Test di Comprensione Grammaticale per Bambini. Edizioni del Cerro, Pisa

Chilosi A, Cipriani P, Bertuccelli B et al (2001) Early cognitive and communication development in children with focal brain lesions. J Child Neurol 16:309-316

Chiron C, Jambaqué I, Nabbout R et al (1997) The right hemisphere is dominant in human infants. Brain 120:1057-1065

Cioni G, Paolicelli PB, Sordi C, Vinter A (1993) Sensorimotor development in cerebral-palsied infants assessed with Uzgiris-Hunt scales. Dev Med Child Neurol 35:1055-1066

Cioni G, Di Paco M, Bertuccelli B et al (1997) MRI findings and sensorimotor development in infants with bilateral spastic cerebral palsy. Brain Dev 19:245-253

Cioni G, Brizzolara D, Ferretti G, Bertuccelli B, Fazzi B (1998) Visual information processing in infants with focal brain lesions. Exp Brain Res 123:95-101

Cioni G, Sales B, Paolicelli PB et al (1999) MRI and clinical characteristics of children with hemiplegic cerebral palsy. Neuropediatrics 30:249-255

Cioni G, Bertuccelli B, Boldrini A et al (2000) Correlation between visual function, neurodevelopmental outcome, magnetic resonance imaging findings in infants with periventricular leucomalacia. Arc Dis Child Fetal Neonatal Ed 82:F134-140

Cornoldi C, Colpo G (1981) Prove di lettura MT per la scuola elementare Organizzazioni Speciali, Firenze

Cornoldi C, Colpo G (1993) Nuove prove MT per la scuola media Organizzazioni Speciali, Firenze

Cornoldi C, Colpo G (1998) Prove di lettura MT per la scuola elementare-2 Organizzazioni Speciali, Firenze

Dahlgren Sandberg A, Hjelmquist E (1997) Language and literacy in nonvocal children with cerebral palsy. Reading and Writing: An Interdisciplinary Journal 9:107-133

Dall'Oglio AM, Bates E, Volterra V et al (1994) Early cognition, communication and language in children with focal brain injury. Dev Med Child Neurol 36:1076-1098

Damasio H, Damasio AR (1989) Lesion analysis in neuropsychology. Oxford University Press, New York

Dax M (1865) Lesions de la moitié gauche de l'encéphale coincidant avec l'oubli des signes de la pensée. Gaz Hebd Med Chirurg 2:259-262

Decarie TG (1969) A study of the mental and emotional development of the Thalidomide child In: Foss BM (ed) Determinants of infant behaviour, vol. 4. Methuen, London

Drotar D, Mortimer J, Patricia A, Fagan JF (1989) Recognition memory as a method of assessing intelligence of an infant with quadriplegia. Dev Med Child Neurol 31:391-397

Eken P, de Vries LS, van der Graaf Y et al (1995) Haemorrhagic-ischaemic lesions of the neonatal brain: correlation between cerebral visual impairment neurodevelopmental outcome and MRI in infancy. Dev Med Child Neurol 37:41-55

Evans P, Elliott M, Alberman E, Evans S (1985) Prevalence and disabilities in 4 to 8 year olds with cerebral palsy. Arch Dis Child 60:940-945

Fagan JF, Shepherd PA (1991) The Fagan test of infant intelligence - Manual. Infantest Corporation, Cleveland

Fawer CL, Besnier S, Forcada M et al (1995) Influence of perinatal developmental and environmental factors on cognitive abilities of preterm children without major impairments at 5 years. Early Hum Dev 43:151-164

Fedrizzi E, Inverno M, Botteon G et al (1993) The cognitive development of children born preterm and affected by spastic diplegia. Brain Dev 15:428-432

Fedrizzi E, Anderloni A, Bono R et al (1998) Eye movement disorders and visual-perceptual impairment in diplegic children born preterm: a clinical evaluation. Dev Med Child Neurol 40:682-688

Foreman N, Fielder A, Minshell C et al (1997) Visual search perception and visual-motor skill in "healthy" children born at 27-32 weeks gestation. J Exp Child Psychol 64:27-41

Frampton I, Yude C, Goodman R (1998) The prevalence and correlates of specific learning difficulties in a representative sample of children with hemiplegia. Br J Educ Psychol 68:39-51

Frith U, Vargha-Khadem F (2001) Are there sex differences in the brain basis of literacy related skills? Evidence from reading and spelling impairments after early unilateral brain damage. Neuropsychologia 39:1485-1488

Gardner MF (1996) Test of Visual Perceptual Skills (non-motor) Revised. Psychological and Educational Publications Inc, Hydesville CA

Gerstadt CL, Hong YJ, Diamond A (1994) The relationship between cognition and action: performance of children 3 1/2-7 years old on a Stroop-like day-night test. Cognition 53:129-153

Goodman R, Graham P (1996) Psychiatric problems in children with hemiplegia: cross sectional epidemiological survey. Br Med J 312:1065-1069

Goodman R, Yude C (1996) IQ and its predictors in childhood hemiplegia. Dev Med Child Neurol 38:881-890

Goyen TA, Lui K, Woods M (1998) Visual-motor visual perceptual and fine motor outcomes in very-low birthweight children at 5 years. Dev Med Child Neurol 40:76-81

Griffiths R (1984) The abilities of young children. The Test Agency Ltd. Oxon UK

Gunn A, Cory E, Atkinson J et al (2002) Dorsal and ventral stream sensitivity in normal development and hemiplegia. Neuroreport 7:843-847

Guzzetta A, Cioni G, Cowan F, Mercuri E (2001a) Visual disorders in children with brain lesions: 1 Maturation of visual function in infants with neonatal brain lesions: correlation with neuroimaging. Eur J Paediatr Neurol 5:107-114

Guzzetta A, Mercuri E, Cioni G (2001b) Visual disorders in children with brain lesions: 2 Visual impairment associated with cerebral palsy. Eur J Paediatr Neurol 5:115-119

Hadjipanayis A, Hadjichristodoulou C, Youroukos S (1997) Epilepsy in patients with cerebral palsy. Dev Med Child Neurol 39:659-663

Hagberg B, Hagberg G, Olow I, van Wendt L (1975) The changing panorama of cerebral palsy in Sweden 1954-1970 II: Analysis of the various syndromes. Acta Paediatr Scand 64:193-200

Harding CG, Golinkoff RM (1979) The origins of intentional vocalizations in prelinguistic infants. Child Dev 50:33-40

Heaton RK, Chelune GJ, Talley JL et al (2000) WCST- Wisconsin Card Sorting Test. Organizzazioni Speciali, Firenze

Hehner B (1982) Blissymbols for use. Blissymbolic Communication Institute, Toronto

Hood B, Atkinson J (1990) Sensory visual loss and cognitive deficits in the selective attentional system of normal infants and neurologically impaired children. Dev Med Child Neurol 32:1067-1077

Hughdal K, Carlsson G (1994) Dichotic listening and focused attention in children with hemiplegic cerebral palsy. J Clin Exp Neuropsychol 16:84-92

Inverno M, Anderloni A, Bruzzone MG et al (1994) Visuo-perceptual disorders in spastic diplegic children born preterm: correlation with MRI findings. In: Fedrizzi E, Avanzini G, Crenna P (eds) Motor development in children. John-Libbey and Co Ltd, London pp 173-179

Ipata AE, Cioni G, Bottai P et al (1994) Acuity card testing in children with cerebral palsy related to magnetic resonance images, mental levels and motor abilities. Brain Dev 16(3):195-203

Isaacs E, Christie D, Vargha-Khadem F, Mishkin M (1996) Effects of hemispheric side of injury, age at injury and presence of seizure disorder on functional ear and hand asymmetries in hemiplegic children. Neuropsychologia 34:127-137

Ito J, Saijo H, Araki A et al (1996) Assessment of visuoperceptual disturbance in children with spastic diplegia using measurements of the lateral ventricles on cerebral MRI. Dev Med Child Neurol 38:496-502

Jongmans M, Mercuri E, Henderson S et al (1996) Visual function of prematurely born children with and without perceptual-motor difficulties. Early Hum Dev 45:73-82

Kirk A, Kertesz A (1989) Hemispheric contributions to drawing. Neuropsychologia 27:881-886

Koeda T, Takeshita K (1992) Visuo-perceptual impairment and cerebral lesions in spastic diplegia with preterm birth. Brain Dev 14:239-244

Korkman M, von Wendt L (1995) Evidence of altered dominance in children with congenital spastic hemiplegia. J Int Neuropsychol Soc 1:261-270

Krikorian R, Bartok J, Gay N (1994) Tower of London Procedure: A Standard Method and Developmental Data. J Clin Exp Neuropsyc 16:840-850

Kwong KL, Wong SN, So KT (1998) Epilepsy in children with cerebral palsy. Pediatr Neurol 19:31-36

Lansdell H (1969) Verbal and nonverbal factors in right-hemisphere speech: relation to early neurological history. J Comp Physiol Psychol 69:734-738

Lenneberg E (1967) Biological foundations of language. Wiley, New York

Levine SC, Huttenlocher P, Banich MT, Duda E (1987) Factors affecting cognitive functioning of hemiplegic children. Dev Med Child Neurol 29:27:35

Levine MN (1989) Leiter International Performance Scale: A handbook. Stoelting Co, Wood Dale, Ill

Manly T, Robertson IH, Anderson V, Nimmo-Smith V (1999) TEA-Ch Test of Everyday Attention for Children Manual. Thames Valley Test Company Limited, Bury St Edmunds UK

Martini A (1995) Le difficoltà di apprendimento della lingua scritta. Edizioni del Cerro, Pisa

McCall RB, Carriger MS (1993) A meta-analysis of infant habituation and recognition memory performance as predictors of later IQ. Child Dev 64:57-79

McCarthy M, Silberstein C, Atkins EA et al (2002) Comparing reliability and validity of pediatric instruments for measuring health and well-being of children with spastic cerebral palsy. Dev Med Child Neurol 44:468-476

McDermott S, Coker AL, Mani S et al (1996) A population-based study of behavior problems in children with cerebral palsy. Pediatr Psychol 21:447-463

Mercuri E, Haataja L, Guzzetta A et al (1999) Visual function in full term infants with brain lesions: correlation with neurologic and developmental status at 2 years of age. Arch Dis Child Fetal Neonatal Ed 80:F99-104

Meyer M (1969) Frog Where are you? Dial Press, New York

Muter V, Taylor S, Vargha-Khadem FA (1997) Longitudinal study of early intellectual development in hemiplegic children. Neuropsychologia 35:289-298

Nass R, de Coudres Peterson H, Koch D (1989) Differential effects of congenital left and right brain injury on intelligence. Brain Cogn 9:258-266

Nass R, Sadler AE, Sidtis JJ (1992) Differential effects of congenital versus acquired unilateral brain injury on dichotic listening performance. Neurology 42:1960-1965

Orsini A, Grossi D, Capitani E et al (1987) Verbal and spatial immediate memory span: Normative data from 1355 adults and 1112 children. Ital J Neurol Sci 8:539-548

Pharoah POD, Cooke T, Johnson MA et al (1998) Epidemiology of cerebral palsy in England and Scotland 1984-1989. Archives Dis Child Fetal Neonatal Ed 79:21-25

Raven JC (1984) Progressive Matrici Colori serie AA$_B$ B-Manuale di istruzioni Organizzazioni Speciali, Firenze

Reilly JS, Bates EA, Marchman VA (1998) Narrative discourse in children with early focal brain injury. Brain Lang 61:335-375

Rey A (1968) Reattivo della figura complessa - Manuale. Organizzazioni Speciali, Firenze

Riddoch JM, Humphreys GW (1993) BORB Birmingham Object Recognition Battery Lawerence Erlbaum Associates Ldt, Hove UK

Riva D, Cazzaniga L (1986) Late effects of unilateral brain lesions sustained before and after age one. Neuropsychologia 4:423-428

Robinson CC, Rosenberg S (1987) A strategy for assessing infants with motor impairments. In: Uzgiris IC, Hunt J McV (eds) Infant performance and experience: new findings with the Ordinal Scales. University of Illinois Press, Urbana, Ill

Rose SA (1983) Differential rates of visual information processing in full-term and preterm infants. Child Dev 54:1189-1198

Rose SA, Feldman JF, McCarton CM, Wolfson J (1988) Information processing in seven-month-old infants as a function of risk status. Child Dev 59:589-603

Roth SC, Baudin J, Pezzani-Goldsmith M et al (1994) Relation between neurodevelopmental status of very preterm infants at one and eight years. Dev Med Child Neurol 36:1049-1062

Roth SC, Wyatt J, Baudin J et al (2001) Neurodevelopmental status at 1 year predicts neuropsychiatric oucome at 14-15 years of age in very preterm infants. Early Hum Dev 65:81-89

Sabbadini M, Carlesimo GA, Aucoin C et al (1998) La valutazione delle competenze cognitive del paziente con grave disabilità neuromotoria e verbale: l'esperienza di una paziente con paralisi cerebrale infantile. Giorn Neuropsich Età Evol 18:111-122

Sabbadini M, Bonanni R, Carlesimo GA, Caltagirone C (2001) Neuropsychological assessment of patients with severe neuromotor and verbal disabilities. J Intellect Disabil Res 45:169-179

Sartori G, Job R ,Tressoldi PE (1995) Batteria per la valutazione della dislessia e della disortografia evolutiva. Organizzazioni Speciali, Firenze

Schatz J, Craft S, White D et al (2001) Inhibition of return in children with perinatal brain injury. J Int Neuropsychol Soc 7:275-284

Schenk-Rootlieb AJF, van Nieuwenhuizen O, van der Graaf Y et al (1992) The prevalence of cerebral visual disturbance in children with cerebral palsy. Dev Med Child Neurol 34:473-480

Slater A (1995) Individual differences in infancy and later IQ. J Child Psychol Psychiatry 36:69-112

Springer JA, Binder JR, Hammeke TA et al (1999) Language dominance in neurologically normal and epilepsy subjects: a functional MRI study. Brain 122:2033-2046

Stella G (ed) (2000) Peabody Picture Vocabolary Test. Adattamento italiano e standardizzazione. Omega Edizioni, Torino

Stella G, Biolcati C (2003) La valutazione neuropsicologica dei bambini con danno neuromotorio. In: Bottos M (ed) Paralisi cerebrale infantile. Piccin, Padova

Stern RA, Singer EA, Duke LM et al (1994) The Boston Qualitative Scoring System for the Rey-Osterrieth Complex Figure: description and interrater reliability Clin Neuropsychol 8:309-322

Stiers P, De Cock P, Vandenbussche E (1999) Separating visual perception and non-verbal intelligence in children with early brain injury. Brain Dev 21:397-406

Stiers P, van den Hout B, Haers M et al (2001) The variety of visual perceptual impairments in pre-school children with perinatal brain injury. Brain Dev 23:333-348

Stiles J, Nass R (1991) Spatial grouping activity in young children with congenital right or left hemisphere brain injury. Brain Cogn 15:201–222

Stiles J, Stern C, Trauner D, Nass R (1996) Developmental change in spatial grouping activity among children with early focal brain injury: Evidence from a modeling task. Brain Cogn 34:56-62

Stiles J (2001) Neural plasticity and cognitive development. Dev Neuropsychol 18:237-272

Sussova J, Seidl Z, Faber J (1990) Hemiparetic forms of cerebral palsy in relation to epilepsy and mental retardation. Dev Med Child Neurol 32:792-795

Teuber HL (1975) Effects of focal brain injury on human behaviour. In: Tower DB (ed) The nervous system. Raven Press, New York, pp 311-353

Thal DJ, Marchman VA, Stiles J et al (1991) Early lexical development in children with focal brain injury. Brain Lang 40:491-527

Trauner DA, Nass R, Ballantyne A (2001) Behavioural profiles of children and adolescents after pre- or perinatal unilateral brain damage. Brain 124:995-1002

Uvebrant P (1988) Hemiplegic cerebral palsy: aetiology and outcome. Acta Paediatr Scand Suppl 345:1-100

Uzgiris IC, Hunt JMcV (1975) Assessment in Infancy: Ordinal Scales of Psychological Development. University of Illinois Press, Urbana

Uzgiris IC (1983) Organization of sensorimotor intelligence. In: Lewis M (ed) Origins of intelligence. Plenum Press, New York

Vargha-Khadem F, Isaacs E, Van Der Werf S et al (1992) Development of intelligence and memory in children with hemiplegic cerebral palsy. Brain 115:315-329

Vicari S, Stiles J, Stern C, Resca A (1998) Spatial grouping activity in children with early cortical and subcortical lesions. Dev Med Child Neurol 40:90-94

Vicari S, Pasqualetti P, Marotta L, Carlesimo GA (1999) Word-list learning in normally developing children: effects of semantic organization and retention interval. J Neurol Sci 20:119-128

Vicari S, Albertoni A, Chilosi AM et al (2000) Plasticity and reorganization during language development in children with early brain injury. Cortex 36:31-46

Wiklund LM, Uvebrant P (1991) Hemiplegic cerebral palsy: correlation between CT morphology and clinical findings. Dev Med Child Neurol 33:512-523

Woods BT (1983) Is the left hemisphere specialized for language at birth? Trends Neurosci 6:115-117

Yokochi K (2000) Reading of Kana (phonetic symbols for syllables) in Japanese children with spastic diplegia and periventricular leucomalacia. Brain Dev 22:13-15

11 Psicopatologia e clinica dei disturbi mentali

Carla Marzani

Introduzione

Tutti coloro che operano nel campo della riabilitazione dei bambini con paralisi cerebrale infantile (PCI) sperimentano quotidianamente quanto il recupero e la valorizzazione delle potenzialità motorie siano strettamente legati alle caratteristiche psicologiche del bambino, nonché all'attitudine della famiglia e dell'ambiente sociale che lo circonda. L'utilizzo delle funzioni motorie, infatti, non si attua, per il bambino con PCI come per il bambino sano, in maniera spontanea, bensì mediante un lungo percorso di sperimentazioni e di apprendimenti che impegnano necessariamente la sua intera persona. L'acquisizione di una postura o di un'attività (la marcia, la manipolazione) non ne garantisce necessariamente l'uso corretto, che deve essere spontaneo, duttile, variabile e adattabile alle diverse situazioni non solo inconsciamente, ma anche coscientemente, e deve quindi poter rispondere alle esigenze dell'intenzionalità e della volontà. Ogni dominio posturale e motorio sarà cioè frutto non solo della possibilità di organizzare delle prestazioni motorie, ma anche dell'integrazione delle afferenze sensoriali, in particolare visive e vestibolari, di un sufficiente livello di rappresentazione dello schema corporeo, del livello di organizzazione dei parametri spazio-tempo e quindi dell'efficienza cognitiva, affettiva ed emozionale. Il bambino cioè in ogni sua espressione motoria, verbale, cognitiva si esprimerà sempre attraverso ciò che viene definito "Sè" e la sua stessa intera personalità.

Tenendo conto che il percorso riabilitativo si attua nella maggior parte dei casi nei primi anni di vita, quando la struttura mentale del bambino è in via di organizzazione, risulta evidente quanto questo dipenda dallo sviluppo mentale e quanto quest'ultimo possa condizionare le acquisizioni motorie, come più volte sottolineato dall'équipe del Centro pilota di Barcellona (Aguillar et al., 1980; Aguillar, 1983).

Lo sviluppo mentale, il comportamento e quindi l'eventuale patologia psichiatrica dei bambini con PCI viene comunque sovradeterminato da molti fattori, che si possono così riassumere:
- il danno del sistema nervoso centrale con le sue diverse caratteristiche;
- le alterazioni senso-percettive ed i condizionamenti neurofunzionali legati alla patologia del movimento, che influenzano non solo l'utilizzo della motricità, ma anche lo sviluppo cognitivo e l'apprendimento;
- i condizionamenti relazionali, dovuti sia alle distorsioni prodotte dalla situazione neurologica sullo sviluppo della relazione oggettuale e del Sé, sia alle gravi esperienze che, in genere, accompagnano la nascita (separazione, mancato attaccamento), sia alla personalità e alle risposte dei genitori;
- la necessità di precoci e prolungati trattamenti che incidono sulla relazione e sui ritmi di vita del bambino e della sua famiglia.

Le conseguenze del danno cerebrale sono naturalmente molto diverse in relazione a tipo, sede ed estensione dello stesso, nonché al momento della sua insorgenza (vedi cap. 3), pur trattandosi generalmente di danni o di lesioni che si esprimono in epoca assai precoce e influenzano quindi sin dall'inizio il percorso evolutivo, producendo distorsioni nello sviluppo e nell'integrazione delle funzioni nonché peculiarità e alterazioni nell'organizzazione della diade madre-bambino.

I condizionamenti neurofunzionali sono costituiti dall'intensa eccitabilità neuronale, che rende difficile l'organizzazione del ritmo sonno veglia e/o alimentare, dalle modifiche del tono e dalla patologia del movimento, con conseguente alterazione del feedback propriocettivo e quindi del controllo motorio, dalla messa in gioco di altri canali sensoriali con funzione di supplenza, ecc. Inoltre il movimento viene spesso attivato passivamente, a volte in maniera disadatta o eccessiva: tutto ciò comporterà particolari esperienze in relazione al "sentirsi" (sentirsi fermo, sentirsi in movimento) e al "conoscere", con uno sviluppo disarmonico della rappresentazione del Sé corporeo. Tutto ciò, unito alla presenza di frequenti limitazioni nell'uso del linguaggio, comporterà una disarmonia nello sviluppo dei processi cognitivi, affettivi e relazionali.

I condizionamenti relazionali riguardano il versante del bambino e il versante materno. Per quanto riguarda il bambino, le limitazioni neurofunzionali già esposte inducono naturalmente limiti pure nelle capacità relazionali (bambini sofferenti, poco attivi o iperattivi, con esigenze toniche particolari, ecc.), ma esistono spesso altri problemi ancora (alimentari o respiratori), che riducono lo stato di benessere e la capacità di introiezione positiva (Negri, 1994). Sul versante materno, ciò che caratterizza e condiziona l'attitudine allevante è in genere la presenza di esperienze molto dolorose che riguardano il periodo della gravidanza o del parto o dell'immediato post-partum. Il dubbio che il bambino non sopravvivrà (paura di morte), o non sarà normale (paura di anormalità), o non verrà curato bene (paura di insuccesso), come nel caso dei grandi prematuri, spesso rinforzato da comunicazioni affrettate o poco comprensibili da parte dei medici, modificherà o interromperà le fantasie relative al futuro del bambino, condizionando definitivamente il rapporto madre-bambino (Silbertin-Blanc et al., 2002).

Esistono naturalmente molte diversità individuali, ma lo stile delle madri dei bambini con PCI si può sostanzialmente dividere in due tipologie: le madri iperstimolanti, che continuamente cercano di mettere nel o di pretendere dal bambino cose che egli non può né accettare né offrire, e le madri passive, cioè assenti, depresse, che delegano, non comunicano, non stimolano.

Fra le componenti relazionali che inducono alterazioni nello sviluppo del bambino, vi sono pure i conflitti e le inevitabili contraddizioni educative che si producono nel nucleo familiare; infatti un bambino malato impegna molte energie sia sul piano pratico sia sul piano mentale, cosa che può alterare il rapporto di coppia e/o quello con i fratelli.

Infine nella vita del bambino con PCI si introducono da subito altri rapporti molto pregnanti, soprattutto quello con il suo terapista, che inevitabilmente influiranno sulla spontaneità della crescita relazionale.

Non esistono per ora dati certi relativi alla percentuale di disturbi psicologici o comportamentali o di vere e proprie patologie psichiatriche nei bambini affetti da PCI e in particolare è carente la letteratura psichiatrica-psicoanalitica, proprio per l'impostazione individuale data al trattamento dei pazienti. Autori di altra impostazione, come ad esempio Breslau (1990), in uno studio su 98 pazienti hanno trovato che la maggiore percentuale di questi bambini soffriva di isolamento sociale e di comportamenti oppositivi o di dipendenza. Mc Dermott et al. (1996) hanno condotto uno studio epidemiologico sulla frequenza dei disturbi comportamentali nei bambini con PCI e hanno rilevato che questa è di circa cinque volte maggiore rispetto alla media della popolazione normale, cioè del 25% anziché del 5%.

Come noto, in psicologia e psichiatria dell'età evolutiva è sempre molto difficile giungere a dati epidemiologici attendibili per i diversi criteri utilizzati nelle valutazioni cliniche e nelle definizioni dei disturbi. Si può invece affermare che l'acquisita consapevolezza della necessità di tenere conto dello sviluppo globale del bambino nel percorso riabilitativo ci pone con sempre maggiore frequenza in contatto con difficoltà da attribuirsi allo sviluppo mentale o del Sé. Ciò porta alla convinzione che l'impostazione del programma terapeutico debba tenere conto il più possibile pure degli aspetti relazionali, familiari, educativi e sociali.

L'importanza del movimento nello sviluppo mentale e del Sé

Il tema dello sviluppo del Sé verrà trattato con preminente riferimento alla teoria psicoanalitica per la specifica competenza di chi scrive; d'altro lato sembra molto importante, per la cura di questi pazienti, arrivare a conoscere in modo preciso le interferenze emotivo-relazionali sull'uso della motricità e quindi il loro peso nella strutturazione della mente, processo che può risultare più facile utilizzando il pensiero della psicoanalisi infantile.

L'acquisizione della stazione eretta e del cammino sono funzioni essenziali per lo sviluppo generale e per l'adattamento della specie umana, ma queste attività hanno pure un'importanza particolare per quanto riguarda lo sviluppo mentale. In un ampio lavoro di rassegna, Bela Mittelman (1954) cerca di riassumere i numerosi significati e l'importanza attribuiti dal pensiero psicoanalitico al movimento nello sviluppo dell'Io e della personalità, lamentando che la letteratura in tale senso è povera e poco coerente. A distanza di molti anni, i contributi sistematici sull'argomento continuano ad essere poveri. Ritengo che la precocità con cui si organizza la funzione motoria nel bambino sano sia il motivo essenziale per cui la psicoanalisi non riesce con facilità a raccogliere conoscenze proprie in tale senso; penso ancora che lo studio del bambino con PCI possa essere un campo di grande interesse pure in questa direzione.

Seguendo le conoscenze acquisite in questo ambito, riporterò alcuni concetti relativi alla teoria freudiana dello sviluppo e alla teoria kleiniana.

Secondo la teoria classica, il movimento è una delle componenti più importanti di espressione dell'Id: mediante il movimento il bambino esprime il piacere, la rabbia, la sua tensione a vivere.

Osservando i bambini con importanti deficit motori nei primi mesi di vita e la loro disarmonica capacità di espressione motoria, mi sono chiesta molte volte quali esperienze interne essi riportino e quali eventuali restrizioni possa subire lo stesso impulso di vita; ciò mi è parso particolarmente possibile in bambini con importanti patologie a insorgenza prenatale. Il movimento, per il fatto di essere espressione dell' Id, è una matrice importante della parte inconscia della mente e cioè del nucleo primitivo del Sé. Il movimento è cioè una via dominante per l'espressione del piacere e della fantasia, un veicolo per i desideri, quali il mettere in bocca, il toccare, il giocare, ma anche del dispiacere: mediante il movimento il bambino esprime l'angoscia e la rabbia, quando il movimento serve per piangere, agitarsi, cambiare posizione, ecc. Il movimento rappresenta pure un mezzo fondamentale per sperimentare la vicinanza e la lontananza; lo sviluppo dell'individuazione-separazione è molto collegato ad esso e per questo i bambini con PCI hanno spesso limitazioni in questa funzione. Il movimento, quello del capo o del corpo, è anche essenziale per l'espressione dell'affermazione o del dissenso, del sì e del no; conosciamo l'importanza di questa acquisizione nei bambini con PCI. Nel corso dello sviluppo, il movimento è sempre più assunto dall'Io come una funzione sia adattativa, finalizzata, cosciente, sia difensiva (Mittelman 1954, 1960). Siamo a conoscenza di come la nostra attitudine psicomotoria sia contemporaneamente un aspetto adattativo e difensivo all'ambiente. Corominas (1983) sostiene che qualunque tipo di movimento, acquisito o non acquisito da un bambino con PCI, in parte risente delle lesioni e dei condizionamenti neurofunzionali, ma in parte è legato agli aspetti nevrotici o psicotici della mente, che riguardano l'uso delle funzioni motorie. Il movimento quindi, nelle sue diverse manifestazioni, uso reale o uso fantasmatico, mezzo per esprimere piacere o dispiacere, per organizzare adattamenti o difese, costituisce uno degli strumenti fondamentali per l'organizzazione del Sé del bambino.

La teoria kleiniana dello sviluppo mentale è molto utile per spiegare le anomalie dello sviluppo e della personalità dei bambini con PCI. Il primo nucleo dell'Io, dice la Klein, è costituito dalla fantasia inconscia, quale mediatore fra l'Id e il mondo esterno. Questa fantasia inconscia è inizialmente costituita da oggetti parziali: oggetti idealizzati e oggetti persecutori, legati a esperienze provenienti sia dal corpo sia dalle relazioni con l'esterno, tenuti separati dalla scissione. Le successive esperienze di contatto con l'ambiente esterno permetteranno un confronto delle diverse esperienze, favorito pure dall'integrazione sempre più raffinata di esperienze e di schemi senso-motori. Nel bambino con PCI che, specie se grave, ha pochi strumenti per fare delle integrazioni e ha scarse possibilità di introiezione, i diversi aspetti del tono, i pattern o le esperienze senso-motorie tenderanno a rimanere scissi e resteranno a lungo come oggetti parziali, assumendo valenze piacevoli o spiacevoli, a volte persecutorie, a seconda delle circostanze e dei momenti dello sviluppo. Nei bambini con PCI vi potrà essere anche la compromissione di altre funzioni, quali quelle attentive o mnesiche, con la conseguente presenza di aspetti di smantellamento attivo o passivo delle esperienze (Meltzer, 1975) e conseguente impoverimento mentale, come accade nei bambini autistici. I bambini con PCI, per quanto esposto sopra, sono bambini con difficoltà nei processi di introiezione e di organizzazione delle esperienze primitive; a ciò si aggiunge la loro prolungata necessità di dipendenza dall'altro, che li rende soggetti alla manipolazione e alla proiezione dell'altro, per cui sono spesso invasi da ciò che gli altri sentono o pensano. Per tale motivo incontrano ulteriori difficoltà nella differenziazione delle esperienze provenienti dall'interno o dall'esterno e quindi nel riconoscimento della realtà esterna e nella sua definizione.

Riporto alcuni contenuti di pensiero relativi al significato e alla strutturazione del Sé.

Freud non parla specificamente del Sé; questo concetto compare successivamente, mediato dalla psicologia dell'Io, che ha avuto un grande sviluppo negli Stati Uniti a partire dagli anni quaranta.

Un contributo essenziale alla definizione del concetto di Sé è stato offerto dalla Jacobson (1954), che utilizza tale concetto per coniugare quanto rilevato dalla clinica con le ricerche sullo sviluppo infantile. L'autrice propone una prima fase psicofisiologica del Sé, che inizia a svilupparsi già nel periodo prenatale e corrisponde ai primi mesi di vita, e una seconda fase del Sé mentale in cui si evidenziano e si stabilizzano le rappresentazioni psichiche di Sé e degli altri. Progressivamente, sulla base di tracce mnesiche gradevoli o frustranti si vanno organizzando immagini di Sé fluttuanti, inizialmente confuse con immagini dell'oggetto e poi sempre più distinte, sia in relazione al Sé che all'oggetto, nonché alla loro qualità. La Jacobson conferisce pure importanza alla possibilità del soggetto di attribuire un investimento libidico sufficiente e durevole sia al Sé sia all'oggetto, al fine di un buon funzionamento dell'Io.

Riportiamo pure la definizione di Sé data da Winnicot (1971), che attribuisce una preminente importanza nella sua formazione alla qualità dell'accudimento: "*Per me il Sé, che non è l'Io, è la persona che è Me, solo Me, che ha una totalità basata sull'azione del processo maturativo. Nello stesso tempo il Sé ha delle parti ed in realtà è costituito da queste parti. Queste parti vengono a saldarsi insieme dal centro verso la periferia nel corso dell'azione del processo maturativo, assistito (soprattutto al principio) dall'ambiente umano che sostiene, manipola e facilita in modo vivo. Il Sé si trova naturalmente posto nel corpo, ma in certe circostanze può dissociarsi dal corpo nello sguardo e nell'espressione della madre e nello specchio, che può giungere a rappresentare il viso della madre. Infine il Sé arriva ad un rapporto significativo tra il bambino e la somma delle identificazioni che (dopo una sufficiente incorporazione e introiezione di rappresentazioni mentali) si organizzano nella forma di una viva realtà psichica interna*".

Stern (1985), cercando di confrontare e integrare le conoscenze derivate dal pensiero psicoanalitico con quelle derivate dall'osservazione diretta, delinea in maniera molto convincente lo sviluppo del Sé del bambino nelle sue diverse fasi, mettendo al centro il "senso di Sé". Sarebbe molto interessante studiare lo sviluppo del Sé in bambini con PCI, seguendo le linee di Stern, per il grande peso che viene attribuito al bambino come partner interattivo della madre e per le costanti limitazioni precoci proprie dei bambini con PCI. Questi hanno spesso alla nascita limiti nel sistema visivo, prima fonte di contatto sociale, e sempre nel sistema motorio, altro veicolo essenziale di contatto e di distanziamento. In particolare, iniziando dalla nascita e sino ai due mesi circa, il bambino sperimenta l'avvio di un Sé emergente, cioè l'emergenza di un'organizzazione che inizialmente riguarda il corpo (unità, azioni, stati interni, ricordo degli stessi), integrata dalle esperienze di scambi vitali con la madre. Nella fase successiva, quella del Sé nucleare, viene raggiunta la consapevolezza di essere autori delle proprie azioni, fondata sulla esperienza di poter determinare una azione, di sperimentare il feed-back propriocettivo e di poterne prevedere le conseguenze. Nella terza fase, quella del Sé soggettivo, sono attivi e determinanti i processi imitativi, già iniziati subito dopo la nascita, che conducono alla intersoggettività e alla sintonizzazione degli affetti (Stern, 1985), con il risultato che il bambino realizza l'esistenza di due mondi mentali separati e distinti. È facile comprendere in questo percorso le interferenze che le limitazioni percettive e motorie avranno nello sviluppo mentale del bambino con PCI.

Per riassumere, vorrei sottolineare alcuni parametri che mi sembrano fondamentali quali riferimento per il concetto di Sé, e cioè: il Sé è un'istanza intrapsichica, nasce dalla relazione fra il bambino, con le sue specifiche caratteristiche genetiche e neurofunzionali, la madre e l'ambiente; presuppone una differenziazione fra sé, l'altro e gli oggetti, per cui le sue caratteristiche possono essere percepite e forse riconosciute solo dopo l'inizio della separazione. Il Sé nella sua interezza è un'istanza mentale che tende ad assumere per il soggetto delle caratteristiche di tipo simbolico. Per il bambino e per ciascuno di noi, il "se stessi" è qualcosa che continua ad essere vissuto, pensato, rielaborato in una dimensione che tende a un continuo cambiamento, pure all'interno di una grande continuità. Tutto questo spiega le particolari difficoltà che il bambino con PCI incontra nella organizzazione del Sé, dovendo egli integrare in età molto precoce complesse esperienze provenienti dal corpo connesse con l'espressione degli impulsi e il loro controllo e mediate, oltre che dal rapporto con la madre, da quello con altre persone (medici, terapisti), che interferiscono significativamente nella spontaneità del movimento e quindi della relazione.

Rapporti fra disturbi percettivi e disturbi della organizzazione mentale

Nella valutazione delle difficoltà di movimento dei bambini con PCI, viene spesso chiamato in causa il problema "percettivo"; molte difficoltà incontrate da questi bambini nel controllarsi, o nel muoversi correttamente, sembrano potersi attribuire a sensazioni molto sgradevoli provate nel trovarsi liberi nello spazio o a difficoltà nel mantenere un'attenzione continuativa e sufficiente alle posture necessarie per il mantenimento della stazione eretta o del cammino; tutto ciò è ben descritto da Ferrari nel capitolo 7 e nel capitolo 16.

Risulta per altro evidente la problematicità e la complessità di interpretazione dei fenomeni cosiddetti percettivi quando si considera che ogni percezione, non solo è sempre il risultato di uno stretto rapporto fra integrazioni senso-percettive ed emozioni, ma anche frutto di una memoria e di una storicizzazione delle esperienze; le percezioni accumulate dal Sé sincronico, momento per momento, lo trasformano in un Sé diacronico, sino a costruire una coscienza percettiva soggettiva, unica per ciascun individuo.

Berthoz (1997) sostiene che ai cinque sensi tradizionali vanno aggiunti molti altri "sensi" fra i quali cita il movimento nello spazio, l'equilibrio e pure sensi (funzioni?) a contenuto più comunemente inteso come psichico, come la decisione, la responsabilità, l'iniziativa. Egli sottolinea soprattutto l'importanza di considerare il sistema nervoso centrale (SNC) come un sistema che interroga i recettori, regolando la sensibilità, combinando i messaggi, prespecificando i valori stimati, in funzione di una simulazione interna delle conseguenze dell'azione.

Lo studio della percezione e dei suoi rapporti con il movimento ha interessato da sempre pure gli psicoanalisti e gli psichiatri infantili, essendo l'apparato percettivo l'elemento costitutivo essenziale dell'Io. Il funzionamento percettivo, da un punto di vista psicoanalitico, va visto come il progressivo liberarsi della percezione, quale più fedele rappresentazione del mondo esterno, da un funzionamento più primitivo, denso di indifferenziazione, proiezione, onnipotenza. In particolare Tustin e Corominas, essendosi prevalentemente occupate di bambini piccoli e con patologie organiche e psichiche gravi, hanno portato contributi importanti alla conoscenza dello sviluppo della percezione e delle sue caratteristiche nei bambini con PCI.

Corominas (1991) propone quattro livelli di risposta alla sensazione, che si presentano come evoluzione l'uno dell'altro, ma che possono pure coesistere sia in condizioni di normalità sia di patologia:

- *puri tropismi sensoriali*: la risposta dipenderà unicamente dalla qualità dello stimolo e dal livello di maturazione neurologica; la risposta non dipenderà dall'elaborazione corticale dello stimolo;
- *autosensorialità*: il bambino sentirà come propria la qualità sensitiva proveniente dall'oggetto; questa viene assimilata e confusa con il mondo sensuale precedente allo stimolo; questo è ciò che avviene ad esempio per l'oggetto autistico;

- *impronta sensoriale (o shape)*: il bambino è in grado di rapportarsi con la sensazione che proviene dall'oggetto, che è definita, specifica e sentita nel proprio corpo come una forma, o stampo, legata all'oggetto che la produce, ma tuttavia questa non è riconosciuta come un non Sé stesso. In particolare i bambini colpiti da PCI grave possono rimanere a lungo a questo livello; essi differenziano le sensazioni, ma restano molto passivi di fronte alle stesse, non potendo elaborare in tempi utili risposte motorie adeguate;
- *oggetto fonte di sensazione*: questo è il livello precedente al riconoscimento dell'oggetto come "non Sé stesso": il bambino differenzia percettivamente l'oggetto-sensazione in modo chiaro (prende il ciuccio e lo mette in bocca); egli quindi riconosce sia la sensazione sia l'oggetto che la produce, ma non è consapevole che questi siano unità del tutto distinte. Questo periodo assume una grande importanza per il futuro sviluppo mentale: si tratta di un tempo illusorio nel quale il bambino non si sente ancora separato dalla madre, pur riconoscendone le qualità proprie.

L'immobilità o la scarsa mobilità dei bambini con PCI inducono necessariamente il mantenimento più prolungato di certe posture e quindi la permanenza in una situazione percettiva (propriocettiva, tattile, ecc.) unimodale; ciò favorirà il persistere di una indifferenziazione fra sensazioni provenienti dall'interno e dall'esterno, con tendenza all'assimilazione fra le due e ritardo nell'acquisizione di un'esperienza di Sé corporeo differenziato e stabile.

Il bambino con disturbi percettivi di tipo "cado-cado" (vedi cap. 16), che ha cioè una intolleranza percettiva, ha probabilmente sperimentato situazioni angoscianti nelle quali il movimento lo staccava da qualche cosa di essenziale: le braccia materne? L'appoggio a un oggetto? O una parte stessa del suo corpo? Per alcune situazioni sembra che il bisogno di contiguità o di appoggio sia reale, per altre invece pare che la funzione mancante sia più di carattere fantasmatico, come quando questi disturbi si attenuano per la sola presenza di un familiare, o per l'uso della voce come sostegno al movimento. A volte non si conosce, o si può solo supporre, quale sia il livello di differenziazione percettiva fra quel bambino e l'ambiente; in genere i terapisti ne hanno una certa consapevolezza, ma sicuramente l'attenzione alle limitazioni o alle devianze percettive ed emotive può ancora aumentare per migliorare i risultati della riabilitazione.

Più complesso o pluriderminato sul piano della sua dinamica sembra il problema dei bambini di tipo "tirati su" (vedi cap. 16), per i quali la limitazione può sembrare forse più di integrazione corticale o di stabilità interna della sensazione del Sé corporeo, o un disinteresse per l'autonomia motoria; questo problema pare cioè legato ad un maggiore intreccio di fattori percettivi, cognitivi ed emotivi.

Mentre la presenza di problemi percettivi nei bambini con PCI è un fatto conosciuto e questi fanno ormai parte del quadro della PCI, minore attenzione viene a tutt'oggi data alle interferenze emotive che condizionano sia il processo percettivo sia gli altri aspetti del mentale.

Profili psicopatologici nelle diverse forme di paralisi cerebrale infantile

Proverò a riassumere alcune caratteristiche psicopatologiche e alcuni stili del Sé che frequentemente si ritrovano nei bambini con PCI e a descrivere, senza la pretesa di portare un contributo definitivo, alcune possibili corrispondenze fra forma clinica di PCI e caratteristiche mentali dei bambini.

Si possono fare alcune premesse che faranno da cornice a quanto vorrei trattare.

Tutti i bambini con danno cerebrale pre- peri- o postnatale, che comporti alterazioni tonico-posturali e/o motorie, soprattutto se gravi, vanno incontro ad un prolungamento del normale periodo di fusionalità mentale fisiologica e ad un processo di separazione-individuazione torpido, spesso non riconoscibile con evidenza. Ciò è spesso aggravato dalle condizioni relative alla nascita e agli eventi a essa collegati (basso peso, permanenza in culla termica, difficoltà respiratorie, alimentari, del sonno), con impossibilità di accudimento materno, nonché alle inevitabili interferenze sulle attitudini materne prodotte da sentimenti depressivi o da delusioni narcisistiche.

Si possono facilmente individuare diversi livelli di entità del problema.

- *Indifferenziazione Sé/mondo esterno* – fondata su una difficoltà di differenziazione molto primaria e cioè di tipo senso-percettivo, per cui il bambino non riesce per lungo tempo, o non riuscirà mai, a riconoscere la sensazione come prodotta da un oggetto esterno, separato da lui. Questa difficoltà potrà essere più o meno estesa, nel senso che il bambino potrà rimanere in uno status di indifferenziazione totale, e cioè privo di conoscenza in merito all'appartenenza del corpo alla sua mente, o parziale, nel senso che alcune esperienze relative al corpo e al movimento non vengono mentalizzate ed altre sì, per cui vi è una percezione sincretica per alcune parti del corpo, ad esempio il tronco e non per altre, ad esempio gli arti in movimento.
Molti bambini con PCI, soprattutto se totalmente immobili per molto tempo e tanto più se con aspetti deficitari, rimangono ancorati, almeno per una parte delle loro esperienze, al livello sensoriale delle percezioni, o raggiungono appena quello delle shapes o impronte sensoriali (stadio 2 e 3 secondo Corominas). Spesso nei bambini con PCI si osservano shapes di tipo tattile, come degli "stampi", delle "orme", che richiamano la presenza dell'oggetto, del quale tuttavia il bambino non ha né conoscenza, né coscienza.
Questi bambini che si sentono un tutt'uno con l'oggetto o che ne colgono solo qualche caratteristica, hanno molto timore del movimento, spesso non beneficiano di una rieducazione precoce e/o richiedono molta prudenza nel far loro utilizzare la motricità residua o nel pretendere l'apprendimento e l'utilizzo di nuovi schemi. In questi casi la struttura mentale è spesso molto indifferenziata, a volte con aspetti autistici, ma più spesso con le caratteristiche dell'identificazione adesiva. Questi bambini sviluppano quadri di tipo Ritardo Mentale o Disturbo generalizzato dello sviluppo, con aspetti di tipo disintegrativo o psicotico deficitario.

- *Indifferenziazione Sé/mondo esterno* – fondata su difficoltà di separazione mentale, particolarmente di tipo identificazione proiettiva e scarsa introiezione. In questi casi, il bambino assume caratteristiche di dipendenza psicologica importante e di incapacità all'autonomia pure per prestazioni motorie o cognitive a lui possibili. Il soggetto che ha sviluppato una sufficiente quantità di rappresentazioni mentali corrispondenti alla percezione del proprio corpo e a quello dell'altro e che inizia a sperimentare la separazione, tende ad attribuire le proprie esperienze emotive all'altro o a vivere dentro l'altro per evitare l'ansietà e la sofferenza. Il bambino con PCI ha poche o nulle possibilità di elaborare le ansie di separazione tramite il movimento, per cui, utilizzando molto la proiezione, tende all'illusione della non separatezza per sentirsi sia sicuro sia importante. Per lo stesso motivo spesso osserveremo pure aspetti di narcisismo patologico e difese dalla depressione di tipo negazione maniacale, aspetti di dominio e di controllo sull'ambiente. Questi bambini risultano spesso molto legati ai loro genitori, fratelli o insegnanti; si fanno illusioni di non avere limitazioni motorie, facendosi muovere dagli altri, facendo finta e sviluppando intensamente l'imitazione. In questi casi la struttura mentale è spesso di tipo disarmonico, con aspetti nevrotici e psicotici combinati o presenza di falso Sé. I quadri clinici saranno quelli della Disarmonia evolutiva cognitiva o psicotica o del quadro Borderline con falso Sé, o dell'inibizione nevrotica o depressiva.

Quadri psicopatologici e clinici specifici

Nei gravi tetraplegici spastici (vedi cap. 15), ma a volte anche nei discinetici, sarà più frequente che lo sviluppo mentale subisca un arresto a causa del prolungarsi dell'esperienza fusionale e dei problemi senso-percettivi; il bambino potrà rimanere a lungo in uno stato di indifferenziazione, completamente dipendente dall'ambiente e incapace di proporsi come parte attiva nel proprio trattamento rieducativo. Sovente l'assenza del linguaggio (anartria, disartrie gravi), fa sì che venga a mancare questo secondo importante mezzo di differenziazione, per cui in alcuni casi l'indifferenziazione sé-altro si protrae negli anni ed a volte diventa permanente. Il tentativo di dare vita al processo di differenziazione-separazione mediante tecniche riabilitative di tipo motorio, cognitivo o strumentale, può produrre intense angosce, con disturbi del sonno, impossibilità a stare da soli, persecutorietà, ecc., sino all'inevitabile decisione di ridurre o di sospendere il trattamento.

Il fine costante da perseguire, affidato a genitori e terapisti, deve essere quello di favorire nel piccolo paziente l'integrazione delle esperienze senso-motorie e la loro rappresentazione tramite l'attuarsi di uno stato di benessere fisico che permetta che ciò avvenga. Solo se la mente avrà organizzato un abbozzo di Sé corporeo, potranno comparire gli altri aspetti del processo di individuazione. In altri casi, le difficoltà di individuazione percettiva e di definizione del Sé corporeo hanno caratteristiche più limitate e sono più settoriali, riguardano cioè solo certe aree funzionali o distretti corporei, pure in relazione a condizioni di vita ed attitudini educative diverse. Si possono ad esempio osservare bambini o giovani adolescenti con PCI che hanno sviluppato una discreta autonomia, ma che non riescono ad acquisire il controllo sfinterico o che mantengono aspetti di dipendenza solo in certi ambienti, ad esempio a casa, e non in altri come la scuola.

I bambini discinetici, per i quali il contatto con il mondo esterno è reso molto complesso per il continuo dissolversi dell'assetto tonico-posturale e dell'integrazione degli schemi motori, incontrano una difficoltà più specifica a superare la situazione sensoriale e a organizzare il nucleo primario del Sé. Questi soggetti hanno un feed-back troppo rapido fra acquisizioni percettive e motorie, per cui ogni esperienza si modifica e si dissolve in maniera involontaria e improvvisa. Questo meccanismo rende molto difficile la costruzione mentale di un Sé corporeo e quindi viene a mancare la consistenza emotiva e la differenziazione. La distonia può diventare a volte l'unico modo per esprimersi, altre volte essa viene invece assunta come difesa, per non esserci, non stare in relazione, evitare il rapporto con cose e persone. Corominas dice che uno dei grandi interrogativi che si è posta quale psicoanalista del Centro per le paralisi cerebrali di Barcellona è stato quello di cercare di dare un senso alle gravi distonie, che non sembravano affatto sostenute da un substrato neurofunzionale.

Nei bambini affetti da forme meno gravi di PCI, soprattutto emiplegici (vedi cap. 18) o diplegici (vedi cap. 17), si osservano più spesso difficoltà di separazione-individua-zione di tipo mentale, causate da angoscia di separazione o depressione. In questi casi lo sviluppo dell'immagine del Sé corporeo e del Sé nella sua globalità subirà dei condi-zionamenti particolari, dovuti alle diverse esperienze percettive provenienti dalle parti sane o rispettivamente malate del corpo e dalle caratteristiche delle loro integrazioni. Naturalmente, come in ogni sviluppo anche normale, vi saranno aspetti diversi a se-conda dei singoli casi. Si osserva comunque con frequenza l'utilizzo di meccanismi di scissione, ove buono e cattivo sono tenuti tenacemente divisi. In alcune esperienze di supervisione di casi in psicoterapia, ho osservato che buono e cattivo erano sinonimi di parte sana e malata del corpo. In altri casi, con una certa frequenza, si osserva la pre-senza di un narcisismo patologico molto spiccato, con un'assoluta impossibilità di ac-cettare la limitazione se non come catastrofe totale. In altri casi ancora si osservano co-me preminenti i meccanismi dell'eccitazione maniacale, con negazione della realtà, in altri manifestazioni di depressione o di altre difese a stile nevrotico. In questi casi le strutture mentali corrispondono spesso al quadro della Disarmonia evolutiva di cui Mises (1975), Flagey (1977) e Gibello (1984) hanno descritto molto bene il meccanismo patogenetico e patodinamico. Si tratta generalmente di strutture caratterizzate da un inadeguato rapporto con l'oggetto, a causa di limitazioni funzionali e dell'utilizzo di meccanismi psicotici, che tendono a mantenere la relazione a livello di oggetti parziali. Il bambino, sin da quando è molto piccolo, riconosce la presenza di una limitazione funzionale e la vive come uno scacco, un'inadeguatezza importante, favorito in questo da un eccesso di attenzione dovuto alla rieducazione. Egli mette quindi in atto mecca-nismi di misconoscimento e/o di compenso narcisistico, investendo in eccesso in altre funzioni. È molto frequente che bambini con emiplegia o diplegia compensino l'imma-gine carente del Sé con un superinvestimento della funzione verbale, o che le funzioni motorie imperfette o gli schemi acquisiti vengano poi perduti. A volte conquiste im-portanti, come la stazione eretta o il cammino, vengono abbandonate a causa di una piccola caduta o di un incidente, come se si attuasse una perdita di rappresentazioni già acquisite dal Sé corporeo. Si ritiene che in molte situazioni ciò sia dovuto ad una diffi-coltà nel poter conservare un sufficiente appoggio narcisistico alla propria immagine, quando, nel corso della crescita, è necessaria una maggiore integrazione di tutte le componenti psichiche. Lo studio di questi bambini rivela la presenza di aree di cono-scenza e coscienza corporee e mentali del tutto inesistenti: raramente ad esempio viene mentalizzata una reale paura di cadere o è presente la coscienza del servirsi degli altri come stampelle; raramente ho riscontrato un vero dispiacere per aver ridotto le proprie disponibilità motorie dopo acquisizioni già avvenute, o la disponibilità a parlarne, co-me se vi fosse un impedimento primario, che viene accettato senza alcun passaggio o conflitto cosciente. Un'altra caratteristica di questi bambini può consistere nel diffe-rente utilizzo delle proprie funzioni in ambienti o con persone diverse; questa caratte-ristica è descritta pure nei casi di Disarmonia evolutiva senza PCI: il quadro disarmo-nico è infatti caratterizzato dalla contemporanea esistenza a livello mentale di parti sa-ne, parti nevrotiche e parti psicotiche, che possono essere utilizzate in modo diverso in contesti differenti. L'attitudine familiare ha pure un forte peso nel favorire quanto espo-sto; generalmente infatti la famiglia non riesce a parlare al bambino della sua patologia o, mantenendo essa stessa incertezze o illusioni sul suo sviluppo, preferisce attendere e comunque non sollecita domande nel bambino. Si osserva che, ove le aspettative geni-toriali sono più elevate, o incongrue, anche i bambini presentano maggiori difficoltà di mediazione con le loro difficoltà e hanno organizzazioni del Sé più fragili.

La paralisi intenzionale

Sono stata sollecitata dai lavori e dai seminari di Adriano Ferrari a riflettere sull'uso del termine "paralisi intenzionale", termine che egli usa per quelle situazioni in cui il bambino ha una sufficiente dotazione di posture e schemi motori per poter produrre dei movimenti efficaci, ma si rifiuta di muoversi, o si limita molto. Ferrari (1995) tratta questo problema dal *"punto di vista dell'intenzionalità"*: nella PCI *"la paralisi è prima di tutto un problema di azione (disordine concettuale) e solo secondariamente un disturbo del movimento"*, quindi l'intenzionalità in tutte le sue componenti, motivazione, piacere-dispiacere, possibilità di adattamento alla realtà, capacità d'uso della spontaneità-volontà, ecc., entra in maniera prepotente in ogni successo o insuccesso terapeutico.

Nella pratica clinica della neuropsichiatria infantile, osserviamo molto spesso bambini che non sviluppano o non utilizzano la motricità in maniera adeguata, sia da un punto di vista quantitativo sia qualitativo. Nei casi in cui il SNC è integro, ci si orienta facilmente verso un disturbo psicomotorio o un'interferenza emotiva nell'utilizzo del movimento, sino a un disturbo di organizzazione della personalità, che include un alterato utilizzo del movimento. Per i casi, invece, in cui è supposto o accertato un danno del SNC, e tanto più nella PCI, il problema diventa più complesso e, caso per caso, dovremo cercare di comprendere quanto di ciò che osserviamo sia legato al deficit motorio, quanto a un problema di organizzazione funzionale, quanto a un problema emotivo, che complica il quadro, o quanto alle diverse cause riunite assieme.

Ci si può domandare se le caratteristiche dell'organizzazione del mentale e la struttura della personalità, incidano maggiormente sullo stile motorio nei casi in cui vi sia un'integrità del SNC o nei casi in cui vi siano dei deficit motori. Negli anni dell'esordio della neuropsichiatria infantile europea, le sindromi psicomotorie erano considerate per definizione proprie di bambini con integrità del SNC o con solo possibili disfunzioni, vedi ad esempio Bergès (1997) e De Ajuriaguerra (1961), i cui lavori sono stati molto autorevoli in tale senso e offrono modelli di definizione e di semeiotica di queste patologie.

Trascurando la terminologia o le esigenze nosografiche, possiamo con certezza affermare che molti bambini con PCI soffrono di serie interferenze emotive nella loro capacità di acquisire o utilizzare il movimento. Come già detto, si debbono comunque differenziare i casi in cui entrano in gioco fattori molto precoci, capaci di produrre un'alterazione o un rallentamento importante nell'acquisizione dell'identità corporea e della rappresentazione di Sé, da quelli in cui lo sviluppo mentale non è sostanzialmente alterato e il movimento si configura come una funzione che incontra difficoltà di organizzazione, ma che viene via via mentalizzata per i suoi significati.

Nel bambino con PCI, la grande pressione ambientale affinché egli si muova autonomamente, a fronte della maggiore o minore difficoltà reale, costituisce di per sé un fattore di rischio per l'uso libero e spontaneo del movimento. Così il bambino che potrà soddisfare rapidamente l'ambiente andrà incontro a minori difficoltà rispetto a quello che si troverà costretto a deludere o a quello che desidererebbe essere investito di attenzioni diverse da quelle connesse alla sua autonomia motoria. Va pure considerato che il movimento può acquistare o avere investimenti diversi in diversi periodi dello sviluppo: quando il bambino è piccolo è più "normale" non essere autonomi, in seguito lo è sempre di meno, come pure il "cammino brutto" o "supportato da ausili" può non essere più accettato a una certa età.

Tenendo in considerazione quanto già esposto nel precedente paragrafo, e cioè le gravi limitazioni al movimento per motivi di "mancata separazione dall'oggetto" di diversa entità e/o di "aspetti patologici specifici", ritengo si potrebbe riservare il termine di "paralisi intenzionale" a quelle situazioni in cui il movimento nella sua globalità o in alcune sue componenti, assume per il bambino un aspetto conflittuale, al pari di quanto può avvenire per altre funzioni o per l'espressione dei desideri. Seguendo la psicopatologia del mentale secondo le indicazioni classiche della teoria psicoanalitica, potremmo caso per caso domandarci se ci troviamo di fronte a una forma particolare di "conversione" (isteria) o a una "inibizione" o a una "fobia" o a un "aspetto depressivo". Solo lo studio della personalità del bambino e quello del rapporto fra lui, i genitori, la sua comunità e il suo ambiente ci potranno fornire elementi utili per la valutazione. In questi casi sarà particolarmente di aiuto un lavoro psicologico con i genitori e una psicoterapia per il bambino. Sarei comunque dell'avviso di chiamare "paralisi intenzionali" sia le forme collegate a un'inibizione globale, quelle cioè in cui il bambino è globalmente inibito, sia quelle in cui l'inibizione investe solo il movimento, pure unicamente in singoli distretti o in singoli aspetti.

Indicazioni per il trattamento

Il contenuto di questo capitolo ci invita a riflettere in merito alle modalità di presa in carico e di organizzazione dei Servizi per i bambini con PCI. Risulta infatti evidente che le competenze dell'équipe che si occupa di questi casi non può essere limitata alle sole competenze neurologiche o fisiatriche o fisioterapiche in senso stretto, ma richiede una uguale capacità di osservazione e valutazione dello sviluppo mentale del bambino, anche in funzione dell'eventuale necessità di trattamenti psicologici, educativi o psicoterapici sui genitori o sul bambino stesso. Ritengo di primaria importanza che i professionisti con cui la famiglia viene in contatto siano in grado di orientare da subito l'attenzione dei genitori sullo sviluppo complessivo del bambino, spostando il loro interesse dalle limitazioni motorie verso le risorse generali del piccolo paziente. In particolare il neuropsichiatra infantile dovrà attuare in questi casi una presa in carico longitudinale, aiutando i genitori a comprendere le particolari necessità relazionali ed educative di cui necessita un bambino con PCI.

Fondamentale importanza ha naturalmente la formazione del fisioterapista, che deve essere sempre comprensiva degli aspetti relazionali e cognitivi, in modo da permettere un rapporto con il bambino e i genitori improntato a una visione globale dello sviluppo e tale da favorire il più possibile l'utilizzo sociale delle competenze acquisite.

Quando il servizio al quale si rivolge la famiglia non sia a impostazione neuropsichiatrica, sarà necessario che l'équipe venga integrata con la presenza di consulenti che possano, tramite osservazioni separate, apportare i contributi necessari ad una valutazione complessiva sullo sviluppo dei loro piccoli pazienti.

Le competenze sullo sviluppo mentale sono pure indispensabili per aiutare il bambino a utilizzare le sue valenze cognitive e per potersi rapportare con le componenti scolastiche e riabilitative in senso allargato.

Si deve infatti pensare che i bambini con PCI incontrano di fatto difficoltà di sviluppo psicologico e con grande frequenza vanno incontro a disturbi comportamentali e di tipo psichiatrico. I servizi si devono quindi attrezzare per poter fornire supporto psicologico ai genitori, nonché eventuali trattamenti psicoterapici ai bambini. Anche chi si occupa di questi problemi con modelli interpretativi diversi sostiene la necessità di lavorare con i genitori per sostenerli e aiutarli a una migliore comprensione delle difficoltà del loro bambino, avviando progetti educativi mirati onde evitare l'insorgere di problemi comportamentali (Harris, 1998).

Nel percorso del trattamento sono inoltre sempre presenti momenti particolari che richiedono una più precisa valutazione della situazione emotiva e di sviluppo; ad esempio quando viene deciso l'utilizzo di un'ortesi o si intravede la necessità di attuare un intervento di chirurgia ortopedica funzionale. I genitori e gli operatori constatano infatti gli scarsi risultati o lo scarso utilizzo di un intervento di riduzione delle deformità, sia pure pensato e studiato a lungo sul piano fisiatrico. Questo è spesso dovuto a una scarsa preparazione in merito alle aspettative di risultato sia da parte dei genitori sia dei bambini, ma pure a interventi eseguiti di fatto in situazioni in cui il bambino non è in grado di integrare le nuove opportunità fornitegli dall'intervento nella struttura corporea e mentale del Sé.

Bibliografia

Aguillar J, Ponces Verges J, Corominas J, Roldan AM (1980) Interrelazione fra affettività e neuromotricità nel bambino con paralisi cerebrale durante i primi anni di vita. In: Saggi, 6, 2. La Nostra Famiglia editore, pp 26-35

Aguillar J (1983) Psicoterapie brevi nel bambino paralitico cerebrale. In: Quaderni di Psicot Inf, vol. 8. Borla editore, Roma, pp 105-127

Bergès DJ (1997) Considerazioni sui disturbi strumentali e le disarmonie evolutive. In: Carli L, Quadrio A (eds) Clinica della psicomotricità. Feltrinelli editore, Milano, pp 296-301

Berthoz A (1997) Il senso del movimento. Traduzione italiana Mc Graw Hill Libri Italia, Milano (1998)

Breslau N (1990) Does brain dysfunction increase children's vulnerability to environmental stress? Archives of General Psychiatry 47:15-20

Corominas J (1983) Utilizzazione di conoscenze psicoanalitiche in un centro per bambini affetti da paralisi cerebrale. In: Quaderni di Psicoter 8, Borla editore, Roma, pp 22-42

Corominas J (1991) Psicopatologia e sviluppi arcaici. Traduzione italiana Borla editore, Roma

De Ajuriaguerra J (1961) Le basi teoriche dei disturbi psicomotori e la rieducazione psicomotoria del bambino. In: Carli L, Quadrio A (eds) Clinica della psicomotricità. Feltrinelli editore, Milano, pp 123-132

Ferrari A (1995) Paralisi cerebrali infantili: appunti di viaggio attorno al problema della classificazione. Giornale Neuropsich Età Evol 15/3:191-206

Flagey D (1977) L'évolution du concept de troubles instrumentaux. Psych Enf XX, 2:471-472

Gibello B (1984) I disturbi dell'intelligenza nel bambino. Traduzione italiana Borla editore, Roma (1987)

Harris J (1998) Cerebral Palsy. In: Hawlin P (ed) Behavioural Approaches to problems in Childhood. Mac Keith Press, Cambridge, pp 136-151

Jacobson E (1954) Il Sé e il mondo oggettuale. Traduzione italiana Martinelli editore, Firenze (1974)

Mc Dermott S, Coker AL, Mani S, Krishnaswami S, Naglee RJ, Barnett-Queen LL, Wuori DF (1996) A population based analysis of behavioural problems in children with cerebral palsy. Journal of Paediatric Psychology 21:447-463

Meltzer D (1975) Exploration in Autism. The Roland Harris Educational Trust, Clunie Press, London

Mises R (1975) Il bambino deficiente mentale. Traduzione italiana Astrolabio Ubaldini editore, Roma (1977)

Mittelman B (1954) Motility in infants, children and adults: patterning and psychodynamics. Psychoan Study Child 9:142-177

Mittelman B (1960) Intrauterine and early infantile motility. Psychoan Study Child 15:104-127

Negri R (1994) Il neonato in terapia intensiva. Cortina editore, Milano

Silbertin-Blanc D, Tchenio D, Vert P (2002) Naître "très grand prématuré" et après? Psych Enf XLV, 2:437-482

Stern DN (1985) Il mondo interpersonale del bambino. Traduzione italiana Bollati Boringhieri editore, Torino (1987)

Winnicot DW (1971) Gioco e realtà. Traduzione italiana Armando editore, Roma (1974)

12 Osservazione relazionale

Sandra Maestro

È noto come la nascita traumatica, accompagnata da quel corteo di eventi legati alle prime cure intensive date al neonato, è destinata ad incidere e modificare profondamente il sistema relazionale che si viene strutturando attorno a lui. Le angosce legate al trauma, le ansie relative alle incertezze sullo sviluppo futuro del bambino vengono ad impiantarsi nell'universo rappresentazionale genitoriale, sostituendosi alla plasticità "fantasmantica" che accompagna le prime fasi di vita di ogni essere umano. L'evento traumatico si costituisce come un oggetto estraneo, una sorta di "intruso" nel sistema di relazione genitori-bambino; successivamente, con la crescita del bambino ed il progredire dei processi di elaborazione e adattativi, questo "terzo estraneo" viene gradualmente sostituito da quello che potremmo definire il terzo polo del sistema, ovvero l'équipe curante. La costituzione di questo sistema crea tra i suoi componenti una complessa rete di relazioni reciprocamente interdipendenti. L'osservazione relazionale implica pertanto la creazione da parte dell'osservatore di un assetto mentale peculiare, mirato a cogliere questa interdipendenza, selezionando all'interno degli eventi che si verificano in un determinato contesto, per esempio una seduta di riabilitazione o una visita di controllo, quegli aspetti del comportamento dei diversi protagonisti dell'incontro, bambino, genitori, terapista, medico, che costituiscono un segnale della relazione che si va costruendo. Questo approccio alla realtà clinica implica un assetto mentale di tipo psicodinamico, secondo cui la relazione, ovvero quell'insieme complesso e articolato di atti, emozioni e fantasie che sostengono i legami tra gli esseri umani, rappresenta il punto di vista più idoneo ad accogliere e comprendere l'altro nella sua interezza e complessità. Ma di quali strumenti dobbiamo attrezzarci per integrare questo vertice osservativo nelle nostre valutazioni? Quali sono, da questo punto di vista, i rischi, ma anche i fattori protettivi, per lo sviluppo psicologico ed emotivo del piccolo neuroleso?

Cercheremo adesso di esaminare il problema dal punto di vista del bambino, della famiglia e dell'équipe curante.

Il bambino

La motricità rappresenta nelle prime fasi dell'esistenza una funzione essenziale nell'organizzazione dell'esperienza soggettiva e nella costruzione dei diversi sensi del Sé. Attraverso l'atto motorio il bambino sperimenta la propria capacità di incidere sulla realtà esterna, di provocare cambiamenti, di cimentarsi nelle prime esplorazioni autonome dell'oggetto. Il Sé nucleare, base esistenziale fondante per tutto lo sviluppo successivo della personalità, si organizza e costruisce anche grazie alla conquista da parte del bambino della piena padronanza del corpo, della gestualità, delle proprie azioni (Sé agente, Stern, 1989).

La stessa immagine del Sé, ovvero la rappresentazione mentale degli aspetti più significativi della propria identità, si costruisce attraverso l'elaborazione e la successiva integrazione di vissuti e fantasie legate al corpo. Ed è attraverso la motricità, infine, che il bambino sperimenta le prime forme di separazione, rappresentando la conquista della distanza fisica dall'altro, e in particolare modo dalla madre, uno dei pre-requisiti essenziali all'avvio dei processi di separazione-individuazione.

Il bambino con patologia neuromotoria precoce spesso deve invece rinunciare a questo patrimonio di esperienza; talvolta fin dalla nascita le conseguenze fisiche della sofferenza perinatale, l'alterazione del tono, la compromissione della motricità oculare così penalizzante per tutte le vicende relazionali veicolate dalla funzione dello sguardo (vedi cap. 9), le perturbazioni della vigilanza, gli stati di torpore o di ipereccitabilità (vedi cap. 10) lo rendono un partner poco attivo e attivante nell'interazione.

Credo che sia realmente difficile riuscire a immaginare l'esperienza soggettiva di un bambino piccolo che non può disporre liberamente del tono e della posturalità come veicolo naturale di scarico delle tensioni emotive, ma che, al contrario, si trova ad essere da essi dominato. Ma è proprio questa impossibilità a fruire pienamente della fisicità, questa discordanza iniziale tra stati mentali e stati corporei, che spinge il bambino alla ricerca di strategie alternative per l'espressione della sua relazionalità e mette noi nelle condizioni di costruire nuovi paradigmi per la decodifica delle sue intenzionalità interattive. Credo che per troppo tempo siamo rimasti legati a dei pregiudizi, a dei modelli di sviluppo poco adattabili dal punto di vista emotivo e sociale alla realtà del bambino neuroleso e soprattutto poco fruttuosi per lo studio delle sue strategie, dei suoi punti di forza, delle sue risorse. C'è da chiedersi, ad esempio, come può progredire il bambino neuroleso nello sviluppo delle sue competenze sociali o intersoggettive. La paresi di un arto superiore, ad esempio, in che misura blocca l'emergenza dei gesti deittici come il pointing richiestivo e dichiarativo, o come possono le difficoltà di coordinazione della motricità oculare interferire nella comparsa del pointing passivo, precursore dell'attenzione condivisa (Stern, 1997). Ma soprattutto, attraverso quali strategie compensatorie il bambino si riorganizzerà, quali pattern comportamentali sono più indicativi di questa riorganizzazione e quanto questa è più o meno funzionale allo sviluppo del contatto sociale con l'ambiente (De Gangi, 2000; Gordon Williamson e Anzalone, 2000). Lo studio di questi precursori dello sviluppo sociale mi sembra essenziale e preliminare allo studio dello sviluppo affettivo ed emotivo. Infatti l'emergenza del pensiero simbolico, quello che ci consente di fare delle ipotesi sull'organizzazione delle relazioni oggettuali interne, è sicuramente successiva ed è quindi per il bambino più grandicello che possiamo avanzare delle suggestioni sulla sua vita fantasmatica, sul suo sistema di difese, in ultima istanza sulla struttura della sua personalità.

Aguillar (1983) descrive in modo molto suggestivo come la parte somatica danneggiata si converte in una specie di falso contenitore dei cattivi oggetti interni del bambino: "Le gambe che non funzionano, il braccio distonico o la mano emiplegica rappresentano l'oggetto cattivo che bisogna aggiustare in modo esclusivo. Questo fatto rende difficile l'elaborazione mentale di determinati sentimenti sperimentati come cattivi e da rifiutare".

Questa funzione catalizzatrice e contenitrice di vissuti persecutori del corpo danneggiato scaturisce, nell'elaborazione del lutto, da un difetto da parte del bambino di una immagine del Sé integra e sana (Corominas, 1983 a, b).

In effetti quello che spesso riscontriamo nei bambini seguiti in trattamento per lunghi periodi è che l'apparato difensivo messo in atto contro la condizione di malattia interferisce profondamente in tutta l'organizzazione della personalità; e pur non essendo possibile descrivere un profilo analitico strutturale per la pur sempre estrema variabilità tra bambino e bambino, è però possibile individuare alcune caratteristiche ricorrenti del funzionamento psichico legate proprio all'interferenza della patologia.

Si tratta di bambini che nella relazione con l'altro possono alternare il registro della seduttività a quello della provocatorietà, impegnati massicciamente nel diniego della dipendenza emotiva e fisica dell'adulto, ad esempio raramente chiedono aiuto quando si trovano in difficoltà.

Il linguaggio espressivo è spesso investito in modo ipertrofico, senza che si possa osservare tuttavia la funzione ordinatrice del pensiero e autoregolatrice delle azioni. Il corso associativo può risultare accelerato e caotico, quasi a compensare i limiti motori.

Il contatto con la realtà è generalmente conservato, anche se permane una superficialità e un'approssimazione nel rapporto con l'oggetto, tipiche di chi non può permettersi di entrare in contatto con i propri limiti strumentali.

Tra le difese dominano la regressione e la maniacalità. Tale profilo non è tuttavia da considerarsi generalizzabile. In un nostro contributo (Maestro e Bertuccelli, 1996) sulle caratteristiche emotive e psicologiche dei bambini discinetici, ad esempio, osservavamo delle caratteristiche diverse con maggiore accentuazione della componente depressiva. Malgrado ciò, credo che indirizzare le nostre osservazioni verso la conoscenza anche della dimensione affettiva ed emotiva del bambino con danno cerebrale, sia oggi, alla luce delle nuove acquisizioni date dallo sviluppo delle neuroscienze, ancora più imprescindibile.

Si può concludere che l'approccio relazionale consiste allora, prima di tutto, nell'attrezzarci con delle griglie osservative, adeguate ai suoi tempi maturativi, "sensibili" alla sua difettualità, ma anche alle sue risorse alternative, idonee a evidenziare nei suoi comportamenti l'intenzionalità comunicativa. Per il bambino più grande però significa anche garantirgli la possibilità di entrare in relazione col proprio mondo interno, e quindi anche con la sofferenza e i vissuti depressivi legati alla condizione di malattia. Infatti, liberare le parti malate dalla funzione di equivalente simbolico di oggetti danneggiati, può restituire dinamicità ai processi mentali e consentire l'accesso a livelli di simbolizzazione sempre più evoluti.

La famiglia

Gli studi in letteratura e l'esperienza clinica indicano che i rischi evolutivi di un bambino con patologia perinatale dipendono, oltreché da fattori biologici e costituzionali, anche dalle caratteristiche del suo ambiente familiare. È stata infatti dimostrata l'incidenza sull'evoluzione di un bambino che ha presentato problemi alla nascita di numerosi fattori, quali il livello socio-economico della famiglia, l'età dei genitori e la loro struttura di personalità, l'ordine di genitura del figlio, l'isolamento sociale del nucleo familiare, ecc. La nostra esperienza clinica conferma che il lavoro con la famiglia è essenziale e deve rappresentare uno dei poli dell'intervento riabilitativo. L'obiettivo centrale dell'alleanza terapeutica è quello di spostare la polarizzazione dei genitori dall'esclusivo recupero della funzione motoria e riconquistarli alla globalità dei bisogni del bambino.

Molto, infatti, è già stato scritto sulla difficoltà che sin dalla nascita i genitori si trovano a dover affrontare, dalle separazioni iniziali, alla gestione dell'accudimento resa più complessa dalle condizioni cliniche del bambino, fino alle incertezze e alle angosce che gravano sul suo futuro. Inoltre, lo sviluppo del bambino spiato in cerca dei segni della patologia, l'ansia che accompagna le visite di controllo, la delega ai medici del compito di giudicare dello stato di benessere o malessere del bambino e la parallela difficoltà a sviluppare quell'insieme di attitudini che fanno della madre la persona naturalmente più esperta a riguardo del figlio, rappresentano degli importanti fattori di rischio nella relazione col piccolo neuroleso. Soulé (Kreisler e Soulé, 1990) ha parlato della "sindrome del bambino fragile" per descrivere l'immagine del Sé che certi bambini strutturano in conseguenza dei sentimenti di precarietà e vulnerabilità su di essi massicciamente proiettati. Stern ipotizza invece una sorta di "vuoto rappresentazionale" che i genitori sperimentano di fronte alla presenza di un handicap, o di un rischio evolutivo nel proprio bambino. Il bambino verrebbe cioè privato di tutta la funzione nutritiva per lo sviluppo della sua organizzazione psichica costituita dalle proiezioni parentali. Come accennavamo nella premessa, l'evento traumatico diventa il terzo intruso nella relazione genitori-bambino e per un lungo periodo il vertice organizzatore nella costruzione dei legami. Si potrebbe quindi ipotizzare che il vuoto di rappresentazioni si saturi di vissuti emotivi angosciosi che in qualche modo precludono il formarsi nei genitori di rappresentazioni, intese proprio come immagini mentali, sogni, fantasie relative allo sviluppo del bambino. Questo primo livello della relazione genitori-bambino, che potremmo definire come livello più inconscio o fantasmatico, deve però integrarsi nelle nostre valutazioni con un livello più concreto, legato all'interazione reale quale osservabile nell'hic et nunc dell'incontro. Questo secondo livello è altrettanto importante rispetto al primo, in quanto rappresenta il ponte, il tramite attraverso cui le fantasie, le rappresentazioni, ma anche le angosce del vissuto genitoriale si concretizzano nel rapporto con il bambino. Ovviamente i parametri osservativi cambiano, nel primo caso si esplorano la storia dei genitori, i modelli operativi interni, le identificazioni ecc., nel secondo si osservano le modalità concrete di presa in carico del bambino, la sintonia posturale, gli scambi vis a vis, ecc. Nelle prime fasi di vita del neonato l'impegno nella gestione materiale, l'adattamento ai suoi ritmi, la decodifica dei suoi processi di autoregolazione occupa interamente il caregiving e nelle osservazione di queste situazioni è importante annotare, attraverso l'uso di strumenti opportuni, le modalità attraverso cui i genitori svolgono questo tipo di compiti. I canali utilizzati nella comunicazione intenzionale reciproca, le azioni facilitanti l'attività esplorativa nel bambino, la sensibilità e recettività ai suoi segnali emotivi, il potenziamento delle sue capacità di elaborazione affettiva rappresentano parametri essenziali nella valutazione dell'interazione.

Tuttavia nella nostra esperienza aiutare i genitori nella difficile elaborazione del trauma iniziale è fondamentale, proprio perché questo tipo di vissuti crea attorno al bambino una rete di identificazione protettive difficile da "sbrogliare". È difficile ad esempio trattare un bambino piccolo che piange in continuazione nell'ora di trattamento, senza prima aver affrontato con la madre le angosce legate alle prime manovre intrusive operate sul corpo del figlio, riattivate dalle manipolazioni del terapista.

Il bambino con PCI ha sicuramente uno strumento in meno, rispetto ai suoi coetanei, per riequilibrare l'universo proiettivo materno: non dispone cioè della motricità.

E nella nostra esperienza la fusionalità e la simbiosi dominano a lungo le relazioni madre-bambino e i processi di attaccamento.

Si può ipotizzare a questo proposito che i sentimenti di colpa da una parte e la non tollerabilità dei sentimenti aggressivi, avvertiti troppo pericolosi nei confronti di un bambino che ha massicciamente frustrato le aspettative narcisistiche, privino la relazione del ruolo strutturante della conflittualità. La madre subisce passivamente gli atteggiamenti tirannici del bambino, che mantiene tuttavia tenacemente in una condizione regressiva e di dipendenza. Aiutare I genitori a pensare su questi aspetti della relazione col figlio, lavoro da noi svolto attraverso vari tipi di setting, può diminuire il rischio di distorsioni nella relazione come, ad esempio, sono da considerarsi certe forme di "riparazione maniacale" associate a iper-stimolazione, oppure l'identificazione e la competizione del genitore con determinate figure professionali e in particolare con quella del terapista.

L'obiettivo finale è quello aiutare i genitori nel complesso compito dell'elaborazione del lutto, ovvero nella separazione definitiva dal bambino ideale, fantasticato in gravidanza, e consentire loro l'attivazione di una funzione più parentale e meno assistenziale. Il figlio può allora essere reinvestito di contenuti fantasmatici nuovi; queste situazioni talvolta vengono inviate alla consultazione terapeutica perché il bambino ha sviluppato un sintomo comportamentale o più francamente nevrotico, e sono per noi di estremo interesse perché indicano la ripresa nella relazione del gioco delle identificazioni reciproche e di una nuova dinamicità negli scambi emotivi.

In sintesi la prospettiva relazionale implica assumere le relazioni del bambino con i suoi familiari nel progetto di intervento.

L'équipe curante

Il dibattito di questi ultimi anni ha portato a definire la riabilitazione come un intervento multi-direzionale che tiene di conto dei diversi aspetti della vita del soggetto e considera centrale il recupero di funzioni adattive. Questa concezione dell'intervento prevede il coinvolgimento di più figure professionali e il conseguente costituirsi di un'équipe terapeutica. Tuttavia, trasformare la formula organizzativa in una unità operativa realmente funzionante non è un compito né facile né scontato.

Il bambino e la complessità dei suoi bisogni possono infatti diventare terreno di scontro tra i diversi operatori che condividono il progetto riabilitativo. Ad esempio, le esigenze e le regole dell'ambiente scolastico possono differire molto rispetto a quelle della stanza di terapia e implicare la mobilitazione di strategie da parte del bambino, diverse o addirittura antitetiche rispetto a quelle apprese in terapia. La multi direzionalità dell'intervento implica cioè la capacità per ciascun operatore di rivedere con spirito critico ed elasticità il proprio progetto e la possibilità di ricalibrarlo sulle esigenze del singolo bambino, in un confronto costante con gli altri componenti dell'équipe. Ma questa attitudine al confronto, questa capacità di negoziare con i propri modelli culturali, questa possibilità di lasciarsi permeare dalla relazione con l'altro non è innata né acquisibile con la sola formazione curriculare. Si tratta piuttosto di una funzione che si può sviluppare se attorno agli operatori vengono create le condizioni per riflettere e ripensare sulla esperienza clinica. D'altro canto il rapporto diretto con l'utenza, col bambino e con la sua famiglia, cimenta costantemente l'operatore con queste problematiche.

In un nostro precedente contributo a proposito della relazione tra bambino e terapista (Maestro et al., 1988) osservavamo come con l'avvio di un trattamento nella mente del terapista si costruiva l'immagine di un bambino "ideale", ovvero un bambino futurizzato nelle sue potenzialità di recupero, la cui collaborazione e adattabilità alla proposta terapeutica venivano date più o meno per scontate. L'impatto con la realtà del piccolo paziente può invece molto spesso rivelarsi una fonte di stress per il conflitto ricorrente tra la soggettività, l'emotività, le motivazioni del bambino e gli obiettivi dell'intervento. Di fronte alla cronicità della patologia e all'irreversibilità dei suoi esiti, il terapista può trovarsi disarmato e in difficoltà a mantenere quella posizione di attesa e sospensione di giudizio necessaria alla piena comprensione del bambino. Il rifugio nella tecnica, il privilegio in seduta dell'universo dell'agire rispetto a quello del pensare, la scomposizione del piccolo paziente in un insieme di segmenti da trattare possono rappresentare delle difese nei confronti degli aspetti più frustranti della patologia come la passività, l'inerzia, l'inibizione e il negativismo.

Altri problemi riguardano le pesanti interferenze della famiglia nel trattamento: dall'investimento idealizzato del terapista dei primi momenti, alla competizione per il suo padroneggiamento della tecnica riabilitativa, al carico di angosce rispetto al futuro evolutivo del bambino. Talvolta il terapista si trova a dover "custodire il segreto", seppure momentaneo, delle reali possibilità di recupero del bambino e a funzionare da filtro nella comunicazione col genitore per non alimentare aspettative inutili ma neanche provocare perdita di fiducia e investimento affettivo nel bambino.

Riuscire a cogliere questi livelli nel rapporto con l'utenza (bambino e famiglia) implica un notevole dispendio di energie emotive che all'operatore può essere richiesto solo se adeguatamente contenuto e condiviso nella responsabilità emotiva del bambino. Il nostro lavoro di supervisione è finalizzato a questo e nel corso di questi anni ci siamo cimentati nell'elaborazione di un linguaggio e di un livello di lettura della relazione che sapesse integrare al suo interno la complessità di queste dinamiche.

Conclusioni

Nella premessa iniziale presentavo l'approccio relazionale come quello più idoneo a comprendere l'individuo nella sua globalità. Ripensando all'insieme dei problemi sollevati (e non risolti) da questo intervento, verrebbe piuttosto da concludere che l'approccio relazionale rappresenta un fattore di complicazione di una realtà clinica già di per se stessa così complessa, per la natura cronica della patologia, per la sofferenza fisica e mentale ad essa connessa. Ma, nella nostra esperienza, assumere questa "complessità", attrezzandosi, ovviamente, di strumenti adeguati, è essenziale, se non direttamente per la prognosi riabilitativa del bambino, certamente per la buona conduzione del trattamento.

In un nostro contributo sul fenomeno del burn-out nei terapisti (Maestro et al., 1993) notavamo con quanta facilità la relazione col bambino può trasformarsi in una esperienza altamente frustrante e alienante (per entrambi i partner) al di fuori di un'attività in grado di comprendere le dinamiche soggiacenti. Non solo, ma è solo attraverso il lavoro di supervisione e ripensamento sull'esperienza clinica che si possono cogliere nelle scelte terapeutiche certi agiti e collusioni con le parti più patologiche dei pazienti. La possibilità, allora, di ricomporre attraverso la discussione di équipe l'immagine del bambino per come si viene organizzando nella mente di chi lavora con lui rappresenta uno degli strumenti essenziali per restituire ai genitori un'immagine integrata del figlio. In ultimo credo che "abbracciare la complessità" consenta di accogliere la sfida insita nell'approccio alla patologia cronica, ovvero quella di restituire unicità, originalità e imprevedibilità a percorsi evolutivi segnati dall'evento morboso.

Bibliografia

AA VV (1990) La riabilitazione interdisciplinare nei bambini della I e II infanzia con patologia neuropsichica: protocolli, strategie e materiali del day-hospital. Ricerca Finalizzata dal Ministero della Sanità sulla quota del FSN 1986, Fondazione Stella Marìs - IRCCS Pisa

Aguillar J (1983) Psicoterapie brevi nel bambino paralitico cerebrale. In: Quaderni di psicoterapia infantile 8. Borla Editore, Roma, pp 105-127

Corominas J (1983a) Utilizzazione di conoscenze psicoanalitiche in un centro per bambini affetti da paralisi cerebrale. In: Quaderni di psicoterapia infantile 8. Borla Editore, Roma, pp 22-43

Corominas J (1983b) Psicopatologia e sviluppi arcaici. Borla Editore, Roma

De Gangi G (2000) Pediatric Disorders of Regulation in Affect and Behavior. Academic Press, Los Angeles

Gordon Williamson G, Anzalone ME (2000) Sensory Integration and Self Regulation in Infants and Toddlers, Zero to Three National Center for Infants, Toddlers and Families, Washington, D.C.

Kreisler L, Soulè M (1990) Il bambino prematuro. In: Diatkine R, Lebovici S, Saulé M (eds) Trattato di Psichiatria dell'infanzia e dell'adolescenza. Borla Vol II, pp 626-644

Maestro S, Marcheschi M, Sicola E (1988) Verso un'integrazione dell'intervento riabilitativo motorio: analisi delle dinamiche relazionali. Pratica Psicomotoria 2:15-21

Maestro S, Marcheschi M, Sicola E (1993) Il burn-out nei terapisti. In: Prendersi cura di chi cura. Edizioni Ferrari Bergamo, pp 93-102

Maestro S, Bertuccelli B (1996) Lo sviluppo emotivo nei bambini discinetici. In: G. Cioni, A. Ferrari. Le forme discinetiche delle paralisi cerebrali infantili. Edizioni del Cerro Pisa, pp 98-106

Stern D (1989) Il mondo interpersonale del bambino. Bollati Boringhieri Editore Torino

Stern D (1997) La Costellazione Materna. Bollati Boringhieri Editore Torino

Parte III

Classificazione delle sindromi
spastiche e forme cliniche

13 Aspetti critici delle classificazioni

Adriano Ferrari

A tutt'oggi la paralisi cerebrale infantile (PCI) viene dichiarata una *"turba persistente della postura e del movimento"* (Bax, 1964). Per restare coerenti con questa definizione, l'unica possibilità per una classificazione della PCI dovrebbe essere offerta dall'analisi dei disturbi della postura e del movimento (da intendersi più propriamente nel senso cinesiologico di gesto), valutati sia in senso qualitativo (natura), sia in senso quantitativo (misura). Ne consegue, secondo logica, che il solo modo possibile per misurare il successo di un trattamento rieducativo dovrebbe essere, a sua volta, fermamente legato all'acquisizione di una modificazione stabile e migliorativa delle condotte posturali e delle abilità gestuali del paziente, in contrapposizione a quanto idealmente atteso seguendo il decorso della storia naturale della forma clinica considerata.

> **Cerebral palsy: definitions**
> - *"A group of non-progressive, but often changing, motor impairment syndromes secondary to lesions or anomalies of the brain"* (Mutch et al., 1992).
> - *"A group of chronic neurological disorders manifested by abnormal control of movement, beginning early in life, and not due to underlying progressive disease"* (Behrman et al., 1998).
> - *"A persistent disorder of movement and posture caused by non-progressive defects or lesions of the immature brain"* (Aicardi e Bax, 1998)

Pensiero di fondo o concetto di base del principio stesso di classificare è quello di poter collocare su uno stesso piano tutte le diverse situazioni che la pratica clinica può proporre, separando ciascuna specifica condizione dalle altre, ad essa dissimili, attraverso linee guida condivise che consentano di circoscriverla ed evidenziarla con maggiore o minore dettaglio. *"Any syndrome must be clearly defined, meaningful, reliable, and used consistently by different people"* (Colver e Sethumadhavan, 2003).

Nella PCI le linee guida per la classificazione sono state sempre suggerite dai diversi disturbi del movimento, cioè dalle condotte posturali legate al tono e dalle caratteristiche esecutive del gesto (ipotonico, ipertonico, distonico, spastico, atassico, coreico, atetoide, ecc.), associati alla loro distribuzione topografica (tetraplegia, diplegia, emiplegia, ecc.) (vedi cap. 14). Fra le diverse forme cliniche proposte, solo la tetraparesi coreoatetoide, accompagnata da sordità e causata da ittero nucleare, e la diplegia atassica prodotta da idrocefalo congenito avrebbero superato però l'esame del tempo. *"A few CP syndromes such as choreoathetosis with deafness caused by bilirubin encephalopathy and ataxia caused by hydrocephalus have stood the test of time"* (Colver e Sethumadhavan, 2003).

Il problema della classificazione delle PCI rimane dunque ancora aperto.

Probabilmente, la difficoltà di costruire una classificazione accettabile e significativa per tutte le forme di PCI nasce dal postulato stesso della complanarità classificativa e dalla scelta delle linee guida. È molto difficile pensare che un fenomeno complesso come la PCI possa essere analizzato esaustivamente da un solo angolo visivo, cioè attraverso un solo piano di esplorazione, per quanto suggestivo e significativo questo possa apparire. L'osservazione di un fenomeno complesso risulta, infatti, tanto più efficace quanto più "numerosi" sono gli angoli visivi che sappiamo adottare e quanto più "distanti" questi si trovano tra loro. Solo cambiando punto di osservazione possiamo, infatti, efficacemente distinguere il primo piano dallo sfondo e compensare la deformazione prospettica.

Per poter classificare la PCI è dunque necessario saper pregiudizialmente rinunciare alla complanarità fra le diverse forme, alla omogeneità delle linee guida e all'immodificabilità dell'angolo visivo. Per questo una classificazione "limitata" all'analisi del disturbo motorio (postura e gesto) e alla sua localizzazione topografica, come quelle attualmente in uso (Hagberg, Bobath, Milani Comparetti), non può che avere precisi limiti.

L'angolo visivo del movimento consente certamente il più semplice, comodo, precoce, suggestivo ed esplicito accesso al problema della paralisi (diagnosi precoce), e anche in seguito rimane il punto di vista più sicuro e maneggevole per giudicare i progressi compiuti dal paziente, ma non per questo possiamo affermare che esso rappresenti sempre e comunque l'osservatorio più significativo, o più importante, o il più preciso in qualsiasi situazione e a qualunque età del soggetto, e che lo rimanga in tutte le forme cliniche della PCI.

Per risolvere il problema dell'inquadramento classificativo e poter costruire la storia naturale delle diverse forme cliniche della PCI, dobbiamo imparare ad utilizzare oltre a quello del movimento (vedi cap. 6) anche altri angoli visivi, tra i primi e più significativi l'angolo visivo della percezione (vedi cap. 7) e quello dell'intenzionalità (vedi i cap. 11 e 12), in modo da aver accesso ad altre decisive informazioni che l'angolo visivo del movimento, da solo, non consentirebbe di raccogliere.

> *"Sono salito sulla cattedra per ricordare a me stesso che dobbiamo sempre guardare le cose da angolazioni diverse. E il mondo appare diverso da quassù. Non ne siete convinti? Venite a vedere voi stessi. Coraggio! È proprio quando credete di sapere qualcosa che dovete guardarla da un'altra prospettiva"*
>
> Dal film "L'attimo fuggente" di Peter Weir

Il motorio, il percettivo e l'intenzionale non sono, infatti, aspetti che possano essere collocati su uno stesso piano o informazioni che possano essere raccolte da uno stesso angolo visivo.

Un osservatore che si limiti ad esplorare la PCI solamente attraverso l'aspetto motorio può solo intravedere o forse immaginare, intuendola, l'esistenza di problemi percettivi e intenzionali, poiché essi restano comunque estranei al punto di osservazione pregiudizialmente adottato. Cambiando di volta in volta il proprio punto di osservazione (esplorazione tridimensionale della paralisi), l'esaminatore potrà raccogliere nuove e significative informazioni, ma non senza dover ridisegnare ogni volta il contorno della realtà osservata e allontanarsi comunque, almeno in parte, dal profilo interpretativo costruito in precedenza. In sostanza, in base al punto di osservazione prescelto e ai criteri classificativi adottati, lo stesso fenomeno clinico potrà apparirci secondo contorni differenti. Anche se in un processo di sintesi mentale riusciremo poi, in qualche modo, a riconoscere la relazione esistente fra i diversi angoli visivi ed il peso relativo espresso da ciascun singolo dato, nella costruzione dell'immagine globale del paziente, ogni volta, volendo rivelare ad altri ciò che riteniamo significativo o determinante per comprendere il come di un certo problema o il perché di una determinata evoluzione, le nostre considerazioni resteranno vincolate all'angolo visivo adottato, anche se questo significa imbrogliare un po' le carte. Ad esempio per qualche paziente risulta più suggestiva, peculiare o connotante la condotta posturale (vedi cap. 15: forme tetraplegiche), per altri l'abilità gestuale in relazione al cammino (vedi cap. 17: forme diplegiche) o alla manipolazione (vedi cap 18: forme emiplegiche), per altri l'aspetto sensoriale in relazione alla tolleranza percettiva del vuoto o all'attenzione cinestesica (vedi cap. 16: forme dispercettive), per altri l'aspetto intenzionale in rapporto alla partecipazione, alla delega o alla rinuncia (vedi cap. 11), per altri ancora l'organizzazione neuropsicologica (vedi cap. 10) o le condotte affettive e relazionali (vedi cap. 12), ecc.

Così il paziente "aposturale" (la situazione più grave fra le tetraplegie, vedi cap. 15) esprime una forma di PCI meglio riconoscibile dall'angolo visivo della postura, il diplegico "gonna stretta" e il "bilanciere" (due delle quattro principali forme cliniche della diplegia, vedi cap. 17) da quello della performance della marcia, il "cado-cado" (la più importante fra le forme dispercettive, vedi cap. 16) dalla natura del problema percettivo spaziale, il "tirati su" (una seconda importante forma dispercettiva) da quello attentivo barestesico e cinestesico, il soggetto "pigro" (il difetto di carattere più frequentemente riportato dai genitori) dal comportamento intenzionale (vedi cap. 11) e via di seguito.

Se per inquadrare queste stesse forme cliniche noi dovessimo utilizzare esclusivamente l'angolo visivo del movimento, finiremmo per collocarle tutte indistintamente nel cassetto dei tetraplegici o in quello dei diplegici, secondo l'importanza che vogliamo attribuire all'intensità del disturbo piuttosto che alla sua distribuzione somatica fra arti superiori ed inferiori, o in quello ancor più generico delle forme bilaterali.

Naturalmente sotto il profilo del trattamento rieducativo diventerebbe particolarmente difficile comprendere, fra i tanti problemi presenti, quale rappresenti al momento l'aspetto fondamentale e prioritario verso cui indirizzare il maggior impegno terapeutico.

La scelta degli aspetti e dei criteri che consideriamo importanti per poter classificare in una forma clinica la situazione del paziente resta comunque un atto arbitrario dell'esaminatore. Meglio sarebbe poter giudicare l'importanza di un segno o di un sintomo basandoci sull'errore computazionale compiuto dal soggetto nell'organizzare la postura ed il gesto o altre funzioni (coerenza della paralisi), cioè sul problema visto dalla sua parte piuttosto che dalla nostra. Per il sistema nervoso centrale (SNC) del bambino, la paralisi non è una somma di difetti di organi, apparati o strutture, ma il diverso assetto di funzionamento (errore computazionale), la diversa modalità di azione e organizzazione (coerenza) di un sistema che continua a cercare nuove soluzioni all'esigenza interna di divenire adatto ed al bisogno esterno di adattare a sé il mondo che lo circonda (vedi cap. 19).

In questo modo di classificare la PCI è possibile che, per definiti angoli visivi, più forme possano apparire indistinguibili fra loro, almeno in certe epoche dello sviluppo. Difficile distinguere sotto il solo profilo posturale il "cado-cado" dal "tirati su", o sotto il profilo percettivo il tetra aposturale dal tetra acinetico (una seconda grave forma di tetraplegia, vedi cap. 15), o il distonico dall'atetoide (due delle quattro forme principali in cui si suddividono le sindromi discinetiche). Ne consegue che una stessa forma clinica può essere inquadrata secondo differenti piani in base al punto di osservazione adottato: ad esempio il bambino "cado-cado", così definito secondo il criterio percettivo, è anche un verticale secondo l'organizzazione posturale, un tetraplegico o un diplegico (secondo che si giudichi il disturbo motorio per gravità o per distribuzione fra i quattro arti) secondo la distribuzione topografica, e inevitabilmente un soggetto "pigro" secondo il criterio dell'intenzionalità e della partecipazione.

In una disabilità evolutiva come la PCI anche la diagnosi non può che essere evolutiva e deve tener conto che, se la storia naturale esprime la competenza organizzativa del SNC, anche elementi esterni alla lesione primitiva, in primo luogo lo stesso trattamento rieducativo, le ortesi, i farmaci e soprattutto la chirurgia, possono influenzarla in senso funzionale.

Il punto di vista motorio

È ormai accettata l'idea di un'organizzazione modulare interattiva e sistematica del movimento (Milani Comparetti) e di una composizione per singoli elementi separabili e interscambiabili nell'acquisizione delle sequenze processuali (formule e strategie) che consentono di controllare le variabili del sistema (capacità di agire come organizzazione cognitiva del repertorio motorio disponibile).

Un primo modo per giudicare la paralisi dal punto di vista motorio (postura e gesto) è analizzare il repertorio dei movimenti posseduti dal paziente (moduli, combinazioni e sequenze) e l'utilizzo che egli sa farne (formule e strategie). L'analisi del repertorio motorio rappresenta il sistema più semplice, precoce, comodo e sicuro per porre la diagnosi di PCI (vedi cap. 4).

Al concetto di repertorio possiamo ricondurre quanto in passato i coniugi Bobath (1976) e Milani Comparetti descrissero in termini di pattern analysis. Questi autori considerarono un aspetto quantitativo, rappresentato dal numero dei movimenti posseduti dal paziente come moduli disponibili con cui costruire azioni (ridondanza o povertà), e un aspetto qualitativo, connesso alla dominanza di uno schema sugli altri (interazione competitiva), condizione responsabile della stereotipia delle formule utilizzate e dell'impossibilità di realizzare combinazioni nuove o complesse. Accanto alla descrizione dei grandi schemi in conflitto, che connotava la forma clinica, Milani Comparetti e Gidoni avevano però già sottolineato l'importanza di esplorare, all'interno del repertorio, la libertà di scelta conservata dal paziente, rappresentata dalla presenza di movimenti "bellini", cioè di gesti segmentari, specie distali, isolati, con possibilità di selezione di verso, di modulazione di intensità e di regolazione di ampiezza. I movimenti "bellini" risultavano significativi per la prognosi in quanto in grado di eludere il sistema conflittuale dei pattern "tiranni" (per rivelare la capacità di controllo del SNC conta di più saper muovere un singolo dito che non un intero arto). In altre parole, i movimenti "bellini" potevano essere interpretati come indicatori di qualità.

Il concetto di utilizzo esprime invece quale e quanta parte del repertorio risulti facilmente accessibile al paziente e possa essere agevolmente impiegata. È comune, infatti, osservare come il bambino con PCI finisca per utilizzare solo una parte del repertorio motorio che possiede. Possibili giustificazioni di questo aspetto possono essere fornite dal problema della disprassia (vedi cap. 8) e da quello della tolleranza percettiva (vedi cap. 7). Infatti, il possesso di un dato movimento, magari "bellino", non risulta una con-

dizione sufficiente e non garantisce di per sé un suo possibile utilizzo. Nella PCI repertorio e utilizzo possono risultare molto distanti tra loro, e questa distanza deve influenzare l'idea stessa di paralisi e quindi la strategia del trattamento rieducativo.

Se la fisioterapia è qualche cosa che ha a che vedere con il potenziamento del repertorio, in teoria dovrebbe essere controindicata per coloro che hanno soprattutto un
problema di utilizzo, perché aumentando il numero dei moduli e delle combinazioni
motorie finirebbe per richiedere al paziente una sempre maggiore capacità di selezione
e di scelta, che egli non saprebbe realizzare. La fisioterapia dovrebbe invece incremen-
tarne l'utilizzo, spostandolo, se necessario, idealmente da un punto all'altro all'interno
del repertorio.

Disprassia

Il termine "disprassia", così come è usato dagli autori francesi (ad esempio De Ajuriaguerra, 1974), si riferisce al concetto di prassia elaborato da Piaget (1968): "*Le prassie o
azioni non sono semplicemente movimenti, ma insiemi di movimenti coordinati in funzione di un'intenzione e di un risultato*". In neurologia l'aprassia o disprassia, descrive
l'incapacità o la difficoltà a compiere movimenti volontari coordinati sequenzialmente
fra loro in funzione di un definito scopo, a patto che ciò non sia imputabile a paralisi, ad
alterazioni del tono, a disturbi sensoriali, a movimenti involontari servomotori o parassiti, a disturbi psichici, a deficit mentali o a difetti dell'apprendimento motorio. La disprassia non definisce perciò un problema di movimento in quanto tale, ma identifica
un complesso disturbo dell'organizzazione dell'azione, connotato dall'incapacità di riprodurre movimenti intenzionali coordinati in combinazioni e sequenze, appresi e finalizzati in funzione di un risultato. "*… Nel bambino disprassico esiste in una certa misura una dissociazione automatico-volontaria per cui, mentre un determinato atto motorio può essere eseguito in modo automatico, "involontario", questo non è possibile a livello intenzionale, anche dietro istruzione o su imitazione*" (Rigardetto e Siravegna,
1999). È come se per esso fosse disponibile un programma ma il soggetto non potesse
accedervi per vie diverse da quelle della routine automatica (Camerini e De Panfilis,
2003). L'aprassia ideativa si riscontra quando il deficit riguarda la capacità di formulare o evocare dalla memoria il progetto, mentre l'aprassia ideomotoria concerne la capacità di controllarne l'attuazione. "*L'aprassico ideativo non riece a rievocare il gesto da
compiere, o inverte l'ordine delle azioni, o compie con un oggetto movimenti che sono
propri di un altro oggetto, cioè non sa cosa fare*" (De Renzi e Faglioni, 1990).

Questo disturbo dell'organizzazione dell'azione può conseguire ad errori commessi
nella fase mentale (ideazione e programmazione), cioè nella fase anticipatoria piuttosto
che in quella esecutiva del movimento, con dipendenza superiore al normale delle operazioni motorie più complesse dai sistemi di regolazione dell'atto in corso d'opera
(feed-back) (vedi cap. 6), o derivare dall'incapacità di stabilizzare in routines, automa-
tizzandole, le esperienze motorie ripetute più spesso, con conseguente difficoltà di apprendimento di nuovi pattern motori (vedi cap. 8). In altre situazioni potrebbe invece
essere prodotta da un'errata analisi sensoriale ed integrazione percettiva, con conseguente alterazione degli engrammi visuo-cinestesici e baro-cinestesici su cui si fonda il
piano di azione, o conseguire alla presenza di disturbi "spaziali" descrivibili come incapacità ad analizzare correttamente i rapporti di profondità e distanza per una loro
trascrizione in coordinate motorie (vedi cap. 7). Smyth (1991), citato da Camerini e De

Panfilis (2003), ha sostenuto che i bambini disprassici presentano difficoltà di programmazione del movimento e che tale difficoltà comporta per loro una dipendenza superiore al normale dai sistemi di regolazione dell'atto in corso di effettuazione, ovvero dal feed-back percettivo-motorio. Tale tesi correla la disprassia a un difetto di information processing situato nelle operazioni di selezione della risposta, che renderebbe particolarmente difficile l'esecuzione di atti complessi di nuova acquisizione. Sotto il profilo neurobiologico sarebbero coinvolte le aree che utilizzano maggiormente il meccanismo feed-forward, cioè il meccanismo rapido di previsione mentale dell'azione da eseguire (vedi cap. 8).

La disprassia è un disturbo dell'apprendimento motorio e pertanto non riguarda lo sviluppo delle funzioni motorie primarie geneticamente programmate, ma il loro utilizzo all'interno di nuove abilità progressivamente apprese. Per l'età evolutiva i termini goffaggine e maldestrezza vengono proposti in letteratura come sinonimi di disprassia per descrivere le difficoltà incontrate da taluni soggetti, per altri versi normali, nell'eseguire qualsiasi attività manuale, specie se "fine", anche nelle più comuni incombenze della vita quotidiana come vestirsi, svestirsi, allacciare le scarpe, usare le posate, manipolare oggetti o giocattoli, andare in bicicletta, scrivere o disegnare, compiere gesti espressivi e gesti a contenuto simbolico. L'ICD 10 accoglie la disprassia fra le Developmental Disabilities inquadrandola fra i Motor Skills Disorders.

Contrariamente a quanto concettualmente dichiarato dalla neurologia ufficiale, già negli anni 70 Sabbadini ha sostenuto l'esistenza e sottolineato l'importanza della disprassia come fenomeno nascosto nella PCI, in grado di limitarne significativamente la modificabilità e di condizionarne quindi la possibilità di trattamento rieducativo: "... ci si rende conto che il disturbo motorio della "paralisi cerebrale" è il risultato dell'interferenza (o della somma) di più fattori, probabilmente tutti esprimibili come disturbi esecutivi e conoscitivi ad alto livello di integrazione, che non soltanto si aggiungono alla "paralisi spastica" (spasticità, rigidità, distonia, atassia), ma soprattutto influiscono sul disturbo di moto o addirittura condizionano il disturbo motorio stesso, in misura assai rilevante rispetto alla paralisi centrale" (Sabbadini et al., 1978). Per disprassia all'interno della paralisi intendiamo dunque la difficoltà di decidere come compiere una certa azione (pianificazione anticipatoria) di cui sono chiari al paziente lo scopo e il risultato atteso. "In verità tale disturbo "esecutivo" non è altro che il risultato della somma o dell'interferenza di vari disturbi che potremmo definire complessivamente "aprassia" ed "agnosia", intendendo con questi due termini una serie di disturbi "esecutivi" e "conoscitivi" ad alto livello di integrazione" (Sabbadini et al., 1978). La disprassia fa dunque riferimento agli elementi cognitivi del movimento. Sabbadini (1995) parla, infatti, di pratto-gnosie per sottolineare l'inscindibilità del binomio conoscenza-azione. La disprassia evolutiva è considerata da molti autori come un disturbo della funzione simbolica (mentre Sabbadini preferisce considerarla un disturbo metacognitivo) a base dismaturativa e ad eziologia multifattoriale, la cui eziologia rimane però sostanzialmente ignota.

Se la paralisi esprime la perdita dei moduli, delle sequenze e delle combinazioni motorie, la disprassia esprime la compromissione delle istruzioni relative al come poter costruire operazioni motorie attraverso i moduli rimasti, scegliendo ed aggregando fra quelli disponibili i più adatti alla soluzione di quel definito problema (pianificazione anticipatoria dell'atto motorio). In questo senso la perdita delle istruzioni rende tanto più grave il problema quanto maggiore è il repertorio rimasto disponibile al paziente, come per una scatola di costruzioni giocattolo in cui in base al numero dei pezzi in essa contenuti si richiedono istruzioni sempre più dettagliate, piani di avanzamento precisi e ordinati e grande abilità al costruttore. Se la paralisi è la perdita di un certo numero di pezzi che non consente di costruire determinate prestazioni, la disprassia è la perdita di un certo numero di istruzioni (pianificazione) che non permette di combinare in un certo modo sia in senso spaziale sia temporale movimenti comunque disponibili, a fronte del risultato idealmente previsto. Mentre la paralisi risulta tanto più grave quanto maggiore è il numero dei pezzi mancanti, paradossalmente per la disprassia potrebbe avvenire il contrario, essendo tanto più complessa la pianificazione richiesta quanto più vasto è il repertorio ancora disponibile. Non esistono soluzioni compensatorie alla disprassia, se non quella di ridurre "volontariamente" il proprio repertorio, rinunciando ad utilizzare una parte dei moduli e delle combinazioni disponibili (congelamento delle posture e semplificazione dei gesti) e quella di stabilizzare le sequenze adottate fino a renderle "stereotipe". Concettualmente siamo arrivati a proporre l'esatto contrario di quanto è sempre stato considerato l'obiettivo primario del trattamento fisioterapico: accrescere cioè il numero dei moduli, delle combinazioni e delle sequenze motorie praticabili. Non è difficile osservare come nel corso dello sviluppo alcuni soggetti seguano proprio questa strategia (le tetraparesi ad esempio) contraddicendo, attraverso un progressivo impoverimento delle prestazioni, una prognosi inizialmente più favorevole, perché basata unicamente sull'analisi del repertorio motorio presente. La semplificazione è una strategia di utilizzo del repertorio, compatibile con la difficoltà di pianificazione e di controllo delle azioni, che occorre saper rispettare nell'impostazione del trattamento rieducativo. I meccanismi di fissazione (o di coattivazione) validi quali strategie di semplificazione, sono tali da non poter essere apprezzati come efficienti ed economici in un regime di normalità, ma devono essere considerati intelligenti in condizioni di svantaggio (Giannoni e Zerbino, 2000).

In alcuni soggetti con PCI, i discinetici ad esempio, non è possibile operare alcuna semplificazione del repertorio e la probabilità di successo di una certa azione resta affidata ad un percorso per tentativi ed errori, che richiede una grande determinazione sul piano cognitivo e un sufficiente controllo sul piano emozionale, e perciò risulta particolarmente difficile nei primi anni di vita. Con la crescita migliora, attraverso l'esperienza, la progettualità del soggetto, senza che tuttavia risulti completamente superato il fattore di casualità nelle sue strategie.

Apprendimento motorio

L'esatto opposto del concetto di paralisi è idealmente rappresentato dall'apprendimento motorio, ovvero dalla capacità del soggetto di imparare e conservare condotte motorie nuove e alternative, utilizzabili per scopi funzionali. Indipendentemente dalla misura della paralisi, l'alterazione, la riduzione o la perdita della capacità di apprendimento motorio rappresenta un elemento prognostico assolutamente fondamentale. Se non ci fosse un limite all'apprendimento motorio, la PCI non verrebbe più definita una turba persistente e non emendabile. Non a caso l'equazione "riabilitazione = apprendimento" ha incontrato tanto successo. L'apprendimento di un bambino con PCI può essere considerato normale? Ed è possibile per lui apprendere la normalità? O, a sua volta, la paralisi potrebbe essere intesa come una condizione di apprendimento limitato e anormale, esercitabile solo in condizioni particolari da un soggetto che di per sé potrebbe non possedere molto interesse per il proprio cambiamento? Per la prognosi della PCI non basta l'esame neurologico, ma come affermava Milani Comparetti (1978) occorre anche il lavoro del terapista, unico modo possibile per poter valutare la capacità di apprendimento motorio conservata dal soggetto (trattamento prognostico). La capacità di apprendimento motorio condiziona, infatti, la misura della modificabilità della paralisi e decide dell'utilità o meno della rieducazione, della sua possibile durata e della sua misura. Nella PCI non è accettabile l'equazione "diagnosi dunque terapia", ma è necessario valutare la capacità di apprendere del paziente che assieme ad altre condizioni (motivazione, modificabilità dell'architettura della funzione, tolleranza percettiva, sviluppo affettivo, ecc.) definisce la prognosi funzionale (vedi cap. 14). Mentre la diagnosi stabilisce il diritto a un'assistenza qualificata alla quale non possono restare estranee le competenze di medici e terapisti della riabilitazione, solo la prognosi permette di decidere la necessità, il significato ed i limiti della rieducazione (Manifesto per la riabilitazione del bambino, AA VV, 2000).

La possibilità di modificare la storia naturale della paralisi è dunque funzione della capacità di apprendere del soggetto, intendendo per apprendimento in generale il meccanismo, geneticamente programmato, destinato a far conquistare al soggetto quanto non sia già stato geneticamente previsto. Si possono imparare gesti e posture, strategie motorie e tattiche percettive, prestazioni e percorsi, ma si finisce per imparare anche il non uso o il maluso, l'inattenzione o la negligenza, il compenso o la supplenza, la delega o la rinuncia (recupero adattivo). Si impara a diventare ma anche a non fare, a non dare, a non essere, se non si riesce a superare la propria paura o la propria pigrizia.

L'acquisizione definisce poi la capacità del soggetto di selezionare e conservare piuttosto che di sopprimere o rimuovere (aree ipotalamiche della gratificazione e del castigo) quanto ha appreso: molte sono le cose che un bambino con PCI può apprendere e rendere possibili, assai meno quelle che può fare proprie e rendere probabili. Solo un apprendimento acquisito, cioè integrato e reso stabile, può rendere possibile una scelta. In questo senso la dimensione percettiva (attenzione e tolleranza) e la dimensione intenzionale (soddisfazione e piacere) si rivelano determinanti. Se l'esperienza vissuta dal bambino è stata gratificante, le operazioni compiute possono essere fissate nella memoria stabile, se al contrario ha comportato troppa fatica, disagio, paura o forte delusione, verrà rimossa. La riabilitazione deve far vivere al bambino esperienze non solo utili, ma soprattutto gratificanti, poiché è nella misura della gratificazione e del successo conseguito che queste verranno conservate (esercizio terapeutico come esperienza significativa guidata). Non basta insegnare il come si fa (riabilitazione come repertorio di pezzi di ricambio disponibili), bisogna trasmettere il piacere di farlo, e questa è la parte più difficile della fisioterapia (vedi cap. 19). L'acquisizione è testimoniata dall'utilizzo funzionale spontaneo di quanto è stato appreso dal soggetto. Il passaggio dall'apprendimento all'acquisizione permette di ridurre il controllo cosciente del movimento per trasferirlo al significato dell'azione, cioè dallo strumento allo scopo. La saturazione dell'acquisizione, più che l'incapacità assoluta di apprendere, conduce gradualmente alla sospensione del trattamento.

Se l'elemento peculiare dell'acquisizione è la capacità di scegliere spontaneamente e consapevolmente quanto si è appreso, il progresso rappresenta infine la capacità di scomporre per riutilizzare, di selezionare per trasferire, di disordinare per ricostruire secondo le stesse regole ma in nuove forme, in altri contesti e per scopi diversi quanto si è acquisito. In sostanza il progresso rappresenta la capacità di trasformare, modificandole e generalizzandole, le acquisizioni compiute, passando dalle formule adottate alle regole che sottendono ai meccanismi e soprassiedono ai processi. È questa capacità di generalizzazione che distingue l'apprendimento dall'addestramento ed è attraverso i suoi progressi che il bambino dimostra di saper essere protagonista attivo della propria riabilitazione e non contenitore passivo di azioni che altri considerano terapeutiche. È nei progressi compiuti dal bambino che tutti possono misurare l'efficacia dell'intervento terapeutico. Il progresso, come capacità di trasferire ciò che il soggetto impara dal setting terapeutico al proprio ambito di vita, rappresenta il fine ultimo della terapia e costituisce la differenza fra creare o ripetere, fra inventare o copiare.

Se invece le acquisizioni rimangono contesto specifiche, cioè vengono esercitate solo con quel terapista e in quel determinato setting, il trattamento finisce per richiudersi in se stesso, come tante volte ci dimostra la continua richiesta di una terapia di mantenimento, indice inequivocabile dell'incapacità di compiere progressi e quindi della instabilità delle acquisizioni compiute dal paziente.

Quando il paziente diviene incapace di compiere progressi, la terapia perde il proprio significato e diviene inevitabilmente assistenza per la prevenzione del degrado.

Anche nelle migliori condizioni, il cambiamento consentito dalla terapia non potrà sovvertire la natura del difetto motorio ovvero la diagnosi, ma le capacità del paziente in termini di abilità, competenza, autonomia, indipendenza, benessere. Trattamento della PCI non significa dunque possibilità di introdurre schemi di normalità, ma capacità di modificare in senso adattivo le abilità del paziente, in relazione agli scopi che egli intende perseguire. Un trattamento che si proponesse di sostituire condotte motorie normali alle condotte patologiche del paziente risulterebbe infatti impossibile nei suoi stessi presupposti.

Pensiamo ad esempio a un soggetto emiplegico: l'interesse del trattamento dovrebbe essere rivolto all'emilato compromesso e il miglior risultato raggiungibile dovrebbe essere quello di rendere questo emilato abile quanto quello conservato. Proviamo invece a pensare al soggetto emiplegico come a un individuo formato da due metà che necessariamente funzionano in modo diverso e che perciò devono raggiungere abilità differenti a fronte di compiti che si possano risolvere con un solo arto o che necessitino invece di entrambi. Dovremmo preoccuparci seriamente nello scoprire che nei compiti di un certo livello l'arto conservato viene in realtà utilizzato alla stregua di quello plegico. Vi sarebbero, infatti, in quel paziente importanti problemi a livello di ri-organizzazione postlesionale del SNC. L'iperspecializzazione della mano conservata come la sua "invasione" nel dominio spaziale della mano plegica sono espressione della ri-organizzazione postlesionale del SNC, del bisogno di cercare e trovare nuove soluzioni adattive nonostante la presenza dell'emiplegia, cioè del processo di recupero funzionale.

Viceversa, osservare un bambino emiplegico che non riesce a specializzare la propria mano conservata, ma tende ad utilizzarla indifferentemente alla plegica, sarebbe indice di una scarsa capacità di riorganizzazione del SNC, quindi espressione prognostica negativa. L'emiplegico è composto di due metà e di entrambe ci dobbiamo occupare: della metà conservata in modo che sappia sviluppare soluzioni adattive compensatorie, della metà compromessa in modo che assista quella conservata in tutte le attività non eseguibili con una sola mano e non rinunci ai compiti elementari monolaterali, per il proprio ambito di responsabilità operativa.

Il punto di vista percettivo

Come è noto, le informazioni percettive possono essere distinte quantitativamente in base alla loro intensità (dall'iperacuità al deficit). È facile comprendere che se un individuo perde la sensibilità saranno notevolmente compromesse le capacità del SNC di controllare quanto i sistemi esecutivi stanno realizzando (per il movimento risultano fondamentali le sensibilità tattile, cinestesica, barestesica, vestibolare, visiva) (vedi cap. 7). Per poter compiere un movimento corretto bisogna, infatti, poter disporre di una corretta informazione percettiva e viceversa per poter raccogliere una corretta informazione percettiva bisogna saper realizzare un movimento corretto. Nella PCI entrambi questi postulati risultano impossibili e a livello prognostico condizionano le possibilità di recupero del paziente.

La rappresentazione di un segmento è certamente legata tanto alle operazioni motorie che questo può compiere quanto alle informazioni percettive che può raccogliere attraverso di esse. Al di là del repertorio conservato, in termini di utilizzo è certo più favorevole la situazione di un paziente con grave compromissione motoria ma con buona sensibilità che non il contrario, per l'importanza del flusso di informazioni necessario alla guida del movimento stesso (vedi cap. 7).

È sorprendente che la definizione di PCI taccia di questo importante problema.

Accanto ad un ideale asse quantitativo, o dell'intensità percettiva, qualitativamente è possibile distinguere un asse attenzione-negligenza (o indifferenza) percettiva e un asse gradimento-intolleranza percettiva.

Il differente significato di verbi come udire o ascoltare, vedere o guardare, assaporare o gustare, odorare o fiutare può essere compreso solo facendo riferimento a un ideale asse attenzione-negligenza. Se consideriamo ad esempio le informazioni cinestesiche e barestesiche necessarie al controllo posturale, possiamo riconoscere pazienti in grado di percepire i segnali ma non di prestare loro la necessaria attenzione percettiva, come nel caso del diplegico "tirati su" (vedi cap. 16). Il bambino "tirati su" è in grado di effettuare i necessari aggiustamenti posturali quando dall'esterno viene informato della inadeguatezza della sua posizione: non presenta quindi un problema motorio e neppure difficoltà connesse alla capacità di raccogliere e analizzare informazioni, poiché la correzione posturale richiesta viene prodotta in maniera adeguata (utilizzo del repertorio). Mostra invece un'incapacità di prestare attenzione alle stesse (deficit di attenzione propriocettiva barestesica e cinestesica), per cui non riesce a mettere "in automatismo" la posizione raggiunta e a conservarla attraverso opportuni aggiustamenti, se per qualche motivo questa posizione rischia di essere compromessa o persa. I diplegici "tirati su" abbisognano ogni minuto di un'informazione suppletiva proveniente dell'esterno, appunto tirati su o stai diritto, perché quella proveniente dall'interno non viene tenuta nella giusta considerazione, a meno che un altro canale percettivo, ad esempio la vista, non informi il bambino di quanto sta succedendo. Solo allora questi pazienti riescono a prestare attenzione a quanto sta loro avvenendo sul piano posturale e quindi a correggersi.

Andando ad analizzare la sorte delle stesse informazioni barestesiche e cinestesiche lungo l'asse gradimento-intolleranza percettiva, possiamo comprendere il problema del bambino "cado-cado" (vedi cap. 16), soggetto capace di percezione (intensità) e di attenzione al segnale, ma non di una sufficiente tolleranza percettiva, al punto che sente e crede di precipitare anche quando è supino sul pavimento (illusione). Il bambino "cado-cado" può raccogliere informazioni ma, non essendo in grado di poterle tollerare, preferisce coscientemente non muoversi (paralisi intenzionale come modalità "difensiva"), circondandosi di una spasticità che potremmo definire reattiva. Anche nel soggetto normale si possono verificare, infatti, situazioni percettive che al di sopra di una certa intensità divengono talmente sgradevoli da compromettere la capacità di muoversi dell'individuo. Marzani et al. (1997) confermano che anche se in alcuni bambini con PCI la presenza di disturbi del tipo paura dello spazio, paura di cadere, ecc., potrebbero essere dovuti a fenomeni emotivi, per altri invece sembrano più evidenti disturbi di natura percettiva, di diverso tipo di intensità, i quali vengono aggravati da, o viceversa aggravano, le difficoltà di integrazione del Sé. *"Risulta per altro evidente la problematicità e la complessità di interpretazione dei fenomeni cosiddetti percettivi quando si considera che ogni percezione è sempre il risultato di uno stretto rapporto fra integrazioni senso-percettive ed emozioni, non solo, ma frutto di una memoria e di una storicizzazione di esperienze. Le percezioni accumulate dal Sé sincronico, momento per momento, lo trasformano in un Sé diacronico, sino a costruire una coscienza percettiva soggettiva, unica per ciascun individuo"* (Marzani vedi cap. 11).

Se chiediamo a un paziente vertiginoso di arrampicarsi lungo una scala esposta al vuoto, non è certo per un problema motorio che egli si rifiuta di farlo, ma perché in lui la vertigine toglie al programma motorio il preliminare consenso percettivo. La progettazione e la pianificazione di un movimento comportano necessariamente un bilancio previsionale delle informazioni percettive che si andranno a raccogliere realizzandolo, necessario per il controllo in corso d'opera di quanto sta succedendo; se da questo bilancio si ricava un'indicazione di intollerabilità del risultato, viene meno il consenso all'azione, indipendentemente dal fatto che il programma motorio risulti o meno realizzabile (vedi cap. 6). L'informazione "attento che sei da solo", anziché migliorare la concentrazione del paziente rispetto alla prestazione motoria che sta eseguendo e quindi la qualità del risultato, finisce per revocare nel soggetto il consenso all'azione, poiché lo induce ad approfondire l'analisi del percettivo. Il paziente che sa stare in piedi a 10 cm dal muro, mentre non riesce a farlo alla distanza di 50 cm, non presenta certo un problema motorio, ma è incapace di tollerare la distanza, la profondità, il vuoto dello spazio circostante (vedi cap. 7). L'incapacità di tollerare queste informazioni legate allo spazio gli impedisce di accedere a quanto motoriamente egli saprebbe fare per la mancanza del consenso percettivo preliminare (anticipatorio). Portando alle sue estreme conseguenze questo concetto, dal punto di vista riabilitativo prima di chiederci se un paziente con PCI possa compiere una determinata azione motoria, dobbiamo interrogarci se dal punto di vista percettivo egli possa tollerarne le informazioni conseguenti. Basterebbe questa osservazione per mettere in crisi il concetto di trattamento precoce: possono essere considerate contemporanee la disponibilità del repertorio motorio e quella del consenso percettivo preliminare? O è possibile che la disponibilità del repertorio motorio preceda quella del consenso percettivo? È giusto procedere a una rieducazione del motorio senza prima una rieducazione del percettivo? Cosa succede se si inducono nel bambino percezioni intollerabili? È facile dimostrare che il più delle volte si facilita il rifiuto o la rinuncia a muoversi (paralisi intenzionale). Il valore del contenimento va considerato solo sotto il profilo psicologico? O vi sono anche precise valenze percettive? In fisioterapia, oltre al cosa, al come e al quanto (dimensione spaziale), esiste anche il da quando, per quanto tempo e fino a quando (dimensione temporale), e in che misura questo aspetto risulta determinante per la stabilità del processo di recupero? Ciò che il bambino impara ha generato in lui un interesse (attenzione) e un piacere (gradimento) tali da meritare di essere conservato (terapia come apprendimento ed acquisizione di modificazioni stabili favorevoli) e ricercato (passione)? La quantità di cose che la nostra conoscenza ci fa ritenere importante dover trasferire al bambino spesso non coincide con la quantità di cose che egli è in grado di accogliere. Non è assolutamente vero che la fisioterapia per male che vada non fa nulla, ma comunque non è dannosa. Il bambino che rinuncia, spesso è un soggetto cui si è chiesto troppo o troppo presto. In certi casi partire dopo è garanzia di poter arrivare più lontano e il saper fare come il saper non fare divengono strategie coerenti con la storia naturale della forma clinica considerata, il patrimonio delle risorse disponibili e quello delle scelte praticabili dal soggetto.

Come il bambino "tirati su" anche il "cado-cado" presenta una paralisi alla rovescia, poiché il vero paralitico sarebbe colui che è incapace di raddrizzarsi, non chi si solleva e poi perde la posizione o chi decide di non sollevarsi per non subire il disagio prodotto da questa operazione motoria. Non si pensi poi a un problema di forza muscolare, poiché è facile dimostrare che dal punto di vista cinesiologico le posture assunte da questi soggetti sono estremamente svantaggiose (basterebbe per questo il confronto con le strategie motorie adottate dai pazienti neuromuscolari). Esistono diplegici (vedi cap. 18) che sono capaci di camminare ma non sanno fermarsi, che si inclinano sempre in avanti rincorrendo la proiezione del proprio baricentro, che trovano più facile andare in fretta che non andare adagio e che, quando arrivano, hanno sempre troppa spinta e urtano contro qualcosa o contro qualcuno, cercando subito di afferrarsi a quel che capita. Possiamo immaginare che questi bambini presentino problemi di intolleranza percettiva dello spazio posteriore: adottano quindi la soluzione di proiettarsi in avanti per l'impossibilità di controllare un'eventuale caduta verso dietro. Altri diplegici per lo stesso problema camminano solo quando hanno il dito della terapista sulla spalla (basta un dito e camminano): quel dito è una facilitazione motoria? Se fosse solo una facilitazione motoria prima o poi lo si potrebbe togliere. Il dito della terapista è qualcosa di più di una facilitazione motoria, è una bussola per l'orientamento, è un contrappeso per il bilanciamento, è uno scudo per la difesa, è un cancello in grado di lasciare fuori lo spazio posteriore, è la chiave che apre l'accesso del consenso percettivo all'utilizzo del proprio repertorio motorio. Per questo è così difficile da togliere.

Per comprendere queste forme cliniche di PCI è certamente più significativo l'angolo visivo della percezione che quello del movimento. Infatti, analizzando il repertorio dei moduli, delle sequenze e delle combinazioni motorie si è portati ad emettere un giudizio tutto sommato aperto o favorevole delle capacità del bambino, che contrasta fortemente con la realtà della sua evoluzione spontanea.

All'opposto di queste situazioni, lungo l'asse gradimento-intolleranza percettiva possiamo incontrare il soggetto che fa del movimento un'azione intransitiva reiterata per una deviazione del comportamento relazionale (in genere solo una componente aggiunta nella PCI) (vedi cap. 12). Il piacere intrinseco generato dal movimento, soggettivo e intransitivo, diventa uno scopo così fortemente perseguito dall'individuo da superare qualunque obiettivo, transitivo e oggettivo dell'azione.

Il movimento, necessariamente armonico, viene reiteratamente generato per poter raccogliere ed ascoltare le informazioni percettive che esso produce. L'individuo non usa il movimento per adattare se stesso alle richieste dell'ambiente o/e per adattare l'ambiente ai propri bisogni, ma unicamente per consolarsi. Anche questa è una paralisi intenzionale: il movimento è diretto dal soggetto a se stesso anziché all'ambiente, il mezzo diviene strumento e fine di se stesso, unico scopo è provare piacere. Inutile sottolineare come in questo caso il repertorio di movimento si presenti ricco sia in termini quantitativi sia qualitativi e sia conservata una buona capacità di apprendimento motorio.

Il punto di vista dell'intenzionalità

La curiosità come bisogno di conoscere e la propositività come fonte di perturbazioni sul mondo, attraverso le quali raccogliere e selezionare le informazioni necessarie alla costruzione dell'esperienza, rappresentano aspetti fondamentali per la prognosi della PCI. Essere propositivi significa indurre e partecipare ai cambiamenti, lanciare dei messaggi, creare nuove condizioni, provocare il mondo che ci circonda per poterlo meglio comprendere e giudicare, affinando di conseguenza gli strumenti con cui si interagisce con esso (sviluppo motorio); strumenti della conoscenza che divengono categorie sempre nuove nella relazione fra individuo ed ambiente, testimonianza della consapevolezza che il soggetto ha raggiunto dei propri bisogni e della sua volontà e determinazione nell'utilizzare il proprio repertorio per raggiungere i propri scopi ed esaudire i propri desideri. Propositività come misura del piacere dell'agire e dell'agire con piacere.

Il bambino curioso e propositivo ottiene perché sa chiedere, riceve perché sa donare, trova perché sa cercare, riesce perché sa provare, conosce perché sa produrre perturbazioni e perciò cambia e cresce. Non cambia invece il bambino troppo pigro, troppo passivo, troppo spento, che si accontenta troppo facilmente, che si consola troppo rapidamente, che non trova interessi al di fuori di sé. Per un soggetto che non sa essere curioso, motivato, partecipe e propositivo è molto discutibile l'indicazione alla fisioterapia. Sarebbe preferibile un intervento educativo che miri a sviluppare gli interessi, piuttosto che un intervento fisioterapico che si proponga di perfezionare gli strumenti. La curiosità del paziente rimane tuttavia positiva solo nella misura in cui egli accetti di esercitarla all'interno di un terreno definito, che il terapista abbia preliminarmente individuato e preparato in funzione degli obiettivi terapeutici (setting). Nella PCI la paralisi è prima di tutto un problema di azione (disordine concettuale), e solo secondariamente un disturbo del movimento. E se in qualche cosa la paralisi ha a che vedere con il movimento è prima di tutto per la perdita del piacere di muoversi o per il disagio e per l'insoddisfazione provati nel farlo.

Il concetto di intenzionalità raccoglie anche l'emozione e il piacere che il paziente prova nel compiere una certa azione o al contrario il disagio che ne ricava, ossia ciò che sente oltre a ciò che realizza (successo e soddisfazione, fallimento e frustrazione, gioia o amarezza, desiderio o delusione, gratificazione o castigo). Soltanto chi prova piacere nell'agire continua a modificare in senso adattivo le proprie funzioni per raggiungere un risultato che sia sempre più adeguato ai compiti richiesti dallo sviluppo.

Apprendere non significa solo selezionare e conservare, ma anche sopprimere e rimuovere. Si conservano i successi o le cose che ci hanno fatto provare piacere, si rimuovono gli insuccessi o le esperienze che ci hanno creato disagio. In tutto questo il percettivo e il cognitivo rivestono un'indubbia responsabilità e finiscono per rappresentare il prerequisito per lo sviluppo di qualunque altra funzione.

Per poter riabilitare, dobbiamo prima di tutto interrogarci su quale sia la motivazione del soggetto e su quanta sia la sua capacità di apprendimento e ogni volta chiederci se ciò che il bambino ha realizzato ha generato in lui un piacere e una soddisfazione sufficienti da meritare di essere conservato (stabilizzazione dell'apprendimento e acquisizione). Le esperienze intollerabili stanno, infatti, alla base della rinuncia (rapporto tra percettivo e intenzionale). Non si possono considerare il rifiuto e l'opposizione del bambino di fronte alla terapia come espressione di relazione e di progresso o come strumenti per costruire la personalità o accrescere l'autostima. L'equazione "se vuole = ci riesce" che tante volte i genitori ci propongono non consente sviluppi o soluzioni se si continua a considerare la paralisi un problema soltanto motorio, un aspetto soltanto oggettivo. Il bambino "se vuole = ci riesce" a dispetto del proprio repertorio e di una conservata capacità di utilizzo, rivela una scarsa disponibilità a modificarsi per divenire più adatto alle richieste ambientali e una scarsa volontà a modificare il mondo circostante per renderlo più adatto ai propri bisogni e ai propri desideri. Il fatto che un bambino con PCI riesca a eseguire un certo compito non significa affatto che desideri farlo, anzi il più delle volte i bambini "se vuole = ci riesce" non lo vogliono per niente (paralisi nascosta) e per accettare il compito negoziano preliminarmente un premio esterno, che li ripaghi per una soddisfazione che internamente non possono provare a causa del disagio percettivo, della fatica del volere, della perdita del piacere, della depressione, della paura, delle fantasie divenute fantasmi. Prima o poi arriva però il giorno in cui non c'è un premio che possa ripagarli per il disagio che devono provare, ed essi si fermano. È certamente più facile prevedere che un certo paziente imparerà a camminare a otto anni che essere sicuri che saprà ancora farlo a diciotto. Se si sarà fermato, sarà solo per la mancanza di fisioterapia o per la recidiva delle deformità, o piuttosto per un problema di interesse e di determinazione, se non ancora di identità (sentirsi adeguato da seduto ed essere a disagio da eretto)? Con la fisioterapia, gli ausili, i modelli, un ambiente adeguato, una comunità educata, possiamo migliorare il "ci riesce", ma che cosa sappiamo fare perché il bambino lo "voglia"? Dobbiamo cominciare a pensare alla soddisfazione sentita ed al successo raggiunto, misurare l'autostima e l'investimento prodotto, ricercare il piacere provato nel saper essere, nel saper fare, nel saper diventare. È dentro il "se vuole" che si nasconde la vera natura della PCI che non è solo movimento e non è solo percezione, ma riguarda l'intenzionalità del bambino nel suo rapporto con il mondo e la sua disponibilità al cambiamento.

Bibliografia

AA VV (2000) Manifesto per la riabilitazione del bambino (Roma 2000). Gruppo Italiano Paralisi Cerebrali Infantili (ed). Giorn Ital Med Riab 14-4:14-15

Bax M (1964) Terminology and classification of cerebral palsy. Dev Med Child Neurol 6:295-297

Behrman RE, Kliegman RM, Arvin AM (1998) Nelson Essential of Pediatrics. 3rd edition WB Saunders, pp 50-52

Bobath B, Bobath K (1976) Lo sviluppo motorio nei diversi tipi di paralisi cerebrale. Ghedini, Milano

Camerini GB, De Panfilis C (2003) Psicomotricità dello sviluppo. Carocci Faber editore, Roma

Colver AF, Sethumadhavan T (2003) The term diplegia should be abandoned. Arch Dis Child 88:286-290

De Ajuriaguerra J (1974) Manuel de Psychiatrie de l'Enfant. Masson, Paris

De Renzi E, Faglioni P (1990) Aprassia. In: Denes G, Pizzamiglio L (eds) Manuale di neuropsicologia. Zanichelli editore, Bologna

Giannoni P, Zerbino L (2000) Fuori schema. Manuale per il trattamento delle paralisi cerebrali infantili. Springer Editore, Milano

Marzani C, Amadei P, Clini MC et al (1997) La PCI nel bambino prematuro: l'intervento riabilitativo nel servizio territoriale. Difficoltà e prospettive. Relazione al Convegno "Diagnosi e trattamento precoce della paralisi cerebrale infantile del prematuro". Ancona 20-21 giugno 1997

Milani Comparetti A (1965) La natura del difetto motorio nella paralisi cerebrale infantile. Infanzia Anormale 64:587-628

Milani Comparetti A (1978) Classification des infermités motrices cerebrales. Medicine et Higiène 36:2024-2029

Milani Comparetti A (1982) Semeiotica neuroevolutiva. Prospettive in pediatria: 305-314

Milani Comparetti A, Gidoni EA (1971) Significato della semeiotica reflessologica per la diagnosi neuroevolutiva. Neuropsichiatria infantile 121:252-271

Milani Comparetti A, Gidoni EA (1976) Dalla parte del neonato, proposte per una competenza prognostica. Neuropsichiatria infantile 175:5-18

Mutch L, Alberman E, Hagberg B et al (1992) Cerebral palsy epidemiology: where are we now and where are we going? Dev Med Child Neurol 34:547-551

Piaget J (1968) La nascita dell'intelligenza nel fanciullo. Giunti editore, Firenze

Rigardetto R, Siravegna D (1999) La riabilitazione dei disturbi minori del movimento: le disprassie. Gior Neuropsich Età Evol 20:274-283
Sabbadini G, Bonini P, Pezzarossa B, Pierro MM (1978) Paralisi cerebrale e condizioni affini. Il Pensiero Scientifico, Roma
Sabbadini G (1995) Manuale di neuropsicologia dell'età evolutiva. Zanichelli, Bologna
Smyth TR (1991) Abnormal clumsiness in children: a deficit in motor programming? Child Care Health Development 17:283-94

Letture consigliate

Bick E (1964) Notes on Infant Observation in Psychoanalytic Training. The International Journal of Psychoanalysis 45:558-566
Bick E (1984) L'esperienza della pelle nelle prime relazioni oggettuali. In: Bocaminio V, Jaccarino B (eds) L'osservazione del bambino. Boringhieri Torino
Ferrari A (1989) Trattamento delle lesioni neuromotorie dell'infanzia: le questioni aperte. In: Bottos M, Ferrari A, Dalla Barba B, Zacchello F (eds) Neurolesioni infantili: diagnosi e trattamento precoci. Liviana, Padova, pp 143-155
Ferrari A (1990) Interpretative dimensions of infantile cerebral paralysis. In: Papini M, Pasquinelli A, Gidoni EA (eds) Development, Handicap, Rehabilitation practice and theory. Excerpta medica, international congress series 902, Amsterdam, pp 193-204
Ferrari A (1993) The use of epidemiology in disabilities: criteria for classification. In: Bottos M, Scrutton D, Ferrari A, Neville BGR (eds) The restored infant. Fisioray, Firenze, pp 16-20
Hagberg B, Hagberg G, Olow L (1975) The changing panorama of cerebral palsy in Sweden, 1954-1970 I–II. Acta Paediatrica Scand 64:187-199
Pierro MM, Giannarelli P, Rampoldi P (1984) Osservazione clinica e riabilitazione precoce. Del Cerro, Pisa
Rigardetto R, Siravegna D (1998) I disturbi minori del movimento in età evolutiva. Relazione al convegno "Il bambino che non parla". Amplifon, Torino, pp 1-36
Woollacott MH, Shumway-Cook A (1995) Motor learning and Recovery of Function in Motor Control. William & Wilkins, Baltimore, pp 23-43

14 Classificazione cinematica

Adriano Ferrari

La paralisi cerebrale infantile (PCI) viene tuttora considerata "una turba persistente ma non immutabile della postura e del movimento", accogliendo sostanzialmente come ancora valida la definizione dettata ormai 40 anni fa da Martin Bax (1964) e riconfermata per altro di recente dallo stesso autore: "*A persistent disorder of movement and posture caused by non-progressive defects or lesions of the immature brain*" (Aicardi e Bax, 1998). Per restare coerenti con questa definizione, l'unica possibilità per una classificazione della PCI dovrebbe essere offerta dall'analisi dei disturbi della postura e del movimento (da intendersi più propriamente nel senso cinesiologico di gesto), valutati sia in senso qualitativo (natura), sia in senso quantitativo (misura) (Ferrari, 1995). In realtà, il criterio di gran lunga più utilizzato per classificare la PCI è stato, ed è tuttora, quello della distribuzione topografica del danno motorio: tetraplegia, diplegia, emiplegia, con piccole variazioni a queste macro categorie: paraplegia, doppia emiplegia, triplegia, monoplegia, diplegia capovolta (reversed). In senso tassonomico non viene generalmente dato alcun peso alla sede della lesione cerebrale (capsula interna, nuclei della base, centro semi-ovale, cervelletto, ecc.), al momento di insorgenza (timing) della sofferenza del sistema nervoso centrale (SNC) (pre-, peri-, post-natale) salvo che per le forme emiparetiche (vedi cap. 18), all'eziologia (prematurità, distocia, asfissia neonatale, emorragia endocranica, meningoencefalite, ecc.), alla patogenesi (traumatica, tossica, infettiva), alla misura del danno, oggi quantizzabile attraverso le neuroimmagini (vedi cap. 3), ai deficit neurologici che accompagnano la paralisi e alla loro combinazione sindromica (epilessia, riduzione delle prestazioni intellettive, deficit sensoriali, disturbi percettivi, disfonia, disartria, disturbi dell'apprendimento, alterazioni del comportamento, ecc.), ai segni e ai sintomi associati, primitivi e secondari, e alla loro natura. Solo due forme cliniche hanno avuto in questa ottica un inquadramento classificativo più preciso: la coreo-atetosi accompagnata da sordità, conseguente a ittero nucleare da incompatibilità materno-fetale per il fattore Rh, e l'atassia conseguente a idrocefalo congenito (Ingram, 1955).

Lo stesso criterio della distribuzione topografica della compromissione motoria (tetraplegia, diplegia, emiplegia e varianti), ancorché condiviso, non è tuttavia esente da critiche in quanto non sono mai stati chiariti i confini che separano la tetraplegia dalla diplegia, mentre il rilievo che, in quasi la metà dei casi, i bambini emiplegici presentano alle neuroimmagini lesioni documentate anche nell'emisfero omolaterale alla paralisi (Cioni et al., 1999), fa dubitare che l'emilato conservato possa davvero essere considerato "del tutto normale" (vedi cap. 18).

La letteratura considera *tetraplegie* le PCI caratterizzate da un "interessamento equivalente dei quattro arti", mentre definisce *diplegie* le forme in cui gli arti inferiori risultano "maggiormente compromessi dei superiori". Non è mai stato stabilito però se il confronto debba essere basato sui segni clinici presenti (tono, riflessi, forza muscolare, ecc.) o sulle abilità funzionali possedute dal paziente. Secondo Colver e Sethumadhavan (2003), un confronto basato sui segni clinici potrebbe risultare relativamente semplice nei gradi estremi, ma molto ambiguo nelle situazioni intermedie. Alcuni segni potrebbero variare da un giorno all'altro ed essere influenzati dall'umore del bambino. Va poi considerata la grande variabilità diagnostica inter- ed intra-osservatori che vi può essere nella valutazione di uno stesso segno clinico. Un confronto fra arti superiori ed inferiori basato sulla compromissione delle funzioni potrebbe di nuovo risultare chiaro nelle situazioni estreme, ma molto difficoltoso nei valori intermedi. Per esempio il *"camminare con difficoltà ed aver bisogno di ausili per la marcia"* significa che gli arti inferiori sono più o meno colpiti degli arti superiori quando il bambino *"non è capace di scrivere ordinatamente e ha bisogno di assistenza per andare alla toilette"*? (Colver e Sethumadhavan, 2003).

Il termine diplegia, che letteralmente significherebbe paralisi di due arti comunque distribuita, compare in un lavoro di Sach e Peterson del 1890 in cui questa forma di PCI, distribuita ai quattro arti, viene tenuta distinta dalla paraplegia, compromissione motoria che interessa invece solo gli arti inferiori. Pochissimi anni dopo questa pubblicazione, Freud (1897) impiega però lo stesso termine per indicare "una paralisi cerebrale dei due lati", quindi anche la tetraplegia e la doppia emiplegia, utilizzando il vocabolo anche per le forme non spastiche. Negli anni '50 Minear (Minear, 1956) riporta il termine diplegia all'idea originale di forma bilaterale *"paralysis affecting like parts on either side of the body"*. A partire quindi dalla classificazione di Ingram (1955), in ambito clinico si parlerà abitualmente di diplegia quando l'interessamento degli arti omologhi del paziente risulti abbastanza simmetrico e quando, in relazione a segni patognomonici quali "ipertonia", "iperreflessia", "clono", "debolezza", ecc., ma anche "ipotonia", "distonia", "rigidità" (Ingram, 1955) o "atonia" (MacKeith et al., Little Club memorandum, 1959) o addirittura "atassia con dissinergia e tremore intenzionale" (Hagberg et al., 1975) e ad attività quali "statica eretta", "cammino" e "manipolazione", la compromissione degli arti inferiori del paziente risulta significativamente maggiore di quella dei suoi arti superiori *"more severe in the lower limbs than in the upper"*. Nel 1959 il Little Club, che raccoglie i maggiori studiosi della PCI del tempo, inglesi e non, conferma che nella diplegia gli arti superiori devono risultare meno compromessi degli inferiori: *"In diplegia there is affection of the muscles of all four limbs. The lower limbs are the more affected"*. Nel 1975 i coniugi Bobath (Bobath e Bobath, 1975) dichiarano che nelle diplegie la distribuzione della spasticità è più o meno simmetrica, i bambini hanno di solito un buon controllo del capo, non viene generalmente interessata la capacità di parlare e in molti soggetti è presente strabismo, a differenza di quanto avviene nella tetraplegia dove il controllo del capo rimane scarso e di solito il linguaggio e la coordinazione oculare sono gravemente menomati. Nei casi dubbi, accanto ai segni ufficiali, un criterio aggiuntivo più "moderno" e spesso chiarificatore proposto da Milani Comparetti è quello di considerare la capacità degli arti superiori del paziente di esprimere un'efficace reazione di sostegno, se necessario attraverso l'impiego di ausili ortopedici come deambulatori, stampelle o bastoni (diplegia = tetraparesi funzionalmente paraparesi).

Anche con queste ulteriori precisazioni, è ancora possibile che bambini con una vera tetraparesi mostrino agli arti inferiori un danno maggiore di quello dei superiori e vengano perciò impropriamente considerati diplegici, specie se non presentano un importante ritardo mentale, o che diplegici veri, in grado di camminare anche senza supporti ortopedici per gli arti superiori, vengano considerati tetraplegici per il solo fatto che la misura del danno dei loro arti inferiori risulta quantitativamente non distante da quella dei superiori. In termini di risultati riabilitativi, ci troveremmo dunque di fronte a falsi diplegici che non raggiungono il cammino neppure con l'impiego del deambulatore e a falsi tetraplegici che riescono invece a camminare anche senza bisogno di ausili. Questo dato contraddice l'affermazione universalmente accettata che le tetraplegie sono comunque forme più severe delle diplegie e rende vano qualunque tentativo di misurare in termini statistici l'efficacia del trattamento rieducativo.

Per cercare di chiarire ulteriormente la distinzione fra tetraplegia e diplegia si è fatto quindi ricorso nel tempo ad altri elementi clinici. Le tetraplegie (vedi cap. 15) sono in genere accompagnate da ritardo mentale spesso importante, compromissione orofacciale da paralisi pseudobulbare, con conseguenti disordini della masticazione, della deglutizione e del linguaggio, difficoltà di peristalsi (frequente il reflusso gastroesofageo) e di svuotamento intestinale, elevata morbilità respiratoria con tosse scarsamente efficace, epilessia con crisi a volte di difficile controllo perché farmacoresistenti, crescita somatica stentata o comunque difficoltosa.

Le diplegie (vedi cap. 17) presentano, invece, una maggior disponibilità di moduli, combinazioni e sequenze motorie e fanno meno ricorso all'utilizzo, in senso funzionale, delle sinergie patologiche, posseggono cioè una maggior libertà di scelta, non intesa come quota di normalità residua, ma come grado di indipendenza da pattern primitivi e patologici all'atto di associare tra loro moduli motori diversi. Rispetto ai soggetti tetraplegici veri, nei diplegici sono decisamente meno frequenti iposviluppo somatico, ritardo mentale, disordini del linguaggio, epilessia e paralisi pseudobulbare; sono invece spesso presenti, anche se non generalizzabili, problemi dispercettivi (orientarsi nello spazio e dirigere correttamente la traiettoria di avanzamento, specie in assenza di idonee mire visive; coordinare i movimenti dello sguardo con gli spostamenti del capo; tollerare il vuoto e la profondità circostante, specie in direzione posteriore; sopportare lo sbilanciamento e la perdita di equilibrio; far collimare fra loro le informazioni provenienti da sistemi recettoriali diversi, ad esempio le visive con le propriocettive, ecc.) e, disprattici (organizzare in modo sequenziale i movimenti necessari per eseguire un'attività motoria finalizzata) (vedi cap. 8). Per questi e per altri motivi legati agli aspetti mentali ed emozionali (bassa autostima, delega, rinuncia, ecc.), valutando la qualità del controllo motorio in modo indipendente dal repertorio posseduto dal paziente, si possono perciò differenziare anche fra i diplegici soggetti particolarmente abili da altri decisamente inibiti ed impacciati e questo rende ancora più incerta la linea di confine verso le tetraplegie. Nelle forme diplegiche poi, a differenza delle tetraplegiche, la chirurgia ortopedica funzionale delle retrazioni muscolari e delle deformità articolari segue generalmente l'acquisizione della stazione eretta e del cammino. Occorre però considerare che, rispetto ai tetraplegici veri, l'età di acquisizione di queste competenze da parte del bambino diplegico è decisamente più precoce e vi è quindi minor influenza della disproporzione di crescita fra muscoli e ossa lunghe dovuta all'azione della spasticità (Morrissy e Weinstein, 2001). Si può affermare che tutti i diplegici arrivano a camminare in modo più o meno funzionale; tuttavia, per l'entità raggiunta dalle deformità secondarie, la precoce affaticabilità e la scarsa motivazione, per molti pazienti è possibile una successiva perdita del cammino, in genere all'inizio dell'adolescenza. I bambini diplegici raggiungono una discreta competenza nella manipolazione, specie in posizione seduta (dove la "tetraparesi" si trasforma in "paraparesi"), salvo siano presenti elementi discinetici. Per la difficoltà di controllare il polso (deficit degli estensori), essi possono a volte presentare qualche incertezza in attività complesse come l'uso delle posate o di altri utensili, la scrittura e il disegno (Rudolph et al., 1996). La competenza posseduta nella manipolazione non significa sempre la sicura acquisizione di una buona autonomia, poiché nei bambini diplegici possono essere presenti, come abbiamo visto, problemi disprattici e dispercettivi in grado di limitare i risultati raggiunti.

Per il fatto di essere sostenuti da un cognitivo migliore, in genere proporzionale ad una maggior funzionalità degli arti superiori (*"The more affected the upper limbs, the lower is intelligence"* Mc Intosh et al., Forfar & Arniel's, Textbook of Pediatrics, 2003), i bambini diplegici possono tuttavia presentare maggiori problemi di tipo psicopatologico (conflittualità esasperata, depressione, ansia, fobie, comportamenti maniacali, ecc.). In questa direzione assumono importanza anche le maggiori aspettative espresse dalla famiglia (attesa di un risultato favorevole nella logica del "se vuole=ci riesce") (vedi cap. 11). Tutti i bambini diplegici raggiungono un linguaggio quantitativamente accettabile, almeno dopo la prima infanzia, ma alcuni possono presentare problemi fonetici non dipendenti dalla funzionalità della respirazione o produrre errori semantici (vedi cap. 10). Per la bassa incidenza della paralisi pseudobulbare, nei bambini diplegici l'iperscialia e la scialorrea sono meno frequenti che nelle forme tetraplegiche. Sotto il profilo visivo sono invece abbastanza comuni anche nelle diplegie le paralisi di sguardo, per lo più in esotropia, che aggravano l'espressività dei pattern motori patologici, specie durante la locomozione (schema a forbice) e la manipolazione (interazione occhio-mano-bocca) (vedi cap. 9). A parte l'equilibrio, nei bambini diplegici le altre funzioni sensoriali non risultano in genere gravemente compromesse (vedi cap. 7).

Anche tenendo debitamente conto di tutte queste ulteriori precisazioni, nella pratica clinica resta di frequente rilievo il fatto che, come già osservato da Hagberg (1989), durante lo sviluppo l'inquadramento tassonomico di molti pazienti spastici passa dalla diplegia alla tetraplegia e viceversa: *"many children change categories as they grow older"*. Risulta infatti ancora poco chiaro se la presenza o l'assenza di crisi convulsive, ritardo mentale e disfagia sia un dato rilevante per la definizione diagnostica o solamente un segno associato. Per esempio, se un bambino con PCI ha un severo coinvolgimento dei quattro arti con gli arti superiori leggermente meno compromessi degli inferiori, l'assenza o la presenza di uno di questi segni è in grado di determinarne l'inquadramento fra le tetraplegie piuttosto che fra le diplegie? Nell'impossibilità di trovare una soluzione soddisfacente e condivisa e preoccupati delle ricadute prodotte sulle casistiche epidemiologiche da questa insuperabile confusione, Colver e Sethumadhavan (2003) hanno recentemente proposto una soluzione drastica: l'abolizione sia del termine diplegia, sia tetraplegia *"there is no justification for separating diplegia and quadriplegia"* per riunire le due forme nella macro categoria della paralisi bilaterale *(bilateral spastic cerebral palsy)*, termine non del tutto nuovo in quanto già utilizzato da Freud più di un secolo fa (1897). Così la PCI risulterebbe sostanzialmente divisa in due gruppi: le forme bilaterali e quelle monolaterali. Indubbiamente questa soluzione, che rappresenta comunque qualche cosa di meglio dell'ambiguo termine "ritardo psicomotorio" utilizzato ancora troppo spesso nelle diagnosi incerte, può far tornare i conti degli studi epidemiologici perché abolisce ogni fattore di incertezza fra tetraplegie e diplegie (concetti come più o meno compromesso, prevalente, ecc.). Non risulta però altrettanto soddisfacente verso le emiplegie (vedi cap. 18), di cui abbiamo già segnalato la frequente bilateralità, almeno in termini lesionali (Cioni et al., 1999). Se la presenza di sincinesie di coordinazione controlaterali e del fenomeno di Raimiste non contraddice la diagnosi di emiparesi, la comparsa di comportamenti "di simpatia" all'arto inferiore conservato, adottati dal bambino per riuscire a simmetrizzarsi funzionalmente, ad esempio nel cammino veloce e nella corsa, di movimenti associati all'emilato conservato e soprattutto di sincinesie di imitazione, o movimenti a specchio, devono far inquadrare ancora la paralisi come monolaterale o piuttosto come bilaterale, seppure fortemente asimmetrica? (vedi sottogruppi della quarta forma di diplegia, cap. 17, e forme emiplegiche cap. 18).

In ogni caso la proposta di dividere la PCI fra forme bilaterali e forme monolaterali liquida definitivamente ogni possibilità di misurare i risultati del trattamento rieducativo poiché rende troppo disomogenea la condizione clinica di ingresso dei pazienti.

Occorre dunque trovare un'altra soluzione.

Una strada potrebbe essere quella dell'analisi motoscopica basata sull'identificazione dei disturbi posturo-motori del bambino come proposto da Milani Comparetti (1978), un'altra quella della valutazione dell'architettura di funzioni di base come l'organizzazione antigravitaria, la marcia e la manipolazione (Ferrari, 1997), un'altra ancora quella della misurazione della gravità della compromissione di una definita prestazione motoria come il cammino (Winters et al., 1987; Perry, 1992). In linea di principio si tratta di oltrepassare il criterio della localizzazione somatica del disturbo motorio (tetraplegia, diplegia, emiplegia) per giungere all'interpretazione della sua natura e alla determinazione della sua misura.

L'adozione di criteri differenti di classificazione nosologica costituisce in ogni caso una scelta di semiologia.

Idea di fondo o nozione base del principio stesso di classificare è quella di poter collocare su uno stesso piano tutte le diverse situazioni che la pratica clinica può proporre, separando ciascuna specifica condizione dalle altre, ad essa dissimili, attraverso uno o più criteri omogenei che consentano di circoscriverla ed evidenziarla. Probabilmente la difficoltà di costruire una classificazione accettabile e significativa per tutte le forme di PCI nasce dall'impossibilità di utilizzare il principio della complanarità e dall'ambiguità intrinseca e non superabile dei criteri adottati. È molto difficile pensare infatti che un fenomeno complesso come la PCI possa essere analizzato esaustivamente da un solo angolo visivo, cioè attraverso un solo piano di esplorazione, per quanto suggestivo e significativo questo possa apparire (Ferrari, 1995). La stessa classificazione ufficiale proposta da Bax (1964), basata sulla localizzazione del disturbo motorio (tetraplegia, diplegia, emiplegia), ha richiesto l'adozione di criteri aggiuntivi quali la presenza di insufficienza mentale o di epilessia, di disturbi dell'oculomozione, della masticazione-deglutizione e del linguaggio, ecc., perdendo così progressivamente la complanarità dei propri criteri ispiratori.

La semeiotica motoscopica consiste nell'osservazione visiva del controllo posturale e del movimento e precisamente nell'analisi dei profili posturali e motori normali e patologici (Milani Comparetti, 1978). Applicando questa tecnica alle sindromi spastiche, è possibile distinguere due diverse forme cliniche, entrambe caratterizzate da *"una povertà del movimento in generale e del movimento normale in particolare"*, che Milani Comparetti accomunava nella "sindrome da regressione" (ridotta libertà per *"abuso di potere dei profili patologici dominanti"*). In ciascuna forma si impongono due profili che costituiscono la I e la II diarchia (Milani Comparetti, 1978).

I diarchia

Pattern estensorio
Arti superiori: spalle estese, gomiti flessi, polso flesso con deviazione ulnare, pugno chiuso, pollice addotto.
Arti inferiori: estesi, addotti, intraruotati (incrociamento)

Pattern flessorio
Arti superiori e arti inferiori in flessione globale

Nella storia naturale di questa forma, nei casi inveterati non adeguatamente trattati, si instaura un compromesso funzionale (fra i due pattern dominanti) in semiflessione globale. La sindrome può essere tetra, para o emiparetica, sempre con una maggiore prevalenza agli arti inferiori. Si instaurano gradualmente tipiche deformità (piede equino, sindrome adduttoria delle anche, flessoria delle ginocchia, ecc. di interesse chirurgico)

II diarchia

Pseudo-moro
(pattern dello startle reflex)
In decubito supino su di un piano rigido braccia in croce, mani ad artiglio, inspirazione forzata, facies angosciata, arti inferiori semiabdotti e piedi supinati

Propulsione
Col tronco inclinato in avanti arti superiori flessi alle spalle, puntati verso il basso, intraruotati, gomiti estesi con pronazione, polsi flessi, pugni chiusi. Capo esteso

Il quadro è più grave agli arti superiori ed al capo. Della sindrome fanno parte anche:
– Disfagia (disturbo della masticazione, deglutizione e perdita di saliva) e disartria con limitazione dei movimenti della lingua alla sola protrusione – retrazione (pattern della suzione). La mancanza dei movimenti laterali produce una deformità tipica della cavità orale. La bocca presenta spasmo in apertura che si associa al pattern della propulsione o nelle situazioni di impegno motorio.
- Disturbi dei movimenti coniugati oculari con frequente prevalenza dei movimenti coniugati verso l'alto

Accanto a queste forme spastiche, la classificazione proposta da Milani Comparetti considera una sindrome aposturale ("*deficit di attività posturale e motoria*").

Quadro aposturale	Ritardo di sviluppo motorio = ritardo di strutturazione degli automatismi primari antigravitari, tradizionalmente definito quadro del bambino "floppy" o "ipotonico".
	Può essere osservato in bambini normali o insufficienti mentali, ma può rappresentare una fase precoce o un aspetto parziale di paralisi cerebrali di cui sono riconoscibili i pattern tipici malgrado la scarsità di impegno motorio e posturale. Più tarda a manifestarsi il quadro definitivo, più grave è l'insufficienza mentale

Viene anche descritta una sindrome discinetica ("*interferenza di profili patologici*") che "*presenta un disordine della distribuzione ed una fluttuazione del tono muscolare con delle posture grottesche tipiche e i movimenti atetosici (un sottogruppo è quello della PCI coreo-atetosica in cui il tono è ridotto ed al quale si aggiungono dei movimenti più rapidi e prossimali)*" (Milani Comparetti, 1978).

Sindromi distonico-atetoidi (disordine di integrazione di pattern)	Il quadro è caratterizzato da un disturbo della integrazione di pattern fra i quali la pattern analysis permette di riconoscere un continuo conflitto come per esempio per la mano fra "avoiding" e "reaching", per la mimica facciale fra il pattern per il sapore acido e quello per il sapore amaro e molti altri fra i quali tipico quello di estensione-pronazione del braccio e quello del cosìddetto "riflesso" tonico asimmetrico del collo. Alla conflittualità distonico-atetoide possono partecipare i pattern della II diarchia. Il disordine scompare nel sonno ed è variabile nel tempo. Spesso è preceduto da una fase aposturale

Completa la classificazione proposta da Milani Comparetti una sindrome atassica caratterizzata da "*un difetto di coordinazione dei movimenti con dismetria, disturbi dell'equilibrio, tremori e ipotonia, abitualmente accompagnata da ipostenia e difficile da diagnosticare prima del secondo anno di vita*" (Milani Comparetti, 1978).

Quadro atassico	Dis-crono-metria perché disturbo di integrazione nel tempo di pattern funzionali normali (non riconoscibile in fotografia e di solito non diagnosticabile nel primo anno di vita)

Il grande merito di Milani Comparetti è stato quello di aver costruito per primo una classificazione della PCI coerente con il dettato della definizione internazionale "turba della postura e del movimento" e di aver portato l'attenzione verso le conseguenze prodotte dalla presenza degli schemi primitivi e patologici sull'organizzazione motoria del bambino. Il suo intento non era tuttavia soltanto nosologico, ma mirava soprattutto a rendere possibile una diagnosi precoce, una valutazione prognostica affidabile e una indicazione terapeutica mirata. Dalla sua proposta emerge con chiarezza anche il desiderio di misurare i risultati prodotti dal trattamento fisioterapico: "*... nella II diarchia la prognosi rieducativa è limitata. In genere non ci si può aspettare autonomia nel cammino o nelle attività della vita quotidiana*" (Milani Comparetti, 1978).

Rispetto alla classificazione ufficiale delle forme spastiche (tetraplegia, diplegia, emiplegia), viene dunque compiuto un passo in avanti, ma non viene ancora risolto il problema di fondo di come distinguere in modo non equivoco la tetraplegia dalla diplegia e questa dalla emiplegia. Nella classificazione di Milani Comparetti le forme tetraplegiche sono divenute due (I e II diarchia) mentre le forme diplegiche ed emiplegiche vengono comprese tutte nella I diarchia. La I diarchia quindi, pur rappresentando un insieme nosologico più omogeneo, può contenere quadri di diversa gravità riconducibili sia all'ambito delle tetraplegie, sia delle diplegie, sia delle emiplegie.

L'obiettivo dichiarato di rendere possibile una diagnosi precoce viene senz'altro raggiunto, salvo che per i quadri che esordiscono con una prolungata fase di aposturalità, i quali possono evolvere sia verso le forme spastiche (con maggior frequenza verso la II diarchia, specie se è presente ritardo mentale), sia verso le forme discinetiche o le forme atassiche.

Rispetto al bisogno condiviso che la tassonomia utilizzata per classificare la PCI possa sostenere le indicazioni terapeutiche e consentire una misura oggettiva dei risultati raggiunti dal trattamento rieducativo, la proposta di Milani Comparetti non permette ancora di raggiungere l'esito cercato perché le diarchie restano delle "matrici" in grado di condizionare pesantemente le condotte posturali (è infatti attraverso lo studio della postura e delle sue variazioni che esse vengono riconosciute), ma non le funzioni adattive come il cammino, la manipolazione o il linguaggio, che costituiscono invece il principale oggetto dell'intervento terapeutico. Nella stessa organizzazione della postura, l'influenza esercitata dalle diarchie non costituisce un elemento modificabile attraverso l'esercizio terapeutico, i farmaci, le ortesi, la chirurgia ortopedica o neurologica funzionale, almeno non in tutti pazienti e non in una misura prevedibile e verificabile.

A Milani Comparetti va però riconosciuto il merito di aver aperto la strada verso una classificazione della PCI orientata sull'analisi delle funzioni, cominciando dal controllo della postura.

Negli stessi anni a Londra i coniugi Bobath (Bobath e Bobath, 1975) studiando la funzione cammino nelle diplegie spastiche distinguevano due popolazioni di pazienti:
- *"I bambini con forte flessione della colonna dorsale e inclinazione anteriore della pelvi si appoggiano in dietro con il tronco per sollevare una gamba e portarla in avanti a fare un passo. Essi, quindi, lanciano il loro corpo in avanti per trasferire il peso (andatura a colombo)".*
- *"I bambini che hanno una colonna dorsale diritta ed eretta con lordosi di quella lombare (per la spasticità flessoria alle anche, specie dell'ileopsoas) useranno alternare la flessione laterale del tronco dalla cintola in su per portare le gambe rigide in avanti. Mentre una persona normale ha una motricità duttile delle gambe ed un tronco relativamente stabile, questi bambini mostrano una eccessiva mobilità del tronco e gambe rigide (andatura ad anatra)".*

Analogamente, valutando il cammino dell'emiplegico, Winters et al. (1987) proponevano di distinguere, all'interno di uno stesso pattern di organizzazione patologica, quattro diversi livelli di compromissione basati sullo studio della cinematica espressa dal paziente sul piano sagittale:
- *Emiplegia di tipo 1*
  Nell'emiplegia di tipo 1 c'è un piede cadente, che viene osservato più facilmente nella fase di sospensione del cammino (swing), dovuto a incapacità di controllare selettivamente i dorsiflessori della caviglia durante questa fase del ciclo del passo, oppure ad iperattività del tricipite surale. La presa di contatto col suolo avviene a piatto o sulle dita. Poiché non c'è contrattura o retrazione dei muscoli del polpaccio, durante la fase avanzata dell'appoggio (late stance) la flessione dorsale della caviglia risulta relativamente normale. I compensi a questo difetto sono rappresentati da un aumento della flessione del ginocchio in mid e terminal swing, contatto iniziale e accettazione del carico. L'anca in swing accentua la flessione e vi è un aumento della lordosi pelvica. Nella revisione di Rodda e Graham (2001), questo schema di cammino viene considerato raro, a meno che non sia già avvenuta una procedura di allungamento chirurgico dei muscoli del polpaccio.
- *Emiplegia di tipo 2*
  • 2 a equinismo più ginocchio neutro ed anca estesa;
  • 2 b equinismo più recurvato del ginocchio ed anca iperestesa.
  L'emiplegia di tipo 2 sarebbe di gran lunga il tipo più comune nella pratica clinica. Un vero equinismo viene osservato nella fase di stance del cammino a causa della

contrattura e/o della retrazione dei muscoli soleo e gastrocnemio, tibiale posteriore e flessore lungo delle dita; c'è un grado variabile di caduta della punta durante la fase di swing a causa della compromissione della funzione del tibiale anteriore e dei dorsiflessori della caviglia. Per la maggior parte della fase di stance, viene osservato uno schema di vero equinismo, con la caviglia nel range della flessione plantare. La coppia flessori plantari-estensori del ginocchio è iperattiva e il ginocchio deve assumere una posizione di estensione o di recurvato (Boyd e Graham, 1997). La velocità del cammino rispetto al tipo 1 è ridotta.

- Emiplegia di tipo 3
L'emiplegia di tipo 3 è caratterizzata dalla spasticità del soleo e del gastrocnemio o dalla loro retrazione, dalla compromissione dell'angolo di dorsiflessione durante la fase di swing e da un "cammino a ginocchio rigido in flessione" (stiff knee gait) come risultato della cocontrazione degli ischiocrurali e del retto femorale (Rodda e Graham, 2001). Ne consegue una limitata flessione di ginocchio in swing. Per compensare questo difetto il paziente può adottare un equinismo dinamico controlaterale, può accentuare la flessione omolaterale dell'anca o adottare uno schema falciante.

- Emiplegia di tipo 4
Nell'emiplegia di tipo 4 c'è un interessamento prossimale molto più marcato (flessori dell'anca + adduttori) e lo schema è simile a quello osservabile nella diplegia spastica (tibiotarsica plantiflessa in swing e in stance, ridotto movimento sagittale del ginocchio, contrattura in flessione e adduzione dell'anca). Tuttavia, poiché l'interessamento è unilaterale, ci sarà una marcata asimmetria, inclusa la traslazione orizzontale del bacino. Sul piano sagittale vi è un equinismo, un ginocchio flesso rigido, un'anca flessa e un'antiversione del bacino con conseguente lordosi lombare a fine stance. Sul piano frontale c'è adduzione dell'anca e sul piano orizzontale rotazione interna. Si verifica un'alta incidenza di sublussazione dell'anca (Rodda e Graham, 2001).

L'idea che per poter classificare le diverse forme cliniche della PCI si debba oltrepassare il criterio univoco della distribuzione topografica del danno (tetraplegia, diplegia, emiplegia) per andare ad analizzare la struttura della funzione (architettura), risponde ugualmente bene alle esigenze di tipo ordinativo (tassonomia), come a quelle di tipo valutativo (principali problemi presenti) e di indirizzo terapeutico (possibili soluzioni). Occorre però chiedersi quali siano le funzioni motorie più adatte per questa esplorazione, in che cosa consista la loro architettura e soprattutto che cosa possano rappresentare, all'interno della categoria generale della "paralisi cerebrale", le diverse forme cliniche che vengano identificate attraverso questo genere di classificazione.

Prima di tutto occorre considerare che le forme cliniche della PCI non rappresentano solo un'espressione diretta del danno strutturale, cioè dell'eziologia, della patogenesi e del timing della lesione, ma costituiscono piuttosto la manifestazione riconoscibile del percorso seguito dal SNC nel "ri"-costruire le funzioni adattive "nonostante" la presenza inemendabile della lesione. Nella PCI la "paralisi" è "la forma della funzione messa in atto da un soggetto il cui SNC è stato leso per rispondere alle richieste dell'ambiente" (Ferrari, 1990). Essa non costituisce cioè la somma dei difetti e dei deficit posseduti da organi, apparati o strutture, ma rappresenta "il diverso assetto di funzionamento (computazione), la diversa modalità di "ri"-organizzazione ed azione (coerenza) di un sistema nervoso che continua a cercare nuove soluzioni all'esigenza interna di divenire adatto ed al bisogno esterno di adattare a se stesso il mondo che lo circonda" (Ferrari,

1993). Tra sede, natura e misura della lesione, paralisi e processi di recupero non è quindi possibile stabilire che correlazioni generiche. È esperienza abbastanza comune osservare che bambini con neuroimmagini molto simili possono presentare manifestazioni cliniche di PCI significativamente diverse e che bambini con condotte motorie decisamente assimilabili possono avere storie lesionali del tutto differenti. Una dimostrazione ancora più palese di questo concetto è offerta, come abbiamo visto, dalle forme emiplegiche, che in una consistente percentuale dei casi presentano lesioni emisferiche bilaterali (vedi cap. 18). In sostanza all'idea "biologica" che la PCI sia una *paralisi dello sviluppo* (semeiotica dei difetti), deve contrapporsi immaginificamente il concetto neuro-psico-biologico dello *sviluppo della paralisi* (Ferrari, 1988) come forma di una nuova relazione dinamica che l'individuo cerca "comunque" di costruire con l'ambiente che lo circonda (semeiotica delle risorse). Se si comprendono le regole di questo processo, nella PCI studiando i comportamenti del passato (anamnesi) e del presente (diagnosi) si potranno ragionevolmente prevedere le condotte del futuro (prognosi). Le nostre proposte terapeutiche diventano tanto più efficaci quanto più riescono a sintonizzarsi sulla "autorganizzazione" del sistema nervoso del paziente, sfruttandone la coerenza intima, per deviare stabilmente nel modo più favorevole l'organizzazione delle sue funzioni adattive. Rieducare il bambino con PCI significa dunque, presuntuosamente, saper prima di tutto dialogare con il suo cervello e non solo doversi occupare del suo corpo.

In ciascuna diversa forma clinica di PCI, lo sviluppo delle funzioni adattive segue una propria logica coerente (storia naturale) dettata dal combinarsi di *fattori centrali* (componenti top down), quali erano per Milani Comparetti le diarchie, comuni a tutti i soggetti con la stessa forma e della stessa età ed il più delle volte immodificabili, *fattori periferici* (componenti bottom up), propri dell'apparato locomotore e non necessariamente identici fra soggetto e soggetto, e *strategie individuali* (coping solutions), prestazioni assai diversificate, ma spesso riproducibili, che il singolo paziente ha inventato per "potersela cavare meglio". La somma delle componenti centrali, periferiche ed individuali costituisce l'architettura della funzione.

Componenti top down

Nella PCI sono separatamente riconoscibili, in modo tanto più chiaro quanto più grave è la paralisi del bambino, le caratteristiche costitutive della prestazione motoria e le modalità operative utilizzate dalla struttura che le organizza. Appartengono alla sfera delle prestazioni tutte le condotte motorie del paziente: dal repertorio dei moduli alle sinergie (vedi cap. 6), partendo dal più basso livello di integrazione, il riflesso monosinaptico, per giungere a quello più alto, il gesto specializzato, passando per le reazioni, i pattern motori primari, gli automatismi secondari, ecc. (vedi cap. 6). Sono invece propri della struttura organizzatrice i processi di raccolta ed elaborazione delle informazioni, di confronto e integrazione delle sensazioni in percezioni, di riconoscimento e archiviazione delle percezioni in rappresentazioni e di elaborazione di queste in vissuti (vedi cap. 7); la progettazione e la pianificazione dell'azione (vedi cap. 8); la capacità di controllo simultaneo e di controllo sequenziale; la possibilità di rendere automatici gli schemi percettivo-motori che stanno alla base delle prestazioni più ripetute, per sottrarli al controllo cosciente della volontà; la memoria in tutte le sue forme e soprattutto la capacità di apprendimento e di acquisizione. Per semplificare la comprensione del modello proposto, possiamo immaginare che nella costruzione di una funzione, la locomozione o la manipolazione ad esempio, i diversi tipi di prestazione motoria fungono da ingredienti, mentre le ricette utilizzate nel metterli assieme rivelano le modalità operative utilizzate dalla struttura organizzatrice. Abbiamo già implicitamente utilizzato questo paradigma citando i movimenti "bellini" di Milani Comparetti (vedi cap. 13) quali indicatori di qualità del repertorio motorio posseduto dal bambino, e la libertà di scelta (vedi cap. 19) o l'equivalenza motoria (vedi cap. 6) come rivelatori delle proprietà della struttura organizzatrice e della sua efficienza. Poiché nel bambino piccolo le capacità del SNC sono limitate, le ricette utilizzate saranno elementari e basate in gran parte sull'assemblaggio di elementi geneticamente preformati come riflessi, reazioni e pattern motori primari, cioè di ingredienti semplici. Progressivamente l'utilizzo di questi ingredienti diminuirà, per dare spazio a movimenti "specializzati" costruiti su misura, cioè appresi ed adattati attraverso l'interazione con l'ambiente e perfezionati con l'esperienza, modulati in ampiezza, intensità e durata, e combinati fra loro all'interno di ricette complesse e evocate in sequenze collaudate, cioè precablate, dal risultato sicuro (vedi cap. 8).

Lo sviluppo della manipolazione può fornirci un esempio di come procede il SNC nella realizzazione di una funzione motoria. Gli ingredienti base necessari per poterla "costruire" al momento in cui il bambino si cimenta in questa impresa sono in larga misura elementi geneticamente preformati: la reazione di afferramento (grasp) e la reazione di rilasciamento (release), la reazione di inseguimento (magnet) e quella di evitamento (avoiding), la reazione di sostegno sull'arto (in estensione nella antigravità quadrupedica e in flessione in quella bipedica, vedi cap. 15) e quella di fuga, combinate in sinergie elementari per cui è più facile trattenere un oggetto in mano avvicinandolo a sé, movimento centripeto ed è più semplice liberarsene allontanandolo dal corpo, movimento centrifugo. Naturalmente possono essere presenti fin da subito anche movimenti già "fuori schema", più isolati e differenziati, ad esempio la liberazione del pollice o dell'indice, ma ancora difficili da evocare e integrare nei movimenti semplici. Perché la manipolazione divenga minimamente efficace occorre che gli ingredienti base siano tutti presenti e che la struttura organizzatrice sappia farli interagire tra loro secondo una logica di dominanza parziale e transitoria che Milani Comparetti (1965) aveva chiamato "interazione competitiva". Se manca totalmente il grasp, non possiamo afferrare nulla, ma anche quando questa reazione è presente in modo eccessivo (chiusura a pugno) non riusciamo a manipolare perché, paradossalmente, la mano è già impegnata ad afferrare se stessa, in particolare il proprio pollice. Se manca la reazione calamita non riusciamo a inseguire, raggiungere e trattenere un oggetto in movimento, mentre se manca la reazione di avoiding non riusciamo ad allontanarci rapidamente da un contatto che potrebbe manifestarsi nocivo. È compito della struttura organizzatrice decidere sulla base delle informazioni raccolte (tattili, propriocettive, visive) la formula combinatoria più idonea (ricetta). Così le reazioni di afferramento e inseguimento possono doversi combinare con la reazione di sostegno (in estensione) in un bambino che ad esempio gattona trattenendo un giocattolo in mano, o (in flessione) quando disegna appoggiandosi lateralmente sul tavolo. All'opposto la reazione di rilasciamento e quella di evitamento potrebbero doversi integrare con la reazione di fuga per proteggere la mano o l'intero arto superiore da una superficie nociva (qualcosa che scotta, raggela, punge, irrita, sporca, ecc.). Quando la reazione di sostegno sull'arto (in estensione) deve avvenire rapidamente, la reazione di appoggio si combina con il rilasciamento della mano come nella reazione paracadute (o di estensione protettiva), mentre nella manovra di trazione per le mani secondo Finkelstein la reazione di sostegno in flessione deve sapersi combinare con la reazione di afferramento. Quando il bambino lancia un oggetto in aria, l'apertura della mano (passaggio dalla reazione di afferramento a quella di rilasciamento) deve avvenire in modo repentino al termine del movimento di estensione dell'intero arto, così come la sua chiusura nel corso di un movimento di flessione, quando egli cattura un oggetto al volo. È un compito già più complesso per la struttura organizzatrice non solo decidere la dose richiesta dei singoli ingredienti ma stabilire anche come deve avvenire la loro entrata o uscita dalla scena, quella che nel linguaggio cinematografico chiamerebbero dissolvenza. Nella costruzione della torre, per sollevare e soprattutto per appoggiare delicatamente i successivi cubetti, il bambino deve sapere combinare sapientemente afferramento e rilasciamento, inseguimento ed evitamento, appoggio e fuga, e via di seguito. La comparsa di queste capacità testimonia il livello di abilità raggiunto dalla struttura organizzatrice: non sarà più l'oggetto ad adattarsi alla mano lasciandosi imprigionare tra le dita, ma la mano a differenziarsi progressivamente per predisporsi (anticipazione) e adeguarsi (adattamento) alle caratteristiche dell'oggetto ed allo scopo dell'azione intrapresa.

Nel soggetto normale, l'influenza reciproca degli elementi costitutivi (ingredienti) e delle proprietà della struttura organizzatrice (ricette) all'interno della funzione considerata sono riconoscibili solo nella fase di esordio di questa, mentre nel bambino con PCI possono restare evidenti per tutta la vita. Ad aggravare pesantemente questa situazione, che di per sé potremmo ancora legittimamente definire primitiva, nella PCI concorrono i pattern patologici e le leggi che li governano, ovvero l'organizzazione patologica (vedi cap. 6). La compromissione della funzione sarà tanto più marcata quanto meno numerosi, cioè deficitari, e più prepotenti, cioè incapaci di integrarsi interagendo competitivamente fra loro, saranno divenuti i singoli ingredienti (primitivi e patologici) e quanto più limitate e rigide saranno le proprietà della struttura organizzatrice. La seconda diarchia di Milani Comparetti esprime, appunto, una di queste situazioni estreme, dove i due "tiranni" sono la reazione propulsiva e la reazione di startle, entrambe con una bassa soglia di eccitabilità per stimoli sia endogeni sia esogeni e in grado di estendere la loro influenza a tutto il corpo, "globalizzando" lo schema.

La presenza di riflessi, reazioni, pattern motori primari e automatismi secondari, francamente patologici, cioè non riconoscibili in alcuna fase dello sviluppo normale (quale ad esempio lo schema di adduzione-intrarotazione della spalla, flessione del gomito, pronazione dell'avambraccio, flessione del polso e chiusura a pugno delle dita di certe emiplegie) si affianca nella PCI all'alterazione di altri comportamenti di per sé normali, che qualche volta possono essere insufficienti o eccessivamente inibiti, la mancanza delle reazioni paracadute degli arti superiori ad esempio, ma più spesso sono esagerati nella misura o ancora presenti dopo l'epoca della loro fisiologica remissione per completamento del periodo organizzativo, come la marcia automatica di certe forme di tetraplegia (vedi cap. 15) e la reazione di sostegno in flessione degli arti superiori di certe diplegie (vedi cap. 17).

Gli schemi primitivi e patologici su cui si fondano le funzioni costituiscono la natura intima del difetto motorio della PCI. Ad essi vanno aggiunte, come abbiamo visto, le proprietà della struttura organizzatrice, in primo luogo la capacità di apprendimento motorio per la conquista di nuove condotte adattive e la capacità di automatizzazione delle sequenze apprese perché sia possibile il passaggio della prestazione da volontaria a spontanea.

I difetti ed i deficit delle componenti top down rappresentano la parte meno emendabile della PCI. I terapisti chiamano tuttora "trattamento prognostico" (vedi cap. 13) la misura della possibilità consentita al bambino, guidato terapeuticamente attraverso opportune facilitazioni e qualche volta inibizioni, di poter ri-organizzare la funzione modificandone l'architettura (selezione degli ingredienti e scelta delle ricette) all'interno della libertà di scelta concessagli dalla paralisi cerebrale.

È possibile che una forma clinica si trasformi in un'altra? Se riconosciamo alle componenti top down il ruolo centrale nell'architettura della funzione e ne ammettiamo la ridottissima modificabilità attraverso gli strumenti terapeutici che fino a oggi abbiamo avuto a disposizione, dobbiamo dedurre che le forme cliniche rappresentano delle categorie stabili, che ammettono differenze al proprio interno, ma che non possono modificarsi fino al punto di perdere la loro identità nosologica. Siamo però pronti ad ammettere che alcuni dei segni utilizzati per identificare le singole forme cliniche possano rivelarsi ambigui, specie nel bambino piccolo, e che per lunghi periodi dello sviluppo motorio non possediamo angoli visivi sufficientemente suggestivi da poter riconoscere predittivamente le differenze più significative che separano una forma dall'altra.

Componenti bottom up

A fronte delle componenti "centrali", nella PCI, non diversamente da quanto avviene in altre malattie disabilitanti infantili, l'apparato locomotore (AL) esprime proprie caratteristiche "periferiche" di cui il SNC deve tener conto nella costruzione delle funzioni adattive. Alcune di queste caratteristiche, come le deformità secondarie, sono la conseguenza diretta degli errori compiuti dal SNC amplificati dalla crescita somatica altre come le caratteristiche strutturali del muscolo, del connettivo e in parte dell'osso sono diretta conseguenza della lesione ma non della paralisi (Marbini et al., 2002; Lieber e Friden, 2002; Lieber et al., 2004; Novacheck, 2003; Dan e Cheron, 2004).

La forza, l'elasticità e la resistenza alla fatica del muscolo striato, la cedevolezza del connettivo specie a livello di capsule e legamenti, la deformabilità dell'osso, ecc., sono fattori non trascurabili nel determinare l'architettura della funzione. La lussazione dell'anca, ad esempio, non può essere attribuita esclusivamente al pattern motorio dominante (schema a forbice) o allo sbilanciamento fra muscoli flessori ed adduttori, prepotenti, ed estensori e abduttori deficitari. Infatti, a parità di schema, lussano spesso le anche dei bambini tetraplegici, possono lussare le anche dei diplegici, ma non lussano quasi mai quelle degli emiplegici. Poiché occorre considerare nel conflitto non solo la forza dei muscoli dell'anca, ma anche la resistenza intrinseca dell'articolazione e la forma delle strutture ossee di femore e bacino, è chiaro che possono lussare anche le articolazioni coxofemorali di soggetti con arti inferiori atteggiati a batrace (specie se con spasmi in estensione, vedi cap. 15), anche se in direzione diversa (anteriormente piuttosto che lateralmente e/o posteriormente). Le ricadute terapeutiche di una lussazione interpretata dalla parte del muscolo (ipertonia), dell'articolazione (instabilità) o dell'osso (ipoplasia acetabolare, deformazione degli angoli di inclinazione e di declinazione) non possono essere evidentemente le stesse.

Studi recenti sulla struttura del muscolo spastico nella PCI hanno dimostrato la presenza di fibre "fetali" tipo 2c, di disproporzione dei tipi di fibre, di fenomeni degenerativi di tipo miopatico, di processi di denervazione/reinnervazione e di alterate proprietà reologiche del mesenchima (Castle et al., 1979; Sarnat, 1986; Romanini et al., 1989; Rose e Mc Gill, 1998; Ito et al., 1996; Marbini et al., 2002; Lieber e Friden, 2002). Le micrografie ottenute dai muscoli di soggetti spastici hanno mostrato aumentata variabilità nella dimensione delle fibre, aumentato numero di fibre rotonde, fibre moth-eaten (mangiate dalle tarme) ed in alcuni casi aumentato spazio extracellulare (Lieber et al., 2004). La severità della spasticità correla con l'aumentato contenuto di collageno (Booth, 2001); il muscolo spastico, sebbene composto di cellule con una minor lunghezza del sarcomero a riposo (resting sarcomere length) e più rigide del normale (intrinsic passive stiffness), contiene una Matrice Extra Cellulare dotata di resistenza meccanica inferiore al normale (Lieber et al., 2003); le cellule muscolari dei soggetti spastici hanno un aumentato modulo di deformabilità, testimonianza di un avvenuto rimodellamento di componenti strutturali quali titina e collageno (Friden e Lieber, 2003); le dimensioni medie delle cellule muscolari spastiche sono solo un terzo di quelle normali (Lieber e Friden, 2002); il muscolo spastico è incapace di adeguare la propria lunghezza a quella delle leve ossee su cui si inserisce (Morrissy e Weinstein, 2001), ha cioè meno capacità di aggiungere nuove serie di sarcomeri in risposta alla crescita somatica (Lieber e Friden, 2002), ecc.

Nella costruzione delle funzioni adattive fra SNC ed AL si verificano continui condizionamenti reciproci. Un esempio chiarificatore può essere offerto dal piede torto. Un bambino per altri versi normale che nasca con un piede torto congenito rigido (equino-varo-supinato) raggiungerà senza alcun ritardo la stazione eretta e la marcia, ma in uno schema necessariamente diverso dal normale. Poiché non c'è motivo di pensare che alle alterazioni "periferiche" del piede debbano corrispondere delle equivalenti alterazioni "centrali" dell'organizzazione della stazione eretta e del cammino, dobbiamo concludere che, evidentemente, è la deformità del piede a "guidare" il cervello verso l'adozione, fra tutte le soluzioni possibili, di quella più idonea alle sue caratteristiche strutturali.

Cosa dobbiamo pensare allora dell'equinismo del bambino con PCI o più in generale della sua spasticità? Volendo estremizzare, per il neurologo l'equinismo è indiscutibilmente un segno centrale, "top down", patognomonico della forma clinica e dello stadio evolutivo attraversato, per l'ortopedico possiede, invece, un preciso significato periferico, "bottom up", dal momento che inibendolo per via chimica o correggendolo per via chirurgica si possono ottenere cambiamenti significativi dell'architettura della funzione. E per il riabilitatore? L'una e l'altra cosa insieme, nel senso che l'equinismo può essere espressione della strategia organizzativa del SNC e quindi elemento top down, per cui la sua correzione si rivela deleteria, ad esempio per abbattimento della reazione di sostegno, o manifestazione dell'influenza esercitata dall'AL sul SNC, e quindi elemento bottom up, per cui la sua correzione obbliga il SNC ad operare una revisione dell'architettura della funzione, con cambiamenti migliorativi analoghi ma non equivalenti a quelli che avvengono, nel bambino affetto da piede torto congenito dopo la revisione chirurgica della deformità. Esistono ovviamente situazioni di sovrapposizione fra componenti centrali e periferiche per le quali, accanto al cosa correggere, acquista importanza il quando correggere (livello di organizzazione raggiunto) e soprattutto il quanto correggere (limite di modificabilità della funzione).

La spasticità è dunque sia un segno "centrale" sia un elemento "periferico", in grado di influenzare le scelte operative del SNC, analogamente a quanto avviene per la debolezza in un distrofico muscolare. Una chiara dimostrazione di questo aspetto è offerta dalla sindrome di Segawa (1976), paralisi progressiva dovuta ad esaurimento dei mediatori centrali e sensibile al trattamento sostitutivo con levoDOPA. La presenza di una spasticità ingravescente obbliga progressivamente il bambino affetto da questa rara

sindrome ad adottare comportamenti motori analoghi a quelli dei veri soggetti diplegici, fino alla perdita del cammino, con una drammatica risoluzione del quadro clinico
(pochi giorni per passare dalla carrozzina alla normalità) una volta che venga adottata
l'idonea terapia sostitutiva.

Nella costruzione delle funzioni adattive, il SNC del soggetto è dunque largamente
influenzato anche dalle caratteristiche strutturali dell'apparato locomotore che esso ha
contribuito a modificare sia primitivamente, con la crescita e la tipizzazione dei tessuti, sia secondariamente attraverso l'esercitazione della motricità patologica.

Strategie individuali (coping solutions)

Il terzo fattore da considerare per comprendere l'architettura della funzione è costituito dalle strategie individuali che il bambino mette in atto per potersela "cavare meglio".
In quanto performance individuali, le coping solutions non si prestano a un inquadramento generale, ma alcuni "trucchi" sono sufficientemente comuni da meritare di essere citati a titolo di esempio. Nella marcia del bambino tetraplegico, ad esempio, possiamo riconoscere la semplificazione del gesto e il congelamento della postura (vedi
cap. 15); nel cammino del bambino diplegico (vedi cap. 17) la velocizzazione della sequenza, i movimenti pendolari del tronco e degli arti superiori, la variazione dei fulcri
articolari e del punto di bilanciamento complessivo, ecc.; nella manipolazione del bambino emiplegico (vedi cap. 18) il sostegno visivo alla mano plegica (seconda informazione), l'utilizzo di pinze sussidiarie (bocca, mento, ascella, gomito, cosce, ecc.), l'evocazione della sinergia patologica a partenza prossimale per il caricamento dell'oggetto
e l'esecuzione di movimenti di tipo servomotore per il suo abbandono, ecc.

Le componenti bottom up e soprattutto le coping solutions sono responsabili delle
differenze inter-individuali, comunque apprezzabili, che si osservano fra i soggetti che
appartengono alla stessa forma clinica, e delle modificazioni intra-individuali che attorno alla stessa strategia di compenso (coerenza interna) si verificano durante lo sviluppo e in seguito agli interventi terapeutici più aggressivi (farmaci e chirurgia funzionale).

Esse sono ampiamente influenzabili dalla terapia rieducativa che, abbandonato il
modello della normalità, dovrebbe saper cogliere dagli individui più abili i trucchi migliori per poterli insegnare a quelli meno dotati.

Proposta e conclusioni

Nelle sindromi spastiche della PCI le funzioni motorie di base più idonee ad essere
esplorate a scopo tassonomico sono:
• la funzione antigravitaria (organizzazione della postura) nelle tetraplegie;
• lo schema del cammino nelle diplegie;
• la modalità di manipolazione nelle emiplegie.

In termini prognostici poiché non tutti i bambini tetraplegici possono raggiungere la
posizione seduta autonoma e la stazione eretta anche assistita, l'architettura della postura può essere considerata la funzione da esplorare più significativa ai fini della classificazione e della misurazione dei risultati ottenuti attraverso il trattamento rieducativo.

Tutti i bambini diplegici, viceversa, possono arrivare al cammino (anche se qualcuno di loro finisce successivamente per perderlo), ma con modalità e condizioni estremamente differenti. L'architettura della marcia può costituire perciò un elemento abbastanza significativo per distinguere fra loro le diverse forme cliniche della diplegia e soprattutto per dirigere modalità e strumenti del trattamento rieducativo.

Lo stesso criterio potrebbe valere anche per i soggetti emiplegici, come ha già dimostrato il gruppo di Winters et al. (1987), ma poiché nessun bambino emiplegico, salvo si tratti di una emiplegia "plus", incontra difficoltà nell'acquisizione spontanea della statica e della marcia, è a nostro avviso più significativo classificare le forme cliniche della emiplegia infantile andando piuttosto ad analizzare l'architettura della manipolazione.

Una classificazione basata sull'analisi dell'architettura di funzioni motorie di base quali controllo posturale, locomozione e manipolazione risponde sicuramente in pieno al dettato della definizione internazionale di PCI ancora in vigore e cioè come *turba della postura e del movimento*, ma perché essa possa essere ugualmente efficace per la costruzione del progetto terapeutico e per la misurazione dei risultati raggiunti con il trattamento rieducativo, occorre che la valutazione non venga limitata a considerare gli elementi puramente motori (moduli, prassie ed azioni vedi cap. 6), ma estesa agli aspetti percettivi (sensazioni, percezioni e rappresentazioni vedi cap. 7) ed intenzionali (vedi cap. 11 e cap. 12).

Le Tabelle 1, 2, 3 che seguono esprimono in termini esemplificativi le principali componenti top down e bottom up della funzione antigravitaria, del cammino e della manipolazione. Per le coping solutions citiamo solo alcuni esempi.

Tab. 1. Funzione antigravitaria

Componenti top down
- Reazione di sostegno
- Reazione di raddrizzamento
    assiale cranio-caudale
    rotatorio derotativo
- Meccanismo di fissazione
    disto-prossimale
    prossimo-distale
- Orientamento egocentrico, allocentrico o geocentrico
- Altre

Componenti bottom up
- Forza muscolare e resistenza
- Stiffness dei tessuti molli
- Limitazioni e deformità articolari
- Geometria dello scheletro
- Peso dei segmenti
- Altre

Coping solutions
- Posizione del capo nello spazio
- Movimenti dello sguardo
- Compromesso fra le sinergie globali
- Semplificazione del gesto
- Congelamento delle stazioni articolari
- Utilizzo dell'afferramento per stabilizzare la postura
- Altre

Tab. 2. Funzione cammino

Componenti top down
- Reazione di sostegno
- Reazione segnapassi
- Equilibrio statico e dinamico
- Orientamento e direzione
- Memoria topografica
- Altre

Componenti bottom up
- Forza muscolare e resistenza
- Stiffness dei tessuti molli
- Limitazioni e deformità articolari
- Peso dei segmenti
- Vincoli articolari
- Altre

Coping solutions
- Semplificazione del gesto
- Velocizzazione della sequenza
- Oscillazioni pendolari del tronco e delle braccia
- Selezione e successione dei fulcri di rotazione
- Scelta dei punti di bilanciamento
- Altre

Tab. 3. Funzione manipolatoria

Componenti top down
- Orientamento
- Direzione
- Raggiungimento
- Anticipazione e afferramento
- Esplorazione e manipolazione
- Trasporto
- Abbandono
- Altre

Componenti bottom up
- Forza muscolare e resistenza
- Limitazioni e deformità articolari
- Altre

Coping solutions
- Controllo visivo dell'attività della mano plegica (seconda informazione)
- Utilizzo di pinze sussidiarie (bocca, mento, ascella, gomito, cosce, ecc.)
- Evocazione a partenza prossimale della sinergia patologica per ottenere la chiusura della mano plegica
- Esecuzione di movimenti di tipo servomotore per liberarsi dell'oggetto
- Caricamento passivo della mano plegica ad opera di quella conservata
- Altre

Bibliografia

Aicardi J, Bax M (1998) Cerebral Palsy. In: Aicardi J (ed) Diseases of the central nervous system in childhood. 2nd edition Mc Keith Press, London

Bax M (1964) Terminology and classification of cerebral palsy. Dev Med Child Neurol 6:295-297

Bobath B, Bobath K (1975) Motor development in the different types of cerebral palsy. William Heinemann Medical Books, London

Boyd R, Graham HK (1997) Botulinum toxin A in the management of children with cerebral palsy: indication and outcome. Eur J Neur 4:S15- S22

Castle ME, Ryman TA, Schneider M (1979) Pathology of spastic muscle in cerebral palsy. Clin Orthop Rel Res 142:223-32

Cioni G, Sales B, Paolicelli PB et al (1999) MRI and clinical characteristics of children with hemiplegic cerebral palsy. Neuropediatrics 30:249-255

Colver AF, Sethumadhavan T (2003) The term diplegia should be abandoned. Arch Dis Child 88:286-290

Dan B, Cheron G (2004) Reconstructing cerebral palsy. J Ped Neurology 2:57-64

Ferrari A (1988) Paralisi cerebrale infantile: problemi manifesti e problemi nascosti. Gior Ital Med Riab 2:166-170

Ferrari A (1990) Interpretive dimensions of infantile cerebral paralysis. In: Papini M, Pasquinelli A, Gidoni EA (eds) Development, Handicap, Rehabilitation: Practice and Theory. Excepta medica, International Congress Series 902, pp 193-204

Ferrari A (1993) Dal concetto di lesione a quello di paralisi. In: Cristofori Realdon V, Chinosi L (ed) Un bambino ancora da scoprire. Marsilio Editore, Venezia, pp 111-117

Ferrari A (1995) Paralisi cerebrali infantili: appunti di viaggio attorno al problema della classificazione. Giorn Neuropsich Età Evol 15:191-205

Ferrari A (1997) Proposte riabilitative nelle paralisi cerebrali infantili. Del Cerro editore, Pisa

Ferrari A (2000) I problemi percettivi connessi ai disordini motori della paralisi cerebrale infantile. Gior Ital Med Riab 14:17-24

Freud S (1897) Die infantile Zerebral Laehmung. In: Notnagel ab Specielle Pathologie und Terapie. A Holder Inc, Wien 2

Friden J, Lieber RL (2003) Spastic muscle cells are shorter and stiffer than normal cells. Muscle Nerve 27:157-164

Hagberg B (1989) Nosology and classification of cerebral palsy. Giorn Neuropsich Età Evol 4:12-17

Hagberg B, Hagberg G, Olow L (1975) The changing panorama of cerebral palsy in Sweden 1954-1970. Acta Paediatrica Scand 64:187-199

Ingram TTS (1955) A study of cerebral palsy in the childhood population of Edinburgh. Arc Dis Child 30:85-98

Ito J, Araki A, Tanaka H et al (1996) Muscle histophatology in spastic cerebral palsy. Brain Dev 18:299-303

Lieber R, Friden J (2002) Spasticity causes a fundamental rearrangement of muscle joint interaction. Muscle Nerve 25:265-270

Lieber R, Steinman S, Barash I, Chambers H (2004) Structural and functional changes in spastic skeletal muscle. Muscle Nerve 29:615-627

Morrissy RT, Weinstein SL (Eds) (2001) Lovell and Winter's Pediatric Orthopaedics, 5th Edition, Philadelphia, Saunders

Marbini A, Ferrari A, Cioni G et al (2002) Immunohistochemical study of muscle biopsy in children with cerebral palsy. Brain and Development 24:63-66

MacKeith RC, Mackenzie ICK, Polani PE (1959) The Little club: memorandum on terminology and classification of cerebral palsy. Cerebral Palsy Bulletin 5:27-35

Mc Intosh N, Helms PJ, Smyth RL (2003) Forfar & Arneil's. Textbook of Paediatrics. 6th edition Churchill Livingstone, London

Milani Comparetti A (1965) La natura del difetto motorio nella paralisi cerebrale infantile. Infanzia Anormale 64:587-628

Milani Comparetti A (1978) Classification des infermités motrices cerebrales. Medicine ed Hygiène 36:2024-2029

Minear WL (1956) A classification of cerebral palsy. Pediatrics 18:841-845

Novacheck TF (2003) Cerebral Palsy pathomechanics. Lettura al congresso internazionale: Il cammino del bambino con paralisi cerebrale infantile: architettura della funzione e strategie di recupero. Reggio Emilia, 12 novembre 2003

Perry J (1992) Gait analysis: normal and pathological functions. Slack Inc Thorofare, New York

Rodda J, Graham HK (2001) Classification of gait patterns in spastic hemiplegia and spastic quadriplegia: a basis for management algorithm. Eur J Neurol 8:98-110

Romanini L, Villani C, Meloni C, Calvisi V (1989) Histological and morphological aspects of muscle in infantile cerebral palsy. Italian Journal Orthopaedic Traumat 15:87-93

Rose J, Mc Gill KC (1998) The motor unit in cerebral palsy. Dev Med Child Neur 40:270-277

Rudolph AM, Hoffman JIE, Rudolph CD (1996) Rudolph's pediatrics 20th ed Appleton & Lange

Sachs B, Petersen F (1890) A study of cerebral palsies of early life. J Nerv Ment Dis 17:295-332

Sarnat HB (1986) Cerebral dysgeneses and their influence on fetal muscle. Brain Dev 8:495-499

Segawa M, Hosaya A, Miyagawa F (1976) Hereditary progressiva dystonia with marked diurnal fluctiations. In: Eldridge R, Fahn S (eds) Advances in Neurology. New York Raven Press 14, pp 215-233

Winters TF Jr, Gage JR, Hicks R (1987) Gait patterns in spastic emiplegia in children and young adults. J Bone Joint Surg Am 69:437-41

Letture consigliate

Camerini GB, De Panfilis C (2003) Psicomotricità dello sviluppo. Carocci Faber editore, Roma
Ingram TTS (1984) A historical review of the definition and classification of the cerebral palsies. In: Stanley FJ, Alberman ED (eds) Spastics International. Oxford Blackwell Scientific, pp 1-11

15 Forme tetraplegiche

Adriano Ferrari, Manuela Lodesani, Simonetta Muzzini, Silvia Sassi

La letteratura considera tetraplegie (quadriplegie), o tetraparesi, le paralisi cerebrali infantili (PCI) caratterizzate da:
- interessamento "equivalente" di tutti e quattro gli arti;
- crescita somatica difficoltosa;
- ritardo mentale spesso importante;
- disturbi visivi frequenti (paralisi di sguardo, ridotta acuità visiva, agnosia visiva, ecc.);
- deficit uditivi possibili (sordità, intolleranza per definiti rumori);
- compromissione orofacciale da paralisi pseudobulbare, con conseguenti disordini della masticazione, della deglutizione, della mimica e del linguaggio;
- epilessia con crisi di difficile controllo (spasmi infantili, ecc.);
- leucomalacia periventricolare grave come lesione cerebrale più tipica.

Nell'ambito di questa complessa situazione neurologica, l'analisi dell'organizzazione antigravitaria del paziente (PCI = turba della postura e del movimento) risulta generalmente sufficiente, come abbiamo visto nel capitolo 14, a permettere una distinzione fra le principali forme cliniche di tetraplegia.

È necessario premettere, alla descrizione delle forme tetraplegiche, una breve esposizione dell'organizzazione posturale, dei suoi meccanismi e dei suoi principali disturbi.

Analisi della postura

La *postura* rappresenta una definita relazione reciproca fra i segmenti che compongono il corpo, inteso come un solido frazionabile, rispetto alle coordinate dello spazio egocentrico, quello che ha come punto di riferimento il tronco del soggetto. In clinica, tuttavia, parlando di postura si intende fare riferimento alla capacità del soggetto di mantenere una determinata *posizione* nello spazio geocentrico, quello relativo invece al campo gravitazionale terrestre.

Sistemi di riferimento dello spazio

- *Sistema egocentrico*: ha come punto di riferimento il corpo del soggetto, in particolare il suo asse longitudinale (vettore ideotropico)
- *Sistema allocentrico o esocentrico*: ha come punto di riferimento lo spazio esterno al soggetto
- *Sistema geocentrico*: ha come riferimenti la linea verticale, cioè la direzione della forza di gravità, e la linea dell'orizzonte, ovvero il piano tangente alla superficie terrestre

Nel processo di genesi della conoscenza spaziale, i bambini utilizzano inizialmente il riferimento (*sistema di referenza*) egocentrico costituito dal loro corpo, dalle posizioni e dai movimenti che in esso vengono generati. Si elaborano così *coordinate corporee*, rispetto alle quali vengono rappresentati i propri movimenti (attivi e passivi) nello spazio.

Questo *primo sistema di referenza* è legato all'unità neurofunzionale che matura per prima, ovvero all'asse corporeo (il tronco) ed alle posture che da esso traggono origine.

Il *secondo sistema di referenza*, allocentrico, è invece costituito dagli oggetti e dagli eventi del mondo esterno, i quali compensano gli eventuali errori prodotti dal primo sistema.

Progressivamente, emerge la capacità di utilizzare le informazioni contingenti per riconoscere se il ripetersi di eventi simili si verifica nello stesso spazio: si tratta del *terzo sistema di referenza*, corrispondente a una *mappa cognitiva* (Neisser, 1976) o *modello interno*, attivo verso i 18 mesi in parallelo con la maturazione della funzione simbolica e delle capacità di rappresentazione mentale, e che consente di rappresentarsi le relazioni reciproche tra gli elementi del mondo esterno (Camerini e De Panfilis, 2003).

La *reazione di sostegno* esprime la capacità del soggetto di opporsi all'azione della forza di gravità applicata alla massa del proprio corpo (peso). Durante lo sviluppo motorio fisiologico, l'evocazione di una reazione di sostegno è ottenibile a partire dalla diciottesima settimana di gestazione (Milani Comparetti, 1976) e fino a circa la metà del secondo mese di vita neonatale. Questa prima espressione "immatura" della reazione di sostegno, che prende il nome di reazione statica di André-Thomas (1952), scompare successivamente (periodo della "astasia" ovvero della perdita della reazione di sostegno), per ricomparire in forma "matura" e definitiva fra il settimo e il decimo mese di vita neonatale. In realtà, la reazione statica di André-Thomas, osservabile nel neonato anche prematuro e nel piccolo lattante, non è propriamente una reazione di sostegno, ma l'espressione della condotta motoria implicata nel meccanismo di espulsione utilizzato durante il parto e perciò destinata a scomparire una volta espletata la sua funzione. "*È probabile che la cosiddetta reazione di sostegno sia una reazione di estensione per facilitare l'uscita del feto dall'utero in quanto il feto così collabora attivamente alla propria espulsione spingendo contro la volta uterina ... Non solo il feto appoggiando i piedi sulla volta uterina dà inizio alle contrazioni espulsive, ma egli stesso si estende, passando dalla cosiddetta posizione fetale ad un atteggiamento di estensione globale con arti superiori lungo i fianchi che permette il suo passaggio attraverso lo stretto canale di parto*" (Milani Comparetti, 1976).

In quanto indipendente dalle coordinate dello spazio geocentrico, la reazione statica di André-Thomas assume nomi diversi secondo la postura in cui viene esplorata:
- strisciamento "riflesso" secondo Branco Lefevre;
- reazione propulsiva secondo Milani Comparetti;
- reazione di strisciamento secondo Bauer.

"*La progressione in avanti non è un goffo tentativo di locomozione sul piano orizzontale, ma un perfetto meccanismo per far emergere un subacqueo dallo stretto passaggio delle vie del parto*" (Milani Comparetti, 1976).

Durante il primo anno di vita, l'assenza della reazione statica di André-Thomas, la sua conservazione oltre il quinto mese, la sua generale disorganizzazione o la sua esagerazione in modo stereotipo possono rivelare l'esistenza di importanti disturbi neurologici, specie di una PCI. La reazione statica di André-Thomas può essere diminuita o assente nei bambini "ipotonici" (che avranno flaccidi anche gli arti superiori) e nelle le-

sioni midollari (che presenteranno invece arti superiori tonici), mentre può essere aumentata nei bambini "ipertonici", che reagiscono alla prova con un'eccessiva estensio-
ne-adduzione (schema a forbice) e appoggiandosi sulle punte dei piedi (schema digiti-
grado), oppure presentano una postura asimmetrica indicativa di emiparesi. Nei bambini affetti da tetraplegie e da diplegie spastiche, la reazione statica ritorna positiva prima del sesto mese o non cessa mai di essere positiva (abolizione del periodo dell'astasia). Una discordanza cronologica dello sviluppo neuromotorio fra i quattro e i sette
mesi di vita quando sia presente il raddrizzamento in posizione eretta, mentre non sia
stata ancora acquisita la posizione seduta autonoma, deve sempre attirare l'attenzione
del clinico. "Il raddrizzamento è molto intenso, con adduzione marcata, tale a volte da
scatenare uno schema a forbice. Questo aumento del tono degli estensori può non apparire alla prima prova, ma essere favorito da movimenti successivi di flesso-estensione degli arti inferiori in appoggio plantare, ai quali consegua un'intensa contrazione degli
estensori ... In caso di ipertonia molto marcata dei muscoli del piano posteriore, e ciò a
volte sin dal periodo neonatale, ciascun tentativo di portare il bambino in posizione seduta durante l'esame produce un movimento invincibile di raddrizzamento globale in
opistotono" (Amiel-Tison e Grenier, 1985).

In caso di PCI, dopo il primo anno di vita, volendo analizzare a grandi linee le possibili alterazioni della reazione di sostegno, almeno in relazione alla stazione eretta ed alla posizione seduta, possiamo riconoscere l'esistenza di errori di diverso genere:
- errori di qualità: reazione "primitiva" di sostegno;
- errori di quantità: • ipertonia (reazione antigravitaria eccessiva)
                      • ipotonia (reazione antigravitaria insufficiente, ipoposturalità)

Sotto il termine di *reazione primitiva di sostegno* raccogliamo un gruppo eterogeneo
di condotte posturali in cui risulta comunque apprezzabile una generale capacità del
bambino di analizzare e reagire alla forza di gravità assumendo e mantenendo per un
tempo sufficiente la stazione eretta, ma per mezzo di meccanismi non del tutto appropriati quali il congelamento e la fissazione distale.

In condizioni fisiologiche, vengono definiti antigravitari i muscoli che si oppongono
al movimento angolare prodotto a livello delle articolazioni portanti dalla forza di gravità applicata al peso dei segmenti mobili. Una condotta antigravitaria matura comporta la capacità del sistema nervoso centrale (SNC) di analizzare, a livello di ciascuna
stazione articolare, gli effetti della forza peso e di opporsi ad essi tramite una o più contrazioni muscolari isometriche, sinergiche e simultanee. La loro risultante deve essere
una forza avente lo stesso punto di applicazione, la stessa intensità e la stessa direzione
della forza di gravità, ma verso opposto. Per questo è fondamentale che il SNC sappia
distinguere, per ogni postura, i muscoli che svolgono un'attività antigravitaria da quelli progravitari e sappia calibrare, in relazione al peso dei segmenti mobili, l'intensità
delle contrazioni muscolari da evocare per generare forza.

Nella reazione primitiva di sostegno, il SNC appare incapace di distinguere l'azione
dei muscoli antigravitari da quella dei progravitari. Di conseguenza, i muscoli agonisti
e antagonisti che agiscono sulla stessa articolazione vengono attivati contemporaneamente (cocontrazione patologica), infrangendo la legge di Sherrington dell'inibizione
reciproca, con il risultato di un "congelamento" articolare del segmento mobile, momentaneamente efficace in senso posturale (non gestuale), tuttavia assai svantaggioso
dal punto di vista ergonomico. Lo stesso soggetto, da seduto, per la più vasta estensione della base di appoggio, la ridotta presenza di segmenti mobili, la maggior stabilità
complessiva e quindi il miglior equilibrio statico, può non aver bisogno di fare ricorso

a meccanismi di congelamento e apparire più rilasciato, se non addirittura troppo "sciolto" (instabile).

Per *ipertonia* intendiamo una reazione di sostegno patologica o comunque eccessiva, organizzata attorno al cosiddetto "schema estensorio" (anche estese, tendenza all'intrarotazione e all'incrociamento delle cosce, ginocchia estese e piedi equini), anche se a ben guardare nessuna delle stazioni articolari dell'arto inferiore risulta completamente estesa. L'anca conserva sempre un certo grado di flessione, il più delle volte non risolvibile durante la marcia e accompagnata da un'antiversione del bacino, il ginocchio non è mai completamente allineato, neppure al momento del passaggio della verticale dell'arto opposto, e al piede, nonostante l'equinismo, possono essere presenti componenti di dorsiflessione delle metatarsofalangee. Evocando l'ipertonia in estensione è come se il paziente rispondesse al proprio peso in modo eccessivo.

Esiste anche un'ipertonia in flessione, sia di tipo cerebrale sia midollare, per effetto della quale il paziente tende a raccogliersi su se stesso assumendo una posizione simile a quella del feto (schema flessorio). In questi casi, la condotta antigravitaria, se duratura, è riconducibile alla difesa primitiva in flessione della tetraplegia acinetica.

Il tono aumentato, a cui si fa riferimento parlando di ipertonia in estensione o in flessione (iper-tono), non è quello "muscolare", cioè il numero di unità motorie rimaste attive in un muscolo a riposo, apprezzabile attraverso un allungamento passivo del muscolo stesso, ma quello "posturale", deputato a mantenere in quella definita relazione reciproca i segmenti mobili del corpo.

Nel paziente seduto è possibile inibire, almeno parzialmente, l'ipertonia in estensione introducendo uno o più elementi di flessione come l'inclinazione anteriore del capo, la flessione forzata delle coxofemorali al di sotto dei 90°, la flessione forzata delle ginocchia al di sotto dell'angolo retto, la flessione dorsale dei piedi o la flessione plantare delle dita. Questi provvedimenti non risultano in genere sufficienti se l'ipertonia in estensione, anziché a carattere stabile, si presenta sotto forma di spasmo. Fra tutti i rimedi proposti, la "chiave" più efficace per il controllo posturale è certamente rappresentata dalla flessione delle anche al di sotto dei 90° tramite un'opportuna inclinazione del pianale e una cintura a 45° che vincoli il bacino alla carrozzina.

All'opposto dell'ipertonia, l'*ipotonia* rappresenta un'insufficiente reazione alla forza di gravità dovuta ad errori "centrali" di programmazione e/o di pianificazione del movimento, di natura motoria o percettiva (top down, vedi cap. 14), piuttosto che a difetti "periferici" di esecuzione (bottom up, vedi cap. 14). Il fenomeno viene anche chiamato, più correttamente, *ipoposturalità* da chi ne privilegia la dimensione temporale (reazione di sostegno rapidamente esauribile), e un po' meno bene *flaccidità* (fiacchezza, debolezza), da coloro che ne sottolineano la dimensione quantitativa. I termini ipotonia, ipoposturalità e flaccidità nell'impiego clinico finiscono tuttavia per essere facilmente confusi tra loro. L'ipotonia è per sua natura assai più facilmente riconoscibile nella postura seduta che in stazione eretta. Il paziente assume una posizione globalmente flessa: il capo tende a cedere in avanti, il tronco si cifotizza in modo progressivo, le spalle risultano depresse ed antepulse, i gomiti flessi, gli avambracci pronati, i polsi flessi con le dita abbandonate in semiestensione. A livello degli arti inferiori, il bacino appare retroverso, le cosce leggermente abdotte, a volte anche ruotate un po' all'esterno, le ginocchia modestamente flesse, i piedi cadenti, generalmente portati a sfuggire anteriormente dalla pedana della carrozzina come conseguenza della difficoltà di mantenere le ginocchia adeguatamente flesse. La postura assunta non è affatto stabile e, anche in assenza di forze perturbanti esterne, il soggetto tende ad aumentare progressivamente la sua flessione globale. Un modo per facilitare la reazione di sostegno in questi pazienti è inclinare il pianale della sedia verso avanti, in modo da indurre un raddrizzamento attivo del tronco a partire dalla cerniera lombare (postura seduta in lordosi attiva). Il rimedio è efficace ma non può essere mantenuto indefinitamente, dato il lavoro antigravitario richiesto ai muscoli erettori del tronco.

Le *reazioni di raddrizzamento* sono movimenti automatici che si sviluppano a partire dal primo anno di vita sotto la guida di informazioni vestibolari, visive e tattili. Esse servono a mantenere o a ricreare l'allineamento del capo, del tronco e degli arti nello spazio egocentrico. Si distinguono un *raddrizzamento assiale* ed un *raddrizzamento rotatorio-derotativo*. Nelle sindromi spastiche, il raddrizzamento assiale procede in direzione cefalo-caudale e prossimo-distale (Gesell, 1946) e precede, in senso evolutivo, il raddrizzamento rotatorio-derotativo. Quest'ultimo può risultare fortemente compromesso, conferendo un carattere "en bloc" alla motilità del tronco per la difficoltà incontrata nel girarsi a destra o a sinistra da qualunque posizione di partenza. Nelle sindromi discinetiche, il raddrizzamento rotatorio-derotativo prevale su quello assiale e quest'ultimo procede in senso caudo-craniale anziché cranio-caudale. Ne consegue la possibilità di girarsi a destra e a sinistra, a volte in misura anche superiore al normale, ma la difficoltà per il paziente di estendere completamente il tronco e di mantenere il capo, che rappresenta idealmente l'ultimo anello della catena, diritto ed allineato, specie in posizione seduta e in stazione eretta. Di qui il carattere "capovolto" (reversed) della diplegia.

La *fissazione* indica la relazione di stabilità che intercorre fra asse corporeo ed estremità. Per *fissazione distale* (estremità fisse e asse corporeo mobile, più primitiva) si intende la stabilizzazione dell'asse corporeo ottenuta in senso centripeto anziché centrifugo, cioè dagli arti verso il tronco piuttosto che dal tronco verso gli arti. In linea di massima, per controllare la stazione eretta bipodale con le mani afferrate a idonei supporti stabili può risultare efficace anche la fissazione distale; ma per manipolare a due mani senza doversi appoggiare con il tronco a un sostegno e soprattutto per riuscire a camminare, è indispensabile acquisire la *fissazione prossimale* (estremità mobili ed asse corporeo fisso, più matura), pena l'impossibilità di abbandonare le barre parallele o il deambulatore. Infatti, per riuscire a utilizzare solo stampelle o bastoni ed ancor più per camminare senza ricorrere all'aiuto degli arti superiori, è necessario aver acquisito la capacità di fissare il tronco sull'arto inferiore in appoggio mentre l'altro si sposta nello spazio, e di spingere i bastoni verso il terreno piuttosto che tirare il tronco verso di essi, come avviene quando ci si aggrappa. In assenza di fissazione prossimale, il bacino trasla ad ogni passo in senso orizzontale verso l'arto in appoggio, mentre il tronco tende a inclinarsi dal lato opposto. È possibile riconoscere gli effetti della mancanza della fissazione prossimale anche in posizione seduta: quando il paziente esegue un gesto transitivo con un arto superiore, ad esempio raggiungere e afferrare un oggetto lontano, finisce per spostare il tronco nella stessa direzione della mano operante e per doversi afferrare con l'altra mano al bracciolo della seggiola. Ovviamente, se tentasse di manipolare con entrambi gli arti superiori, il tronco finirebbe presto per destabilizzarsi in una qualunque direzione dello spazio.

- Fissazione distale su mani e piedi: è possibile il cammino alle parallele o con un deambulatore appesantito anteriore o posteriore
- Fissazione prossimale: è caratterizzata dalla estenso-adduzione delle cosce. È possibile il cammino con quadripodi, bastoni o stampelle antibrachiali

- Fissazione monopodale: è consentito l'abbandono degli ausili per gli arti superiori. Possono comparire agli arti superiori movimenti di difesa, di paracadute o di equilibrio
- Fissazione matura normale: agli arti superiori sono possibili i movimenti pendolari della marcia

Mentre nelle sindromi spastiche, all'esordio della stazione eretta con appoggio (parallele e deambulatore) è chiaramente riconoscibile una fissazione distale, che progressivamente si trasforma in fissazione prossimale per consentire il cammino con appoggi mobili (quadripodi, bastoni, stampelle antibrachiali), nelle sindromi discinetiche la fissazione risulta fluttuante. A momenti è disto-prossimale (il paziente si afferra con le mani mentre il suo asse corporeo continua a muoversi instabile), poi totalmente distale, poi prossimale, ecc., con conseguente grave instabilità della postura.

Disturbi dell'organizzazione posturale

Secondo la teoria di Haeckel (1892), l'ontogenesi, cioè la genesi di ogni singolo individuo, ripercorre la filogenesi, cioè la storia dell'evoluzione seguita dalla sua specie dalla comparsa della vita sulla terra fino ai giorni nostri. Dall'ambiente acquatico dei primi tempi, dove si muoveva come un pesce, il progenitore dell'uomo ha saputo trasferirsi gradualmente alle terre emerse, divenendo dapprima un anfibio e successivamente un mammifero quadrupede. Solo in tempi del tutto recenti, se si considera la durata dell'evoluzione, egli ha imparato a sostenersi sulle due sole zampe posteriori, divenendo bipede, per poter dedicare gli arti anteriori a compiti più importanti come l'afferramento e la manipolazione. Una testimonianza di questo percorso evolutivo ci viene occasionalmente fornita dalla presenza nel feto di malformazioni embrionarie che testimoniano l'antica presenza e l'originaria funzione di organi ora scomparsi o del tutto trasformati (ad esempio la fusione di entrambi gli arti inferiori a formare un'unica pinna, o simpodia, la presenza di tasche branchiali ai lati del collo, di dita palmate alle mani o ai piedi, di catene mammarie soprannumerarie, di uteri bipartiti, ecc.). Più facile dimostrare i nostri trascorsi quadrupedici: la struttura dell'articolazione dell'anca trova tuttora la sua massima centrazione quando la coscia è flessa a 90° e leggermente abdotta, appunto come nei mammiferi a quattro zampe; la conformazione della spina dorsale la rende più adatta a comportarsi da trave piuttosto che da colonna e la espone al rischio di scoliosi e di lombalgia, ma è soprattutto l'innervazione metamerica, rimasta indietro ai tempi del nostro stadio evolutivo precedente, a confermare la teoria di Haeckel. Come nei mammiferi quadrupedi, infatti, la porzione del corpo più distante dal capo è il podice (cioè l'area circumanale, avendo l'uomo perso ormai da tempo la coda) e non, come si potrebbe pensare vedendolo eretto, la pianta dei piedi.

La filogenesi dell'uomo è anche la storia dell'evoluzione della sua postura, intesa come una soluzione adattiva messa in atto di fronte al progressivo mutare delle caratteristiche dell'ambiente circostante. Nell'individuo sano non è possibile trovare tracce del lungo percorso di trasformazione compiuto dalla postura, perché tutto lo sviluppo antigravitario, dalla nascita in avanti, avviene ormai secondo il progetto che lo porterà ad essere un animale bipede; ma in condizioni patologiche, quando questo percorso evolutivo viene fortemente disturbato già dalla vita fetale o vi sono regressioni a comportamenti neurologicamente precedenti (o arcaici), è possibile ritrovare le tracce delle soluzioni posturali che hanno preceduto la verticalità. La PCI è la più conosciuta di queste condizioni patologiche. In essa si possono riconoscere quattro differenti modelli di organizzazione posturale: l'aposturalità o competenza acquatica, la monoposturalità in flessione o difesa antigravitaria primitiva, l'antigravità quadrupedica o a tronco orizzontale e l'antigravità bipedica o a tronco verticale.

Aposturalità

Identifica la situazione di chi non possiede alcuna reazione antigravitaria, costituisce quindi la più grave forma di disorganizzazione o di "regressione" della postura. L'organizzazione posturale del paziente può essere paragonata a una sorta di "galleggiamento" (nell'acqua, dove non esiste il vuoto e il peso è ridotto a meno di un terzo, non sono necessarie reazioni antigravitarie).

Difesa in flessione

Rappresenta la condotta antigravitaria propria del neonato che non è ancora in grado di una reazione di sostegno. È caratterizzata da un atteggiamento di flessione globale indipendente dall'orientamento del corpo rispetto allo spazio circostante (geocentrico).

Antigravità quadrupedica

Seguendo la teoria di Haeckel, questo assetto posturale deve essere inteso come un arresto dello sviluppo ontogenetico in cui l'organizzazione antigravitaria si è fermata alle competenze proprie dei quadrupedi, dove l'asse corporeo si presenta orizzontale e agisce da trave mentre i quattro arti fungono da pilastri.

Antigravità bipedica

È la condotta posturale che contempla la verticalizzazione dell'asse corporeo con impiego degli arti inferiori per compiti di sostegno, come nell'antigravità quadrupedica, e degli arti superiori per compiti di afferramento e manipolazione. La funzione di trave viene assunta dal bacino mentre le vertebre vanno a costituire un nuovo pilastro (colonna vertebrale).

Evoluzione della reazione di sostegno

La chiave di lettura per riconoscere le quattro forme di organizzazione antigravitaria è rappresentata dal comportamento dell'arto superiore, in particolare del gomito e della mano:

- nell'aposturalità l'arto superiore, totalmente incapace di una reazione di sostegno, si presenta abbandonato a lato del tronco, tendenzialmente esteso o semiesteso con la mano aperta;
- nella difesa in flessione domina la posizione raccolta (spalla addotta, gomito e polso flessi) che ricorda l'atteggiamento fetale. La mano è più chiusa ma ancora passiva;
- il passaggio all'organizzazione antigravitaria quadrupedica si manifesta con l'acquisizione di risposte in estensione in posizione prona (braccio addotto, gomito esteso, polso flesso e dita semiflesse, con la mano che rappresenta più una struttura di appoggio, cioè uno zoccolo, che non uno strumento di afferramento e di manipolazione). Sono tuttavia possibili iniziali capacità manipolative, specie lontano dalla linea mediana (battere, spingere, schiacciare, ecc.);
- il raggiungimento dell'antigravità bipedica si manifesta con la flessione del gomito e la chiusura del pugno, espressione della capacità di aggrappamento e di sollevamen-

to antigravitario del tronco verso la mano, ma anche di afferramento e di avvicinamento degli oggetti al corpo per poterli manipolare;

• una quinta possibilità, propria dell'organizzazione antigravitaria matura normale, è costituita dalla posizione estesa lungo il fianco dell'arto superiore finalmente liberato dai compiti posturali. Se si rendesse necessario utilizzare nuovamente l'arto superiore per potersi sostenere a causa di un impedimento ad uno o entrambi gli arti inferiori, questo avverrebbe nuovamente in estensione (appoggio al bastone).

Meno significativo il comportamento dell'arto inferiore, organizzato in estensione extrarotazione nella forma aposturale, in flessione intrarotazione nella difesa primitiva ed in estensione intrarotazione sia nell'antigravità quadrupedica sia in quella bipedica.

Condotta antigravitaria e variazioni del tono

All'interno delle diverse condotte antigravitarie, i termini ipertonico e ipotonico possono definire l'entità (parametro quantitativo) della reazione di sostegno. Le caratteristiche dell'organizzazione posturale non vanno comunque confuse con le variazioni del tono. Da questo punto di vista è interessante osservare come il paziente aposturale inizialmente sia sempre un soggetto ipotonico (flaccido), che può rimanere aposturale anche divenendo progressivamente ipertonico (rigido), come spesso accade con l'invecchiamento. Facendo riferimento allo schema struttura-funzione del capitolo 19, movendoci lungo la colonna della struttura, la flaccidità e la rigidità dovrebbero connotare due diverse categorie di pazienti, mentre movendoci lungo la colonna della funzione, il soggetto flaccido e quello rigido presentano molte affinità di fronte all'incapacità di organizzare una reazione posturale antigravitaria. La rigidità può quindi rappresentare l'evoluzione di una pregressa flaccidità in una condotta posturale organizzata sempre allo stesso modo, ad esempio nella aposturalità.

Distribuzione topografica

Si può inoltre affermare che tutti gli aposturali, se vengono classificati in base alla distribuzione somatica del danno (tassonomia topografica), risultano dei tetraplegici. Altrettanto si può dire dei soggetti con antigravità quadrupedica, mentre nell'antigravità bipedica si possono includere alcune forme di tetraplegia, tutte le forme di diplegia e naturalmente tutte le forme di emiplegia (poiché l'emilato conservato consente al bambino di raggiungere comunque la stazione eretta). L'analisi della sola organizzazione antigravitaria risulta quindi sufficiente per classificare le forme tetraplegiche, ma non lo è per le forme diplegiche ed emiplegiche. Per poter distinguere fra loro le principali forme cliniche di diplegia ricorreremo perciò all'analisi del cammino. Per le emiplegie infantili, oltre al tipo ed al timing della lesione, considereremo anche le caratteristiche della manipolazione che accanto a quelle della marcia ci aiuteranno nella prognosi funzionale.

Le sindromi discinetiche possono ugualmente emergere da quadri di aposturalità transitoria, ed in questo caso saranno inevitabilmente tetraplegie, od organizzarsi in quadri di diplegia asimmetrica (doppia emiplegia), diplegia "capovolta" (reversed) e infine emiplegia (emidistonia).

Principali forme tetraplegiche

In base a quanto sopra descritto possiamo differenziare quattro sindromi cliniche principali, a seconda del prevalere di una delle caratteristiche seguenti:

1. aposturalità;
2. difesa antigravitaria in flessione;
3. antigravità a tronco orizzontale o quadrupedica;
4. antigravità a tronco verticale o bipedica.

Una possibile variante dell'antigravità a tronco orizzontale è rappresentata dalla tetraparesi con automatismi sottocorticali, mentre i tetraplegici abili costituiscono una rara variante dell'antigravità a tronco verticale.

L'identificazione delle forme cliniche di tetraplegia proposte nella nostra classificazione, con i segni e i sintomi che permettono di connotarle e di differenziarle, è frutto dell'osservazione longitudinale dei moltissimi pazienti che da tanti anni fanno riferimento al Presidio di riabilitazione infantile di terzo livello di Reggio Emilia (alta specialità riabilitativa). All'analisi clinica di ciascun soggetto è stata da tempo associata la sua videoregistrazione periodica, secondo un protocollo concordato, per costruirne la storia naturale individuale. Il materiale videoregistrato è stato quindi oggetto di valutazione collegiale ai fini del possibile inquadramento tassonomico. Molte preziose informazioni sono state fornite anche dai genitori e altre sono state raccolte dai membri più esterni della nostra equipe come infermieri, chirurghi e anestesisti da un lato e tecnici ortopedici dall'altro. Il materiale che via via si andava strutturando è stato proposto periodicamente al giudizio di altri esperti, in primo luogo ai colleghi dell'IRCCS Stella Maris di Pisa, ed al consenso di medici e fisioterapisti di altre strutture riabilitative italiane attraverso i corsi di perfezionamento sulla PCI nazionali e internazionali che da tempo e con periodicità annuale vengono organizzati congiuntamente dai nostri istituti.

Aposturalità

Dal punto di vista tassonomico, l'aposturalità deve essere considerata la prima forma di PCI, in quanto caratterizzata dall'assenza, o dall'estrema scarsità, degli schemi posturali e motori. Questa particolare forma di tetraplegia rappresenta, infatti, sul piano clinico la situazione di arresto o di maggior regressione dello sviluppo motorio conseguente a paralisi cerebrale. Il bambino aposturale viene privato della possibilità di completare in senso motorio il proprio sviluppo fetale e di raggiungere la competenza a nascere e a sopravvivere nell'ambiente extrauterino (gravitazionale). La sua motricità rimane ancorata alla "organizzazione acquatica" dell'ambiente intrauterino, dove i segmenti non hanno virtualmente peso e si muovono contro costante resistenza, il corpo è insieme leggero e frenato e i movimenti risultano contenuti e armonici. In questo ambiente non può svilupparsi alcun orientamento spaziale, ad eccezione della direzione centro-periferia, né possono maturare le reazioni di raddrizzamento, di sostegno, di difesa, di paracadute e di equilibrio.

Possiamo distinguere una fase aposturale (aposturalità transitoria) da una forma aposturale vera e propria. La fase aposturale può concludersi con l'organizzazione di una reazione antigravitaria che, per quanto primitiva e patologica (tetraplegia con difesa antigravitaria in flessione, tetraplegia quadrupedica, tetraplegie discinetiche o, più raramente, tetraplegia atassica), rappresenta un progresso, almeno in senso neurologico. Una fase aposturale che non si risolve connota la forma aposturale propriamente detta (vedi oltre). Più duratura è la condizione di aposturalità, più negativa risulta la prognosi (evoluzione verso la forma aposturale propriamente detta, verso le forme discinetiche, o, assai più raramente, verso la forma atassica).

Fig. 1. *Forma aposturale propriamente detta*
Decubito supino
Capo esteso ed inclinato lateralmente, bocca semiaperta, arti superiori abdotti, semiflessi al gomito, leggermente ruotati internamente o esternamente con mani aperte, cosce abdotte ed extraruotate, ginocchia semiestese, i piedi in equino-varo-supinazione

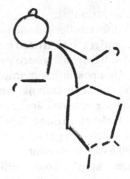

Fig. 2. *Forma aposturale propriamente detta*
Decubito laterale
Capo esteso o reclinato, arti superiori ed inferiori in triplice flessione, mani aperte, piedi in equino-varo-supinazione

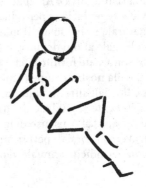

1) Forma aposturale (propriamente detta)

Si parla di tetraparesi aposturale quando, anche all'età di tre-cinque anni, nel bambino non accenna a comparire alcuna organizzazione antigravitaria.

Il difetto che caratterizza questa forma di PCI riguarda l'incapacità del sistema nervoso centrale di analizzare e reagire alla forza di gravità, non tanto le variazioni del tono muscolare in quanto tale. Possono infatti esservi soggetti aposturali che divengono progressivamente rigidi senza uscire dalla loro condizione di aposturalità. In genere, tuttavia, i bambini aposturali si presentano tipicamente flaccidi, ipotonici e ipocinetici. In posizione supina (Fig. 1) mostrano il capo esteso e inclinato lateralmente, la bocca semiaperta, gli arti superiori abdotti, semiflessi al gomito, leggermente ruotati internamente o esternamente, le mani aperte, le cosce abdotte ed extraruotate, le ginocchia semiestese, i piedi equino-varo-supinati. In decubito laterale (Fig. 2) assumono la cosiddetta posizione fetale, mantenendo però il capo esteso o reclinato e le mani semiaperte. Da proni riescono a controllare meglio il proprio stato autonomico raccogliendosi in flessione e adottando "consapevolmente" immobilità e indifferenza all'ambiente. Con l'organizzarsi della rigidità, le mani tendono a chiudersi a pugno e aumenta la flessione a gomiti e ginocchia, mentre non cambia l'estensione del capo, l'ipotonia dell'asse corporeo e il bisogno di contenimento posturale.

Alle variazioni posturali imposte passivamente dall'esterno, il bambino aposturale può reagire tipo "bambola di pezza", se queste sono lente e delicate, o tipo "startle-spasmo-distonia", se sono invece brusche ed improvvise. Gli spasmi iniziano dal capo e procedono in estensione-torsione lungo l'asse corporeo, con abduzione degli arti superiori ed inferiori. A volte gli spasmi vengono evocati spontaneamente dal soggetto stesso a scopo difensivo o genericamente comunicativo, per richiamare attenzione o per esprimere disagio. È comunque evidente che il bambino è incapace di tollerare il movimento in qualunque forma gli venga proposto o venga da lui generato.

Il bambino tetraplegico aposturale sembra costretto ad oscillare tra due possibili scelte:

non muoversi:

- "time out" secondo Bottos (1987, 2003), ipotonia, ipocinesia, indifferenza all'ambiente;
- ricerca della "quiete" (benessere dello stare fermi);
- scelta consapevole dell'immobilità (paralisi "intenzionale");

contrarsi massimamente:

- per arrestare in qualche modo il movimento: startle, spasmo (in estensione-torsione), distonia (nel senso letterale del termine, cioè passaggio da una condizione di ipotonia-aposturalità ad una condizione di ipertonia-rigidità);
- come strumento di difesa e di chiusura verso l'ambiente circostante, soluzione di per sé efficace ma rapidamente esauribile.

Un dato anamnestico abbastanza ricorrente è quello del danno malformativo precoce ed esteso (lissencefalia, schizencefalia bilaterale, ecc.) o lesionale, specie da grave prematuranza. Già prima della 32ª settimana di gestazione si sviluppa infatti la cosiddetta *competenza anfibia* di Milani Comparetti (1965, 1978), potenzialità motoria del feto rivolta sia verso lo sviluppo in ambiente uterino (competenza acquatica), sia verso la possibilità di nascere e sopravvivere in ambiente extrauterino (competenza antigravitaria). Nel bambino aposturale rimane la competenza acquatica, con conseguente arresto dello sviluppo delle funzioni adattive neonatali (organizzare un'efficace reazione di raddrizzamento antigravitario e di sostegno e raggiungere un adeguato controllo autonomico).

Il bambino aposturale riesce a controllarsi meglio se vestito e ben contenuto (in braccio, adagiato dentro un'amaca, disteso su una superficie morbida e accogliente, avvolto in una coperta, ecc.) piuttosto che spogliato ed esposto all'aria e allo spazio, condizioni che lo spingono a raccogliersi in uno schema difensivo di flessione (tipo posizione fetale) o ad aprirsi in una serie di startle rapidamente subentranti. La protezione di un semplice lenzuolo può già essere in grado di interrompere manifestazioni crampiformi generalizzate in estensione-torsione, con abduzione degli arti superiori ed inferiori, crisi tachicardiche e polipnoiche e stati di agitazione psicomotoria. Nel soggetto divenuto più grande e più rigido, l'azione di contenimento viene assolta da unità posturali che consentano la posizione semisdraiata e siano particolarmente morbide e accoglienti.

Anche nelle posture più contentive, il capo non viene quasi mai allineato, neppure se sostenuto da un adeguato appoggio occipito-nucale, ma flesso anteriormente ed inclinato di lato, oppure reclinato o iperesteso, le spalle sono depresse ed antepulse, i gomiti semiestesi, le mani avvicinate al tronco e passive. La retroversione del bacino e la grande cifosi dorsale favoriscono la triplice flessione degli arti inferiori, che in posizione supina e semi-seduta devono essere sostenuti a livello del cavo popliteo per evitarne la caduta di lato, con conseguente comparsa di una deformità a colpo di vento.

Altri elementi tipici

Controllo autonomico: sono sempre presenti difficoltà nell'organizzare i differenti bioritmi (ad esempio ritmo sonno-veglia, fame-sazietà, attività-riposo, disponibilità-chiusura, temperatura corporea, frequenza cardiaca, frequenza respiratoria, ecc.), da deriva la grande fatica del bambino ad adeguarsi alle variazioni del ritmo esterno ed ai cambiamenti del proprio micro-ambiente di vita o del modo di comportarsi dei portatori di cure (vedi periodi di ferie della famiglia). I pazienti faticano a raggiungere e mantenere uno stato di quiete quale espressione di "stabilità" di sistema (quiete che non è inattività ma tolleranza, che non è passività ma impegno interiore, che non è rinuncia ma disponibilità, che non è inibizione ma attesa consapevole). Il bambino aposturale resta sempre molto fragile e vulnerabile. Anche le funzioni più elementari per la sopravvivenza, come la frequenza respiratoria e quella cardiaca, faticano a diventare stabili. Il bambino continua infatti a rispondere con reazioni di panico ad ogni stimolo endogeno o esogeno.

Funzioni psichiche: il bambino aposturale incontra difficoltà nel definire i propri confini e nel separare il sé dal fuori di sé (costruzione del sé nucleare, vedi cap. 12), da cui il ricorso all'adulto portatore di cure come ad un "io ausiliario", ad una sorta di "protesi totale" in cui fondersi e confondersi, spesso definitivamente. Corominas (1993) definisce "situazione parassitaria" questa forma molto primitiva di relazione simbiotica madre-bambino. Anche Marzani (vedi cap. 11) parla a questo proposito di indifferenziazione sé/mondo esterno e sostiene che "*tutti i bambini con danno cerebrale pre-peri o post-natale, che comporti alterazioni tonico-posturali e/o motorie, soprattutto se gravi, vanno incontro ad un prolungamento del normale periodo di fusionalità mentale fisiologica e ad un processo di separazione-individuazione torpido, spesso non riconoscibile con evidenza. Ciò è spesso aggravato dalle condizioni relative alla nascita ed agli eventi ad essa collegati (basso peso, permanenza in culla termica, difficoltà respiratorie, alimentari, del sonno), con impossibilità di accudimento materno, nonché dalle inevitabili interferenze sulle attitudini materne prodotte da sentimenti depressivi o da delusioni narcisistiche*". Poiché in questi soggetti sono sempre presenti gravi riduzioni delle prestazioni intellettive, può comparire nei portatori di cura un profondo senso di impotenza che compromette la loro capacità di giungere ad un pieno investimento emotivo sul proprio bambino (vedi cap. 11).

Comunicazione: i bambini aposturali usano la variazione di stato come mezzo per comunicare con l'ambiente. Rispetto alla condizione basale di apatia, che Fava Viziello (2003) descrive come "morte in vita", il disagio induce piagnucolio, mentre le situazioni di rifiuto possono esprimersi, oltre che con un pianto inconsolabile e spesso insopportabile, anche sotto forma di sequenze di startle e di spasmi in estensione-torsione. Lo stesso pianto, inizialmente poco organizzato, esige tempo per giungere ad acquisire il significato di messaggio finalizzato.

Epilessia: nei bambini aposturali le crisi comiziali possono risultare di difficile controllo. Sono possibili gli spasmi infantili, le forme generalizzate, le forme che richiedono un trattamento complesso e continui aggiustamenti della combinazione fra farmaci diversi, le forme farmaco-resistenti, ecc.

Tolleranza percettiva: il bambino aposturale fatica ad orientare i telerecettori, a selezionare le afferenze, a calibrare l'intensità degli stimoli in entrata, ad integrare fra loro, collimandole, le informazioni raccolte (vedi cap. 7). Fra le sensazioni, si apprezza l'assoluta prevalenza del propriocettivo e dell'enterocettivo sull'esterocettivo. A volte l'olfatto può continuare ad agire a lungo da strumento di esplorazione, in competizione con vista ed udito.

Vista: in questi bambini è di regola riscontrare complessi difetti della vista e della oculomozione (vedi cap. 9). Lo sguardo si presenta spesso erratico (roving) e disturbato dal nistagmo, a volte compare iperfissazione, persiste tipicamente a lungo, se non per sempre, la reazione ottica di difesa. Anche nei casi più favorevoli, la disprassia oculare resta importante e condiziona l'impossibilità di raggiungere una seppur minima coordinazione occhio-mano-bocca.

Udito: coesistono ipersensibilità ai rumori (startle) e disagio per il silenzio eccessivo. I genitori scoprono presto l'effetto tranquillizzante esercitato sul bambino da un suono di sottofondo diffuso a poca distanza dal suo capo, come quello prodotto da un mangianastri che riproduca, senza interrompersi, canzoncine per bambini o musica melodica.

Gusto: è facile osservare intolleranza alla temperatura (caldo, freddo) ed ai sapori più decisi, riduzione o assenza dell'esplorazione gustativa, scarsa adattabilità alle tettarelle nuove, specie se con buco piccolo, e alle posate di metallo (meglio quelle in materiale plastico tipo campeggio). I bambini con tetraparesi aposturale non gradiscono in genere il succhiotto (pacifier).

Respirazione: è generalmente superficiale e frequente, con ricorrenti flogosi secretive delle prime vie aeree e tosse scarsa o inefficace (respirazione a "pentola di fagioli"). Ad aggravare questa situazione concorre anche la depressione ciliare indotta dall'assunzione dei farmaci antiepilettici.

Alimentazione: sono presenti di regola difficoltà di suzione-deglutizione, persistenza della suzione non nutritiva, talora comportamenti di pseudo-ruminazione, favoriti dal reflusso gastroesofageo, inappetenza, vomito ripetuto, disidratazione, problemi carenziali e di malnutrizione (favoriti dalla difficoltà di variegare la dieta) con conseguente importante rallentamento della crescita somatica. La difficoltà di deglutizione e la grave inappetenza contribuiscono al momento del pasto a condurre la madre ad uno stato di ansia tale da precludere una relazione positiva con il proprio bambino. La PEG (Percutaneous Endoscopic Gastrostomy) può concorrere in questo senso a migliorare la situazione sia sul piano organico sia su quello relazionale.

Deformità secondarie: a livello dell'anca, a differenza delle altre forme di tetraparesi, è possibile la comparsa di una lussazione anteriore da eccessiva estensione-extrarotazione della coscia. La colonna vertebrale può deformarsi in cifoscoliosi, specie se gli arti inferiori si atteggiano a colpo di vento.

Tetraparesi apostiurale propriamente detta

Postura seduta: non raggiungibile
Stazione eretta: non raggiungibile
Locomozione orizzontale: non raggiungibile
Cammino: non raggiungibile

Manipolazione: non raggiungibile
Alimentazione: con tettarella o cucchiaino per cibi frullati e semiliquidi
Funzioni psichiche: grave riduzione delle prestazioni intellettive
Linguaggio: assente
Elemento connotativo: reazione di galleggiamento (gomiti e ginocchia in semiestensione)

2) Tetraplegia con difesa antigravitaria in flessione (monoposturalità rigida - tetraplegia acinetica)

Si tratta di bambini che dopo una prolungata *fase di aposturalità*, anche di due-tre anni o più, durante la quale non mostrano alcuna capacità di analizzare e di reagire alla forza di gravità, scelgono come unica soluzione organizzativa la monoposturalità rigida in flessione (difesa antigravitaria propria del neonato, non ancora vera reazione di raddrizzamento e di sostegno). In questa forma di tetraplegia, il prevalere dello schema flessorio riporta, idealmente, alla prima modalità di organizzazione antigravitaria della vita extrauterina, quando il neonato sente il bisogno di raccogliersi (reazione centripeta) per migliorare il proprio controllo autonomico e per difendersi dagli stimoli esterni, troppo forti o troppo minacciosi rispetto al proprio mondo interiore. Tale caratteristica di stabilità e di concentrazione sull'ambiente interno, funzionale nelle prime settimane di vita, diventa per questi bambini tetraplegici una soluzione permanente. Essi mantengono invariata la propria postura in flessione quali che siano le variazioni posturali spaziali cui vengono sottoposti (supini, proni, sul fianco, sostenuti, ecc.) (Fig. 3 e Fig. 4). La stereotipia dell'atteggiamento posturale (monoposturalità) denuncia la gravità del quadro clinico. Sono i tetraplegici che si muovono di meno (acinetici), che non riescono a fissarsi sull'asse mediano e che non raggiungono mai un vero raddrizzamento antigravitario né una vera competenza al carico, neppure quando divengono più rigidi. Per contenerli, una volta divenuti più grandi, si utilizzano sistemi di postura molto avvolgenti, gusci imbottiti, corsetti a seggiola muniti di divaricatore, carrozzine basculanti o con schienale reclinabile, tramogge con schienale a libro, ecc.

Questa forma di PCI compare con maggiore frequenza nei grandi prematuri e nei bambini nati a termine che abbiano sofferto di un'importante asfissia perinatale.

La compromissione delle funzioni biologiche primarie e delle funzioni psichiche superiori è sempre grave. Vi è una grandissima difficoltà di adattamento verso le situazioni nuove e verso i cambiamenti, anche modesti, apportati alle condizioni già conosciute. A differenza dei bambini aposturali, che allo stare in spalla preferiscono in genere la loro "nicchia ecologica", i tetraplegici con difesa antigravitaria in flessione si

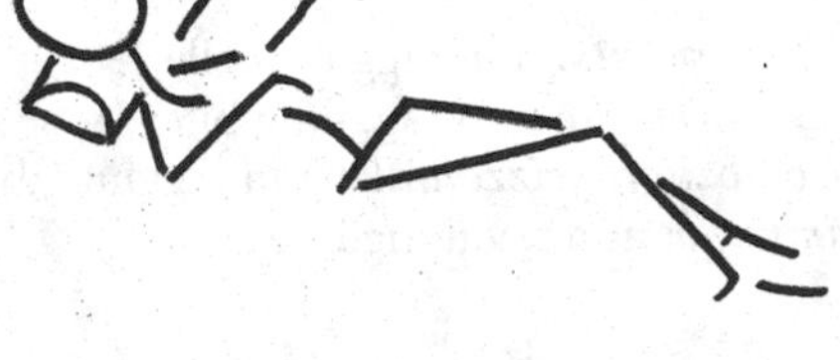

Fig. 3. *Tetraplegia con difesa antigravitaria in flessione posizione supina*
Capo esteso o reclinato con bocca semiaperta, spalle antepulse, gomiti flessi, polsi flessi, dita estese, cifosi e scoliosi, arti inferiori deviati a colpo di vento (specie se sono presenti anche elementi discinetici), valgo-pronazione dei piedi in flessione dorsale (possibile anche la varo-supinazione e le deviazioni consensuali)

Fig. 4. *Tetraplegia con difesa antigravitaria in flessione posizione sul fianco*
Lo schema mantiene i caratteri osservati nella posizione supina

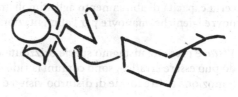

consolano facendosi cullare dall'adulto, fra le cui braccia trascorrono generalmente gran parte della veglia e del sonno. Anche quando dormono profondamente, essi richiedono spesso di restare in contatto fisico con il corpo dell'adulto portatore di cure.

Sul piano posturale non si sviluppano né il raddrizzamento assiale né quello rotatorio-derotativo. La reazione di sostegno rimane insufficiente o risulta immediatamente esauribile anche quando, scomparsa la flaccidità iniziale, si instaura una rigidità a carattere lentamente progressivo. Non si sviluppa, ovviamente, alcuna forma di locomozione né orizzontale né verticale. Nonostante la difesa in flessione sia un pattern organizzato attorno al riflesso di afferramento, in questa forma di tetraplegia non si sviluppa alcuna competenza manipolativa. I bambini non amano portare le mani alla bocca, né succhiarsi il dito, seppure siano favoriti in questo dalla posizione raccolta.

Altri elementi tipici

Controllo autonomico: il controllo autonomico resta precario come testimoniano la frequenza delle turbe vasomotorie, le difficoltà digestive, le malattie respiratorie ricorrenti e le variazioni ingiustificate della temperatura. Il controllo ambientale e la capacità di adattamento alle situazioni nuove sono molto limitate.

Funzioni psichiche: la compromissione intellettiva è generalmente importante. È facile assistere alla comparsa di comportamenti adesivi e simbiotici verso uno dei portatori di cure, quasi sempre la madre o uno dei nonni, comportamenti che soddisfano sia il bisogno di contenimento del bambino sia il desiderio dell'adulto allevante di sentirsi in qualche modo almeno utile, se non proprio indispensabile, nei suoi confronti.

Comunicazione: la famiglia vive profondamente la relazione con il bambino e questi si dimostra capace di contatto (dialogo tonico). Egli, pur non sviluppando alcuna forma di comunicazione evoluta (assenza di linguaggio), riesce ugualmente a segnalare i propri stati emotivi (piacere, disagio, dolore) e a sintonizzarsi con l'adulto che lo accudisce più di frequente.

Epilessia: il controllo delle crisi (generalizzate) può rivelarsi difficile e richiedere continui aggiustamenti di complesse combinazioni di farmaci antiepilettici.

Tolleranza percettiva: i bambini con questa forma di tetraplegia tollerano poco essere manipolati (alla mobilizzazione passiva o assistita reagiscono generalmente irrigidendosi). Si tranquillizzano invece con i movimenti ritmici e reiterati del dondolio. Per questo amano particolarmente essere tenuti in braccio. Col tempo raggiungono una certa capacità di abituamento agli stimoli ambientali più consueti (rumori, odori, manovre igieniche, manovre per l'alimentazione, ecc.).

Vista: è presente nistagmo specie orizzontale, ma anche verticale o rotatorio, lo sguardo può essere erratico, sono comuni la riduzione della acuità visiva, i disturbi dell'oculomozione e altre forme di disturbo visivo di origine centrale (vedi cap. 9).

Udito: è facile incontrare ipersensibilità ai rumori forti ed improvvisi, anche quando sono ricorrenti o abituali, e osservare piacere nell'ascoltare ninne-nanne, filastrocche, canzoncine per bambini, musiche melodiche, ecc.

Gusto: l'intolleranza alle temperature e ai sapori forti è un segno spesso presente.

Respirazione: la respirazione è in genere frequente e superficiale. Per l'ipomobilità ciliare (aggravata dai farmaci antiepilettici) e la ridotta coordinazione fra compressione del mantice toracico ed apertura della glottide, la tosse risulta poco efficace ed è comune il ristagno delle secrezioni, specie nelle prime vie aeree (pentola di fagioli). Anche il persistere della suzione non nutritiva e i fenomeni di pseudo-ruminazione della saliva concorrono a rendere frequenti le infezioni respiratorie.

Alimentazione: la masticazione è del tutto assente o gravemente deficitaria, la deglutizione è spesso difficoltosa (gavage nei primi periodi della vita e tettarella morbida con il buco grande successivamente). Al contatto del cucchiaio in bocca spesso si assiste alla comparsa del morso "riflesso". La dentizione, influenzata dal persistere del riflesso di suzione, si modella in malocclusione. Per la cattiva igiene orale, favorita dalla iperscialia e dalla scialorrea, e soprattutto per la terapia antiepilettica, i denti deteriorano rapidamente. È frequente assistere al fenomeno del vomito pre-alimentare di saliva densa e di secrezioni bronchiali deglutite in precedenza che, liberando lo stomaco, predispone il bambino al pasto. Per incontinenza cardiale e peristalsi dissinergica è comune la comparsa di un reflusso gastroesofageo. La stipsi ostinata con frequente formazione di fecalomi costituisce quasi una regola. La crescita è generalmente stentata e l'iposomatismo diviene una caratteristica di questa forma di tetraplegia. Il ricorso alla PEG migliora la situazione alimentare e la crescita quanto la care complessiva del bambino.

Deformità secondarie: il capo viene tenuto in una postura obbligata (esteso, reclinato, ruotato di lato, più raramente flesso). È frequente riscontrare una cifosi dorso-lombare a carattere evolutivo su cui si instaura spesso una scoliosi progressiva, alimentata "dal basso" in caso di lussazione monolaterale dell'anca, obliquità pelvica e colpo di vento degli arti inferiori (scoliosi "passiva"), o "dall'alto" in caso di rotazione coatta del capo (scoliosi "attiva"), atteggiamento favorito a sua volta dalla lateropulsione incoercibile dello sguardo.
   L'iperflessione del polso può giungere fino alla lussazione della prima filiera del carpo. Le mani sono sottili e spesso vengono appoggiate sul piano con la superficie dorsale. Le dita sono flesse ma non serrate a pugno. Per il prevalere dell'attività muscolare in flesso-adduzione delle cosce, è facile assistere alla lussazione dell'anca (migrazione postero-laterale) da un lato solo (più grave) o, più frequentemente, bilateralmente (meno grave). Ai piedi è comune sia la valgo-pronazione sia la varo-supinazione, a volte consensuali (un piede valgo e l'altro varo). Piuttosto che ad equinismo, è fa-

cile assistere a talismo dei piedi con eversione (pronazione, abduzione, dorsiflessione).

L'immobilità, l'assenza di carico e le carenze nutrizionali favoriscono l'osteoporosi e l'osteomalacia. Divenuti più grandi, i pazienti possono manifestare dolore al rachide e alle grandi articolazioni per immobilità, deformità, osteoporosi e atrofia delle cartilagini.

Tetraparesi con difesa antigravitaria in flessione

Postura seduta: non raggiungibile
Stazione eretta: non raggiungibile
Locomozione orizzontale: non raggiungibile
Cammino: non raggiungibile
Manipolazione: inefficace
Alimentazione: a cucchiaio con cibi finemente tritati
Funzioni psichiche: riduzione delle prestazioni intellettive
Linguaggio: dialogo tonico con l'adulto portatore di cure
Elemento connotativo: difesa in flessione (gomiti e ginocchia rigidamente flessi)

---

3) Tetraplegia con antigravità a tronco orizzontale

L'antigravità a tronco "orizzontale" è tipica degli animali che si sono sollevati da terra contro gravità e sono divenuti quadrupedi. Per ottenere questo risultato essi hanno perso la mobilità dell'asse corporeo propria degli anfibi ed hanno sviluppato la fissazione prossimale del tronco sulle zampe necessaria per permettere loro di sostenersi.

In questa forma di tetraplegia tutti e quattro gli arti del bambino sono dominati da uno schema di estensione, non essendo richiesto all'arto superiore un compito di afferramento e di manipolazione, ma una funzione di sostegno, come a una zampa anteriore. A differenza della tetraplegia con difesa antigravitaria in flessione, dove i gomiti e le ginocchia si presentano stabilmente flessi, nell'antigravità a tronco orizzontale l'organizzazione della reazione di sostegno conduce i quattro arti dalla flessione all'estensione. Questa espressione clinica può essere preceduta da una fase più o meno duratura di aposturalità, dove i gomiti e le ginocchia si presentano semiestesi per il persistere della reazione di galleggiamento.

Nelle figure 5 e 6 sono descritte le reazioni dominanti di questa forma di tetraplegia nella postura supina e prona. Il conflitto fra la reazione di startle e la reazione propul-

Fig. 5. *Tetraplagia con antigravità quadrupedica posizione supina*
Reazione di startle o pseudo Moro capo esteso, faccia angosciata, bocca aperta, braccia "in croce", mani contratte ma aperte, torace sollevato in atteggiamento di inspirazione forzata, arti inferiori in semiabduzione, ginocchia semiestese, piedi varo-supinati (più raramente valgo-pronati)

Fig. 6. *Tetraplegia con antigravità quadrupedica posizione prona*
Reazione propulsiva, capo reclinato con bocca aperta, tronco esteso o in torsione, spalle antepulse e depresse, braccia estese, puntate verso il basso, gomiti semiestesi, avambracci pronati, polsi semiflessi, mani aperte o semiaperte, cosce semiestese ed intraruotate, modestamente addotte, ginocchia semiestese, piedi varo-supinati o valgo-pronati

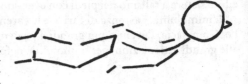

siva costituisce la seconda diarchia teorizzata da Milani Comparetti (1978) nella sua proposta di classificazione.

Segno premonitore di questa forma di tetraplegia è la retropulsione del capo e della parte superiore della colonna. I riflessi tonici asimmetrici del collo (RTAC) sono prepotenti, ma poiché manca in genere un'importante asimmetria nell'evoluzione delle limitazioni e delle deformità articolari secondarie, la loro influenza nell'organizzazione della motricità patologica non può avere tutta l'importanza attribuitale in passato (Bobath e Bobath, 1975).

Per la prepotenza del raddrizzamento rotatorio-derotativo, il tronco mantiene un carattere "en bloc" sufficiente a proteggerlo in qualche modo dalla scoliosi, a meno che non si verifichi la lussazione monolaterale di un'anca con obliquità pelvica secondaria.

I principali pattern motori di questa forma sono i seguenti:

Da supini

Agli arti inferiori sono facilmente evocabili prolungate sequenze di "pedalaggio", discontinue ed a scatto, riconducibili alla reazione segnapassi. È possibile assistere in qualche soggetto a tentativi di strisciamento retropulsivo. Agli arti superiori è apprezzabile lo sviluppo di qualche movimento di "raggiungimento" di tipo ballistico, a partenza prossimale ed indirizzato più facilmente in basso e di lato. Le mani, incapaci di conquistare la linea mediana per la prepotenza del RTAC, mostrano una certa capacità di adattamento del gesto, ma restano comunque poco competenti alla manipolazione. In genere i soggetti con questa forma di tetraparesi sanno sollevare il capo dal piano, ma rimangono incapaci di girarsi completamente sul fianco.

Da proni

Sono frequenti gli spasmi in estensione e torsione del tronco a partenza dal capo, accompagnati da apertura della bocca. Nei tentativi del paziente di girarsi prono-supino, gli arti superiori, mantenuti addotti, finiscono intrappolati sotto il torace, con conseguente impossibilità di poter completare la rotazione. A volte è possibile una modesta progressione in avanti, in genere descritta come "strisciamento riflesso", in realtà espressione di un utilizzo finalizzato se non funzionale della reazione propulsiva.

Da seduti

Per sollevare lo sguardo, il bambino deve flettere il capo in avanti ed accentuare la cifosi dorsale, altrimenti cade in startle. Sotto l'influenza dei RTAC, la flessione dei gomiti avviene al di sotto della linea delle spalle, contrariamente a quanto succede per lo più in posizione supina.

I sistemi di postura più adatti per questi pazienti prevedono carrozzine molto contenitive con cinghia a 45° e divaricatore per bloccare lo scivolamento in avanti del bacino, a volte bretellaggi per le spalle, poggianuca e poggiapiedi ammortizzati, schienali basculanti governati da ammortizzatori a gas o da sistemi dinamici per l'assorbimento dello spasmo in estensione che allontanano sia lo schienale sia il pianale.

Da eretti

Il raddrizzamento assiale cranio-caudale si arresta all'organizzazione quadrupedica e non consente il raggiungimento della stazione eretta autonoma.

La verticalizzazione assistita scatena la reclinazione del capo e la retropulsione del tronco, liberando in genere l'automatismo della marcia (reazione segnapassi). In ogni caso la reazione di sostegno tende a prevalere sulla reazione segnapassi, a differenza di quanto avviene nella tetraparesi con automatismi sottocorticali e nella forma a tronco verticale.

Altri elementi tipici

Funzioni psichiche: i bambini di questa forma arrivano generalmente alla separazione-individuazione (vedi cap. 11). È però facile assistere alla loro dipendenza psicologica dall'adulto portatore di cure e alla rinuncia ad adoperare autonomamente anche le poche prestazioni cognitive e motorie che risultano possibili. Per sentirsi più sicuri, essi utilizzano spesso la proiezione, rifugiandosi nell'illusione di poter dominare l'ambiente attraverso l'influenza che sono in grado di esercitare sugli altri. Come osserva Marzani *"questi bambini risultano spesso molto legati ai loro genitori, fratelli o insegnanti; si fanno illusioni di non avere limitazioni motorie, facendosi muovere dagli altri, facendo finta e sviluppando intensamente l'imitazione"* (vedi cap. 11).

Comunicazione: i bambini con tetraplegia a tronco orizzontale presentano spesso elementi disartrici e disfonici, ma il loro linguaggio risulta generalmente comprensibile, specie quando non sono presenti gravi riduzioni delle prestazioni intellettive.

Epilessia: sono frequenti le crisi epilettiche, per lo più di tipo generalizzato. La risposta ai farmaci anticomiziali non sempre è soddisfacente.

Tolleranza percettiva: i bambini accettano il movimento, che qualche volta sembrano anche gradire. Temono invece i rumori, le luci forti o improvvise, gli stimoli inaspettati e imprevisti che li conducono inevitabilmente a rispondere con una reazione di startle.

Vista: sono generalmente presenti disturbi visivi di origine centrale (vedi cap. 9): paralisi di sguardo, nistagmo specie orizzontale, persistenza del riflesso ottico di difesa, riduzione del visus, ecc.

Udito: è spesso presente un'intolleranza ai rumori che perdura a lungo e scatena inevitabilmente la reazione di startle. Il fenomeno compare anche per rumori familiari o comunque conosciuti, ripetuti, attesi ed anche auto-provocati. Fatica cioè a instaurarsi un processo di abituamento allo stimolo. Le tonalità basse risultano in genere più tollerabili di quelle alte.

Gusto: da bambini apprezzano qualunque sapore, ma possono avere difficoltà ad abituarsi agli alimenti eccessivamente caldi o troppo freddi.

Respirazione: la tendenza all'iperproduzione catarrale, tipica delle forme precedenti, è comune anche nella tetraparesi con antigravità a tronco orizzontale, ma di minore intensità. Sono ancora possibili gli episodi di broncospasmo. La morbilità respiratoria, soprattutto durante la frequenza nelle comunità infantili, rimane maggiore di quella dei coetanei sani.

Alimentazione: i bambini raggiungono la capacità di masticare cibi solidi con prevalenti movimenti verticali di schiacciamento organizzati attorno al riflesso del morso. Resta importante il problema della iperscialia e della scialorrea, favorito dall'instaurasi di una malocclusione (morso aperto) per prominenza dell'arcata mandibolare su quella mascellare e ogivalizzazione del palato. Il reflusso gastroesofageo è meno frequente che nelle forme precedenti.

Deformità secondarie: è frequente la lussazione postero-laterale delle anche, più spesso monolaterale con conseguente influenza negativa sull'assetto del rachide, a volte bilaterale e perciò complessivamente meno dannosa. Il bacino, primitivamente in retroversione, può portarsi in antiversione dopo l'allungamento chirurgico degli ischiocrurali, qualora non venga associata anche una detensione dei flessori dell'anca, specie dei muscoli profondi. Per cedimento del legamento sottorotuleo, le rotule tendono a risalire, specie se viene esercitata la verticalizzazione al tavolo di statica e la postura in ginocchio. La deformità prevalente dei piedi è in equino-valgo-pronazione, con lussazione antero-inferiore dell'astragalo e passaggio del tendine del peroneo lungo al davanti del malleolo laterale.

Tetraparesi con antigravità a tronco orizzontale

Postura seduta: non conservabile in modo autonomo
Stazione eretta: non raggiungibile
Locomozione orizzontale: a volte strisciamento da prono
Cammino: non raggiungibile
Manipolazione: movimenti ballistici di raggiungimento e schemi primitivi di afferramento
Masticazione: morso aperto
Funzioni psichiche: possibile riduzione delle prestazioni intellettive
Linguaggio: disartria e disfonia ma possibile comunicazione verbale
Elemento connotativo: antigravità quadrupedica (estensione dei gomiti e delle ginocchia)

Tetraplegia con automatismi sottocorticali

Questi bambini tetraplegici, affetti da una variante della forma con antigravità a tronco orizzontale relativamente rara, ma interessante dal punto di vista della prognosi della marcia (diagnosi differenziale rispetto alle diplegie), mostrano sia una rilevante reazione di sostegno sia una prepotente reazione segnapassi. Essi sono tuttavia incapaci di integrare adeguatamente tra loro questi due meccanismi, perché la reazione segnapassi finisce per prevalere nettamente sulla reazione di sostegno. Nel cammino assistito da un adulto portatore di cure che li sostenga per le spalle, i pazienti avanzano alternativamente entrambi gli arti inferiori senza accettare veramente il carico, e li allontanano eccessivamente dalla proiezione verticale del tronco, che viene ad essere così spinto all'indietro (retropulsione) e ruotato sul proprio asse longitudinale (avvitamento). Gli arti superiori restano incompetenti al carico, ma accennano ad organizzare una reazione antigravitaria in flessione (Fig. 7). I pazienti mancano di reazioni di paracadute e di reazioni di equilibrio, possono invece organizzare reazioni di difesa in afferramento, anche se di modesta efficacia. Durante la marcia sono incapaci di mantenere la traiettoria, ma riescono ad orientarsi e direzionarsi.

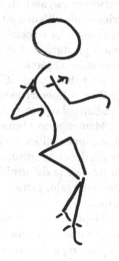

Fig. 7. *Tetraplegia con automatismi sottocorticali*
Cammino assistito
Capo verticale o leggermente retropulso, tronco iperesteso o retropulso, arti superiori semiflessi al gomito, con mani tendenzialmente aperte, cosce flesse, addotte, intraruotate, a volte con incrociamento, ginocchia semiestese, equino-valgo-pronazione dei piedi con grande reclutamento della muscolatura plantiflessoria

Se viene loro proposto un ausilio per la marcia quale un deambulatore anteriore a due ruote e due puntali con tavoletta per l'appoggio degli avambracci a gomiti flessi e maniglie per l'afferramento, questi tetraplegici tendono a mantenere il tronco eccessivamente antepulso, con anche flesse, ginocchia semiflesse e piedi in equino-valgo-pronazione (Fig. 8). Essi esauriscono molto rapidamente la reazione di sostegno e non sanno in genere direzionare l'ausilio, né calibrare l'avanzamento dei quattro arti e del tronco. Mentre gli arti superiori spingono infatti troppo avanti il deambulatore, gli inferiori restano sempre eccessivamente arretrati. Il contrario cioè di quanto avviene nel cammino sostenuto per le spalle dall'adulto portatore di cure.

Fig. 8. *Tetraplegia con automatismi sottocorticali*
Cammino con deambulatore
Capo flesso, tronco antepulso, appoggio degli avambracci con afferramento precario, cosce flesse, addotte,
intraruotate, a volte con incrociamento, ginocchia semiflesse con esaurimento della reazione di sostegno,
piedi equino-valgo-pronati

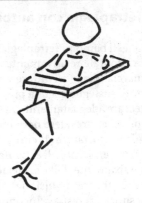

Questi bambini fanno grandi richieste di essere aiutati a camminare tenuti per le spalle, attività dove raggiungono elevati livelli di eccitazione e di piacere. Questa condizione contribuisce a creare nel paziente e nei suoi familiari l'illusione reciproca che il cammino autonomo, anche se assistito da ausili, possa essere una meta terapeutica prima o poi raggiungibile.

Se organizzano una locomozione orizzontale, possono spostarsi a lepre con arti superiori estesi, abdotti e avanzati anche alternativamente e arti inferiori flessi asimmetricamente all'anca ed avanzati quasi contemporaneamente, con modesta escursione articolare. La velocità complessiva dello spostamento a terra resta comunque ridotta, ma la prestazione è apprezzabilmente migliore di quanto sarebbe dato di supporre osservando la marcia.

Da seduti i pazienti con questa forma di tetraplegia possono controllare ed orientare il capo, liberare lo sguardo e manipolare (con difficoltà), ma tendono a spingere all'indietro il tronco (retropulsione), quando sollevano le mani all'altezza delle spalle.

Mantengono a lungo elementi di ipoposturalità (cifosi dorsale). Vi è pericolo di una lussazione dell'anca, specie monolaterale, se non viene affrontata per tempo l'interferenza flesso-adduttoria scatenata dal pattern della marcia. Sono comuni la risalita della rotula e la deformità in equino-valgo-pronazione dei piedi, con lussazione mediale dell'astragalo, extratorsione della tibia e sollecitazione delle ginocchia in flesso-valgismo.

Le prestazioni intellettive sono generalmente ridotte ed il linguaggio rimane disartrico e disfonico, ma sufficientemente comprensibile. Sul piano psichico questi bambini possono giungere alla separazione-individuazione. In genere la relazione con l'adulto resta però adesiva. Essi pretendono di essere serviti e riveriti in tutto e che, nelle attività interattive, l'adulto portatore di cure si assuma anche parte del ruolo spettante a loro.

4) Tetraplegia con antigravità a tronco verticale

L'antigravità a tronco "verticale" è propria dei mammiferi più evoluti, come le scimmie arboricole, che avendo abbandonato la postura quadrupede per quella bipede, hanno modificato la reazione di sostegno agli arti anteriori passando da un'organizzazione in estensione (spinta) a una in flessione (aggrappamento). Agli arti posteriori essi hanno conservato la reazione di sostegno in estensione propria dell'antigravità a tronco orizzontale, ma con più estensione delle anche e una maggiore competenza della fissazione prossimale del tronco sulle cosce per consentire la fase monopodale del ciclo del passo.

In questa forma di tetraplegia, agli arti superiori del bambino la reazione di sostegno mostra tipicamente una risposta in flessione organizzata attorno all'afferramento (grasp), anche se attenuata, almeno in parte, dall'apprendimento di condotte in estensione indotte dalla fisioterapia. È possibile una certa attività manipolativa. Al momento di afferrare, la mano si apre però inadeguatamente rispetto alle dimensioni dell'oggetto, essendo compromessa la capacità del pre-adattamento anticipatorio. Altrettanto avviene al momento di lasciar andare. La presa può essere a grappolo, interdigitale o a pinza laterale pollice-indice-medio. Nonostante la tendenza a tenere le mani chiuse a pugno, l'afferramento risulta insicuro ed esauribile.

Per la precarietà della fissazione prossimale (flesso-adduzione delle cosce con antiversione del bacino ed antepulsione delle spalle con flessione dei gomiti) e la difficoltà di abdurre le braccia ed estendere completamente i gomiti, risultano più facili i movimenti compiuti dalla periferia verso l'asse corporeo che non il contrario. Rispetto alle prestazioni ottenibili nella stazione eretta, in posizione seduta la funzionalità degli arti superiori appare apprezzabilmente migliore (come avverrà nelle diplegie).

> "Le estremità superiori sono spesso mantenute addotte per la preponderanza dei pettorali, del piccolo e del grande rotondo e del gran dorsale; i gomiti sono semiflessi; i polsi parzialmente flessi e pronati e le dita incapaci di una buona azione volontaria"
> J. Little (1862) citato da Majoni (2003)

Agli arti inferiori prevale il pattern della flessione-adduzione-intrarotazione delle cosce con semi-estensione delle ginocchia ed equino-valgo-pronazione dei piedi, ma con maggior intensità della componente di adduzione-intrarotazione (schema a forbice) rispetto a quanto avviene solitamente nelle tetraparesi con antigravità a tronco orizzontale.

All'inizio della verticalizzazione i pazienti si fissano distalmente (mani e piedi), conservando per un certo tempo un asse corporeo instabile. Gradualmente imparano poi a fissarsi prossimalmente, potenziando lo schema patologico della forbice. La spasticità in flesso-adduzione aumenta allora anche nella posizione in ginocchio (a W), nel gattonamento e nei passaggi di postura da e per la stazione seduta e quella eretta. Per tale ragione, in questi bambini tetraplegici, la chirurgia ortopedica funzionale delle deformità degli arti inferiori, almeno nella sua prima tappa (adduttori ed ischiocrurali mediali), finisce per precedere in genere l'acquisizione del cammino (diagnosi differenziale con le diplegie). Va comunque considerato che lo sviluppo della "interferenza" dello schema di flesso-adduzione delle cosce nell'attività motoria del paziente testimonia "in senso neurologico" il processo di maturazione della reazione di sostegno e l'avvenuta conquista di una qualche capacità di fissazione prossimale, anche se "in senso ortopedico" risulterà purtroppo dannoso per la stabilità articolare delle coxofemorali.

In generale, non sapendo organizzare combinazioni di movimento complesse, i pazienti con questa forma di tetraparesi tendono a ridurre il proprio repertorio per migliorarne l'utilizzo (semplificazione adattiva del gesto, congelamento della postura). Questo rende più difficile esprimere alla famiglia, al momento della comunicazione della diagnosi, una prognosi motoria affidabile.

Nelle Figure 9, 10, 11 e 12 che seguono sono descritte le reazioni dominanti nella postura da supino e da prono di questa forma di tetraplegia. Il conflitto fra il pattern estensorio ed il pattern flessorio costituisce la prima diarchia teorizzata da Milani Comparetti (1978) nella sua proposta di classificazione.

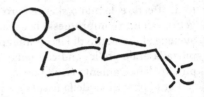

Fig. 9. *Tetraplegia con antigravità bipede*
Posizione supina: pattern estensorio
Capo leggermente flesso ed antepulso, spalle antepulse e depresse, braccia retroflesse, lievemente abdotte e intraruotate, gomiti flessi e avambracci pronati, polsi flessi con deviazione ulnare, pugni chiusi, pollici addotti o sottoposti, tronco semiesteso con iperlordosi lombare, anche semiflesse con antiversione del bacino, cosce addotte e intraruotate (a volte fino all'incrociamento a forbice), ginocchia semiestese, piedi equino-valgo-pronati, reazione di afferramento alle dita del piede (grasp plantare)

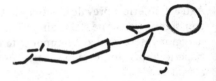

Fig. 10. *Tetraplegia con antigravità bipede*
Posizione prona: pattern flessorio
L'appoggio avviene sull'intero avambraccio a gomito flesso. La mano può essere più o meno chiusa a pugno. A volte viene appoggiato il polso a pugno chiuso anziché il palmo. Gli arti inferiori sono addotti e intraruotati con ginocchia flesse e piedi equino-valgo-pronati

I principali pattern motori di questa forma sono i seguenti:

Da seduti

Il tronco è cifotico con il capo antepulso e le spalle depresse. Il carico passa sul sacro con apprezzabile retroversione del bacino e cifosi lombare, almeno finché non vengono allungati chirurgicamente i muscoli ischiocrurali. Il raddrizzamento antigravitario viene facilitato dall'estensione del capo (con reclinazione) e dal sollevamento verticale dello sguardo.

Da eretti

Il tronco resta complessivamente cifotico, ma per compensare la flessione delle anche e l'antiversione del bacino può comparire la lordosi lombare. In piedi i pazienti non sono quasi mai simmetrici: un ginocchio è in genere più flesso dell'altro e un piede più equino (diagnosi differenziale con la doppia emiplegia).

Fig. 11. *Tetraplegia con antigravità bipede*
Posizione seduta
Compromesso funzionale di Milani Comparetti fra l'atteggiamento degli arti superiori e del tronco, dominati dalla flessione, e quello degli inferiori dominati dalla estensione

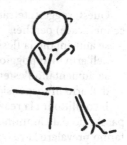

Fig. 12. *Tetraplegia con antigravità bipede*
Posizione eretta
Tronco cifotico, anche flesse, cosce addotte ed intraruotate, piedi equino-varo-supinati

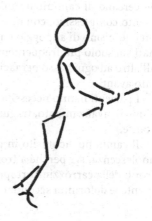

Locomozione orizzontale

Lo strisciamento viene raggiunto anche prima dei tre anni in uno schema di flessione-adduzione-intrarotazione degli arti inferiori che favorisce la sofferenza delle articolazioni coxofemorali. Dopo i tre anni i bambini possono andare a lepre o a gatto, ma senza una completa liberazione degli arti inferiori, che tendono a restare vincolati tra loro durante l'avanzamento. Un ritardo nella conquista della locomozione orizzontale influenza negativamente la prognosi della marcia.

Cammino

Il cammino, acquisito sempre abbastanza tardi, avviene in modo lento, faticoso e discontinuo perché i pazienti, incapaci di "riassettare" il programma motorio "in corso d'opera", devono fermarsi per farlo dopo ogni singola sequenza di passi e poi ripartire (non sono cioè in grado di raggiungere la fluenza). Essi hanno difficoltà a combinare la reazione di sostegno con la reazione di segnapassi e a distribuire il carico fra arti superiori e inferiori. Se gli ausili per gli arti superiori sono troppo alti, essi flettono i gomiti, se sono troppo bassi, anziché estendere i gomiti, flettono piuttosto le ginocchia. In questa forma di tetraplegia, è dunque la funzionalità degli arti superiori a costituire, in realtà, il vero "passaporto per il cammino". I pazienti incontrano inoltre difficoltà a svincolare fra loro i due cingoli, anche se riescono a ruotare il tronco in blocco, sfruttando opportunamente la facilitazione del capo. È perciò relativamente rara la scoliosi evolutiva, anche in caso di lussazione monolaterale di un'anca (evento invece abbastanza frequente).

Questi soggetti tetraplegici avanzano strisciando a terra la punta dei piedi (clearance inefficace) perché:

– se aumentano la flessione dell'arto in sospensione, riducono la reazione di sostegno dell'arto in appoggio;

– se aumentano l'estensione dell'arto in appoggio, inibiscono la reazione segnapassi dell'arto in sospensione.

Il conflitto fra la reazione di sostegno e la reazione segnapassi si riconosce anche nel passaggio dal cammino con il deambulatore, dove i pazienti cercano di appendersi e fanno prevalere la reazione segnapassi, al cammino con i quadripodi, dove domina in genere la reazione di sostegno con strisciamento a terra della punta del piede (Fig. 13). Se cercano di camminare più velocemente, aumentano considerevolmente il reclutamento complessivo, con deterioramento dell'intera prestazione. Per la presenza sia di un equinismo di appoggio che di un equinismo di sospensione, i piedi vengono trascinati sul suolo più frequentemente in valgo-pronazione. Il capo può ruotare da un lato all'altro ad ogni passo per facilitare la liberazione dell'arto inferiore che deve essere portato avanti.

I pazienti hanno necessità di controllare visivamente la propria posizione e la direzione di avanzamento, traguardando opportunamente con lo sguardo lo spazio circostante.

Il cammino, acquisito in genere tra i tre e i sei anni, viene spesso abbandonato in adolescenza, sia perché a fronte dell'impegno profuso manca di funzionalità nei confronti della carrozzina ortopedica, sia perché, con la crescita, si accentuano inevitabilmente le deformità secondarie del bacino e degli arti inferiori.

Altri elementi tipici

Funzioni corticali superiori: le prestazioni intellettive sono generalmente conservate e in ogni caso risultano migliori che nelle altre forme di tetraplegia (vedi cap. 11).

Fig. 13. *Tetraplegia con antigravità bipede*
Cammino con deambulatore
Antepulsione del tronco, schema a forbice degli arti inferiori

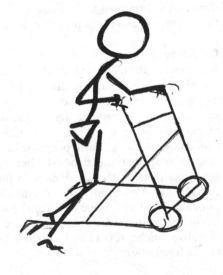

Nell'attività scolastica, alcuni pazienti possono mostrare lacune nelle capacità logico-matematiche.

Comunicazione: a causa dell'ipertonia estesa ai muscoli buccofonatori, il linguaggio verbale può risultare leggermente compromesso, specie in condizione di forte partecipazione emotiva.

Epilessia: le crisi convulsive sono comuni, ma la risposta ai farmaci anticomiziali è in genere favorevole.

Tolleranza percettiva: i disturbi dispercettivi sono abbastanza frequenti specie in relazione alla stazione eretta e al cammino con il deambulatore.

Vista: sono frequenti la paralisi di sguardo, specie in esotropia, la riduzione dell'acuità visiva e la disprassia oculare (vedi cap. 9). A volte si possono trovare anche riduzioni del campo visivo.

Udito: la tolleranza ai rumori e l'acuità uditiva sono generalmente soddisfacenti.

Gusto: non vengono segnalati problemi particolari.

Respirazione: generalmente non si incontrano problemi importanti. In qualche bambino nei primi anni di vita sono possibili episodi di broncospasmo.

Alimentazione: masticazione e deglutizione sono adeguate. In qualche soggetto persistono problemi di iperscialia e di scialorrea.

Deformità secondarie: in conseguenza dello schema antigravitario in flessione, le spalle si presentano in genere depresse e antepulse, i gomiti sono flessi, gli avambracci pronati, i polsi flessi e le dita più o meno atteggiate in afferramento. Il tronco è generalmente cifotico e il capo antepulso. Al bacino, per prevalenza degli ileopsoas, può comparire antiversione, con iperlordosi compensatoria, o più raramente retroversione, se prevalgono invece gli ischiocrurali. Le cosce sono flesso-addotto-intraruotate con tendenza alla lussazione postero-laterale delle teste femorali, in genere monolaterale, ed obliquità pelvica secondaria, consensuale al lato della lussazione. I colli femorali risultano valghi e intraruotati (antiversi), con conseguente strabismo delle rotule di origine prossimale. Le ginocchia, per effetto dell'intrarotazione dei femori e dell'extratorsione delle tibie, si deformano in valgismo. Le rotule possono risalire (causa anteriore) contribuendo con la contrattura degli ischiocrurali (causa posteriore) alla flessione delle ginocchia e alla conseguente riduzione della reazione di sostegno (crouch). I piedi sono tipicamente deformati in equino-valgo-pronazione con lussazione mediale dell'astragalo e abbattimento della volta plantare.

Tetraplegia con antigravità a tronco verticale

Postura seduta: sul sacro con cifosi del tronco e semiestensione delle ginocchia
Stazione eretta: possibile con ausili per gli arti superiori

Locomozione orizzontale: possibile strisciamento, gattonamento e loro varianti
Cammino: possibile con ausili per gli arti superiori
Manipolazione: possibile con difficoltà
Masticazione: efficace
Funzioni psichiche: generalmente conservate
Linguaggio: sufficientemente comprensibile
Elemento connotativo: reazione antigravitaria in flessione agli arti superiori e in estensione agli inferiori (schema a forbice)

Tetraplegici abili

Questa rara forma clinica, variante della tetraplegia con antigravità a tronco verticale, è caratterizzata dalla capacità di esprimere nella manipolazione, nonostante la severità della spasticità e l'impiego di schemi decisamente patologici, movimenti distali "lenti", isolati e selettivi (alcune pazienti riescono, ad esempio, persino a ricamare) (Fig. 14). A questi soggetti riesce anche possibile "battere" il ritmo tamburellando sul tavolo con movimenti ripetuti della mano o delle dita.

Il bambino acquisisce presto un buon controllo del capo, non presenta gravi paralisi di sguardo né disturbi della masticazione-deglutizione, mostra buone capacità intellettive, possiede un linguaggio adeguato e una mimica soddisfacente. L'organizzazione antigravitaria è di tipo verticale, ma generalmente il paziente non arriva ad acquisire un cammino autonomo, neppure con ausili per gli arti superiori. Le deformità degli arti superiori e inferiori divengono presto molto severe, in contrasto con il controllo motorio posseduto dal paziente, e impongono ripetuti interventi di chirurgia ortopedica funzionale. È frequente la lussazione dell'anca mentre è rara la scoliosi, per il carattere fortemente "en bloc" conservato dal tronco. È generalmente presente una severa deformità in flessione ai gomiti, ai polsi e alle dita.

Questa forma clinica di tetraparesi è importante dal punto di vista rieducativo perché dimostra chiaramente come spasticità e controllo motorio non siano fenomeni rigidamente interdipendenti o sempre equivalenti fra loro.

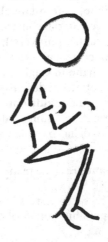

Fig. 14. *Tetraplegia abili*
Postura seduta
Spalle antepulse e depresse, braccia leggermente abdotte e intraruotate, gomiti flessi con pronazione dell'avambraccio, polsi flessi e deviati ulnarmente, pugni tendenzialmente chiusi con liberazione del primo dito, lordosi rigida con antiversione del bacino, cosce addotte-intraruotate, ginocchia flesse, tibie extratorte, piedi equino-valgo-pronati

Bibliografia

Amiel-Tison C, Grenier A (1985) La surveillance neurologique au cours de la première année de vie. Masson, Paris

André-Thomas, Saint-Anne Dargassies S (1952) Etudes neurologiques sur le nouveau-né et le jeune nourrisson. Masson, Paris

Bobath B, Bobath K (1975) Motor development in the different types of cerebral palsy. William Heinemann Medical Books, London

Bottos M (1987) Paralisi cerebrale infantile. Diagnosi precoce e trattamento tempestivo. Ghedini editore, Milano

Bottos M (2003) Paralisi cerebrale infantile: dalla guarigione all'autonomia. Diagnosi e proposte riabilitative. Piccin editore, Padova

Camerini GB, De Panfilis C (2003) Psicomotricità dello sviluppo. Carocci Faber editore, Roma

Corominas J (1993) Psicopatologia e sviluppi arcaici. Borla editore, Roma

Fava Viziello G (2003) La presa in carico del bambino con patologia disabilitante cronica. In: Bottos M (ed) Paralisi cerebrale infantile: dalla guarigione all'autonomia. Diagnosi e proposte riabilitative. Piccin editore, Padova, pp 353-359

Gesell A (1946) I primi cinque anni della vita. Astrolabio editore, Roma

Haeckel EH (1892) Storia della creazione naturale. Utet Editore, Torino

Majoni A (2003) Semeiotica preoperatoria e tecniche di intervento. In: Bottos M (ed) Paralisi cerebrale infantile: dalla guarigione all'autonomia. Diagnosi e proposte riabilitative. Piccin editore, Padova, pp 295-342

Milani Comparetti A (1965) La natura del difetto motorio nella paralisi cerebrale infantile. Infanzia Anormale 64:587-628

Milani Comparetti A (1976) Dalla parte del neonato: proposte per una competenza prognostica. Neuropsichiatria Infantile 175:5-18

Milani Comparetti A (1978) Classification des infirmités motrices cérébrales. Medicine ed Hygiène 36:2024-2029

Neisser U (1976) Conoscenza e realtà. Il Mulino editore, Bologna

Letture consigliate

André-Thomas, Chesny Y, Saint-Anne Dargassies S (1960) The neurological examination of the infant. Little Club Clinics in Developmental Medicine n° 1. Heinemann Medical Books, London

Bax M (1964) Terminology and classification of cerebral palsy. Develop Med Child Neurol 6:295-297

Boccardi S, Lissoni A (1984) Cinesiologia volume III. Società editrice Universo, Roma

Ferrari A (2003) In tema di postura e di controllo posturale. Giorn Ital Med Riab 17 (1):61-74

Krageloh-Mann I (2000) Magnetic resonance imaging in cerebral palsy. In: Neville B, Albright A (eds) Management of spasticity. New Jersey: Churchill Communications, pp 51-63

Stern DN (1987) Il mondo intrapersonale del bambino. Bollati Boringhieri editore, Torino

Vulpian EFA (1879 et 1886) Maladies du système nerveux. Leçons professées à la Faculté de Médecine Doin, Paris

16 Forme dispercettive

Adriano Ferrari, Manuela Lodesani, Simonetta Muzzini, Silvia Sassi

Descriviamo queste due forme di paralisi cerebrale infantile (PCI) al di fuori dei capitoli relativi alle tetraparesi ed alle diplegie perché la loro chiave interpretativa è di tipo percettivo e non motorio. Mentre infatti le patologie sopra citate presentano dominanti aspetti motori in tutte le fasi della loro evoluzione, nelle due forme che seguono sono gli aspetti percettivi a risultare di gran lunga i più importanti. Se l'inquadramento diagnostico di queste due forme di PCI venisse fondato esclusivamente sull'analisi dei problemi motori, classificando il bambino in base ai suoi pattern posturo-cinetici come tetraplegico, per lo più con antigravità a tronco verticale, o inquadrandolo in una delle forme della diplegia, non si potrebbero spiegare le sue reali difficoltà e la prognosi a distanza risulterebbe eccessivamente favorevole. Per una compiuta analisi dell'influenza dei disturbi percettivi sull'organizzazione motoria vedi il capitolo 7 e per i problemi classificativi vedi i capitoli 13 e 14.

Il bambino "cado-cado" (falling child)

Il bambino "cado-cado" non riesce a tollerare in senso "percettivo" la profondità dello spazio che lo circonda e non sa reagire in modo competente all'azione della forza di gravità. Egli prova la continua sensazione di essere trascinato dal proprio peso fino a perdere il controllo della propria posizione, sente e crede di precipitare in modo inarrestabile anche quando è consapevole di essere sdraiato sul pavimento (Fig. 1), avverte come in un incubo le parti del proprio corpo separarsi e disperdersi, si aggrappa perciò disperatamente a tutto ciò che trova intorno, come se il mondo intero dovesse sfuggirgli dalle dita.

Fig. 1. *Bambino "cado-cado"*
Posizione supina
Influenza della startle reaction

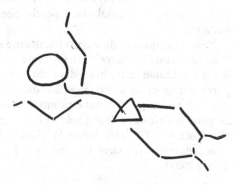

La sensazione di cadere, presente anche in posizione supina, non è frutto di precedenti esperienze catastrofiche, ma espressione di un fenomeno di distorsione percettiva, ai confini fra l'illusione e l'allucinazione, associato a un comprensibile stato di angoscia.

Il bambino "cado-cado" non tollera le variazioni posturali indotte dall'esterno e spesso neppure quelle auto-generate, manifesta il proprio disagio e la propria paura attraverso subentranti reazioni di startle (Fig. 2) e commenta consapevolmente la propria impressione di precipitare verbalizzandola: "Cado! cado!" Egli riesce a tollerare il movimento solo se esercitato in un luogo chiuso (ad esempio un passeggino avvolgente o una carrozzina elettrica munita di bretellaggi) o rimanendo a stretto contatto col corpo dell'adulto portatore di cure (contenimento). Il conflitto con lo spazio scompare in genere nell'acqua, dove il bambino può esprimere tutta la sua potenzialità motoria, perché l'acqua svolge per lui un ruolo di contenimento, difesa, protezione e sostegno (l'acqua è un'antica alleata perché nell'acqua non c'è vuoto e non si ha peso).

Il bambino "cado-cado" è incapace di definire i confini del proprio corpo, di tener separato il mondo intrapersonale (autonomico) da quello extrapersonale (contestuale), lo spazio percepito da quello agito. Lo spazio intorno a sé viene vissuto e interiorizzato in modo distorto, come se il soggetto non riuscisse a mantenere il proprio corpo ben racchiuso dentro la propria pelle. La pelle nel bambino "cado-cado" è un contenitore insufficiente ed egli ne cerca altri, dentro e fuori di sé, quali il tono muscolare, il corpo dell'adulto portatore di cure, una "nicchia ecologica" costruita opportunamente nell'ambiente peripersonale:

- Dentro di sé → la spasticità (pelle "muscolare", corazza difensiva): consente una maggiore stabilità posturale ed emozionale, ma risulta rapidamente esauribile (il bambino va infatti incontro a un rapido affaticamento). Si esprime con i caratteri dell'ipertonia da aumento della reazione di sostegno, mostra una risposta esagerata ai farmaci e risulta poco "dosabile" alla chirurgia ortopedica funzionale. Può essere vicariata dall'impiego di ortesi, in genere AFO o KAFO, o di ausili come i gusci imbottiti e i corsetti a seggiola.
- Intorno a sé → gli abiti: questi bambini non vorrebbero mai spogliarsi completamente. Il corpo nudo genera in loro angoscia e disperazione. Semplici prestazioni motorie come girarsi su un fianco, possibili se il bambino è coperto anche solo da un sottile lenzuolo, divengono impossibili se egli si sente troppo esposto allo spazio e al vuoto.
- Fuori di sé → il corpo dell'adulto, in particolare della madre, diventa per il bambino "cado-cado" uno strumento di contenimento sia fisico sia psicologico.

Le sensazioni tattili, visive, acustiche, ecc., evocate dagli input ambientali devono essere trasformate, "mentalizzate" perché possano essere "contenute" e non siano più devastanti.

Nella situazione endouterina l'ambiente stesso funge da "contenitore", viceversa nella vita extrauterina non c'è più un contenitore "fisico" e il bambino si trova di fronte ad input ambientali non più mediati dal mezzo uterino, che determinano sensazioni corporee dotate di un carico mentale destrutturante. *L'azione della mente deve essere quella di contenere gli input e quindi di "mentalizzarli". Ciò è possibile nel bambino senza gravi deficit neurologici solo se l'azione di contenimento è guidata dalla "rèverie" materna (Bion 1973) che funge da "filtro", da mediatore tra gli input ambientali e quindi le sensazioni corporee e la mente del bambino"* (Armando Ferrari 1992, citato da Bottos 2003).

È esperienza comune il fatto che questi bambini, pur essendo sufficientemente dotati dal punto di vista cognitivo, divenendo adulti incontrino grandi difficoltà a separarsi dalla madre, con cui mantengono un rapporto adesivo di fusione/confusione, in una situazione che può essere definita parassitaria ancor prima che simbiotica.

In braccio al portatore di cure il bambino "cado-cado" diviene più attivo ed interessato ad agire e a interagire con l'ambiente circostante. Spesso questa situazione finisce però per rendere il paziente ancora più povero, perché gli fa vivere attraverso il corpo e la mente dell'adulto un'illusione di abilità che gli impedisce di prendere oggettivamente coscienza dei propri limiti. Ci dobbiamo chiedere tuttavia quali progressi psicomotori potrebbe compiere autonomamente questo bambino se il movimento genera in lui disagio, vertigine, paura di precipitare, se lo spinge a oltrepassare il confine che separa eccitazione e angoscia, se lo conduce alla depressione e quindi alla rinuncia.

Il bisogno di contenimento si esprime, in senso psicologico, anche come malessere al momento dell'addormentamento (inteso come cambiamento di stato: da uno stato controllato a uno incontrollabile), come difficoltà al distacco dal corpo della madre (inteso come cambiamento di luogo) e come disagio e indisponibilità a restare da solo, anche momentaneamente, pur essendo a portata di voce dei portatori di cure o potendoli chiaramente vedere al di là di un vetro. Marzani (vedi cap. 11) parla in questo senso di ansietà di separazione e ipotizza che la funzione mancante sia di carattere fantasmatico, poiché i disturbi si attenuano con la sola presenza di un familiare o con l'uso della voce come sostegno al movimento.

Il bambino "cado-cado" vorrebbe essere una mente senza corpo in grado di governare il corpo senza mente di un adulto consenziente, generalmente la propria madre.

Il trattamento farmacologico dei disturbi dispercettivi del bambino "cado-cado" contempla l'uso di antidepressivi (trazodone) e di ansiolitici (benzodiazepine, specie nitrazepam e clonazepam) che non sempre si rivelano però efficaci.

Il bambino "cado-cado" ha tipicamente una discreta dotazione intellettiva e un linguaggio maturo e fin troppo ricco, con cui verbalizza anche esperienze che non ha mai potuto compiere (preferendo immaginare piuttosto che sperimentare, ma dimostrando conoscenza dei meccanismi e dei processi che presiedono alle azioni); non presenta in genere importanti disturbi visivi e oculomotori (vedi cap. 9) e riesce a coordinare i movimenti dello sguardo con gli spostamenti del capo. Mantiene però a lungo il riflesso ottico di difesa e utilizza lo sguardo per traguardare la propria posizione rispetto allo spazio circostante, agganciandosi di volta in volta ad una "mira" vicina. A volte può incontrare difficoltà a orientare la propria traiettoria di avanzamento nello spazio, cioè a direzionarsi correttamente con il deambulatore o la carrozzina elettrica, specie in assenza di riferimenti visivi facilitanti. Non raggiunge in genere un'elevata capacità manipolativa, ma riesce ugualmente ad essere abbastanza autosufficiente per le attività compiute al tavolo come usare le posate o la tastiera del computer. In condizioni di riposo, gli arti superiori vengono tenuti abitualmente addotti al tronco con i gomiti e i polsi flessi, le metacarpofalangee semiflesse e le interfalangee semiestese (mani in posizione "abbandonata").

L'irrigidimento generalizzato (pelle muscolare), mostrato in situazioni di difficoltà o in condizioni di disagio, è generalmente proporzionale all'entità del disturbo dispercettivo ancora presente.

La spasticità difensiva del bambino "cado-cado" deve essere tenuta distinta dalla spasticità di natura antigravitaria legata all'organizzazione della reazione di sostegno. Le variazioni del tono generate in relazione a un'insufficiente calibrazione percettiva si riducono non appena il paziente impari a sopprimerle (vedi cap. 7) e si sia meglio organizzato sul piano emotivo, indipendentemente dalla maturazione del comportamento antigravitario. Al contrario una riduzione della spasticità imposta al bambino per via farmacologia o chirurgica, prima che questi abbia potuto risolvere il problema percettivo, finisce per ingigantire le difficoltà e per condurre il soggetto alla rinuncia o al rifiuto della stazione eretta e della locomozione che si intendevano migliorare.

La prognosi motoria del bambino "cado-cado" non è sempre la stessa. In molti soggetti il disturbo dispercettivo va lentamente attenuandosi, rendendo possibile la separazione dall'adulto nella seconda-terza infanzia e il poter restare da soli, anche a dormire, prima dell'inizio dell'adolescenza. In questo caso anche i disturbi motori vanno parallelamente migliorando e i pazienti possono arrivare a conquistare la capacità di spostarsi con il deambulatore o anche con i quadripodi (Fig. 3). Per altri soggetti, indipendentemente dal percorso terapeutico seguito, non avvengono cambiamenti migliorativi nell'ambito dei disturbi dispercettivi, mentre sono ugualmente possibili un maggior contenimento degli stati di angoscia e una maturazione del processo di separazione-individuazione. L'unica forma raggiungibile di autonomia locomotoria per questi pazienti è rappresentata dall'impiego della carrozzina elettrica, che è giusto venga proposta loro anche precocemente.

La chirurgia ortopedica funzionale andrebbe affrontata il più tardivamente possibile sia per il rischio di importanti regressioni sul piano psicologico (ripresa della paura di essere spogliato, toccato, spostato, di stare da solo, ecc.) sia per il pericolo di un'insufficienza muscolare secondaria e di un definitivo abbattimento in stazione eretta della reazione di sostegno (ricomparsa dell'astasia e dell'abasia). La chirurgia ortopedica sconvolge infatti la strategia di controllo faticosamente sviluppata dal paziente (uso della spasticità come difesa percettiva).

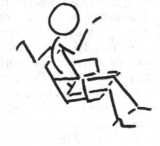

Fig. 2. *Bambino "cado-cado"*
Posizione seduta
Influenza della startle reaction

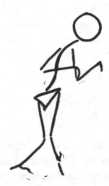

Fig. 3. *Bambino "cado-cado"*
Posizione eretta
Esauribilità della reazione di sostegno

Il bambino "tirati su" (stand-up child)

Lo strumento utilizzato da questo bambino per limitare le conseguenze negative dei propri disturbi dispercettivi è rappresentato dalla soppressione percettiva delle informazioni legate alla cinestesi, alla batiestesi e alla barestesi (senso di movimento, senso di posizione e senso di pressione), informazioni che inizialmente risultano per lui poco tollerabili (vedi cap. 7). È come se egli ripetesse continuamente tra sé: "Non sentire di cadere... se anche cadi non ti succede niente", ecc. Così facendo egli trascura le correzioni posturali necessarie per orientarsi, allinearsi ed equilibrarsi e finisce per perdere davvero il controllo della propria posizione.

Alcuni autori considerano questo fenomeno un segno di "ipotonia" o di "ipoposturalità" (Bobath e Bobath, 1976; Giannoni e Zerbino, 2000), confondendo l'incapacità di eseguire una correzione posturale (versante motorio) con l'incapacità di coglierne autonomamente il bisogno impellente (versante percettivo). Marzani (vedi cap. 11) lo attribuisce a un disturbo dello schema corporeo o a un problema di stabilità interna della sensazione del Sé corporeo. Per qualche bambino potrebbe trattarsi, invece, di un disturbo primitivo dell'attenzione (vedi cap. 10) che potrebbe spiegare perché il paziente sia capace di eseguire "volontariamente", ma in genere solo "dietro richiesta", le correzioni posturali che "automaticamente" egli non riesce al contrario a fare.

La soppressione percettiva è un processo mentale complesso che richiede una certa "maturità" da parte del soggetto. Inizia in genere a partire dalla seconda infanzia. Prima di questo periodo il bambino "tirati su" presenta molte analogie con il comportamento percettivo e motorio del bambino "cado-cado", anche se appare fin da subito meno grave.

Sul piano motorio il bambino "tirati su" riesce a produrre una reazione antigravitaria efficace, ma non sa automatizzarla e renderla stabile perché sopprime l'analisi delle informazioni necessarie a questo scopo. Sul piano posturale sembra una persona che si stia addormentando seduto sulla seggiola: "crolla" quando chiude gli occhi per riprendersi immediatamente dopo, come "risvegliato" dalla percezione del movimento compiuto (Fig. 4).

Non prestando attenzione alla propriocezione, per poter controllare la propria postura il bambino "tirati su" ha costante bisogno di segnali aggiuntivi e di conferme provenienti dall'esterno. Si accorge di quanto sta avvenendo alla propria posizione solo quando viene informato da altri organi, soprattutto dalla vista, o più spesso dall'adulto portatore di cure, che continuamente gli ripete appunto: "tirati su, mettiti a modo, stai diritto!".

Per l'incapacità di esecuzione simultanea di più attività mentali, la difficoltà del controllo posturale viene aumentata spostando l'attenzione del bambino a un altro compito, ad esempio facendolo parlare o chiedendogli un impegno cognitivo.

Il linguaggio di questi soggetti non è particolarmente compromesso, tende però a divenire meno comprensibile quando il paziente, riducendo la reazione di sostegno, flette anteriormente capo e tronco.

Dal punto di vista "motorio" il bambino "tirati su" si presenta come un diplegico, più raramente come un tetraplegico con antigravità a tronco verticale capace di raggiungere e mantenere la stazione eretta con appoggio e di spostarsi con il deambulatore, ma rapidissimamente esauribile (Fig. 5). Alla richiesta di fermarsi su comando, egli mantiene a lungo la necessità di ricorrere a passi di aggiustamento successivi all'ordine ricevuto.

La sua reazione di sostegno tende ad essere esagerata all'inizio della prestazione e a divenire insufficiente solo pochi minuti dopo. Lo stato emotivo o la motivazione possono prolungare la capacità del paziente di stare in piedi e di camminare, ma è difficile assistere a un vero investimento psicologico verso stazione eretta e marcia.

A terra questi bambini si spostano strisciando a foca (arti superiori che trascinano in avanti il tronco e inferiori reclutati in flessione-adduzione-intrarotazione).

Il rischio di deformità dell'anca è elevato a causa delle contrazioni in flesso-adduzione, a volte violente, che accompagnano le reazioni emotive più intense.

La risposta ai farmaci antispastici risulta generalmente esagerata. La chirurgia ortopedica funzionale, per quanto dosata, finisce spesso per portare il muscolo operato all'insufficienza. È giustificato, anche in posizione seduta, l'impiego di ortesi AFO, purché leggere, per la loro capacità di contribuire ad aumentare il controllo posturale del paziente.

Non risultano invece di grande aiuto i sistemi di postura perché il tronco del paziente tende a crollare in avanti e i bretellaggi vengono in generale mal sopportati.

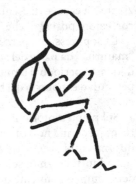

Fig. 4. *Bambino "tirati-su"*
Posizione seduta
Capo antepulso e semiflesso, ipercifosi dorsale, tronco antepulso ed inclinato di lato, anche semiflesse (bacino retroverso), ginocchia semiflesse con arti inferiori orientati di lato

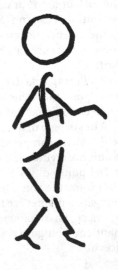

Fig. 5. *Bambino "tirati-su"*
Posizione eretta
Capo allineato, cifosi dorsale ed iperlordosi lombare, obliquità e lateropulsione pelvica, anche flesse (bacino antiverso), ginocchia semiestese e valghe, piedi equino-valgo-pronati, carico asimmetrico

Bibliografia

Bion WR (1973) Apprendere dall'esperienza. Armando editore, Roma
Bobath B, Bobath K (1976) Lo sviluppo motorio nei diversi tipi di paralisi cerebrale. Libreria Scientifica già Ghe-
    dini, Milano
Bottos M (2003) Paralisi cerebrale infantile. Dalla "Guarigione all'Autonomia". Diagnosi e proposte riabilitative.
    Piccin editore, Padova
Ferrari A (2000) I problemi percettivi connessi ai disordini motori della paralisi cerebrale infantile. Giorn Ital Med
    Riab 14, 4:17-24
Ferrari AB (1992) L'eclissi del corpo. Borla editore, Roma
Giannoni P, Zerbino L (2000) Fuori schema. Springer editore, Milano

Letture consigliate

Corominas J (1993) Psicopatologia e sviluppi arcaici. Borla editore, Roma
Winnicott DW (1975) Dalla pediatria alla psicoanalisi. Martinelli editore, Firenze

17 Forme diplegiche

Adriano Ferrari, Manuela Lodesani, Simonetta Muzzini, Silvia Sassi

Di per sé, il vocabolo *diplegia* dovrebbe significare letteralmente "una paralisi cerebrale di due arti comunque distribuita" (quindi anche l'emiplegia), ma dai lavori di Freud in avanti (1897) il termine diplegia è stato comunemente utilizzato per indicare "una paralisi cerebrale dei due lati", quindi anche la tetraplegia e la doppia emiplegia, ivi comprese le sindromi non spastiche. William Little (1862), idealmente il "padre" della paralisi cerebrale infantile (PCI), ha descritto quadri clinici che oggi farebbero pensare alla diplegia, ma non ha mai impiegato questo termine, che è stato invece utilizzato, assieme al termine paraplegia, da Sachs e Petersen (1890) nella loro proposta di classificazione della PCI. Nella griglia interpretativa di Minear (1956), la diplegia viene presentata come una forma di PCI bilaterale "paralysis affecting like parts on either side of the body". A partire dalla classificazione di Ingram (1955) però in ambito clinico si parla abitualmente di diplegia quando l'interessamento degli arti omologhi del paziente è abbastanza simmetrico e quando, in relazione a segni patognomonici quali "ipertonia", "iperreflessia", "debolezza", ecc. e ad attività motorie quali stare in piedi, camminare e manipolare, la compromissione degli arti inferiori risulta "significativamente" maggiore di quella dei superiori: "*Diplegia... as a condition of more or less symmetrical paresis of cerebral origin more severe in the lower limbs than the upper and dating from birth or shortly thereafter*". Un ulteriore criterio discriminativo proposto da Milani Comparetti (1965), assai pratico e spesso chiarificatore nei confronti della tetraplegia, è quello di considerare la capacità degli arti superiori del paziente di esprimere un'efficace reazione di sostegno attraverso l'impiego di idonei supporti ortopedici (diplegia = tetraparesi funzionalmente paraparesi).

I diplegici sono dunque dei soggetti complessivamente meno compromessi dei tetraplegici, in grado di raggiungere in ogni caso la stazione eretta e il cammino e di conservarli almeno per un certo periodo della loro vita.

La valutazione della sola Gestalt motoria, tuttavia, può non essere sufficiente per formulare una diagnosi di diplegia. Infatti, a parte la difficoltà di comparare quantitativamente fra loro arti che svolgono attività estremamente differenti come camminare e manipolare, è possibile che anche i soggetti con tetraparesi con antigravità bipedica (vedi cap.15) mostrino agli arti inferiori una compromissione maggiore di quella dei superiori e vengano perciò impropriamente considerati diplegici, specie se non presentano un importante ritardo mentale, o che diplegici veri, in grado di camminare anche senza supporti ortopedici per gli arti superiori, vengano considerati tetraplegici per il solo fatto che la misura della compromissione dei loro arti inferiori risulta quantitativamente non distante da quella dei superiori. Ci troveremo quindi di fronte a falsi diplegici che non raggiungono il cammino e a falsi tetraplegici che riescono a camminare senza bisogno di ricorrere all'impiego di ausili per gli arti superiori.

Per delimitare le diplegie occorre adottare perciò anche altri criteri differenziali. Fra i segni clinici che possono risultare utili a questo scopo e che sono più o meno comuni a tutte le forme di diplegia possiamo rammentare i seguenti.

Controllare i generatori di azione (central pattern generators)

Per i soggetti diplegici, una volta che la sequenza motoria sia stata attivata, risulta difficile interromperla per scomporre, selezionare, singolarizzare e invertire il movimento; per i tetraplegici è, invece, più difficoltoso evocarla e farla proseguire senza interruzioni, evitandone cioè il frazionamento. Ne consegue che il ritmo e la fluenza cinetica come la capacità di controllo sequenziale sono più accessibili ai soggetti diplegici che non ai tetraplegici, mentre può avvenire il contrario per l'attitudine a rimodellare il programma in corso d'opera.

Ridurre la velocità

I pazienti diplegici incontrano in genere minori difficoltà a imparare a camminare velocemente che a farlo lentamente e a continuare a marciare piuttosto che a restare fermi sul posto. La velocità della locomozione a terra (strisciare, gattonare, andare in ginocchio) e del cammino con il deambulatore, insieme alla maggiore difficoltà incontrata ad arrestare la marcia piuttosto che ad avviarla, possono costituire, in caso di dubbio, un criterio differenziale significativo rispetto alla forma tetraplegica con antigravità bipedica.

Coordinare i quattro arti

I soggetti diplegici trovano difficile coordinare, durante la marcia, i movimenti degli arti superiori con quelli degli arti inferiori e, quando utilizzano ausili per gli arti superiori, distribuire correttamente il carico fra i quattro arti (soppesamento). In questa prestazione, i bambini tetraplegici con antigravità bipedica possono risultare a volte più abili dei diplegici.

Stabilizzare la reazione positiva di sostegno e raggiungere la fissazione prossimale

Difficoltà a rendere stabile la reazione antigravitaria, a trasferire la fissazione da distale a prossimale, a mantenere un corretto allineamento del corpo nello spazio (raddrizzamento) e a conservare l'equilibrio complessivo (bilanciamento), a cui può conseguire una compromissione del controllo posturale, sono inizialmente più o meno presenti sia nei diplegici sia nei tetraplegici con antigravità bipedica. Tuttavia solo i soggetti diplegici riescono a conquistare una sufficiente fissazione prossimale ed un adeguato equilibrio statico, almeno in posizione seduta.

Moduli e prassie

Rispetto ai soggetti tetraplegici con antigravità bipedica, i diplegici posseggono una maggiore disponibilità di moduli, combinazioni e sequenze motorie (vedi cap. 6) e fanno meno ricorso all'utilizzo in senso funzionale delle sinergie patologiche. Posseggono cioè una maggiore libertà di scelta, non intesa come quota di normalità residua, ma come grado di indipendenza da pattern primitivi e patologici all'atto di associare tra loro moduli motori diversi. Questi aspetti e la supposta esistenza di un "periodo silente" fra la nascita e il 3°- 4° mese di vita, eventualità oggi negata dai moderni sistemi di indagine neurologica (vedi cap. 4), potevano giustificare in passato il ritardo della diagnosi clinica.

In alcuni pazienti diplegici possono essere presenti aspetti disprattici (organizzare in modo sequenziale i movimenti necessari per eseguire qualunque attività motoria finalizzata) (vedi cap. 8) ed altre alterazioni delle funzioni corticali superiori (vedi cap. 10).

Sensazioni e percezioni

Sotto il profilo visivo sono abbastanza comuni le paralisi di sguardo, specie in esotropia (strabismo convergente), che aggravano l'espressività dei pattern motori patologici, specie durante la locomozione (schema a forbice) e la manipolazione (interazione occhio-mano-bocca) (vedi cap. 9). A parte l'equilibrio, le altre funzioni sensoriali non risultano in genere compromesse. Sono però spesso presenti, senza tuttavia generalizzare troppo, alcuni problemi dispercettivi (orientarsi nello spazio e dirigere correttamente la propria traiettoria di avanzamento, specie in assenza di adeguate mire visive; coordinare i movimenti dello sguardo con gli spostamenti del capo; tollerare il vuoto e la profondità circostante, specie in direzione posteriore; supportare lo sbilanciamento e la perdita di equilibrio; far collimare fra loro le informazioni provenienti da sistemi recettoriali diversi, ad esempio visive e propriocettive, ecc.) (vedi cap. 7). Per questi e per altri motivi legati agli aspetti mentali ed emozionali (bassa autostima, delega, rinuncia, ecc.) (vedi cap. 11 e cap. 12), valutando la qualità del controllo motorio in modo indipendente dal repertorio posseduto dal paziente, si possono differenziare anche fra i diplegici soggetti particolarmente abili da altri decisamente inibiti e impacciati. Va però osservato che la maggior incidenza relativa di disturbi percettivi e di alterazioni delle funzioni corticali superiori nelle diplegie rispetto alle tetraplegie può giustificarsi semplicemente per il fatto che i bambini tetraparetici, per la gravità dei disturbi presentati, spesso non risultano adeguatamente testabili (vedi cap. 10). Il confronto andrebbe piuttosto espresso verso le emiplegie, le quali però, venendo considerate forme cliniche complessivamente meno gravi delle diplegie, giustificano già di per sé una minor presenza di disturbi dispercettivi e delle altre funzioni corticali superiori.

Funzioni corticali superiori

Rispetto ai soggetti tetraplegici, nei diplegici sono decisamente meno frequenti ritardo mentale ed epilessia (... *"the more affected the upper limbs, the lower is intelligence..."* Morrissy e Weinstein, 2001) (vedi cap. 10). Per la bassa incidenza di paralisi pseudobulbare, risultano più rare e sono comunque meno gravi anche l'iperscialia e la scialorrea.

Quasi tutti i bambini diplegici raggiungono un linguaggio quantitativamente accettabile, almeno dopo la prima infanzia, ma alcuni possono presentare problemi fonetici non dipendenti dalla funzionalità della respirazione o produrre errori semantici (vedi cap. 10). Tuttavia proprio perché sono sostenuti da un cognitivo migliore, in genere proporzionale alla funzionalità degli arti superiori, i bambini diplegici possono presentare maggiori problemi di tipo psicopatologico (conflittualità esasperata, depressione, ansia, fobie, comportamenti maniacali, ecc.). In questa direzione assumono importanza anche le maggiori aspettative espresse dalla famiglia (attesa di un risultato favorevole nella logica del "se vuole - ci riesce", vedi cap. 11 e cap. 12).

Manipolazione

I bambini diplegici raggiungono una discreta competenza nella manipolazione, specie in posizione seduta, salvo siano presenti elementi discinetici. Per la difficoltà di controllare il polso (deficit degli estensori), essi possono a volte presentare qualche incertezza in attività complesse come l'uso delle posate o di altri utensili, la scrittura e il disegno. La competenza nella manipolazione non significa sempre una sicura acquisizione di una buona autonomia, poiché possono essere presenti, come abbiamo visto, problemi disprattici e dispercettivi in grado di limitare i risultati raggiungibili (vedi cap. 7 e cap. 8).

Retrazioni muscolari e deformità articolari

Nelle forme diplegiche, a differenza delle tetraplegiche, la chirurgia funzionale generalmente segue l'acquisizione della stazione eretta e del cammino. Occorre però considerare che, rispetto ai tetraplegici con antigravità bipedica, l'età di acquisizione di queste competenze da parte del bambino diplegico è decisamente inferiore e vi è quindi minor influenza della disproporzione di crescita fra muscoli e ossa lunghe dovuta all'azione della spasticità (Mc Intosh et al., 2003). Nelle diplegie è molto frequente il riscontro di deformità torsionali delle ossa lunghe con conseguenti alterazioni dell'angolo del passo che Gage (1991) ha definito "lever arm disease". I più comuni problemi scheletrici sono l'intrarotazione femorale, l'extratorsione tibiale e lo sfondamento dell'articolazione astragalo-scafoidea, con piede valgo abdotto (Rodda e Graham, 2001).

Si può affermare che tutti i diplegici arrivano a camminare in modo più o meno funzionale; tuttavia, per la gravità raggiunta dalle deformità secondarie, la precoce affaticabilità e la scarsa motivazione, per molti pazienti specie della prima e della seconda forma (vedi oltre) è possibile una successiva perdita del cammino, in genere all'inizio dell'adolescenza.

Forme cliniche di diplegia

Nell'ambito delle diplegie, in modo analogo ma non identico a quanto già proposto da Sutherland e Davids (1993), per distinguere una forma clinica dall'altra adottiamo come angolo visivo privilegiato la prestazione più caratteristica del cammino, tenendo conto sia della fascia di età attraversata dal soggetto sia dei cambiamenti eventualmente prodotti dagli interventi terapeutici praticati (fisioterapia, farmaci antispastici sistemici, distrettuali e focali, ortesi AFO e KAFO, chirurgia funzionale).

L'identificazione delle forme cliniche proposte nella nostra classificazione è innanzitutto frutto dell'osservazione longitudinale, proseguita per molti anni, di un campione molto numeroso di bambini diplegici affluente da tutta Italia al Presidio di riabilitazione infantile di terzo livello di Reggio Emilia (alta specialità riabilitativa). All'analisi clinica delle caratteristiche del cammino spontaneo del paziente, nelle varie fasi del suo sviluppo e prima e dopo specifici interventi terapeutici, è stata successivamente associata una videoregistrazione secondo un protocollo concordato, cui è seguito lo studio, quando necessario anche alla moviola, e l'inquadramento tassonomico del materiale raccolto. In tempi più recenti, l'attendibilità dei modelli identificati clinicamente è stata oggetto di valutazioni optoelettroniche (gait analysis) nel laboratorio per lo studio del movimento dell'IRCCS Stella Maris di Pisa (vedi anche DVD allegato). La collaborazione di laureandi in fisioterapia e di medici specializzandi in Neuropsichiatria Infantile e in Medicina Riabilitativa ha permesso al nostro gruppo di testare sia la percentuale di soggetti diplegici, che partendo da un campione random era possibile inquadrare in una delle forme descritte, sia la concordanza fra gli esaminatori nell'attribuire il cammino analizzato alla stessa forma clinica (Bianchini, 2003).

Non vogliamo negare che nella realtà non esistono due bambini perfettamente identici nel modo di camminare neppure fra i soggetti sani, ma riteniamo che parlare genericamente di diplegia rifiutando di scomporre questa macrocategoria in sottogruppi omogenei di pazienti, affini almeno per il comportamento locomotorio, condanni la ricerca clinica e soprattutto neghi la possibilità di misurare con onestà e rigore, sia verso il paziente sia verso noi stessi, i risultati prodotti dagli interventi terapeutici messi in atto (fisioterapia, farmaci, ortesi, chirurgia funzionale).

Due domande legittime da porsi sono quelle relative alla stabilità della forma clinica, ovvero all'eventualità che un bambino diplegico possa passare con il tempo, spontaneamente o per effetto del trattamento, da una forma clinica all'altra, ed all'esistenza di forme di confine, o come si sul dire di "forme miste".

Ricordando che lo stesso Hagberg (1989) sostiene che, durante lo sviluppo, l'inquadramento tassonomico di molti pazienti spastici passa addirittura dalla diplegia alla tetraplegia e viceversa *many children change categories as they grow older*", siamo propensi a sostenere che le forme cliniche rappresentino delle categorie stabili, che ammettono differenze al proprio interno, ma che sostanzialmente non modificano la strategia adottata nel cammino, strategia che riteniamo legata soprattutto all'azione delle componenti top down (vedi cap. 14). Le componenti bottom up e soprattutto le coping solutions sono invece responsabili delle differenze inter-individuali, comunque apprezzabili, che si osservano fra i soggetti che appartengono alla stessa forma clinica, e delle modificazioni intra-individuali che, attorno alla stessa strategia di compenso (coerenza interna), si verificano durante lo sviluppo e in seguito agli interventi terapeutici più aggressivi (farmaci e chirurgia funzionale). I segni differenziali fra una forma clinica e l'altra esprimono un peso diverso a seconda che riguardino aspetti fondamentali (main core) o accessori.

Va inoltre considerato che la Gestalt cui facciamo riferimento è rappresentata dal cammino "maturo" e che non sempre, nel corso dello sviluppo, l'orientamento verso l'una o l'altra forma è sostenuto da segni predittivi facili da riconoscere e sufficientemente affidabili. Siamo convinti che in questo senso la possibilità di videoregistrare periodicamente i pazienti e di costruire storie naturali ragionate permetterà di superare progressivamente anche la difficoltà dell'inquadramento precoce e potrà migliorare le nostre capacità predittive verso la prognosi finale e soprattutto verso i risultati della terapia.

Il nostro obiettivo dichiarato è infatti quello di poter misurare i cambiamenti avvenuti in termini specifici per ciascuna forma clinica e non generici o generali verso una categoria di pazienti, i diplegici, che accomuna soggetti che raggiungono a fatica il cammino con il deambulatore con altri che possono imparare spontaneamente anche a correre e saltare senza limiti di sicurezza, velocità e resistenza.

Dobbiamo infine ricordare che esiste una percentuale ridotta di pazienti, non superiore al 10-15%, che non è possibile inquadrare correttamente attraverso il nostro sistema di classificazione (Bianchini, 2003).

Per distinguere fra loro le forme cliniche della diplegia dobbiamo analizzare il ruolo che assumono nell'architettura del cammino i seguenti elementi:
- utilizzo degli arti superiori e degli ausili per la marcia;
- atteggiamento del capo e del tronco;
- movimenti pendolari del tronco sul piano frontale e sagittale;
- movimenti del bacino (traslazione orizzontale e basculamento antero-posteriore);
- meccanismi di progressione;
- sequenza di appoggio e di sollevamento del piede;
- scelta dei fulcri.

In base a questi elementi è possibile identificare nel bambino quattro principali forme cliniche di diplegia (con alcune loro possibili varianti), riassunte nella Tabella 1 ed esposte compiutamente nelle pagine seguenti di questo capitolo.

Prima forma (propulsivi) (forward leaning propulsion)
- con necessità di ausili per gli arti superiori (quadripodi per difesa)
  • ad anca flessa;
  • ad anca estesa;
- senza necessità di ausili per gli arti superiori.

Seconda forma (gonna stretta) (tight skirt)
- con necessità di ausili per gli arti superiori (quadripodi per direzione);
- senza necessità di ausili per gli arti superiori.

Terza forma (funamboli) (tight rope walkers)
- con necessità di ausili per gli arti superiori (quadripodi come bilancieri);
- senza necessità di ausili per gli arti superiori.

Quarta forma (temerari) (dare devils)
- forma generalizzata;
- forma prevalentemente distale;
- forma asimmetrica (doppia emiplegia).

Per completezza classificativa ricordiamo che la *diplegia atonica*, cioè flaccida, (Little Club Memorandum, 1959) e la *diplegia atassica* (Hagberg et al., 1975), caratterizzata da disturbi della coordinazione, specie da dissinergia e da tremore intenzionale agli arti superiori, non vengono incluse in questa classificazione che si limita alle diplegie spastiche della PCI.

Un discorso a parte riguarda invece la *doppia emiplegia* e, più in generale, il peso attribuito alla presenza dell'asimmetria nell'architettura della funzione (vedi cap. 14). Incontreremo pazienti con differenze significative di lato nell'ambito della quarta for-

Tabella 1. Principali caratteristiche delle forme cliniche di diplegia

Segmenti	I forma	II forma	III forma	IV forma
Arti superiori	Ausili per difesa 4 tempi	Ausili per direzione 4 tempi	Sollevati lateralmente come bilancieri	Abbassati
	Appoggio costante	Appoggio costante	2 tempi appoggio incostante	
Tronco	Flesso e antepulso con o senza iperlordosi	Verticale	Antepulso con iperlordosi	Verticale o leggermente antepulso
Pendolo	In prevalenza sagittale	Combinato, in prevalenza sagittale	Frontale di spalle, di bacino, di arti superiori	Controtendenza fra spalle e bacino
Bacino	Flesso e instabile, traslato in senso frontale con elevazione omolaterale	Basculamento sagittale in antiversione/ retroversione e modesta traslazione frontale verso l'arto in appoggio	Elevazione controlaterale, traslazione frontale	Buona fissazione prossimale e iniziale rotazione fra i cingoli
Progressione	Rotazione sull'anca in appoggio	Flessione sul ginocchio in appoggio	Propulsione e pivot al piede	Intrarotazione all'anca
Piede	Equino di contatto e pieno appoggio	Equino di contatto/ talismo	Equino di contatto e spinta, pivot/placing	Equino di avvio e di spinta, e possibile placing/ pivot
Fulcri	Anca/ginocchio	Cerniera lombare/ginocchio	Tronco/piede	Anca/piede
Elemento connotativo	Tronco antepulso e bilanciamento sulle punte	Flessione del ginocchio in carico	Pendolo frontale di tronco	Accentuazione dell'equinismo alla partenza

ma, ma anche nelle altre forme di diplegia è possibile riconoscere, specie nel cammino a bassa velocità, la maggiore o minore compromissione di un lato o di un arto rispetto all'altro. Generalmente l'arto superiore e quello inferiore dello stesso lato si comportano in modo omogeneo rispetto alla gravità, ma non è impossibile il riscontro di situazioni crociate. Nel cammino più veloce, per l'accentuarsi delle reazioni sincinetiche e associate, è facile assistere invece, con l'enfatizzazione dello schema patologico, a una maggior simmetrizzazione del paziente. In merito alla simmetria, in alcune fasi dello sviluppo può risultare incerto perfino il confine che separa le forme emiplegiche vere dalle diplegie asimmetriche (o doppie emiplegie), specie se queste sono prive di disturbi dispercettivi, per l'importanza assunta dai fenomeni di reclutamento ed irradiazione. Se cercassimo però di evitare tutte le questioni di frontiera, come proposto da Colver e Sethumanhavan (2003) a proposito di tetraplegie e diplegie (vedi cap. 14), potremmo finire per considerare l'intera PCI come una sola grande forma clinica con l'impossibilità di stabilire una diagnosi, di individuare cosa sia modificabile e di valutare i risultati del trattamento rieducativo.

PRIMA FORMA (propulsivi)

L'aspetto di gran lunga prevalente con cui si presenta la prima forma di diplegia è caratterizzato dall'antepulsione del tronco e dall'utilizzo di ausili per gli arti superiori a scopo di difesa. Due sottogruppi di questa forma sono rappresentati dai bambini che riescono a portare l'anca in estensione al termine della fase di appoggio (variante ad anca estesa) e da quelli che, complessivamente meno compromessi, in particolari condizioni ambientali sono in grado di abbandonare momentaneamente gli ausili per gli arti superiori (variante "mi aggrappo all'aria").

a) Con necessità di ausili per gli arti superiori e anca flessa

Durante il cammino, il capo è verticale o più spesso proiettato in avanti e leggermente retroflesso rispetto al tronco. Lo sguardo è indirizzato in basso e anteriormente. Il tronco resta sempre inclinato in avanti (antepulso), spesso completamente cifotico, a volte con una lordosi lombare compensatoria dell'antiversione del bacino che frequentemente consegue a un eccessivo allungamento chirurgico degli ischiocrurali o a una contrattura/retrazione irrisolvibile dei flessori dell'anca, specie profondi (iliaco e psoas). Nel cammino, la proiezione del baricentro complessivo tende a cadere nella porzione più anteriore dalla base di appoggio e richiama l'avanzamento dell'arto inferiore, come se si trattasse di una reazione paracadute (Fig. 1). Da questo aspetto deriva il carattere

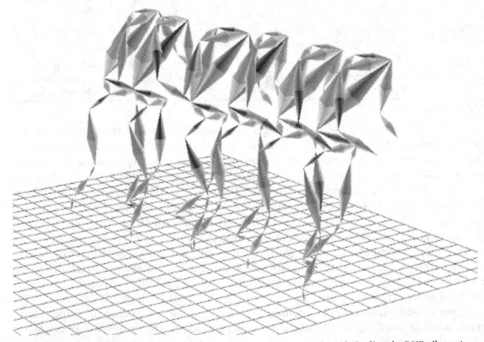

Fig. 1. *Diplegici propulsivi* Stick diagram della deambulazione, piano semifrontale (vedi anche DVD allegato)

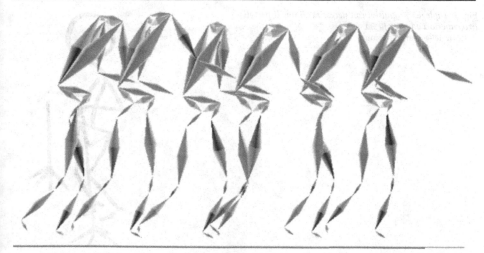

Fig. 2. *Diplegici propulsivi* Stick diagram sulla deambulazione, piano laterale (vedi anche DVD allegato)

"propulsivo" della marcia (sembra che il soggetto "insegua" la proiezione del proprio baricentro, compiendo una serie di passi subentranti ed equilibrandosi sulla punta dei piedi attraverso una flessione più o meno marcata delle ginocchia) (Fig. 2). Anche indossando tutori gamba-piede (AFO), il paziente trova in genere il suo punto di equilibrio sulla punta della scarpa, eludendo l'azione facilitante dell'angolo negativo conferito dalla ortesi all'articolazione tibiotarsica (meglio perciò che i tutori gamba-piede posseggano punte flessibili). Anche dopo la correzione chirurgica dell'equinismo e l'acquisizione di una maggior dorsiflessione del piede, il carico continua ad essere proiettato sulla punta, magari a spese di una maggior flessione del ginocchio. I quadripodi vengono mantenuti di lato e al davanti del tronco. Servono più come strumento di difesa che per reale necessità di sostegno, come avviene invece nella tetraplegia con antigravità bipedica. L'appoggio ai quadripodi è costante, ma il carico sugli arti superiori resta in genere modesto. Si ricava l'impressione che il paziente si puntelli semplicemente in avanti per migliorare il proprio equilibrio complessivo. Le spalle sono depresse e un po' antepulse, coerentemente con l'atteggiamento di cifosi del tronco superiore, i gomiti sono parzialmente flessi (con difficoltà a calibrare correttamente l'altezza degli ausili), i polsi sono semiestesi, le mani strette a pugno sui manici dei quadripodi, con il pollice in opposizione. L'avanzamento degli ausili avviene secondo uno schema alternato, in genere a quattro tempi, con difficoltà a calibrare la misura della progressione e ad armonizzare la successione fra i movimenti alterni dei quattro arti. Rispetto alla variabilità, alla sveltezza, all'affidabilità e alla confidenza mostrata negli spostamenti con il deambulatore (prova determinante per la diagnosi differenziale rispetto alla forma tetraplegica con antigravità bipedica), il cammino con i quadripodi può risultare lento e faticoso (Fig. 3). La resistenza complessiva del paziente rimane in ogni caso limitata per l'esauribilità della reazione di sostegno, specie se non vengono impiegati tutori gamba-piede (AFO).

Fig. 3. *Diplegici propulsivi con necessità di ausili per gli arti superiori ad anca flessa*
Pattern della deambulazione

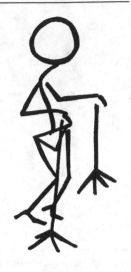

Gli arti inferiori presentano uno schema storicamente definito "estensorio" (anche se nessuna delle stazioni articolari risulta totalmente estesa), con interferenza degli adduttori (schema a forbice) evocata a scopo stabilizzante (ricerca della fissazione prossimale, vedi cap. 15) e leggera intrarotazione delle cosce da antiversione dei colli femorali. Le ginocchia restano semiflesse in fase di sospensione e di contatto e tendono a estendersi, a volte con accentuazione della rotazione interna all'anca, durante la fase di pieno appoggio, specie nel momento in cui l'arto inferiore controlaterale passa la verticale (jump gait con o senza stiff knee secondo il comportamento del retto femorale durante la fase di sospensione del ciclo del passo, Rodda e Graham, 2001). L'appoggio al suolo avviene in equino-valgo-pronazione, con la tibia a volte leggermente extratorta; più raramente in varo-supinazione, quando la rotazione interna della coscia da antiversione del collo femorale è molto marcata e si accompagna ad intratorsione della tibia (apparent equinus secondo Boyd et al., 1999: *anca semiflessa, ginocchio semiflesso e piede plantigrado*). Dopo la correzione dell'equinismo, il piede si porta in piatto-valgo-pronazione, con marcata abduzione dell'avampiede, tendenza all'extratorsione della tibia ed al progressivo flesso-valgismo del ginocchio. In questa situazione l'astragalo generalmente lussa medialmente, producendo la comparsa del cosiddetto "terzo malleolo", mentre la rotula tende a risalire, per cedimento del legamento sottorotuleo, e a spostarsi lateralmente.

I diplegici della prima forma per un'abnorme reazione allo stiramento dei muscoli flessori dell'anca, specie dell'ileopsoas, non riescono a estendere l'anca dell'arto inferiore che deve abbandonare il carico al termine della sua fase di appoggio. Allo scopo di compensare questo difetto, mentre avanzano in sospensione l'arto inferiore controlaterale, accentuano la rotazione interna del tronco sull'arto in carico (con conseguente conflitto torsionale sul ginocchio, dal momento che la gamba e il piede sono in rotazione esterna) e la traslazione omolaterale sul piano frontale del bacino (che diventa di conseguenza instabile per riduzione della fissazione prossimale).

"I bambini con forte flessione della colonna dorsale ed inclinazione anteriore della pelvi si appoggiano in dietro con il tronco per sollevare una gamba e portarla in avanti a fare un passo. Essi, quindi, lanciano il loro corpo in avanti per trasferire il peso (andatura a colombo)" (Bobath, 1980)

L'intrarotazione del tronco sull'arto in carico si ripercuote sulla modalità della presa di contatto al suolo dell'arto inferiore controlaterale al termine della sua fase di sospensione. Questo, pur compiendo una rotazione esterna durante la fase di oscillazione, per effetto della rotazione del bacino atterra con la coscia già intraruotata (angolo del passo tendenzialmente chiuso se non francamente negativo). L'effetto di questo movimento sull'allineamento complessivo dell'arto inferiore viene spesso mascherato dall'importanza assunta dal flesso-valgismo del ginocchio e dalla valgo-pronazione del piede, che tendono a mantenere l'angolo del passo aperto verso l'esterno. È presente un equinismo di contatto che diviene di pieno appoggio e risulta funzionale a compensare l'equinismo di sospensione dell'arto controlaterale, in genere maggiore dei precedenti. Prima della sua correzione chirurgica, l'equinismo di appoggio risulta più accentuato nella prima fase (contatto) e durante il passaggio della verticale (mid stance), mentre si riduce durante la fase di late stance, con accentuazione della deformità in valgo-pronazione del piede (a volte con cedimento dell'arco longitudinale). Spesso la valgo-pronazione del piede maschera la deformità in equinismo già presente (la lussazione del calcagno consente infatti una vasta superficie di contatto con il suolo, mentre il tendine di Achille porta la sua tensione verso l'esterno, lussando medialmente l'astragalo e mantenendo sollevato ed abdotto il calcagno). Il piede dell'arto in sospensione si allontana di poco dal suolo e a tratti viene fatto strisciare con la punta sul terreno. Se per contenere la valgo-pronazione del piede il paziente indossa tutori gamba-piede (AFO), al momento della spinta è possibile assistere ad un pivot sulla punta in rotazione esterna o più raramente interna.

In caso di sbilanciamento, i pazienti di questa forma incontrano difficoltà a realizzare efficaci reazioni paracadute con gli arti inferiori. Si affidano piuttosto agli arti superiori portando i quadripodi, aperti anteriormente, verso l'esterno se cadono di lato, o producendo una reazione di startle, con sollevamento dei quadripodi da terra o loro involontario abbandono, se cadono invece all'indietro. Agli arti superiori non sono infatti possibili reazioni paracadute verso dietro, mentre per la difficoltà di ruotare fra loro i cingoli, non risulta possibile "posteriorizzare" oltre una certa misura il paracadute laterale. Il carattere propulsivo della marcia dei diplegici di questa prima forma potrebbe derivare appunto dalla necessità di difendersi da eventuali cadute verso dietro. Per questo motivo è importante che i quadripodi non risultino troppo leggeri, almeno inizialmente. Quadripodi appesantiti, fungendo da contrappesi, possono contribuire infatti al mantenimento dell'equilibrio in caso di sbilanciamento verso dietro.

Se viene fatto camminare all'indietro, il paziente accentua l'antepulsione del tronco, aumenta il carico sugli arti superiori e fa arretrare gli inferiori eseguendo una rotazione al suolo come se stesse pattinando (pivoting).

I bambini raggiungono solitamente il gattonamento entro i tre anni, dopo aver imparato a strisciare. Privilegiano a lungo la locomozione orizzontale con cui si spostano velocemente, in genere senza raggiungere una completa singolarizzazione nei movimenti degli arti inferiori, e acquistano il cammino relativamente tardi e solo dopo un idoneo trattamento fisioterapico.

In posizione seduta, specie prima della detensione chirurgica degli ischiocrurali, i pazienti adottano il cosiddetto compromesso funzionale di cui parlava Milani Comparetti (1978): siedono cioè sul sacro anziché sull'ischio e mantengono una prevalenza dello "schema estensorio" agli arti inferiori (ginocchia semiestese e piedi in flessione plantare), mentre al capo, al tronco ed agli arti superiori lasciano prevalere lo "schema flessorio" (antepulsione del capo, grande cifosi dorsale, flessione di gomiti e polsi). Se le ginocchia vengono forzatamente flesse sotto le cosce, anche prima dell'allungamento chirurgico degli ischiocrurali, il capo si verticalizza, il rachide si raddrizza e compare la lordosi lombare.

L'attività manipolativa del paziente può risultare efficace anche a distanza dall'asse corporeo, purché la posizione seduta sia divenuta sufficientemente stabile (acquisizione di una soddisfacente fissazione prossimale o utilizzo di una sedia con adeguata presa di bacino).

In questa forma di diplegia, la chirurgia funzionale deve affrontare in un primo tempo la retrazione degli adduttori e dei flessori mediali delle ginocchia (quando la fissazione prossimale del bacino sia divenuta però sufficiente) e più tardi la retrazione dei gastrocnemi e dei peronei (più di rado quella dei tibiali posteriori). Gli adduttori non vanno comunque indeboliti eccessivamente per il ruolo stabilizzante che rivestono nel controllo della traslazione orizzontale del bacino (fissazione prossimale). A volte è necessario affrontare anche i flessori dell'anca, particolarmente gli psoas. Dopo la tappa chirurgica, può essere necessario adottare ortesi gamba-piede con azione antitalo (AFO), per contenere l'eventuale eccessiva riduzione della reazione di sostegno e la diminuzione della resistenza. Questi soggetti sono candidati più a un'insufficienza secondaria del tricipite surale con valgo pronazione del piede e flesso valgismo del ginocchio, specie se l'intervento viene effettuato sulla porzione tendinea e non aponeurotica del muscolo, che non ad una recidiva della deformità in equinismo sotto la spinta della spasticità residua e della crescita staturale.

Gli interventi chirurgici sulle parti molli (adduttori e ischiocrurali mediali) producono apprezzabili miglioramenti anche rispetto alla posizione seduta: raddrizzamento del capo e del tronco, appoggio trasferito dal sacro all'ischio per riduzione della retroversione del bacino, minor tendenza a tenere le ginocchia semiestese ed i piedi sollevati da terra, maggiore stabilità complessiva e miglior utilizzo degli arti superiori, specie nelle traiettorie di allontanamento dall'asse corporeo (in uscita). Vanno però menzionati anche gli effetti negativi che la chirurgia funzionale può produrre rispetto ai disordini dispercettivi eventualmente presenti in questa forma. Nei mesi che seguono l'intervento chirurgico si può assistere, infatti, ad una riacutizzazione dei precedenti disturbi che, specie per il controllo dello spazio posteriore e per la tolleranza dello sbilanciamento, possono ripresentarsi anche in posizione seduta.

Cedimento della reazione di sostegno:
allungamento del tricipite surale → accorciamento dei fusi neuromuscolari → ridotto reclutamento muscolare → ipoposturalità (favorita dalle componenti miopatiche aspecifiche generalmente presenti) → compromissione della coppia estensoria tricipite surale-quadricipite → accentuazione della flessione del ginocchio (crouch) → accelerazione del cedimento del tricipite ed inizio del cedimento del legamento sottorotuleo → perdita definitiva della statica e della marcia

Rispetto alla situazione preoperatoria, con gli interventi chirurgici si modificano:
- l'equinismo, ma non la valgo-pronazione dei piedi, che resta in genere molto marcata;
- la flessione delle ginocchia, con possibile accentuazione secondaria dell'antepulsione del tronco, se gli ischiocrurali sono stati allungati eccessivamente e consentono una prevalenza degli ileopsoas;
- la flessione delle ginocchia con guadagno sia a livello delle ginocchia sia delle anche, se la dosatura degli allungamenti richiesti è risultata adeguata;
- l'adduzione, ma non l'intrarotazione delle cosce;

La sollecitazione in flesso-valgismo del ginocchio durante il carico monopodale e il rischio di risalita della rotula diminuiscono comunque dopo l'intervento chirurgico.

Classificazione di Hoffer (Hoffer et al., 1973)
Cammina ovunque, anche all'aperto
Cammina solo in ambienti domestici (intramoenia)
Cammina solo in fisioterapia (per esercizio)
Confinato in carrozzina

Gross Motor Function Classification System (GMFCS) for Cerebral Palsy (Palisano et al., 1997; Russell et al., 2002) età 6-12 anni
I livello: i bambini camminano in casa ed all'aperto e salgono le scale senza limitazioni. I bambini sono capaci di grandi abilità motorie, incluso correre e saltare, ma velocità, equilibrio e coordinazione risultano ridotte.
II livello: i bambini camminano in casa ed all'aperto e salgono le scale afferrandosi ad un corrimano, ma incontrano limitazioni camminando su superfici accidentate e pendenti e camminando in spazi affollati o ridotti.
III livello: i bambini camminano in casa e all'aperto su superfici piatte con ausili ortopedici. I bambini possono salire le scale afferrandosi a un corrimano. In relazione alla funzionalità degli arti superiori i bambini si spingono sulla carrozzina ortopedica o vengono trasportati quando viaggiano per lunghe distanze o all'esterno su terreni accidentati.
IV livello: i bambini possono mantenere i livelli di funzionalità raggiunti prima dei 6 anni o far più affidamento sull'uso della carrozzina a casa, a scuola e in comunità. I bambini possono raggiungere un'autonomia di spostamento utilizzando una carrozzina elettrica.
V livello: impedimenti fisici riducono il controllo volontario del movimento e l'abilità nel mantenere il capo e il tronco eretti. Tutte le aree della funzionalità motoria sono limitate. Le limitazioni funzionali nello star seduti e in piedi non sono completamente compensate attraverso l'uso di ortesi, ausili e modifiche adattive dell'ambiente. A questo livello i bambini non hanno possibilità di potersi spostare in modo autonomo e vengono trasportati. Alcuni bambini raggiungono l'indipendenza nello spostamento utilizzando una carrozzina elettrica con importanti adattamenti

Secondo il GMFCS for Cerebral Palsy (Palisano et al., 1997; Russell et al., 2002) questi bambini diplegici sono inquadrabili al livello III e IV.

La prognosi della marcia in questa forma di diplegia rimane comunque riservata. La stragrande maggioranza dei pazienti raggiunge "solo" il cammino domestico (vedi la classificazione di Hoffer), o il cammino "confortato" da un adulto portatore di cure e moltissimi lo abbandonano a favore della carrozzina, ancora prima dell'adolescenza. Può già essere considerato un successo la conservazione di una durevole reazione di sostegno e di una marcia assistita da ortesi ed ausili, utile specialmente ai fini dell'autonomia per la cura della propria persona.

Diplegia prima forma (propulsivi)
- Arti superiori per difesa con appoggio costante sugli ausili ortopedici
- Inclinazione ed antepulsione del tronco con o senza lordosi
- Pendolo prevalentemente sagittale
- Flessione ed instabilità della pelvi, elevazione omolaterale
- Progressione: rotazione sull'anca in appoggio
- Piede: equinismo di contatto e di pieno appoggio, bilanciamento sulla punta
- Fulcri: anca/ginocchio
Elemento connotativo: antepulsione del tronco e bilanciamento sulle punte

---

b) Con necessità di ausili per gli arti superiori ed anca estesa

Il capo è libero di ruotare e viene proiettato in avanti e leggermente retroflesso per poter risultare verticale dal momento che il tronco resta stabilmente antepulso. Lo sguardo è spesso abbassato. Ad ogni passo, per trasferire il carico sul piede avanzato, il tronco viene ulteriormente inclinato in avanti (schema propulsivo) e successivamente raddrizzato, con estensione dell'anca e modesta accentuazione della lordosi lombare, man mano che l'arto inferiore in appoggio si verticalizza. Il bacino resta allineato rispetto al tronco e la coscia dell'arto in carico compie, durante la late stance, un'escursione completa in estensione dalla rotazione interna o più raramente dalla rotazione esterna. È generalmente presente un'instabilità di bacino, dovuta a un'incompleta capacità di fissazione prossimale, con traslazione frontale verso l'arto in appoggio. La proiezione del baricentro resta molto anteriorizzata e sembra costituire la facilitazione necessaria per far iniziare la fase di sospensione all'arto inferiore che deve essere avanzato (reazione paracadute verso avanti). Il ginocchio contribuisce ad aumentare la lunghezza del passo passando in recurvato al termine della fase di appoggio monopodale, per portarsi improvvisamente in flessione al momento in cui il piede controlaterale prende a sua volta contatto con il terreno. L'escursione verticale del baricentro è molto accentuata, dal momento che in fase bipodale entrambe le ginocchia sono parzialmente flesse ed in fase monopodale il ginocchio in carico tende a essere iperesteso. Rispetto alla posizione conquistata nello spazio dal tronco, il movimento di flessione dell'anca e del ginocchio inizia con ritardo (stiff knee), come se il paziente avesse bisogno di aiutarsi con una reazione di placing avviata dal tronco ed estesa attraverso anca e ginocchio fino al piede. Anche il capo e le spalle, inclinandosi in direzione opposta a quella dell'arto da avanzare, sembrano partecipare al meccanismo di facilitazione. Il piede è equino-varo-supinato durante la fase di sospensione ed al momento del contatto, riduce l'equinismo durante il pieno appoggio e ruota sul proprio margine antero-esterno (pivot) durante la fase di spinta. Può essere richiamato in avanti attraverso una reazione di placing al momento di iniziare la sospensione, ma generalmente striscia a terra per buona parte della fase di volo. Al momento del passaggio della verticale, il piede in fase di sospensione deve letteralmente scavalcare quello in appoggio, strisciando contro l'avampiede.

I pazienti che compiono l'estensione dell'anca dall'extrarotazione presentano, invece, un equino-valgo-pronazione del piede e possono strisciare contro il tallone o la caviglia. A volte i pazienti strisciano anche contro la superficie mediale del ginocchio, nonostante la presenza dell'iperestensione tenda ad allontanare esternamente questa articolazione. L'incrociamento degli arti inferiori può essere più o meno marcato (schema a forbice). Il punto di equilibrio viene mantenuto sulla punta del piede, elemento tipico della prima forma. Nei pazienti in extrarotazione, l'impiego di tutori AFO protegge il piede dal cedimento sul proprio arco longitudinale, ma non migliora la prestazione del cammino rispetto a quanto fanno già le calzature ortopediche; nei pazienti in intrarotazione può contribuire a limitare lo strisciamento della punta al suolo.

Gli arti superiori, semiestesi al gomito, mantengono i supporti ortopedici, a seconda dell'abilità raggiunta dal paziente, in avanti o ai lati del tronco. L'appoggio degli ausili è costante, ma il carico resta moderato, dal momento che, su richiesta, il paziente è spesso in grado di sollevare e spostare il deambulatore o i quadripodi e di staccare momentaneamente una mano dall'appoggio. Lo schema di avanzamento è a quattro tempi. Per accelerare la marcia il bambino diplegico di questa forma può anche sollevarsi sugli ausili e spostare in avanti entrambi gli arti inferiori (semipendolo sagittale). La marcia con il deambulatore (possibile anche con quattro ruote piroettanti) avviene velocemente, come tipico delle diplegie, mentre con l'impiego dei quadripodi o dei bastoni a una punta si assiste a un suo significativo rallentamento.

Secondo il GMFCS for Cerebral Palsy (Palisano et al., 1997; Russell et al., 2002) anche questi bambini diplegici sono inquadrabili al livello III e IV.

c) Senza necessità di ausili per gli arti superiori (mi aggrappo all'aria)

Il capo è antepulso e leggermente retroflesso, libero di ruotare, ma abitualmente orientato nella direzione dell'arto inferiore che sta avanzando (Fig. 4). Gli arti superiori, flessi alle spalle, vengono mantenuti in avanti con i gomiti semiestesi e le mani in posizione di afferramento, circa all'altezza delle spalle, come se il bambino volesse aggrapparsi allo spazio che lo precede per non cadere in quello che lo segue ("mi aggrappo all'aria"). Come caratteristico dei pazienti della prima forma, durante il cammino si assiste all'inclinazione-antepulsione del tronco che, inizialmente cifotico, presenta dopo l'allungamento chirurgico degli ischiocrurali una lordosi lombare compensatoria dell'antiversione del bacino. Ad ogni passo la pelvi presenta una traslazione orizzontale verso l'arto in appoggio, che conferisce alla marcia un aspetto leggermente pendolare (oscillazione più di bacino che di spalle), in genere non completamente simmetrico. La velocità di progressione può essere maggiore rispetto a quella dei soggetti della stessa forma che utilizzano ausili ortopedici per gli arti superiori. L'estensione dell'anca dell'arto in carico è limitata dall'abnorme reazione allo stiramento dell'ileopsoas. I passi risultano perciò corti ed affollati, a volte anche veloci, ma inframmezzati da frequenti soste (a grappolo). Il paziente continua a camminare fino a raggiungere un possibile appiglio dove potersi afferrare per fermarsi. In stazione eretta, lontano da possibili sostegni,

Fig. 4. *Diplegici propulsivi con necessità di ausili per gli arti superiori*
Pattern della deambulazione

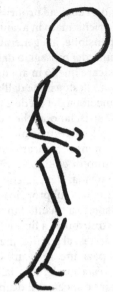

egli impara a volte a stabilizzarsi appoggiando un ginocchio contro l'altro in flesso-adduzione, con forte rotazione interna delle cosce, sfruttando a proprio favore l'antiversione dei colli femorali generalmente presente.

Il cammino senza bastoni avviene prevalentemente in ambienti circoscritti e domestici, ad esempio in corridoio, spesso con occasionale appoggio di una mano alla parete. All'aperto il paziente preferisce essere tenuto per mano o utilizzare i bastoni o il deambulatore, indispensabili quando si muove a bassa velocità o deve restare a lungo fermo in piedi. Il cammino con i bastoni non sempre è così efficace, come si potrebbe immaginare osservando la capacità raggiunta dal paziente nella marcia senza bastoni, per problemi di coordinazione nell'avanzamento dei quattro arti.

A volte il cammino senza appoggi, conquistato dopo una o più tappe chirurgiche, resta un episodio più o meno temporaneo della storia del paziente, legato ad un particolare periodo del suo sviluppo e ad un bilanciamento muscolare particolarmente favorevole.

Secondo il GMFCS for Cerebral Palsy (Palisano et al., 1997; Russell et al., 2002) i bambini diplegici di questa forma sono inquadrabili al livello III.

SECONDA FORMA (gonna stretta)

Anche nella seconda forma di diplegia si può assistere, a seconda della gravità del quadro clinico, a un cammino con ausili per gli arti superiori oppure senza ausili. Confronto alla prima forma è più evidente la maggior compromissione degli arti inferiori rispetto a quella del tronco e degli arti superiori.

a) Con necessità di ausili per gli arti superiori (quadripodi per direzione)

Il capo può essere leggermente antepulso, ma è sempre più eretto che nella prima forma, mentre il tronco resta in prevalenza verticale. I quadripodi vengono tenuti generalmente in avanti e a volte fatti piroettare sul terreno senza venire sollevati. Anche se il carico sugli arti superiori è ridotto, l'appoggio dei quadripodi al suolo resta costante. Da piccoli, i diplegici della seconda forma prediligono supporti ortopedici abbastanza lunghi, che afferrano sopra la linea delle spalle mantenendo i gomiti in semiestensione. L'avanzamento avviene secondo uno schema a quattro tempi. Quando il soggetto ha raggiunto una sufficiente abilità nella marcia, possono essere impiegati indifferentemente quadripodi, bastoni a piattello o bastoni a una sola punta. Se utilizzano un solo quadripode, i pazienti non cambiano apprezzabilmente le caratteristiche del cammino, ma rallentano in genere la velocità di avanzamento.

Lo schema della marcia ricorda quello di una ragazza che cammini con una gonna "a tubo" (gonna stretta) (Fig. 5). Gli arti inferiori mostrano, infatti, un'accentuazione della flessione del ginocchio dell'arto in appoggio fra il passaggio della verticale e la presa di contatto al suolo di quello in sospensione, eseguita allo scopo di facilitarne l'avanzamento.

I muscoli ischiocrurali mostrano un'abnorme reazione allo stiramento che durante il passo anteriore richiama il bacino in retroversione. Come in alcuni pazienti della prima forma (propulsivi ad anca flessa), alla fine della fase di appoggio l'anca non si estende mai completamente ma, a differenza di quanto avviene nella prima forma, durante la fase di sospensione risulta limitata anche la sua flessione. Il bacino deve perciò basculare ad ogni passo in antiversione e retroversione, facendo di conseguenza accentuare e ridurre la lordosi lombare. È come se il paziente integrasse durante la marcia il fulcro dell'anca con un fulcro al ginocchio e uno alla cerniera lombare. Spesso è presente anche una traslazione frontale del bacino dalla parte dell'arto in appoggio, in genere asim-

Fig. 5. *Diplegici gonna stretta*
Pattern della deambulazione

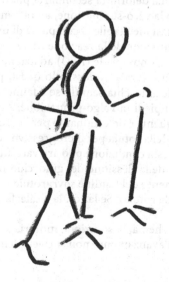

metrica. L'interferenza adduttoria (schema a forbice) non risulta particolarmente marcata e viene compensata associando al pendolo sagittale del tronco, predominante, un semipendolo frontale verso l'arto in appoggio. Prevale di gran lunga la rotazione interna degli arti inferiori, ma è possibile anche la rotazione esterna. Può essere presente un equino di sospensione seguito da un equino di contatto e di pieno appoggio. Manca invece l'equino di spinta. La marcia risulta sufficientemente veloce, i passi sono però corti e affollati. Il paziente non incontra in genere difficoltà a fermarsi rapidamente, anche su comando.

Per consentire lo schema "gonna stretta", la tibiotarsica o l'avampiede devono essere disponibili alla dorsiflessione, il che può avvenire per un'insufficiente reazione di sostegno (tricipite ipoattivo o ipostenico), o attraverso una deformazione in valgo-pronazione dell'avampiede (equinismo di contatto e equinismo "mascherato" di pieno appoggio), oppure in seguito a un allungamento chirurgico eccessivo del tendine di Achille. Nei pazienti con tendenza alla retrazione del tricipite surale e al valgismo calcaneare, può comparire un piede reflesso, favorito dall'ipostenia e dal cedimento mesenchimale dei muscoli cavisti (metaplasia plastica). Sia in caso di piede equino sia di piede talo, il carico avviene sull'avanpiede. Può anche capitare che un piede in precedenza equino nel divenire reflesso o talo attraversi uno stadio di equino apparente (Miller et al., 1995; Boyd et al., 1999). La cinematica mostrerà allora sul piano sagittale che la caviglia possiede un normale angolo di dorsiflessione, mentre le anche e le ginocchia restano in eccessiva flessione per tutta la durata della fase di stance. La debolezza di un tricipite surale sovradisteso e un piede mal orientato o "sfondato" possono contribuire allo schema del crouch gait (Rodda e Graham, 2001). L'integrità della coppia flessori del bacino-estensori dell'anca può essere migliorata correggendo la deformità del piede e la extratorsione della tibia ed utilizzando successivamente una molla gamba-piede tipo AFO (Gage, 1991) calibrata per sorreggere il peso del corpo.

Pur avendo muscoli e tendini sottili, questi diplegici iniziano abbastanza precocemente a strutturare retrazioni muscolari, specie agli ischiocrurali e meno marcatamente agli adduttori. Nella prima tappa chirurgica vanno affrontati questi gruppi muscolari e solo successivamente, per il rischio di un'insufficienza secondaria iatrogena, gastrocnemi e peronei. La deformità secondaria più frequente è la valgo-pronazione del piede; meno comune la varo-supinazione, a volte monolaterale. Poiché dopo la correzione chirurgica è quasi inevitabile la comparsa di un'ipostenia secondaria del tricipite surale, con compromissione della reazione di sostegno, è consigliabile l'adozione postoperatoria di tutori gamba-piede (AFO) ad azione antitalo e il recupero fisioterapico dell'attività del tricipite surale. Indossando questi presidi ortopedici, i pazienti mantengono comunque le ginocchia semiflesse e fanno passare il carico sulle metatarsofalangee, sollecitando i piedi in valgo-pronazione. Accanto al piede talo-valgo, un'altra deformità molto frequente e determinante per la prognosi a distanza della marcia è costituita dalla risalita della rotula per il progressivo cedimento del legamento sottorotuleo (crouch gait). Questa condizione può arrivare ad imporre l'impiego di tutori lunghi (KAFO) con arresto della flessione del ginocchio o complessi interventi di chirurgia funzionale (rilasciamento del tendine sovrarotuleo e ripresa del sottorotuleo con eventuale cerchiaggio della rotula). Se la rotula risale, la prognosi della marcia diviene molto riservata.

Come mostra lo schema, la soluzione motoria adottata da questi soggetti per risolvere il problema dell'avanzamento non si rivela delle più efficaci.

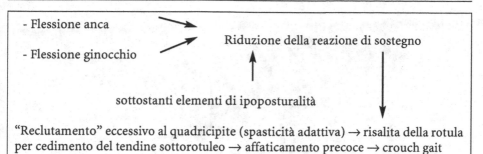

- Flessione anca

- Flessione ginocchio

Riduzione della reazione di sostegno

sottostanti elementi di ipoposturalità

"Reclutamento" eccessivo al quadricipite (spasticità adattiva) → risalita della rotula per cedimento del tendine sottorotuleo → affaticamento precoce → crouch gait

La tolleranza percettiva del paziente, inizialmente ridotta, va migliorando mano a mano che procede l'acquisizione del cammino. La presenza di componenti dispercettive può manifestarsi al momento della conquista della stazione eretta o anche più tardi, specie immediatamente dopo la chirurgia funzionale. Rimane tuttavia complessivamente minore di quanto si osserva abitualmente nella prima e nella terza forma di diplegia (vedi oltre).

In posizione seduta, i diplegici di questa forma mostrano un minor ricorso al compromesso funzionale osservato da Milani Comparetti e descritto nella prima forma. I passaggi posturali da e per la posizione seduta e la stazione eretta vengono organizzati in modo abbastanza veloce ed efficace.

A terra questi bambini diplegici riescono a spostarsi rapidamente a gatto o a lepre (un ginocchio più avanti e l'altro più in dietro). L'esercizio troppo prolungato di questa attività può anche contribuire a produrre la risalita della rotula per cedimento del legamento sottorotuleo.

La manipolazione raggiunge abbastanza precocemente buoni livelli di efficienza in relazione alla minor compromissione degli arti superiori.

Diplegia seconda forma (gonna stretta)
- Arti superiori per direzione ed impiego di ausili ortopedici
- Tronco verticale
- Pendolo combinato prevalentemente sagittale
- Bacino in antiversione/retroversione
- Avanzamento: flessione sul ginocchio in appoggio
- Piede: equino di contatto / talismo
- Fulcro: cerniera lombare / ginocchio
Elemento connotativo: flessione del ginocchio in carico

Secondo il GMFCS for Cerebral Palsy (Palisano et al., 1997; Russell et al., 2002) i diplegici di questa forma sono in genere inquadrabili al livello III e IV.

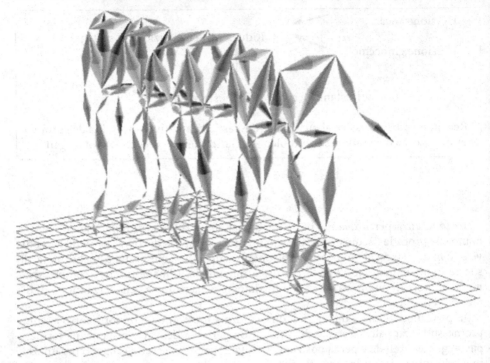

Fig. 6. Diplegici *"gonna stretta"* Stick diagram della deambulazione, piano semifrontale (vedi anche DVD allegato)

b) Senza necessità di ausili per gli arti superiori

Caratteristiche salienti della marcia sono il capo leggermente antepulso, l'allineamento relativamente verticale del tronco e il gioco fra cerniera lombosacrale e ginocchio, necessario per aggirare l'abnorme reazione allo stiramento degli ischiocrurali. Se sono presenti disturbi dispercettivi, le braccia vengono sollevate e abdotte a ogni passo con i gomiti semiestesi e le mani predisposte all'afferramento; se questi disturbi mancano o sono modesti, restano abbandonate lungo i fianchi e possono comparire movimenti pendolari elementari (in genere asimmetrici). Nel primo caso, appena avviata la marcia, gli arti superiori vengono inclinati lateralmente a destra e a sinistra per migliorare l'equilibrio complessivo. Ad ogni passo oltre che in senso sagittale, il tronco viene inclinato lateralmente dalla parte dell'arto in appoggio (semipendolo frontale), per facilitare controlateralmente il distacco del piede dal suolo e la fase di sospensione, non essendo possibile sfruttare in modo adeguato l'equinismo di appoggio (Fig. 6). Il bacino ruota allora sia sull'asse antero-posteriore che passa per l'anca in appoggio (semipendolo frontale), sia sugli assi trasversi che passano per le coxofemorali e per la cerniera lombosacrale (pendolo sagittale). Se per la presenza di un'interferenza adduttoria, in genere non grave, in fase monopodale compare una traslazione del bacino verso l'arto in appoggio, fra spalle e bacino possono avvenire movimenti pendolari opposti sul piano frontale. Fra i cingoli non compaiono per lo più rotazioni, neppure quando gli arti superiori conquistano elementari movimenti pendolari. Nonostante il sommarsi della mobilità articolare dell'anca con quella del bacino, i passi restano generalmente corti ed avvengono un po' a scatto. La rotazione al suolo (pivot) avviene sull'avampiede, dove passa la maggior parte del carico, con possibile comparsa di una deformità in valgo-pronazione o più raramente in varo-supinazione (Fig. 7). Non è raro assistere abbastanza precocemente alla comparsa di una deformità in valgo dell'alluce. Possono coesistere un equinismo di appoggio, con tendenza al piede reflesso, e un equinismo di sospensione, a volte anche importante. Manca invece l'equinismo di spinta. Quando sono presenti disordini percettivi, alla richiesta di fermarsi su comando, i bambini manifestano agli arti superiori una startle incompleta e mantengono a lungo la necessità di ricorrere a passi di aggiustamento successivi all'ordine ricevuto. Nel cammino senza calzature, questi stessi pazienti mantengono a lungo la reazione di afferramento alle dita (grasp plantare).

Per stabilizzarsi in stazione eretta, i pazienti appoggiano asimmetricamente un ginocchio contro l'altro in adduzione, intrarotazione e semiflessione. La rotazione interna degli arti inferiori prodotta dall'antiversione dei colli femorali, utile cinesiologicamente per aumentare la stabilità del ginocchio in fase di appoggio monopodale, può assumere un carattere lentamente progressivo. Quando iniziano ad abbandonare i quadripodi, i bambini possono aumentare strategicamente la velocità della marcia. In questa fase è meglio che abbandonino anche i tutori AFO per calzature avvolgenti con suole flessibili antisdrucciolo.

Il cammino viene raggiunto in genere dopo i tre anni.

I passaggi posturali da e per la stazione eretta senza predisposizione di appoggi per gli arti superiori sono abbastanza difficili ma non impossibili.

La posizione seduta viene conquistata abbastanza rapidamente e non presenta importanti alterazioni.

Anche in assenza di una correzione chirurgica eccessiva dell'equinismo, è facile assistere alla comparsa di una progressiva ipostenia del tricipite surale, con accentuazio-

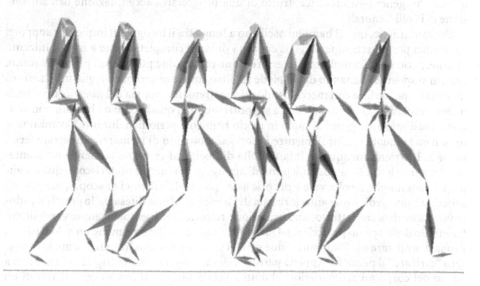

Fig. 7. *Diplegici "gonna stretta"* Stick diagram della deambulazione, piano laterale (vedi anche DVD allegato)

ne secondaria della flessione del ginocchio e conseguente risalita della rotula (crouch gait). In queste condizioni per "salvare" la marcia è spesso inevitabile ricorrere a tutori coscia-gamba-piede (KAFO) bloccati al ginocchio e ritornare all'uso dei quadripodi, a meno di tentare la complessa correzione chirurgica della posizione della rotula, non sempre coronata da successo.

Secondo il GMFCS for Cerebral Palsy (Palisano et al., 1997; Russell et al., 2002) i diplegici di questa forma sono inquadrabili al livello III.

TERZA FORMA (funamboli)

Nella terza forma di diplegia, a differenza delle precedenti, i bambini che camminano senza bisogno di supporti ortopedici per gli arti superiori sono considerevolmente più numerosi di quelli che ne fanno uso. Complessivamente meno gravi sul piano motorio, questi diplegici presentano però spesso importanti disturbi dispercettivi. L'acquisizione di un cammino indipendente può richiedere perciò moltissimo tempo e restare a lungo una prestazione precaria, dipendente dallo stato emotivo del momento, dalle caratteristiche dell'ambiente e soprattutto dal comportamento assunto dagli adulti portatori di cura.

a) Con impiego di ausili per gli arti superiori (quadripodi come bilancieri)

Il capo è avanzato o eretto e il tronco è leggermente antepulso, con antiversione del bacino e modesta accentuazione della lordosi lombare. Le rotazioni fra i cingoli sono sufficientemente libere, specie in posizione seduta. Le anche sono abbastanza estese e vi è poca interferenza adduttoria (schema a forbice). Può esservi invece intrarotazione delle cosce, in genere asimmetrica, frutto di una progressiva accentuazione dell'antiversione dei colli femorali.

Per camminare, questi bambini oscillano a lungo tra il bisogno di impiegare supporti ortopedici per gli arti superiori e la capacità di farne completamente a meno. Iniziano in genere con un deambulatore anteriore a due ruote e due puntali, un po' appesantito, con cui si spostano saltando da un piede all'altro, anche se sarebbe meglio utilizzassero un carrello posteriore con meccanismi anti-arretramento per via del maggiore contenimento percettivo. Quando passano a supporti mobili, i quadripodi o i bastoni non vengono quasi mai appoggiati al suolo in modo ritmico e periodico durante l'avanzamento (schema a quattro tempi), mentre lo sono al momento di fermarsi e di restare fermi in piedi. I pazienti incontrano infatti molta difficoltà ad arrestare la marcia e a mantenersi eretti se lontani da possibili punti di appoggio. Da piccoli preferiscono quasi sempre bastoni lunghi, a volte vere e proprie aste "pastorali" (manici di scopa), per potersi assicurare una proiezione anteriorizzata del baricentro, una difesa dalle possibili cadute verso avanti e, soprattutto, una protezione rispetto alle eventuali cadute verso dietro (controllo dello spazio posteriore). Qualcuno riesce ad utilizzare anche un solo bastone. Prima di avanzare oscillano una o due volte il tronco sul piano frontale, come se dovessero "caricare" il pendolo. Appena partiti, sollevano da terra i quadripodi e, tenendoli a fianco del corpo ad arti superiori abdotti e semiestesi, li utilizzano come l'asta di un equilibrista che cammini sulla fune (funamboli). L'oscillazione del tronco continua ad avvenire prevalentemente sul piano frontale. In condizioni di difficoltà è possibile che questi soggetti facciano consapevolmente ricorso, come strategia semplificativa (coping solution, vedi cap. 14), alla progressiva accelerazione della marcia, specie in vista del punto di arrivo. Per conquistare accelerazione sfruttano l'equinismo di spinta, facendo perno sull'avampiede (pivot). Col tempo arrivano a camminare anche senza i bastoni, purché una persona dietro loro li tocchi con una mano sulla spalla schermando così lo spazio posteriore (facilitazione percettiva). Il contatto della mano (basta un dito solo) fornisce al bambino rassicurazione rispetto al conflitto di accettabilità scatenato dalle informazioni connesse alla relazione corpo-spazio, e in particolare al corpo in movimento nello spazio (vedi cap. 7). Nel proprio ambiente, questi stessi bambini si spostano appoggiandosi a mobili e pareti, finendo per dimenticare in giro i quadripodi. Il cammino con ausili può costituire per loro una prolungata fase di passaggio verso il cammino senza ausili.

In questa forma clinica di diplegia sono spesso presenti disturbi della coordinazione, cui conseguono parte delle difficoltà incontrate nei movimenti coniugati arto superiore-arto inferiore (andatura a quattro tempi). La strategia semplificativa adottata (coping solution, vedi cap. 14) consiste o nell'avanzamento simultaneo degli arti superiori (andatura a due tempi) oppure nell'avanzamento alternato arto superiore-arto inferiore con schema omolaterale.

La sequenza dei passi è abitualmente breve (passi a grappolo). Fra una sequenza e la successiva si assiste generalmente all'appoggio di almeno uno dei bastoni. Nonostante la scarsa fluenza, la velocità "di crociera" della marcia rimane discreta.

Se trovano un appoggio occasionale per almeno un arto superiore, i bambini riescono ad alzarsi da terra anche attraverso la manovra dell'half kneeling (cavalier servente), altrimenti si appoggiano con entrambe le mani a un supporto fisso di altezza opportuna e utilizzano l'estensione simultanea di entrambe le ginocchia.

Secondo il GMFCS for Cerebral Palsy (Palisano et al., 1997; Russell et al., 2002) i diplegici di questa forma sono inquadrabili al livello III e IV.

b) Senza necessità di ausili per gli arti superiori

Nel camminare i bambini eseguono un pendolo frontale di tronco, mantenendo a scopo di bilanciamento gli arti superiori semiestesi e abdotti, come se volessero idealmente appoggiarsi allo spazio laterale. Durante i movimenti oscillatori, che spesso non presentano carattere perfettamente ritmico, le mani, più o meno aperte, possono raggiungere e superare la linea delle spalle. Bacino e spalle oscillano in controtendenza (lateropulsione e traslazione frontale sull'arto in carico) con prevalenza del movimento delle spalle prima dell'allungamento chirurgico degli ischiocrurali mediali (pendolo frontale) e del bacino dopo di questo, forse per effetto di una riduzione della componente adduttoria. Il movimento delle spalle e l'oscillazione degli arti superiori (pendolo) risultano generalmente maggiori di quanto si osserva nei soggetti di questa stessa forma che utilizzano i bastoni. Se il bambino tiene un oggetto in mano, i movimenti delle braccia si riducono, rivelando una buona capacità di controllo delle reazioni associate, purché lo consenta la tolleranza percettiva raggiunta (vedi cap. 7). Il capo, abbastanza eretto, viene antepulso e retropulso ad ogni passo per trovare maggior equilibrio sul piano sagittale assieme alla variazione della posizione del bacino. Al momento di partire, gli arti superiori possono irrigidirsi con le mani chiuse o sollevarsi in posizione di startle.

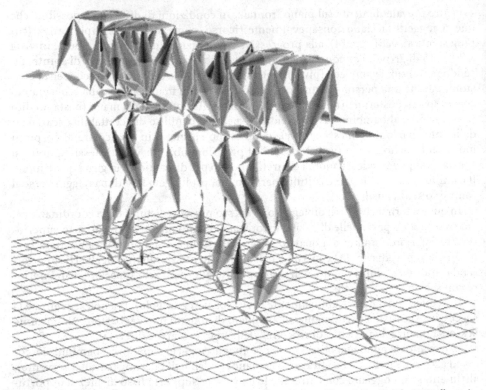

Fig. 8. *Diplegici "funamboli"* Stick diagram della deambulazione, piano semifrontale (vedi anche DVD allegato)

L'avanzamento avviene in modo propulsivo e abbastanza veloce. I bambini iniziano a oscillare sul piano frontale e accelerano successivamente in direzione sagittale, come per inseguire la continua caduta in avanti della proiezione del baricentro (Fig. 8). Essi incontrano difficoltà a fermarsi, competenza acquisita tardivamente e il più delle volte con necessità di tre quattro passi di assestamento per spegnere il movimento pendolare del tronco sul piano frontale. Spesso i pazienti, per arrestare la marcia, si afferrano a qualcuno o vanno a fermarsi contro qualcosa, arrivando quasi sempre un po' troppo "pesanti". Col tempo aumentano la lunghezza del passo e riescono a fermarsi anche a comando. Durante la marcia, i bambini possono ricercare lateralmente un appoggio occasionale al muro o a quel che capita, specie se hanno necessità di modificare la direzione di avanzamento. Durante gli "attraversamenti" più lunghi, gli arti inferiori assumono uno schema di modesta flessione dell'anca (a volte risolvibile al termine della fase di appoggio), di rotazione interna della coscia (spesso asimmetrica), con flessione del ginocchio (a volte recurvato nel tentativo di far appoggiare a terra l'intera pianta) e di varo-supinazione del piede. Un emilato può risultare più avanzato dell'altro e un arto inferiore maggiormente intraruotato, con conseguente asimmetria nella lunghezza dei passi anteriori (step). Da fermi, i bambini riescono a estendere o iperestendere le ginocchia. Il piede prende contatto al suolo con la punta (equinismo di sospensione e inversione dello schema del passo) e accentua la plantiflessione al termine della fase di appoggio (equinismo di spinta). La caduta del piede in volo può essere ridotta dal ricorso al momento dello stacco a una reazione di piazzamento (placing), in grado di fa-

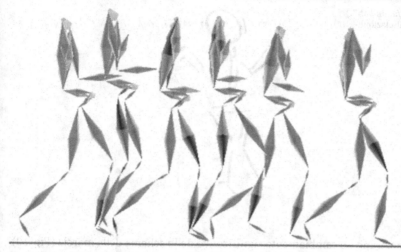

Fig. 9. Diplegici *"funamboli"* Stick diagram della deambulazione, piano laterale (vedi anche DVD allegato)

cilitare la contrazione dei dorsiflessori e degli estensori delle dita, reclutati in catena cinetica inversa. Il compenso si accentua indossando calzature ortopediche che proteggano le dita, come avviene per la rotazione interna delle cosce. Il pivot avviene sull'avampiede, almeno fino alla chirurgia funzionale scheletrica (derotazione dei colli femorali). La velocizzazione, che permette il superamento della paura ma conduce a un affollamento dei passi, è una strategia di compenso che almeno inizialmente andrebbe rispettata (evitando perciò una chirurgia funzionale troppo precoce e l'adozione di tutori AFO). Questi pazienti mancano dei paracadute posteriori per gli arti superiori, ma riescono a posteriorizzare in una certa misura i paracadute laterali, ruotando il cingolo scapolare su quello pelvico.

Lo schema finale della marcia può mostrare arti superiori che oscillano consensualmente in direzione dell'arto inferiore in appoggio, mantenendosi abitualmente al di sotto della linea delle spalle (Fig. 9).

L'adduzione non risulta mai eccessiva e l'alzarsi da terra con appoggio può avvenire, anche senza specifica richiesta, in half kneeling (cavalier servente) o come alla partenza della corsa veloce, specie se manca la possibilità di utilizzare un appoggio occasionale per almeno una mano.

> *"I bambini che hanno una colonna dorsale diritta ed eretta con lordosi di quella lombare (per la spasticità flessoria alle anche, specie dell'ileopsoas) useranno alternare la flessione laterale del tronco dalla cintola in su per portare le gambe rigide in avanti. Mentre una persona normale ha una motricità duttile delle gambe ed un tronco relativamente stabile, questi bambini mostrano una eccessiva mobilità del tronco e gambe rigide (andatura ad anatra)"* (Bobath, 1980)

Fig. 10. *Diplegici "funamboli"*
Pattern della deambulazione

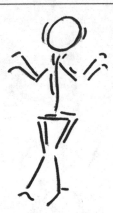

I pazienti mostrano un cambiamento significativo dello schema della marcia (Fig. 10) quando vengono operati a ischiocrurali mediali e adduttori (prima tappa): all'anca compare leggera abduzione con accentuazione dell'intrarotazione, al ginocchio recurvato e al piede varo-supinazione, con tendenza a portare il pivot sul bordo antero-esterno dell'avampiede. In questa forma risulta perciò svantaggioso un intervento chirurgico troppo precoce e soprattutto una riduzione eccessiva della spasticità. Per la correzione dell'intrarotazione dei femori, tramite la derotazione scheletrica sottotrocanterica prossimale o iuxtaepifisaria distale (seconda tappa), è bene attendere l'inizio dell'adolescenza.

Sul piano percettivo questi diplegici mostrano importanti problemi di controllo dello spazio posteriore. All'esordio della marcia richiedono la costante presenza di una persona che cammini dietro di loro. Quando divengono più sicuri, l'accompagnatore può camminare anche di fianco o davanti a loro, purché li segua costantemente con lo sguardo e parli con loro (contatto visivo-verbale). I pazienti hanno in genere una bassa autostima e costruiscono gradualmente la consapevolezza di essere capaci di camminare autonomamente basandosi sull'opinione dell'adulto portatore di cure.

La propulsività della marcia e la posizione delle braccia tendono ad essere giustificate più sul piano dei disturbi dispercettivi (vedi cap. 7) che non su quello della mancanza di equilibrio e di coordinazione. Quando si staccano dalla mano dell'adulto, il miglioramento del controllo percettivo si riconosce dal progressivo abbassamento degli arti superiori e dall'aumento della libertà dei movimenti pendolari di capo, collo, cingolo scapolare e bacino.

Fra l'esordio della marcia e l'acquisizione del cammino indipendente può passare moltissimo tempo (rispetto alla prestazione attesa il paziente resta sempre ..."lì - lì per").

Se vengono addestrati all'utilizzo dei bastoni e accettano di usarli, possono adottare con sufficiente padronanza e discreta velocità lo schema a quattro tempi, ma conservano la difficoltà di sincronizzare perfettamente lo spostamento degli arti superiori con quello degli arti inferiori.

Non tutti i pazienti presentano però disturbi dispercettivi importanti o li mantengano fino all'età scolare. Chi non ha problemi dispercettivi arriva a camminare precocemente iperestendendo per lo più il ginocchio e risolvendo la flessione dell'anca al termine della fase di appoggio.

A terra questi soggetti imparano presto a muoversi rapidamente a gatto o a lepre, spesso con avanzamento quasi simultaneo degli arti superiori e scarsa sincronizzazione di questi con i movimenti degli arti inferiori.

I bambini con disturbi dispercettivi si muovono invece più lentamente, nonostante posseggano una buona rotazione fra i cingoli, arrivando "addirittura" a preferire il cammino assistito alla locomozione orizzontale. Anche da seduti i bambini con disordini percettivi risultano abbastanza immobili, preferendo di gran lunga rifugiarsi nel verbale (raccontare) che compiere azioni (vedi cap. 11 e cap. 12).

Diplegia terza forma (funamboli)
- Arti superiori sollevati lateralmente
- Tronco leggermente antepulso con lordosi lombare
- Pendolo frontale
- Bacino: elevazione controlaterale, traslazione frontale
- Avanzamento: schema propulsivo e pivot al piede
- Piede: equino di contatto e di spinta
- Fulcro: tronco / piede
Elemento connotativo: pendolo frontale di tronco

Secondo il GMFCS for Cerebral Palsy (Palisano et al., 1997; Russell et al., 2002) i diplegici di questa forma sono inquadrabili al livello II, III e IV.

QUARTA FORMA (temerari)

Questa forma di diplegia è caratterizzata dalla completa assenza di disturbi dispercettivi (controllo dello spazio e tolleranza dello sbilanciamento), almeno dal momento dell'acquisizione del cammino in avanti. Anche la compromissione motoria è decisamente meno grave ed i bambini presentano perciò un'evoluzione della marcia sostanzialmente favorevole. Non hanno necessità di bastoni o di altri ausili per gli arti superiori, perché raggiungono una buona fissazione prossimale e un discreto equilibrio, specie se si tiene conto della riduzione della base di appoggio prodotta dall'equinismo di stance.

Nella diplegia della quarta forma si possono identificare due sottogruppi con gravità decrescente, secondo che la compromissione motoria sia distribuita in modo omogeneo o prevalga distalmente. Un terzo sottogruppo è rappresentato dalle forme con asimmetria importante, frequentemente indicate anche come "doppie emiplegie".

a) Generalizzati

La distribuzione dei disturbi motori può mostrare ugualmente un'accentuazione prossimo-distale, ma, a differenza delle forme distali propriamente dette, è possibile osservare anche una modesta interferenza adduttoria (schema a forbice). Durante la marcia il bacino è antiverso e obbliga il paziente a un'accentuazione della lordosi lombare o a mantenere il tronco un po' antepulso. Le spalle e le anche oscillano in controtendenza e sono possibili discrete rotazioni fra i cingoli. Gli arti superiori vengono tenuti leggermente abdotti per compiti di bilanciamento, con gomiti semiestesi, polsi e mani rilasciati. Agli arti inferiori possono essere presenti leggere asimmetrie, in particolare per le componenti di flessione ed intrarotazione, che conferiscono durante la marcia una leggera obliquità al piano di progressione del corpo (Fig. 11). In stazione eretta i pazienti incontrano difficoltà nel soppesamento, finendo per mantenere il carico più su un arto che sull'altro e per asimmetrizzarsi. Nel tentativo di far appoggiare i talloni per terra, generalmente in valgo-pronazione, alcuni soggetti possono flettere le anche, con antepulsione del tronco, e sollecitare le ginocchia in iperestensione (hidden equinus, Miller et al., 1995). Prima di partire i bambini si sollevano sulle punte (equinismo di avvio). Durante la marcia è comune un equinismo di sospensione seguito da un equinismo di contatto (con componenti anche di varismo), mentre l'equinismo di appoggio torna a ridursi al momento di fermarsi, come avviene nella stazione eretta. Sono perciò controindicate ortesi AFO, inibizioni chimiche della spasticità e correzioni chirurgiche specie se molto precoci. L'equinismo di sospensione apparentemente si aggrava quando viene affrontato chirurgicamente l'Achille, per l'impossibilità di irrigidire l'articolazione tibiotarsica e il conseguente aumento dell'escursione articolare libera. Per facilitare la dorsiflessione del piede durante la fase di volo, i pazienti possono ricorrere a reazioni di piazzamento (placing), favorite dalla rotazione interna dell'arto inferiore. È frequente un irrigidimento del ginocchio all'inizio della fase di sospensione e la comparsa di un movimento di estensione a scatto al momento del trasferimento del carico. È anche possibile osservare un'abnorme reazione allo stiramento del tricipite surale e dei cavisti, che anticipa la comparsa dell'equinismo di spinta subito dopo il passaggio della verticale. All'esordio del cammino i bambini possono mostrare elementi di ipoposturalità ("tono basso"), con frequente ricorso al reclutamento. La resistenza complessiva alla marcia risulta tuttavia buona.

I bambini diplegici di questa forma si staccano precocemente accontentandosi di camminare "come possono". In un primo tempo, non sapendo come fermarsi, tendono a buttarsi a terra sulle ginocchia, a cosce intraruotate ed addotte. Non hanno paura di cadere né di farsi male. In virtù del loro discreto equilibrio sono tanto rapidi nel la-

Fig. 11. *Diplegici "temerari"*
Pattern della deambulazione

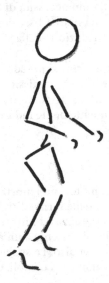

sciarsi andare a terra quanto agili nel rialzarsi e ripartire. Presto raggiungono la capacità di arrestare la marcia senza ricorrere a passi di aggiustamento successivi al comando ricevuto. Sono molto abili anche nella corsa (dalla quale sembrano ricavare le coordinate per il cammino) come nel superamento degli ostacoli. Alcuni di loro quando corrono irrigidiscono le ginocchia (stiff knee) conferendo alla corsa il carattere del cammino veloce a piccoli passi. Quando si alzano da terra, possono utilizzare la manovra del mezzo cavalier sevente o ginocchio (half kneeling); altrimenti tendono a proiettarsi in avanti estendendo contemporaneamente le ginocchia e iniziando immediatamente a camminare (Fig. 12 e Fig. 13).

Secondo il GMFCS for Cerebral Palsy (Palisano et al., 1997; Russell et al., 2002) i diplegici di questa forma sono inquadrabili al livello II e III.

b) Distali

Questi bambini incontrano difficoltà a restare fermi in piedi, particolarmente in posizione simmetrica, ma non a fissarsi prossimalmente. Generalmente caricano più su un piede che sull'altro, alternando frequentemente il carico. L'arto non in carico può mostrare il ginocchio semiflesso e il tallone sollevato da terra; l'arto in carico mantiene il ginocchio esteso, in rotazione interna, e l'appoggio su tutta la pianta. Questo schema si accentua a piedi nudi. Al bambino risulta infatti particolarmente difficile bilanciare la reazione di sostegno fra i due arti inferiori (soppesamento), tollerare percettivamente il carico e sopportare la tensione del tricipite surale (abnorme reazione allo stiramento).

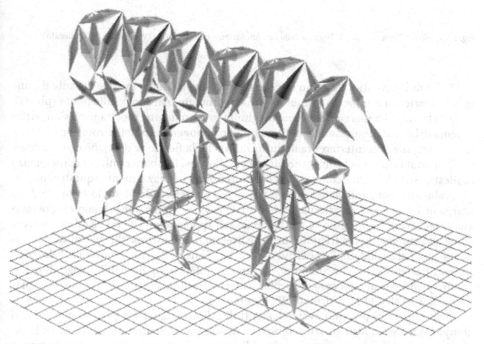

Fig. 12. *Diplegici "temerari"* Stick diagram della deambulazione, piano semifrontale (vedi anche DVD allegato)

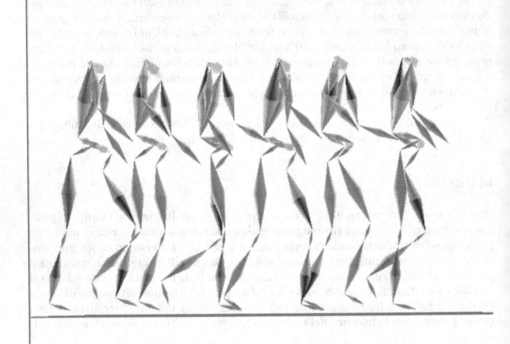

Fig. 13. *Diplegici "temerari"* Stick diagram della deambulazione, piano laterale (vedi anche DVD allegato)

Da fermi i pazienti sollecitano il piede in valgo-pronazione, mentre durante il cammino lo caricano più spesso in equino-varismo, ruotando al suolo sulla punta (pivot).

Lo schema della marcia, che viene raggiunta precocemente, mostra inversione dello schema del passo (equinismo di contatto, pieno appoggio e spinta) e rotazione interna delle cosce, ma non interferenza adduttoria. Anche la flessione di anche e ginocchia è più contenuta che nella forma generalizzata e la lordosi lombare risulta di conseguenza modesta. Anziché usare come compenso la reazione di piazzamento, questi diplegici generalmente steppano, sollevando il ginocchio e strisciando al suolo la punta della scarpa nella zona antero-esterna per effetto della varo-supinazione dinamica. Possono anche recurvare il ginocchio "a scatto" in fase di appoggio monopodale (abnorme reazione allo stiramento del tricipite surale) e presentare all'inizio della fase di sospensione il segno del cosiddetto "ginocchio rigido" (stiff knee). Poiché sfruttano la velocizzazione, i pazienti generalmente non ricavano grande vantaggio dall'impiego di ortesi gamba-piede, che in ogni caso dovrebbero essere flessibili alla punta o, come consigliano Buckon et al. (2001), articolate alla tibiotarsica.

Alcuni bambini possono avere elementi di asimmetria, senza però svincolare mai completamente fra loro gli arti inferiori (a differenza di quanto può avviene nella diplegia asimmetrica o doppia emiplegia). Gli arti superiori vengono mantenuti in buona

Fig. 14. *Diplegici "temerari"*
Pattern della deambulazione

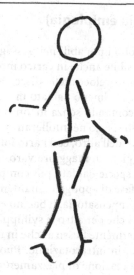

posizione e mostrano durante la marcia movimenti pendolari che, quando aumenta la velocità, possono ridursi in conseguenza della liberazione dei movimenti associati. Le rotazioni fra i cingoli sono quasi completamente libere. L'equilibrio complessivo è buono e il ritmo della marcia fluente (Fig. 14).

Questi bambini sono capaci di camminare all'indietro, di correre, di saltare. Non incontrano alcuna difficoltà a fermarsi a comando. Imparano presto ad alzarsi da terra in half kneeling senza alcun bisogno di passi di aggiustamento successivi al primo.

A terra acquisiscono abbastanza precocemente strisciamento e rotolamento e sono in grado entro i due anni di età di spostarsi velocissimi a gatto. Raramente adottano lo spostamento sul sedere, in questo caso iniziando in tempi un po' più lunghi.

Il termine "distale" sta ad indicare la distribuzione del disturbo motorio, presente a livello del piede o al massimo del ginocchio, dell'avambraccio e della mano.

Un'estensione progressiva del difetto in senso prossimale, in un paziente esordito come diplegico distale, deve far sospettare la presenza di una paraparesi spastica familiare o di altre forme ad eziologia genetica.

Secondo il GMFCS for Cerebral Palsy (Palisano et al., 1997; Russell et al., 2002) i diplegici di questa forma sono inquadrabili al livello I e II.

Diplegia quarta forma (temerari)
- Arti superiori abbassati
- Tronco verticale, leggermente antepulso
- Pendolo in controtendenza fra spalle e bacino
- Bacino con buona fissazione prossimale
- Avanzamento: intrarotazione all'anca
- Piede: equino di avvio e spinta, possibili placing
- Fulcro: anca / piede
Elemento connotativo: accentuazione dell'equinismo all'avvio della marcia

c) Asimmetrici (doppia emiplegia)

Questi pazienti diplegici sono i più abili nei passaggi di postura, nel bilanciamento in stazione eretta (spesso possibile anche in carico monopodale), nella partenza e nell'arresto della marcia, nella corsa veloce, nella dissociazione fra i cingoli e nei movimenti pendolari degli arti superiori, almeno dal lato meno compromesso. Essi riescono a interrompere il cammino a comando senza incontrare difficoltà, perché non hanno disturbi della percezione dello spazio né intolleranza del movimento. Presentano un emilato decisamente più colpito dell'altro, con l'arto inferiore più intraruotato, il ginocchio più flesso ed il piede atteggiato in maggiore varo-supinazione, assai più raramente in valgo-pronazione. L'anca, specie dal lato più compromesso, può non risolvere la flessione al termine della sua fase di appoggio, mantenendo la pelvi in antiversione e il rachide lombare in lordosi compensatoria. Il bacino appare abitualmente sollevato dal lato più compromesso, senza che per altro si sviluppi scoliosi. Il ginocchio dell'arto inferiore più colpito resta leggermente flesso anche in mid stance; più raramente può essere recurvato, generalmente in intrarotazione. Può essere presente un piede cadente, che giustifica il ricorso alla reazione di piazzamento al termine della fase di appoggio e che può rendersi più manifesto dopo la correzione chirurgica dell'equinismo, per l'aumento dell'ampiezza del movimento articolare libero. Durante la fase di volo può essere presente un'abnorme reazione allo stiramento degli ischiocrurali, favorita dall'antiversione del bacino, che limita la lunghezza del passo anteriore.

I pazienti da fermi preferiscono equilibrarsi in asimmetria, mentre iniziata la marcia tendono a simmetrizzarsi, accentuando "per simpatia" l'equinismo dal lato meno colpito; durante la corsa veloce rafforzano le reazioni associate specie all'arto superiore più colpito (flessione del gomito, pronazione dell'avambraccio, tendenza a una maggior chiusura della mano) (Fig. 15).

I bambini si alzano da terra separando spontaneamente gli arti inferiori (half kneeling) anche senza addestramento fisioterapico, poiché l'interferenza adduttoria è sempre molto contenuta o del tutto assente.

La marcia viene acquisita precocemente. Non sono presenti problemi di resistenza. Molti pazienti riescono anche a saltellare su un piede solo.

Fig. 15. *Diplegici "asimmetrici"*
Pattern della deambulazione

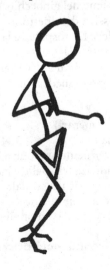

La posizione seduta non presenta variazioni significative. A volte è presente una leggera obliquità con retroversione di bacino, generalmente in rapporto con la maggior tensione degli ischiocrurali del lato più compromesso.

Nella manipolazione un arto superiore può mostrare elementi discinetici che possono essere resi clinicamente più manifesti ricorrendo al test di Fog.

Nel gattonamento i bambini possono mostrare elementi di asimmetria nell'avanzamento degli arti inferiori e di dissincronia fra lo spostamento di questi e quello dei superiori. In genere prediligono procedere a lepre. Raramente viene favorito lo spostamento sul sedere o quello di tre quarti tipico delle emiparesi.

Secondo il GMFCS for Cerebral Palsy (Palisano et al., 1997; Russell et al., 2002) i diplegici di questa forma sono inquadrabili al livello I e II.

Bibliografia

Bianchini E (2003) Tesi di Dottorato in Neuroscienze dell'Età Evolutiva. Università di Pisa

Bobath K (1980) A neurophysiological basis for the treatment of cerebral palsy. CDM 75, London, Heinemann

Boyd RN, Graham JEA, Nattrass GR, Graham HK (1999) Medium-term response characterization and risk factor analysis of botulinum toxin type A in the management of spasticity in children with cerebral palsy. Eur Journ Neurol 6:S37-S46

Colver AF, Sethumanhavan T (2003) The term diplegia should be abandoned. Arch Dis Child 88:286-290

Hagberg B, Hagberg G, Orlow I (1975) The changing panorama of cerebral palsy in Sweden 1954-70. 1: Analysis of general changes. Acta Paediatr Scand 64:187-192

Hagberg B (1989) Nosology and classification of cerebral palsy. Giorn Neuropsich Età Evol suppl 4:12-17

Hoffer MM, Feiwell E, Perry R et al (1973) Functional ambulation in patients with myelomeningocele. J Bone Joint Surg Am 5:137-148

Ingram TTS (1955) A study of cerebral palsy in the childhood population of Edinburgh. Arch Dis Child 30:85-98

Gage JR (1991) Gait analysis in cerebral palsy. CDM 121, Oxford, Blackwell Scientific

Little J (1862) On the influence of abnormal parturition, difficult labours, premature birth, and asphyxia neonatorum on the mental and physical condition of the child, especially in relation to deformities. Trans Obstet Soc London 3:293

MacKeith RC, Mackenzie ICK, Polani PE (1959) The Little Club memorandum on terminology and classification of cerebral palsy. Cerebral Palsy Bulletin 5:27-35

McIntosh N, Helms PJ, Smyth RL (Eds) (2003) Forfar and Arneil's Textbook of Pediatrics, 6th Ed. Churchill Livingstone, London

Milani Comparetti A (1965) La natura del difetto motorio nella paralisi cerebrale infantile. Infanzia Anormale 64:587-628

Milani Comparetti A (1978) Classification des infirmités motrices cérébrales. Médicine et Hygiène 36:2024-2029

Minear WL (1956) A classification of cerebral palsy. Pediatrics 18:841-845

Morrissy RT, Weinstein SL (Eds) (2001) Love 11 and Winter's Pediatric Orthopaedics, 5th Edition, Saunders, Philadelphia

Palisano R, Rosenbaum P, Walter S, Russel S, Wood E, Galuppi B (1997) Development and reliability of a system to classify gross motor function in children with cerebral palsy. Dev Med Child Neurol 39:214-223

Rodda J, Graham HK (2001) Classification of gait patterns in spastic hemiplegia and diplegia: a basis for a management algorithm. Europ Journ of Neurol 8:98-110

Russell D, Rosenbaum P, Avery LM, Lane M (2002) Gross Motor Function Measure (GMFM-66 and GMFM-88) User's Manual. Clinics in Developmental Medicine 159 Mac Keith Press, Cambridge

Sachs B, Petersen F (1890) A study of cerebral palsies of early life. J Nerv Ment Dis 17:295-332

Sutherland DH, Davids JR (1993) Common gait abnormalities of the knee in cerebral palsy. Clin Orthopedics Related Res 288:139-149

Letture consigliate

Bax M (1964) Terminology and classification of cerebral palsy. Dev Med Child Neurol 6:295-297

Freud S (1897) Die infantile Cerebrallahrnung. In: Nothnagel J. (ed) Spezialle pathologie und therapie. Band IX, Th. 111. Vienna Holder. The Infantile Cerebral Palsies Translated by Russin LA (1968). University of Miami Press, Miami

Appendice

Semeiotica cinematica del cammino patologico

Adriano Ferrari

Per facilitare il riconoscimento visivo e la valutazione clinica dei segni connotativi del cammino patologico del bambino diplegico, distinti per ciascuna stazione di movimento, riteniamo utile riportare un dettagliato schema interpretativo ricavato da quanto presente in letteratura ed in particolare dal fondamentale lavoro di Jaqueline Perry (1992), rivisitato e sviluppato attraverso la specifica esperienza del nostro gruppo. Nello schema vengono anche riportate le soluzioni più idonee a compensare ciascun difetto, anticipando quanto sarà sviluppato nel prossimo volume sul trattamento delle PCI (Ferrari e Cioni, 2005).

Piede

Eccessiva flessione plantare (equinus)

Produce generalmente
- compromissione dell'allineamento verticale del corpo (raddrizzamento);
- perdita di progressione del corpo durante la fase di appoggio (stance);
- riduzione della lunghezza del passo singolo (step);
- riduzione della velocità di avanzamento complessiva;
- compromissione dell'equilibrio sia statico sia dinamico.

Equinismo di contatto
(inversione dello schema di appoggio)

Cause
- influenza dello schema locomotorio primitivo;
- influenza dello schema estensorio primitivo;
- contrattura/retrazione dei flessori plantari, specie del soleo;
- cocontrazione tra plantiflessori e dorsiflessori con inevitabile prevalenza dei primi;
- abnorme reazione allo stiramento degli ischiocrurali in terminal swing, con conseguente accorciamento funzionale in stance dell'arto inferiore per flessione del ginocchio e quindi necessità di una plantiflessione compensatoria della caviglia;
- deficit di attivazione dei dorsiflessori o loro eccessiva debolezza durante la mid e la terminal swing.

Caratteristiche
- produce inversione della sequenza di appoggio (dalla punta al tallone), impedisce il rotolamento sul calcagno (I fulcro) ed a volte anche quello sulla caviglia (II fulcro);
- se la tibiotarsica è libera, l'equinismo si riduce bruscamente quando aumenta il carico sul piede o più lentamente se la contrattura/retrazione del tricipite cede solo sotto il peso del corpo. In entrambi i casi la tibia resta verticale;

- in stance richiede movimenti compensatori in altre sedi quali: un'iperestensione di ginocchio, se la tibia arretra rispetto al piede sotto la spinta del peso del corpo, oppure una flessione di ginocchio (che può anche essere il difetto primitivo) e di anca, se la tibia avanza.

Soluzioni
- tutori gamba-piede (AFO) ad azione antiequino in materiale resistente alla trazione;
- gessi inibitori seriali seguiti da tutori AFO;
- rilasciamento muscolare con farmaci topici (tossina botulinica, alcol, fenolo) dei plantiflessori estrinseci;
- chirurgia ortopedica funzionale delle parti molli.

Equinismo di pieno appoggio
(mid stance)

Cause
- esagerazione della reazione di sostegno (primitiva o patologica);
- contrattura/spasticità del tricipite surale (soleo/gastrocnemio);
- irradiazione muscolare patologica ai plantiflessori estrinseci specie a partenza dal quadricipite (stiff knee);
- intolleranza percettiva al carico (avoiding).

Caratteristiche
- blocca alla caviglia il rotolamento della gamba sul piede (II fulcro). Questo viene sostituito dal rotolamento sulla punta (articolazioni metatarsofalangee, III fulcro), anche in caso di impiego di ortesi AFO. A seconda della geometria dei tutori, il rotolamento può avvenire con fulcro all'articolazione metatarsofalangea (punta flessibile) o attorno alla punta della calzatura (punta rigida);
- anticipa la fase di spinta o comunque si accentua subito dopo il passaggio della verticale;
- sollecita l'avampiede in valgo-pronazione o in varo-supinazione (con possibile comparsa di un equino mascherato);
- per posizionare il vettore corporeo sopra l'area di contatto del piede, esige compensi a livello del ginocchio (iperestensione o flessione), dell'anca (estensione o flessione) e del bacino (antiversione o retroversione);
- riduce la lunghezza del passo controlaterale;
- aumenta nel cammino a piedi nudi;
- evoca sincinesie patologiche nell'arto superiore omolaterale.

Soluzioni
- rilasciamento muscolare con farmaci sistemici (baclofen, tizanidina, dantrolene, ecc.);
- rilasciamento muscolare con farmaci distrettuali (baclofen intratecale);
- rilasciamento muscolare con farmaci topici (tossina botulinica, alcol, fenolo) del gastrocnemio esteso anche al soleo nelle emiplegie (Berweck e Heinen, 2003);
- plantari antishock;
- tutori AFO con punta flessibile, specie dopo inibizione chimica della spasticità.

Equinismo mascherato
(mid stance)

Cause
- contrattura/retrazione moderata dei plantiflessori estrinseci con cedimento struttu-rale dei cavisti (plantiflessori intrinseci).

Caratteristiche
- lo sfondamento dell'articolazione mediotarsica può favorire l'eversione (più fre-quentemente) o l'inversione del piede, con conseguente valgo-pronazione o varo-su-pinazione;
- il calcagno resta sollevato, mentre il mesopiede e l'avampiede sono in contatto con il terreno;
- il ginocchio viene sollecitato in valgo dall'eversione, con tibia in extratorsione, ed in varo dall'inversione, con tibia in intratorsione.

Soluzioni
- plantari avvolgenti a conca tallonica in calzature predisposte con rialzo al tacco;
- tutori AFO a spirale semplice o doppia;
- chirurgia ortopedica funzionale combinata delle parti molli e dello scheletro.

Equinismo di spinta
(pre-swing)

Cause
- abnorme reazione allo stiramento del tricipite surale e degli altri plantiflessori.

Caratteristiche
- compare verso la fine della fase di appoggio, che diviene più corta;
- favorisce un equinismo di sospensione (piede cadente, foot drop) in initial swing.

Soluzioni
- rilasciamento muscolare con farmaci antispastici sistemici (baclofen, tizanidina, dantrolene, ecc.);
- rilasciamento muscolare con farmaci antispastici distrettuali (baclofen intratecale);
- rilasciamento muscolare con farmaci antispastici topici (tossina botulinica, alcol, fe-nolo) sui plantiflessori estrinseci;
- non tutori ma calzature ortopediche predisposte e plantari antishock.

Equinismo strutturale

Cause
- retrazione del mesenchima di supporto del tricipite surale.

Caratteristiche
- può ridursi parzialmente durante la fase di pieno appoggio per l'azione di progressi-vo stiramento muscolare esercitata dal carico;

- non scompare in narcosi;
- può combinarsi a valgo-pronazione o a varo-supinazione del piede conducendo a un equino mascherato con conseguente sollecitazione del ginocchio in varo-valgo e della tibia in intratorsione-extratorsione;
- esige compensi a livello di ginocchio (iperestensione o flessione), di anca (estensione o flessione) e di bacino (antiversione o retroversione);
- può ridurre la lunghezza del passo controlaterale.

Soluzioni
- solo fisioterapia se la retrazione è modesta e recente (stiramento muscolare);
- fisioterapia ed ortesi a correzione progressiva nella fase intermedia, se la retrazione è divenuta più importante;
- chirurgia ortopedica funzionale delle parti molli nella fase stabilizzata, se la retrazione è diventata severa.

Equinismo funzionale

Cause
- eccessiva lunghezza dell'arto inferiore controlaterale, abitualmente per mancata flessione del ginocchio in mid swing;
- eccessivo accorciamento dell'arto in carico, abitualmente per mancata estensione del ginocchio in mid stance.

Caratteristiche
- raggiunge il suo culmine durante il passaggio della verticale dell'arto controlaterale in volo (zenith cross);
- evita la zoppia e l'asimmetria dei movimenti pendolari del tronco.

Soluzioni
- non deve essere trattato l'equinismo, ma la causa che lo produce.

Equinismo per semplificazione

Cause
- incapacità del sistema nervoso di controllare simultaneamente sequenze di movimento complesse.

Caratteristiche
- riduzione delle stazioni, delle direzioni e delle ampiezze di movimento (semplificazione);
- ricorda quanto avviene fisiologicamente all'esordio della marcia nel bambino sano;
- compare nelle fasi iniziali del recupero postlesionale della funzione locomotoria;
- può essere interpretato come spasticità adattiva.

Soluzioni
- fisioterapia;
- tutori AFO e coscia-gamba-piede (KAFO) articolati liberi al ginocchio.

Equinismo durante la fase di sospensione
(piede cadente)

Cause
- deficit di attività dei dorsiflessori del piede (per perdita di forza muscolare, incapacità di reclutamento, errori di timing, prevalenza dello schema estensorio, sinergie patologiche, ecc.).

Caratteristiche
- possibile strisciamento della punta al suolo;
- ostacolato avanzamento dell'arto inferiore per freno alla flessione dell'anca;
- accorciamento del passo anteriore;
- aumentato consumo energetico per necessità di meccanismi compensatori;
- eventuale utilizzo della reazione di piazzamento (placing) per facilitare l'attivazione muscolare dei dorsiflessori in catena cinetica inversa;
- richiede meccanismi compensatori quali: steppage (esagerata flessione di anca e conseguentemente di ginocchio); abduzione-circonduzione della coscia (schema falciante); inclinazione laterale del tronco opposta al lato affetto (pendolo frontale); sollevamento omolaterale dell'emibacino; equinismo funzionale dal lato opposto (controlateral vaulting);
- favorisce l'equinismo di contatto per caduta della punta del piede (foot drop);
- se per ottenere un contatto di calcagno viene sfruttato il meccanismo del pass-retract (vedi oltre), la caduta della punta avviene immediatamente dopo aver preso contatto al suolo con il tallone (foot slap).

Soluzioni
- tutori AFO - KAFO antiequino realizzati con materiale in grado di resistere alle forze di trazione;
- raramente chirurgia ortopedica funzionale (trasferimenti muscolari pro dorsiflessione).

Equinismo per cocontrazione

Cause
- abnorme attività dei plantiflessori che sovrasta l'azione dei dorsiflessori.

Caratteristiche
- abitualmente compare nel distacco distonico (sollevamento farfalleggiante);
- difficoltà ad infilare le calzature per reazione di afferramento delle dita.

Soluzioni
- rilasciamento muscolare con farmaci antispastici topici (tossina botulinica, alcol, fenolo) sui plantiflessori estrinseci;
- tutori AFO antiequino.

Equinismo per intolleranza percettiva

Cause
- dipende dalla reazione di avoiding o dalla reazione di fuga.

Caratteristiche
- è tipico delle forme discinetiche comprese le emidistonie;
- è influenzato dal peso e dalle caratteristiche strutturali della calzatura;
- la modalità di distacco del piede cambia ogni volta, il tipo di errore è perciò instabile;
- possono comparire reazioni associate all'arto superiore, al tronco, al capo o alla bocca;

Soluzioni
- calzature ortopediche con suola antishock;
- solette in silicone.

Equinismo per ipercinesia

Cause
- paralisi cerebrali infantili di tipo discinetico.

Caratteristiche
- è mutevole per forma e per intensità.

Soluzioni
- tutori AFO a spirale semplice o doppia con ridotta superficie di contatto;
- farmaci antidistonici ad azione centrale.

Equinismo per ostinazione

Cause
- ritardo mentale e altri disturbi del comportamento.

Caratteristiche
- incapacità di prendere atto dell'errore e di modificare la prestazione.

Soluzioni
- fisioterapia compatibilmente alla capacità di apprendere del paziente ed alla sua collaborazione al trattamento;
- tossina botulinica ed ortesi AFO.

Equinismo anteriore

Cause
- forme eredo-familiari di paralisi cerebrale.

Caratteristiche
- la tibiotarsica è normale, mentre l'avampiede si presenta in equinismo (cavismo del mesopiede e caduta della punta);

- può essere doloroso al carico.

Soluzioni
- tutori AFO rigidi alla punta;
- chirurgia ortopedica funzionale dello scheletro senza allungamento del tendine di Achille.

Eccessiva flessione dorsale *(calcaneous)*

Talismo

Cause
- ipoposturalità, esaurimento della reazione di sostegno;
- debolezza dei plantiflessori estrinseci, specie del soleo;
- eccessiva lunghezza del tricipite surale (post-chirurgica o da cedimento strutturale).

Caratteristiche
- riduce il sollevamento del calcagno in terminal stance annullando la fase di spinta. I passi risultano perciò più corti e la velocità del cammino rimane bassa;
- in terminal stance induce una rotazione dinamica del bacino verso dietro perché l'arto inferiore interessato risulta relativamente più corto (Perry, 1992);
- contribuisce ad un cammino a ginocchio flesso (crouch gait) per le sfavorevoli condizioni di lavoro del quadricipite (compromissione della coppia estensoria). Il quadricipite infatti non può ristabilire l'estensione del ginocchio perché, non appena agisce per portare in avanti il femore, l'intera massa del corpo si sposta in avanti. Questo fatto aumenta il vettore di dorsiflessione della caviglia conducendo a un'ulteriore inclinazione tibiale. L'azione del gastrocnemio può produrre un effetto flettente al ginocchio nello stesso momento in cui tenta di sostituire il soleo alla caviglia;
- aumenta l'instabilità in stance;
- produce maggior affaticamento complessivo.

Soluzioni
- tutori AFO antitalo realizzati in materiale in grado di resistere alle forze di compressione.

Ginocchio

Ginocchio flesso
(crouch knee)

Cause
- schema locomotorio primitivo;
- contrattura/retrazione degli ischiocrurali, a volte compensatoria della ipoattività degli estensori dell'anca (grande gluteo e grande adduttore);
- abnorme reazione allo stiramento degli ischiocrurali alla flessione dell'anca in mid

swing, con conseguente loro contrazione patologica evidente al contatto del piede al suolo e a volte prolungata fino alla mid stance;
- contrattura/retrazione dell'ileopsoas con eccessiva antiversione del bacino che, specie se combinata a un'insufficiente plantiflessione della caviglia, aumenta la necessità di supporto (contrazione) da parte degli estensori dell'anca, specie degli ischiocrurali. Questi ultimi inoltre vengono stirati e trascinati verso l'alto;
- rotula alta per cedimento del legamento sottorotuleo;
- debolezza del tricipite surale, specie del soleo (piede talo);
- piede reflesso in caso di retrazione del tricipite surale, specie del gastrocnemio e di cedimento dei cavisti.

Caratteristiche
- compare alla loading response, che risulta più difficoltosa, e persiste per tutta la fase di stance;
- aumenta il momento flessorio al ginocchio con conseguente riduzione della resistenza del quadricipite e ulteriore evocazione dello schema estensorio primitivo (connotato dal ricorso all'equinismo);
- cammino a passi corti, con ginocchia flesse ed intraruotate, per azione anche del medio gluteo (Arnold et al., 2000);
- favorisce il contatto di pianta o l'inversione dello schema del passo
- favorisce il talismo o un progressivo sollevamento del calcagno in mid stance per migliorare l'equilibrio e facilitare il passaggio della verticale da parte dell'arto opposto in volo;
- favorisce la retroversione del bacino durante la fase di sospensione;
- se una eccessiva flessione del ginocchio perdura in terminal swing, diminuisce proporzionalmente la lunghezza del passo anteriore.

Soluzioni
- rilasciamento muscolare degli ischiocrurali con farmaci antispastici topici (tossina botulinica, alcol, fenolo);
- tutori KAFO articolati con arresto della flessione del ginocchio e della dorsiflessione del piede;
- chirurgia ortopedica funzionale (ischiocrurali, ileopsoas, legamento sottorotuleo con cerchiaggio della rotula, ripresa del tricipite surale, artrorisi della tibiotarsica, ecc.).

Ginocchio recurvato

Cause
- insufficienza primitiva o secondaria del quadricipite o insufficiente controllo articolare del ginocchio in stance;
- spasticità del quadricipite, specie del retto femorale (stiff knee);
- moderata contrattura/retrazione del soleo durante la fase di mid stance (plantiflessione con contatto del tallone al suolo), specie subito dopo il passaggio della verticale;
- flessione dell'anca con antepulsione del tronco (per prevalenza dell'ileopsoas o per insufficiente attività/eccessiva lunghezza degli ischiocrurali), con conseguente spo-

stamento in avanti della linea di carico;
- lassità legamentosa costituzionale.

Caratteristiche
- interessa specialmente la fase di pieno appoggio (mid stance) e di late stance, potendo persistere anche in pre-swing con successiva difficoltà ad accorciare l'arto inferiore durante la mid swing (per difficoltà a flettere il ginocchio). Occasionalmente può favorire un ritardato distacco delle dita o un momentaneo strisciamento della punta al suolo;
- può essere lento e progressivo oppure scattare all'improvviso;
- se il recurvato perdura nella fase di sospensione, impone soluzioni compensatorie durante il passaggio della verticale (equino funzionale controlaterale, abduzione omolaterale, elevazione omolaterale del bacino, pendolo frontale di tronco controlateralmente, ecc.);
- favorisce un'inclinazione compensatoria verso avanti del tronco per sfruttarne la forza peso al fine di mantenere esteso il ginocchio. Se il ginocchio non si estende completamente, l'inclinazione anteriore del tronco deve divenire ancora maggiore.

Soluzioni
- rilasciamento muscolare con farmaci antispastici topici (tossina botulinica, alcol, fenolo);
- tutori KAFO o ginocchiere armate con arresto all'iperestensione del ginocchio;
- chirurgia ortopedica funzionale (ileopsoas, tricipite surale, trasferimento del retto femorale sul semitendinoso, ecc.).

Jump Knee

Cause
- può rappresentare una ricerca di stabilità per compromissione della propriocezione;
- può associarsi a clono spontaneo del ginocchio, a iperattività degli ischiocrurali in fase di swing, a ridotta attività del tricipite surale in stance, a bilanciamento sulla punta in stance, ecc.

Caratteristiche
- al contatto iniziale e quando deve essere assorbito il carico sono possibili piccole oscillazioni in flesso estensione;
- aumenta la flessione del ginocchio durante la prima parte della stance con successiva estensione durante la mid e la late stance;
- in loading response eccessiva dorsiflessione del piede che passa successivamente in plantiflessione. Questa diminuisce al momento del passaggio della verticale dell'arto opposto in volo per aumentare nuovamente durante la fase di spinta;
- in sospensione la flessione del ginocchio risulta adeguata.

Soluzioni
- tutori AFO o KAFO.

Stiff Knee

Cause

- spasticità del quadricipite da abnorme reazione allo stiramento (specie in fase di loading response e di initial swing), particolarmente a carico del retto femorale;
- reazione primitiva di sostegno o dominanza dello schema estensorio primitivo;
- cocontrazione fra quadricipite ed ischiocrurali;
- difficoltà ad iniziare la flessione dell'anca.

Caratteristiche

- inadeguato assorbimento dell'impatto al suolo durante la fase di accettazione del carico (loading response);
- ostacolata o ritardata flessione del ginocchio in pre-swing, con perdurante estensione dell'anca ed enfasi sulla ricerca di flessione (placing a partenza dal bacino), perdita della fase di spinta del piede e difficoltà a staccare le dita dal suolo (toe off) con conseguente strisciamento della punta della scarpa;
- inadeguata flessione del ginocchio in initial swing (retto femorale) e in mid swing con difficoltà a sollevare il piede, generalmente equino, da terra (toe drag). Il passaggio del piede viene facilitato dall'inclinazione controlaterale del tronco, dal sollevamento dell'emibacino omolaterale o dalla circonduzione-abduzione dell'arto inferiore in intrarotazione (più raramente in extrarotazione), dall'equinismo dinamico controlaterale.

Soluzioni

- chirurgia ortopedica funzionale (release chirurgico o transfert del retto femorale sul semitendinoso o sul gracile medialmente, o sulla bendelletta ileotibiale lateralmente; allungamento degli ischiocrurali specie mediali);
- tutori AFO antiequino contro la caduta del piede.

Mild Knee

Cause

- ridotta reazione di sostegno; insufficienza del tricipite surale.

Caratteristiche

- pattern molto simile al cammino normale ma con maggior flessione del ginocchio (Crenna, 1998). La risposta del tricipite surale al carico è graduale, quella del retto femorale aumenta durante la terminal stance.

Soluzioni

- tutori AFO dinamici antitalo (molla).

Anca

Anca flessa irrisolvibile
(estensione inadeguata)

Cause

- dominanza dello schema patologico (incapacità di combinare flessione dell'anca ed estensione del ginocchio);
- contrattura/retrazione dell'ileopsoas e/o del retto femorale;
- abnorme reazione allo stiramento dell'ileopsoas e/o del retto femorale.

Caratteristiche

- si accompagna ad antiversione del bacino e a iperlordosi lombare in mid e terminal stance;
- minaccia la stabilità complessiva in carico, riduce la possibilità di progressione del corpo ed accorcia la lunghezza del passo anteriore controlaterale;
- si associa generalmente ad adduzione e intrarotazione della coscia, flessione del tronco con iperlordosi lombare compensatoria, flessione del ginocchio, talismo o equinismo della tibiotarsica;
- se non si riduce dopo il passaggio della verticale, impone soluzioni compensatorie per consentire l'avanzamento dell'arto controlaterale (rotazione interna della coscia, torsione della tibia interna o esterna, pivot sull'avampiede, ecc.).

Soluzioni

- rilasciamento muscolare distrettuale (baclofen intratecale) o focale tramite farmaci antispastici ad azione topica (tossina botulinica, alcol, fenolo);
- chirurgia ortopedica funzionale (ileopsoas, retto femorale).

Pass-retract

Secondo J. Perry (1992), nei pazienti spastici la dominanza del pattern primitivo può anche condurre a uno schema di movimento di tipo *pass-retract* (una rapida flessione dell'anca seguita da una sua brusca estensione fa in modo che, per effetto dell'inerzia, la tibia faccia estendere passivamente il ginocchio). In mid swing lo schema flessorio consente l'avanzamento dell'arto e il distacco del piede dal suolo, mentre in terminal swing lo schema estensorio dà inizio alla preparazione della fase di appoggio. Questo cambiamento di schema provoca l'estensione dell'anca mentre il ginocchio si raddrizza. L'arretramento di un'anca precedentemente flessa testimonierebbe dunque la difficoltà di miscelare la flessione dell'anca con l'estensione del ginocchio.

Anca estesa

Cause

- per la dominanza dello schema patologico vi è difficoltà a coniugare al termine della fase di sospensione la flessione dell'anca con l'estensione del ginocchio. Le lesioni del motoneurone superiore infatti rendono il paziente solitamente dipendente dallo schema flessorio globale per l'avanzamento dell'arto inferiore;
- debolezza dei flessori dell'anca con conseguente limitata flessione del ginocchio in mid swing per mancata facilitazione da parte del peso della gamba. Possibile corresponsabilità nello strisciamento della punta del piede al suolo;
- insufficiente azione stabilizzante del quadricipite.

Caratteristiche
- riduce la lunghezza del passo anteriore;
- produce un basculamento del bacino (retroversione) o un suo sollevamento compensatorio attraverso il quadrato dei lombi (pelvi obliqua);
- richiede meccanismi compensatori come abduzione e circonduzione della coscia, pendolo frontale, equinismo dinamico controlaterale, ecc.;
- si accompagna ad un ginocchio esteso con difficile distacco del piede dal suolo in initial swing;
- può evocare placing al piede per facilitare la dorsiflessione della caviglia;
- quando i flessori dell'anca sono insufficienti, una rapida rotazione in retroversione del bacino in initial swing prolungata fino alla mid swing costituisce un mezzo per favorire l'avanzamento dell'arto inferiore;
- un caso particolare avviene quando, per favorire l'estensione del ginocchio, dopo l'avanzamento dell'arto inferiore, l'anca torna in estensione prima che il piede prenda contatto con il suolo (pass-retract motion pattern).

Soluzioni
- rilasciamento muscolare distrettuale (baclofen intratecale);
- tutori AFO.

Anca intraruotata

Cause
- antiversione del collo femorale;
- contrattura/retrazione di medio gluteo (fibre anteriori), adduttori ed ischiocrurali interni.

Caratteristiche
- produce strabismo della rotula e chiusura dell'angolo del passo;
- è quasi sempre associata ad adduzione (schema a forbice).

Soluzioni
- rilasciamento muscolare con farmaci antispastici topici (tossina botulinica, alcol, fenolo) degli intrarotatori;
- chirurgia ortopedica funzionale (equilibratura di adduttori e ischiocrurali, transfert del semitendinoso al condilo femorale esterno, transfert del retto femorale sul semitendinoso o sul gracile, transfert del medio gluteo alla regione trocanterica anteriore, derotazione del femore a livello sottotrocanterico o al terzo distale).

Anca addotta

Cause
- contrattura/retrazione degli adduttori e dell'ileopsoas;
- contrattura/retrazione degli ischiocrurali specie del gracile;
- abnorme reazione allo stiramento degli adduttori in fase di swing. Se l'anca viene completamente estesa all'inizio dell'azione dei muscoli adduttori, l'avanzamento

della coscia viene accompagnato da una rotazione esterna della coscia. Partendo da una posizione di flessione dell'anca all'inizio dell'azione degli adduttori, si produce invece la rotazione interna della coscia;
- insufficienza del medio gluteo secondaria a sublussazione dell'anca.

Caratteristiche
- è spesso associata ad un certo grado di flessione e di intrarotazione;
- porta al caratteristico schema a forbice con riduzione della base di appoggio;
- ostacola l'avanzamento dell'arto inferiore controlaterale per difficoltà al passaggio della verticale;
- favorisce una deformazione in flesso-valgismo del ginocchio e in extratorsione della tibia.

Soluzioni
- rilasciamento muscolare con farmaci antispastici topici (tossina botulinica, alcol, fenolo) degli adduttori;
- chirurgia ortopedica funzionale delle parti molli e/o dello scheletro;
- ortesi d'anca (divaricatori dinamici, tutori dinamici di abduzione, ecc.);
- sistemi di postura applicati alla carrozzina.

Bacino

Bacino instabile

Cause
- incapacità di raggiungere una sufficiente fissazione prossimale;
- insufficienza del medio gluteo primitiva o secondaria a sublussazione dell'anca.

Caratteristiche
- il bacino si solleva e trasla orizzontalmente dal lato dell'arto in appoggio, rendendo difficoltosa la fase di sospensione dell'arto controlaterale.

Soluzioni
- chirurgia ortopedica funzionale (trasposizione distale del medio gluteo);
- deambulatori posteriori;
- ortesi bacino-coscia con articolazione ad un solo grado di libertà (flesso-estensione).

Antiversione del bacino

Cause
- difesa percettiva;
- debolezza degli estensori dell'anca (solo se moderata);
- eccessiva lunghezza degli ischiocrurali (post-chirurgica);
- spasticità dei muscoli flessori dell'anca;
- insufficienza del quadricipite.

Caratteristiche
- compare durante la loading response e perdura fino alla terminal stance;
- comporta un'accentuazione della lordosi lombare a scopo compensatorio;
- in caso di utilizzo di supporti ortopedici fa aumentare il carico sugli arti superiori.

Soluzioni
- fisioterapia (facilitazioni percettive e motorie);
- deambulatore anteriore o bastoni (a tre o quattro punte).

Retroversione del bacino

Cause
- prevalenza della reazione segnapassi sulla reazione di sostegno;
- problemi percettivi e cognitivi.

Caratteristiche
- può trattarsi di un'azione volontaria che avviene durante la fase di swing allo scopo di far avanzare l'arto inferiore in assenza di muscoli flessori dell'anca adeguatamente efficaci.

Soluzioni
- deambulatore con appoggio posteriore.

Sollevamento controlaterale del bacino

Cause
- difficoltà a sollevare la punta del piede durante la fase di swing;
- inadeguata flessione dell'anca e del ginocchio.

Caratteristiche
- è un evento della fase di sospensione che compare in initial swing, continua in mid swing e si corregge in terminal swing;
- si tratta di un'azione volontaria;
- costituisce parte del segno di Duchenne.

Soluzione
- tutori AFO antiequino.

Caduta controlaterale del bacino

Cause
- debolezza dei muscoli abduttori dell'anca, specie del medio gluteo, lussazione dell'anca, scoliosi lombare. Se l'insufficienza è marcata, l'inclinazione controlaterale del bacino si accompagna a un'inclinazione ipsilaterale del tronco (pendolo) per salvaguardare la stabilità sull'arto in appoggio;

- contrattura/retrazione dei muscoli adduttori dell'anca omolaterali. In genere si associa a flessione ed intrarotazione della coscia;
- contrattura/retrazione dei muscoli abduttori controlaterali dell'anca.

Caratteristiche
- è un evento della fase di stance che inizia non appena il peso del corpo viene trasferito sull'arto (loading response) e continua fino alla pre-swing;
- insufficiente fase di spinta (push off) in terminal stance;
- costituisce parte del segno di Trendelenburg.

Soluzioni
- chirurgia funzionale delle parti molli e dello scheletro dell'anca.

Caduta del bacino durante la fase di volo

Cause
- debolezza degli abduttori controlaterali dell'anca;
- scoliosi lombare a convessità omolaterale.

Caratteristiche
- il bacino cade durante l'initial swing e resta abbassato fino al terminal swing;
- può accompagnarsi a rotazione verso dietro (retropulsione) del bacino.

Soluzioni
- ortesi bacino-coscia articolate all'anca a un solo grado di libertà;
- ripresa chirurgica del medio gluteo.

Tronco

Inclinazione posteriore
(retropulsione)

Cause
- debolezza degli estensori dell'anca (inclinazione posteriore in stance);
- contrattura/retrazione degli ischiocrurali;
- inadeguata flessione della coscia per debolezza dell'ileopsoas (inclinazione posteriore in swing);
- dipendente da cause centrali (automatismo della marcia).

Caratteristiche
- l'entità dell'iperlordosi lombare eventualmente presente correla con la spasticità dei flessori dell'anca (inclinazione posteriore compensatoria all'antiversione del bacino);
- il capo resta generalmente verticale.

Soluzioni
• deambulatore posteriore.

Inclinazione anteriore
(antepulsione)

Cause
• disturbi percettivi (cammino propulsivo);
• necessità di sfruttare la velocità accompagnata da un'incapacità di arresto della marcia;
• contrattura/retrazione dei muscoli flessori dell'anca, anche se modesta;
• moderata debolezza dei muscoli estensori dell'anca;
• compenso ad un appoggio in equinismo con contatto del tallone al suolo a ginocchio iperesteso;
• compenso a un'insufficienza relativa del quadricipite (ginocchio recurvato).

Caratteristiche
• rende difficoltoso l'arresto della marcia;
• aumenta il carico sui supporti ortopedici per gli arti superiori.

Soluzioni
• tutori AFO se non vi è necessità di velocizzazione della marcia.

Inclinazione omolaterale

Cause
• necessità di bilanciamento del tronco;
• eccessiva adduzione della coscia;
• debolezza degli abduttori dell'anca specie per sublussazione della testa femorale;
• compenso a un'insufficiente lunghezza dell'arto inferiore in carico;
• compenso a un'inadeguata flessione dell'anca assieme all'intrarotazione (schema del compasso).

Caratteristiche
• comporta difficoltà ad arrestare la marcia;
• riduce la capacità di appoggio degli arti superiori ai supporti ortopedici.

Soluzioni
• fisioterapia;
• contenimento percettivo.

Inclinazione controlaterale

Cause
• alterato controllo dell'emisoma plegico;

- difficoltosa fissazione prossimale;
- insufficienza dei flessori dell'anca omolaterali.

Caratteristiche
- si accentua durante la fase di sospensione;
- facilità di caduta del bacino verso l'emisoma plegico.

Soluzioni
- fisioterapia.

Pendolo frontale di spalle

Cause
- debolezza degli abduttori dell'anca;
- sublussazione dell'anca.

Caratteristiche
- permette il sollevamento dell'emibacino controlaterale (segno di Duchenne);
- rende più corto l'arto controlaterale.

Soluzioni
- non combattere il segno ma la causa che lo produce;
- fisioterapia.

Traslazione orizzontale di bacino

Cause
- insufficiente fissazione prossimale combinata con adduzione e intrarotazione della coscia.

Caratteristiche
- in fase monopodale il bacino trasla orizzontalmente verso il lato in appoggio;
- rende difficoltosa la fase di swing dell'arto controlaterale.

Soluzioni
- fisioterapia;
- deambulatore anteriore o posteriore.

Schema del compasso

Cause
- ridotta flessione dell'anca controlaterale e capacità di fare perno sull'anca omolaterale e sul piede al suolo.

Caratteristiche
- i due cingoli si muovono abitualmente "en bloc";
- si può immaginare come una placing a partenza dal bacino.

Soluzioni
- fisioterapia.

Bibliografia

Arnold AS, Asakawa DJ, Delp SL (2000) Do the hamstrings and adductors contribute to excessive internal rotation of the hip in persons with cerebral palsy? Gait Posture 11:181-90

Berweck S, Heinen F (2003) Treatment of cerebral palsy with botulinum toxin. Principles, Clinical Practice, Atlas, Child & Brain, Bonn Berlin

Crenna P (1998) Spasticity and "spastic" gait in children with cerebral palsy. Neuroscience and Biobehavioral Reviews 22:571-578

Ferrari A, Cioni G (in preparazione 2005) I1 trattamento delle funzioni adattive nelle forme spastiche della paralisi cerebrale. Springer, Milano

Perry J (1992) Gait analysis: normal and pathological function. Slack editor, Thorofare New York

Rodda J, Graham HK (2001) Classification of gait patterns in spastic hemiplegia and diplegia: a basis for a management algorithm. Europ Journ of Neurol 8:98-110

Sutherland DH, Davids JR (1993) Common gait abnormalities of the knee in cerebral palsy. Clin Orthopedics Related Res 288:139-149

Letture consigliate

Boccardi S, Lissoni A (1984) Cinesiologia Vol. III. Società Editrice Universo, Roma

Occhi E (2000) Cinesiologia Vol. IV. Società Editrice Universo, Roma

18   Forme emiplegiche

Giovanni Cioni, Adriano Ferrari

Definizione e incidenza

Tradizionalmente per emiplegia o emiparesi s'intende una paralisi di natura centrale "unilaterale", che interessa cioè una sola metà del corpo, quasi sempre di tipo "spastico" (Aicardi e Bax, 1998), dal momento che per la forma discinetica viene più propriamente utilizzato il termine "emidistonia". Nell'ambito della paralisi cerebrale infantile (PCI) si suole distinguere una *forma congenita* di emiplegia, quando la lesione responsabile si verifica prima della fine del periodo neonatale (cioè delle prime quattro settimane di vita), da una *forma acquisita*, quando la lesione che causa l'emiplegia avviene successivamente, entro comunque i primi tre anni di vita. Secondo le principali casistiche pubblicate (Hagberg e Hagberg, 2000), le forme congenite costituiscono il 70-90% dei quadri di emiplegia del bambino, mentre le forme acquisite ne rappresentano soltanto il 10-30%. In termini assoluti, l'incidenza dell'emiplegia nell'infanzia è di circa lo 0,5-0,7 per mille, valore che rimane relativamente stabile nel tempo. Le forme emiplegiche rappresentano complessivamente circa il 30% di tutte le forme di PCI (Hagberg e Hagberg, 2000). L'emiplegia è l'espressione più comune di PCI nei nati a termine (oltre il 50% dei casi) e la seconda in ordine di frequenza, dopo la diplegia, nei bambini nati pretermine (circa il 20% dei casi) (Hagberg et al., 1996).

In molti casi di emiplegia (circa 30-40%, sempre secondo Hagberg) non sono rintracciabili nella storia personale o familiare del bambino i fattori eziopatogenetici che hanno determinato l'insorgere della lesione cerebrale. Questo dato è ancora confermabile per l'emiplegia del bambino nato a termine, mentre nei bambini nati pretermine, che hanno poi sviluppato un'emiplegia, vengono frequentemente riportati fattori pre- o perinatali significativamente correlati con il danno (Cioni et al., 1999). Sia nei nati a termine sia nei pretermine, molteplici fattori genetici e ambientali possono svolgere un ruolo importante nell'eziopatogenesi della lesione, agendo tanto in senso negativo (elementi "svantaggiosi") che positivo (elementi "protettivi"). Tra di essi è giusto citare almeno i fattori trombofilici, particolarmente importanti nell'insorgenza dell'infarto cerebrale del nato a termine (Mercuri et al., 2001). È tuttavia difficile pensare ad una correlazione lineare tra un singolo fattore genetico della catena della coagulazione (ad esempio il fattore V di Leiden) ed una sindrome complessa come l'emiplegia, nella cui determinazione sono molti i fattori importanti e che a sua volta contiene quadri clinici multipli e differenti (Smith et al., 2001).

Le neuroimmagini e in particolare la risonanza magnetica nucleare (RM) consentono oggi di impostare, anche nell'emiplegia del bambino, studi molto promettenti della storia naturale della lesione e dei fattori che la hanno determinata, benché questo capitolo della neurologia sia ancora soltanto agli inizi. La presenza di una RM negativa in bambini con emiplegia congenita riportata da alcuni autori (Wiklund, 2000) è in realtà un'evenienza rara (Cioni et al., 1999). Le scansioni giudicate come normali sono probabilmente dovute a un timing di esecuzione della RM non ottimale o alla scadente qualità delle immagini ottenute.

Le lesioni più frequenti delle emiplegie del bambino sono raggruppabili in quadri malformativi (cisti di varia natura, schizencefalie, altri disturbi della migrazione neuronale, ecc.), lesioni periventricolari (leucomalacia), atrofie e dilatazioni del ventricolo laterale, soprattutto delle componenti atriali, lesioni cortico-sottocorticali (cisti porencefaliche, aree di gliosi perilesionali), lesioni diencefaliche (coinvolgenti i gangli della base, il talamo, la capsula interna), lesioni diffuse, in prevalenza quale risultato di traumi cranici del bambino piccolo. Oltre che per la tipologia osservabile sul tavolo dell'anatomopatologo ed ora attraverso le neuroimmagini, le lesioni di cui sopra sono raggruppabili anche per il timing, cioè per il momento dello sviluppo in cui esse insorgono (pre- peri o postnatale). Alla luce di questi criteri (tipo e timing della lesione) alcuni autori, fra cui Cioni et al. (1999) e Niemann (2000), hanno proposto nuove classificazioni per le forme emiplegiche della PCI. In particolare quella presentata dal nostro gruppo identifica i seguenti quattro archetipi di emiplegia del bambino:
- emiplegia tipo I (o malformativa precoce);
- emiplegia tipo II (o prenatale);
- emiplegia tipo III (o connatale);
- emiplegia tipo IV (o acquisita).

Le caratteristiche specifiche delle lesioni presenti nei quattro tipi di emiplegia sono riportate nella Tabella 1. Come vedremo, i principali fattori capaci di determinare sia le caratteristiche cliniche dell'emiplegia con la sua storia naturale, sia la possibilità, la modalità e l'efficacia della riorganizzazione postlesionale del sistema nervoso centrale (SNC), sono costituiti dal tipo di lesione e dal suo timing. Ovviamente, anche altri fattori più strettamente individuali, come l'entità della lesione, i fattori genetici e ambientali svantaggiosi e protettivi svolgono un ruolo importante nel determinare la variabilità dei quadri clinici. Più che in altri tipi di PCI, è l'insieme dei segni clinici, anche di quelli non strettamente motori e percettivi, a determinare le caratteristiche della forma di emiplegia e la sua evoluzione nel tempo.

L'approccio classificativo delle emiplegie basato sulle caratteristiche della lesione in RM ha ovviamente dei limiti, resi evidenti per esempio, dai bambini con emiplegia tipo II, o prenatale, che presentano spesso lesioni periventricolari bilaterali, il più delle volte asimmetriche, ma talora anche apparentemente simmetriche.

È possibile che le nuove tecniche di neuroimaging, quali la diffusione del tensore, la perfusione ed altre, e lo studio in vivo dei fenomeni di riorganizzazione funzionale postlesionale, con le tecniche di imaging funzionale ci consentano presto di comprendere meglio, anche in questo gruppo di soggetti, le relazioni intercorrenti tra lesioni e funzioni (per le neuroimmagini vedi il cap. 4 e per gli aspetti neuropsicologici vedi il cap. 10).

I segni clinici dell'emiplegia

La caratteristica clinica prevalente dell'emiplegia è sicuramente la riduzione del repertorio motorio dell'emilato affetto nei suoi aspetti di *dotazione* di moduli (intesi come le componenti elementari del movimento di cui è dotato il bambino), di *combinazioni* (possibilità di aggregare singoli moduli in schemi diversi secondo nuove relazioni spa-

Tabella 1. Classificazione delle forme dell'emiplegia secondo il tipo ed il timing delle lesioni cerebrali

	I forma: malformativa precoce Lesioni del 1° e 2° trimestre	II forma: prenatale Lesioni del 3° trimestre	III forma: connatale Lesioni perinatali intorno al termine	IV forma acquisita Lesioni acquisite
Tipologia delle lesioni	Quadri malformativi cerebrali spesso complessi, per lo più legati a disturbi precoci della migrazione (displasie corticali, schizencefalie, zone di eterotopia, emimegaloencefalia, larghe cisti aracnoidee...). Talvolta cisti encefaloclastiche, per lo più estese	Emorragie della sostanza bianca periventricolare, per lo più unilaterali, od asimmetriche, risultato di un infarto venoso periventricolare, o di una leucomalacia periventricolare emorragica. Alla RM in fase cronica si osservano spesso cisti encefaloclastiche inglobate in un ventricolo laterale dilatato, possibili piccole aree di gliosi anche nella sostanza bianca periventricolare controlaterale. In alcuni casi le aree di gliosi periventricolari sono simmetriche o quasi	Frequenti lesioni cortico-sottocorticali da infarto di una arteria cerebrale maggiore (per lo più il ramo principale o uno dei rami corticali della cerebrale media). Talvolta la lesione interessa i rami più profondi con interessamento delle strutture diencefaliche (specie il braccio posteriore della capsula interna), del talamo e dei gangli della base; interessamento del putamen specie nelle forme distoniche	Esiti malacici e/o gliotici per lo più da occlusione trombotica di arterie intracraniche nel territorio di distribuzione della cerebrale media (come esito di traumi, infezioni, malformazioni vascolari o altro)

ziali) ed infine di *sequenze* (capacità di assemblare singoli moduli secondo relazioni temporali differenti). Questi segni clinici sono precoci e idonei per una diagnosi tempestiva di PCI di tipo emiplegico (vedi cap. 4 sulla diagnosi precoce).

La valutazione del repertorio motorio presente nella motricità spontanea del neonato nelle prime settimane di vita ha contribuito a rendere obsoleto nell'emiplegia del bambino il dato tradizionale dell'esistenza per l'esordio dei primi segni clinici di un "periodo silente", che tradizionalmente veniva esteso sino alla fine del primo anno di vita e talora anche oltre (Goutieres et al., 1972; Bouza et al., 1994).

La storia clinica delle quattro forme di emiplegia del bambino testimonia la precocità dell'alterazione del repertorio motorio. Essa è spesso bilaterale nelle prime settimane dopo il danno, specie nel pretermine affetto dalla seconda forma, e può essere anche suscettibile di ulteriore peggioramento nel tempo. In particolare viene segnalata la possibilità di una riduzione supplementare del repertorio motorio residuo, soprattutto dell'arto superiore, nel momento in cui si organizzano nuove competenze posturali e di spostamento (stazione seduta, statica eretta, locomozione orizzontale, esordio della deambulazione). Una volta trascorsi i primi anni di vita, il repertorio motorio residuo posseduto dal paziente viene in genere considerato come scarsamente modificabile (concetto di chiusura del cancello).

Esempi di classificazione dei pattern motori della deambulazione del bambino emiplegico, in particolare ad opera della scuola americana del Gillette Hospital (Winters et al., 1987; Novacheck, 2000), e della manipolazione, ad opera del nostro gruppo, sono riportati nelle Tabelle 2 e 3.

Un altro segno clinico riportato spesso nelle PCI di tipo emiplegico è la presenza di movimenti associati che esprimono la relazione e l'influenza reciproca esistenti tra l'emilato conservato e l'emilato plegico e tra i diversi segmenti dell'emilato plegico. Tradizionalmente vengono distinti in *sinergie* (l'attivazione di un modulo motorio a livello distale fa esprimere interamente la combinazione e la sequenza all'interno dell'arto) e in *sincinesie* (movimenti involontari prodotti nella mano plegica nel momento in cui vengono compiuti movimenti volontari nella mano conservata), di cui una componente particolare sono le sincinesie di imitazione o "mirror movements", diretti in senso opposto.

I difetti sensoriali e percettivi (tattili, termici, dolorifici, propriocettivi ed altri) sono sicuramente più rari e meno gravi nelle forme di emiplegia del bambino che in quelle dell'adulto. Piuttosto frequenti sono invece i disturbi della stereognosia (Brown e Walsh, 2000), che sarebbero presenti, secondo alcuni autori, in più della metà dei bambini emiplegici (Fedrizzi et al., 2003).

Un dato sicuramente rilevante per l'espressione del quadro clinico nel tempo e per i risultati del trattamento rieducativo è rappresentato dai disordini dell'attenzione (neglect sia relativo alla visione, da distinguere dall'emianopsia - vedi cap. 9 - che per altre

---

Tabella 2. Pattern locomotori nella emiplegia secondo Winters et al. (1987)

Schema tipo 1	Schema tipo 2	Schema tipo 3	Schema tipo 4
- Equinismo in swing per iperattività del tricipite e/o deficit dei dorsiflessori del piede - Contatto iniziale a piatto o con inversione dello schema - Primo fulcro assente, secondo fulcro quasi normale per assenza di limitazione alla dorsiflessione in stance - Compensi: - aumentata flessione del ginocchio a fine swing, contatto iniziale ed accettazione del carico; - iperflessione dell'anca in swing; - aumento dell'antiversione del bacino	- Equinismo sia in swing sia in stance per marcata contrattura o retrazione del tricipite surale, tibiale posteriore o flessore lungo delle dita - Interruzione prematura del secondo fulcro col risultato di un'estensione (2a) o di un recurvato (2b) di ginocchio e di anca in stance - Iperattività della coppia formata da estensori del ginocchio e plantiflessori del piede - Riduzione della velocità del cammino	- Cocontrazione di retto femorale ed ischiocrurali - Cammino a ginocchio rigido (stiff knee) - Limitata flessione del ginocchio in swing con difficile clearance del piede - Ricorso a compensi controlaterali (inclinazione) o omolaterali (circonduzione, iperflessione dell'anca) - Iperattività della coppia plantiflessori del piede/estensori del ginocchio	- Coinvolgimento prossimale di flessori anca ed adduttori - Equinismo sia in stance sia in swing, flessione rigida del ginocchio, antiversione e lateropulsione del bacino - Ridotto movimento sagittale del ginocchio - Contrattura in flessione/adduzione/intrarotazione della coscia e arretramento del bacino - Compenso in iperlordosi lombare a fine stance

Tabella 3. Pattern della manipolazione nell'emiplegia (Ferrari, 2004)

I schema (mano integrata)	II schema (mano semi-funzionale)	III schema (mano sinergica)	IV schema (mano prigioniera)	V schema (mano esclusa)
- Mano semiaperta con dita quasi estese - Pollice allineato o leggermente abdotto, possibile la opposizione termino-laterale con l'indice e/o il medio (pinza distale) - Possibili movimenti isolati delle dita, specie dell'indice - Capacità di pre-adattare la mano all'oggetto (anticipazione) - Polso abbastanza esteso e sufficientemente mobile - Avambraccio leggermente pronato e con limitata supinazione - Gomito leggermente flesso e generalmente mobile - Braccio allineato e spalla complessivamente mobile Utilizzo funzionale: afferrare i bottoni di medie e piccole dimensioni, i tappi, gli utensili sagomati (forbici). Passare spontaneamente l'oggetto da una mano all'altra senza necessità di controllo visivo e con pre-adattamento della presa nella mano plegica L'afferramento non è sostanzialmente influenzato dall'attività della mano conservata Esiste una parte dell'emispazio laterale dove la mano plegica viene utilizzata spontaneamente per prima	- Mano semiaperta con dita semiestese e leggermente abdotte (talora a "ventaglio", o a "dorso di forchetta") - Pollice allineato o abdotto, possibile l'opposizione sub-termino-laterale con l'indice e/o il medio - Possibili movimenti isolati delle dita, specie dell'indice - Possibile l'anticipazione della presa e il pre-adattamento della mano all'oggetto - Polso semiflesso e sufficientemente mobile - Avambraccio semipronato e con supinazione limitata - Gomito semiflesso e generalmente mobile - Braccio intraruotato con spalla abbassata e antepulsa Utilizzo funzionale: afferrare i bottoni di medie dimensioni, i tappi, gli utensili sagomati (forbici). Passare gli oggetti da una mano all'altra con necessità di controllo visivo L'afferramento è possibile anche se la mano conservata svolge un altro compito Esiste una parte estrema dell'emispazio laterale dove la mano plegica viene utilizzata spontaneamente per prima	- Mano semiaperta con metacarpofalangee semiestese, dita semiflesse e leggermente abdotte - Pollice addotto o sottoposto, ma non imprigionato - Possibili movimenti combinati delle dita - Non possibilità di vero pre-adattamento della mano all'oggetto - Polso più o meno flesso e in deviazione ulnare - Avambraccio semipronato - Gomito semiflesso ma abbastanza mobile - Braccio lievemente abdotto - Spalla depressa ma mobile Utilizzo funzionale: sinergia di afferramento evocata tramite i movimenti controllabili di gomito e spalla ed eseguita sotto attento controllo visivo (chiusura della mano a "scatto") Perché la presa risulti efficace l'oggetto deve essere idoneo o potersi adattare alla mano Difficoltà a liberarsi dell'oggetto L'afferramento è possibile solo se la mano conservata partecipa alla stessa azione Non esistono zone dell'emispazio laterale dove la mano plegica venga utilizzata spontaneamente per prima	- Mano chiusa a pugno con pollice imprigionato nel palmo o incarcerato fra indice e medio - Impossibili i movimenti isolati delle dita - Polso flesso e in deviazione ulnare - Avambraccio pronato con ridotta supinazione anche passiva - Gomito flesso e scarsamente mobilizzabile - Braccio lievemente abdotto ed intraruotato - Spalla depressa e antepulsa Utilizzo funzionale: se non c'è negligenza, su richiesta appoggio del pugno chiuso sul piano, a volte anche attraverso la superficie dorsale in pronazione per fissare, battere, spingere, schiacciare; fissazione fra superficie radiale del polso e torace; contrasto della mano conservata sulla superficie radiale del polso della plegica durante l'afferramento a due mani; caricamento dell'oggetto fra le dita operato totalmente con la mano conservata sotto costante controllo visivo. Difficoltà a liberarsi dell'oggetto. Generalmente è la mano conservata ad aprire quella plegica liberandola dall'oggetto	- Mano semiaperta con dita modestamente flesse - Pollice allineato o modestamente abdotto, non opponibile - Impossibili i movimenti isolati delle dita - Polso flesso, generalmente mobilizzabile - Avambraccio semipronato o in posizione indifferente, con ridotta supinazione attiva - Gomito semiflesso, generalmente mobilizzabile - Braccio affiancato al tronco - Spalla modestamente abbassata ed antepulsa Utilizzo funzionale: generalmente negligenza; su richiesta possibilità di fissare fra mano e piano solo sotto controllo visivo e senza alcun adattamento della mano Abitualmente non c'è attenzione visiva verso la mano e questa rimane spesso al di fuori del campo visivo

componenti dell'area percettiva - vedi cap. 7). Questi disturbi dell'attenzione possono condurre ad un mancato utilizzo dell'arto plegico da parte del bambino, cioè ad un mancato impiego funzionale del repertorio motorio che è comunque conservato. L'eventuale presenza di disturbi sensoriali e percettivi costituisce quindi un aspetto fondamentale della valutazione del bambino emiplegico perché in grado di determinare, specie all'arto superiore, la qualità della motricità residua e quindi il suo utilizzo funzionale, sia isolatamente sia, in aiuto all'altra mano, in attività bimanuali.

Nell'accezione tradizionale neurologica, l'alterazione del tono muscolare con sviluppo di spasticità è abbastanza tardiva, per lo più un anno almeno dopo la lesione (Bouza et al., 1994), e poco significativa sia ai fini diagnostici che per le possibili correlazioni con il disturbo funzionale (Brown e Walsh, 2000), solitamente considerate scarse. Nelle forme connatali (III forma) con interessamento dei gangli della base (emidistonia), il quadro può essere dominato dalle discinesie, con espressione profondamente diversa anche a livello dei pattern di movimento.

Tra gli altri possibili segni dell'emiplegia possiamo ricordare le retrazioni muscolari e le alterazioni dell'accrescimento osseo (precoci o tardive), più o meno frequenti secondo le diverse forme cliniche di emiplegia (vedi oltre).

L'epilessia ed i disturbi delle funzioni corticali superiori (questi ultimi più come alterazione di specifiche funzioni che come ritardo mentale globale, condizione invece rara in questo tipo di PCI) sono frequenti e hanno una grande rilevanza nel quadro clinico, con distribuzione diversa nelle varie forme (vedi oltre e confronta con il cap. 10).

Repertorio motorio, alterazioni percettive, aspetti neuropsicologici ed epilessia sono tutti fattori che incidono fortemente sulla capacità di apprendimento del bambino

Tabella 4. Principali caratteristiche cliniche delle differenti forme di emiplegia in un gruppo di 91 soggetti (dati da Cioni et al., 1999)

		I Forma n. 13 %	II Forma n. 41 %	III Forma n. 27 %	IV Forma n. 10 %	Totale n. 91 %
Lato del deficit motorio	Destro	30,8	43,9	55,5	30	44
	Sinistro	69,2	56,1	44,5	70	56
Gravità del deficit motorio arto superiore	Lieve	23	65,9	11,1	50	41,8
	Moderato	77	31,7	70,4	40	50,5
	Grave	0	2,4	18,5	10	7,7
Arto più affetto	Arto superiore	53,8	14,6	70,4	50	40,6
	Arto inferiore	7,7	53,7	3,7	30	29,7
	Uguali	38,5	31,7	25,9	20	29,7
Funzioni cognitive	Normali	69,2	83,0	81,5	70	79,1
	Ritardo lieve	23,1	12,2	7,4	10	12,1
	Ritardo moder.	7,7	2,4	0	20	4,4
	Ritardo grave	0	2,4	1,1	0	4,4
Crisi	Presenti	53,8	19,5	51,9	30	35,2
	Assenti	46,2	80,5	48,1	70	64,8
Anomalie EEG	Presenti	84,6	46,3	74,1	50	60,4
	Assenti	15,4	53,7	25,9	50	39,6

Tabella 5. Profili motori più frequenti nelle diverse forme di emiplegia del bambino

	Pattern motorio arto inferiore	*Pattern motorio arto superiore*
I forma	- Appoggio in intratorsione - Ginocchio allineato - Distacco del piede in varo-supinazione - Equino di sospensione	- Spalla depressa - Gomito semiesteso - Polso flesso - Dita semiestese - Pollice addotto ma non sottoposto, allineato alle altre dita - Dita a dorso di forchetta
II forma	- Talora incompleta risoluzione della flessione dell'anca - Prevalente espressione distale - Equino-valgo-pronazione - Equino-varo-supinazione	- Spalla libera - Gomito semiesteso - Difficile la supinazione - Polso talora semiflesso - Mano aperta - Possibili movimenti isolati della dita (opposizione)
III forma	- Talora incompleta risoluzione della flessione dell'anca - Ginocchio flesso e intraruotato - Equino valgo-pronazione	- Spalla antepulsa - Braccio addotto - Gomito flesso - Avambraccio pronato - Polso flesso, in deviazione ulnare - Mano a pugno - Pollice sottoposto alle altre dita
IV forma	- Impegno prossimo-distale - Andatura steppante o falciante - In presenza di discinesie pattern variabili	- Spalle flessa - Braccio abdotto - Gomito flesso - Avambraccio semipronato - Polso flesso con mano cadente - Pollice sottoposto, talora imprigionato sotto le altre dita
Forma distonica	- Emibacino sollevato, abduzione-extrarotazione di coscia - Ginocchio esteso o ipersteso - Distacco del piede in supinazione	- Spalla retropulsa - Braccio flesso-addotto - Gomito flesso - Avambraccio supinato - Mano semiaperta

("motor learning") e spiegano la presenza di difetti nell'organizzazione motoria, soprattutto a livello prassico, difetti che vengono ovviamente descritti nel bambino emiplegico anche dal lato conservato (Eliasson et al., 1991, 1995).

Pur nella consapevolezza della variabilità del quadro clinico tra un soggetto e l'altro, dovuto all'entità variabile della lesione principale, alla presenza di lesioni associate, ai fattori soggettivi, all'ambiente, ecc., riportiamo nella Tabella 4 la distribuzione dei principali disturbi e nella Tabella 5 le costellazioni più frequenti dei pattern motori osservabili all'arto superiore ed all'inferiore nelle quattro principali forme di emiplegia spastica e distonica del bambino, descritte più analiticamente nei prossimi paragrafi, a conferma del ruolo significativo attribuibile al tipo e al timing della lesione.

Forme cliniche di emiplegia del bambino

I FORMA (malformativa precoce)

In questa forma di emiplegia il danno è precoce e avviene generalmente alla fine del primo o nel corso del secondo trimestre di gravidanza. Il più delle volte la gestante non avverte alcun sintomo e la gravidanza prosegue senza difficoltà fino al termine. Questa forma di emiplegia non si accompagna perciò a parto prematuro. Frequentemente la lesione è di origine vascolare o infettiva, a volte malformativa per disturbi precoci della proliferazione e della migrazione cellulare, anche di natura genetica (displasia corticale, schizencefalia, zone di eterotopia, aree di pachigiria, emimegaloencefalia, cisti aracnoidee, ecc.). Essa può interessare uno o entrambi gli emisferi cerebrali (50% dei casi).

Per effetto della riorganizzazione funzionale postlesionale, in questa forma di emiplegia, nonostante la presenza di vaste aree di distruzione parenchimale, il linguaggio e le altre funzioni corticali superiori restano abbastanza conservate. Un ritardo mentale, in genere modesto, può essere presente in un terzo dei casi. I disturbi della sensibilità sono limitati a volte alla discriminazione tattile tra due punti (inattenzione tattile) e alla morfosintesi (asimbolia tattile, agnosia tattile, astereognosia). Possono però essere presenti anche disturbi neuropsicologici più complessi (vedi cap. 10).

Non si verificano mai importanti rallentamenti dello sviluppo neuromotorio.

Circa la metà dei bambini manifesta crisi convulsive. Ancora più frequente il riscontro di anormalità del tracciato EEG, alterato in oltre l'80% dei casi.

La RM può denunciare lesioni la cui vastità sarebbe insospettabile in relazione all'effettivo quadro clinico mostrato dal paziente ed è bene preparare a questo aspetto la famiglia.

Fig. 1. *Emiplegia I forma:* pattern della deambulazione

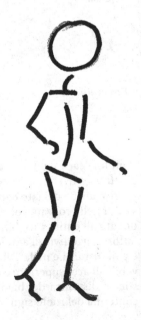

Alla nascita può già essere presente una marcata asimmetria in lunghezza e trofismo fra gli arti omologhi, compresi mano e piede. L'allineamento complessivo del tronco rispetto al proprio asse longitudinale mediano resta tuttavia buono. L'ipometria e l'ipotrofia sono direttamente proporzionali all'entità del danno del SNC e non alla funzionalità degli arti, generalmente abbastanza valida.

L'assenza di segni di sofferenza del SNC alla nascita e nel periodo perinatale e la mancata riduzione quantitativa (ma non qualitativa) dell'attività motoria nell'emilato plegico possono giustificare il ritardo con cui si può giungere a volte alla diagnosi.

La capacità del bambino di sviluppare idonei compensi ed efficaci sostituzioni funzionali tende a raggiungere eccellenti risultati perché gli errori compiuti sono stabili e il soggetto si rivela capace di apprendimento e di acquisizione (vedi cap. 6). L'equilibrio complessivo è buono, a differenza delle altre forme di emiplegia del bambino. I pazienti imparano a bilanciarsi anche sull'arto inferiore plegico. Nel cammino e nella corsa essi riescono a raggiungere velocità elevate.

Lo schema del passo mostra generalmente un appoggio al suolo con la gamba in intratorsione, mentre il ginocchio resta allineato, anche se leggermente flesso (Fig. 1). Se è presente un'abnorme reazione allo stiramento del tricipite surale, il ginocchio può essere sollecitato a scatto in recurvato. Nell'ultima parte della fase di stance, l'anca dell'arto plegico riesce ad andare abbastanza in estensione, ma il bacino rimane antiverso. È frequente un'accentuazione della varo-supinazione del piede durante il distacco. Spesso è presente un equinismo di sospensione, compensato, al momento del passaggio della verticale, da un equinismo funzionale del piede conservato. L'ipometria dell'arto plegico si rivela per questa ragione almeno in parte funzionalmente utile e deve essere rispettata. Le reazioni sincinetiche ed associate sono più evidenti dello stesso pattern patologico e tendono ad accentuarsi nel cammino veloce, nella corsa e nei passaggi posturali. Durante la marcia veloce, la corsa e quando si richiedono attività prassiche nell'arto superiore plegico, è facile assistere alla comparsa di movimenti speculari nell'arto conservato.

L'arto superiore è spesso colpito in misura uguale o maggiore di quello inferiore. La spalla è leggermente depressa, il braccio un po' intraruotato, il gomito flesso, l'avambraccio parzialmente pronato e il polso flesso, a meno che siano presenti componenti discinetiche. Le mano è generalmente aperta, con le dita che possono atteggiarsi a ventaglio o a dorso di forchetta (flessione della prima falange ed estensione della seconda e della terza). I pazienti, oltre che nell'appoggiarsi e nel sostenersi, possono diventare molto abili anche nel maneggiare piccoli oggetti (bottoni, tappi) o utensili (forbici). È possibile raggiungere l'opposizione fra pollice e indice, ma non la capacità di una completa supinazione dell'avambraccio.

II FORMA (prenatale)

Consegue generalmente a una lesione ipossico-ischemica avvenuta nel terzo trimestre di gestazione per i nati a termine e in epoca perinatale per i soggetti nati prematuri (prima della 37ª settimana). Il quadro clinico può cambiare in rapporto all'estensione della lesione, generalmente collocata a livello della sostanza bianca periventricolare e costituita (in ordine di frequenza) da infarti venosi secondari ad emorragie intraventricolari (Volpe, 1995), emorragie parenchimali secondarie a processi anossici, leucomalacia periventricolare, ecc. In fase cronica possono essere osservate cisti encefaloclastiche

Fig. 2. *Emiplegia II forma:* pattern della deambulazione

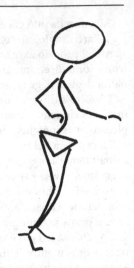

unilaterali associate ad ampliamento del ventricolo laterale. Le pareti ventricolari possono mostrare contorni irregolari (aspetto festonato). In certi casi può essere evidenziata una gliosi periventricolare simmetrica o asimmetrica, con ventricoli di dimensioni normali. Le lesioni sono bilaterali in tre soggetti su quattro, in un buon numero di casi anche simmetriche. Sembrano prevalere le lesioni destre. Le capacità intellettive sono per lo più conservate. L'incidenza dell'epilessia è molto bassa, compatibilmente a un minor interessamento della corteccia. Per lo più non si tratta di forme cliniche gravi.

L'arto inferiore del paziente appare quasi sempre più interessato del superiore. Finché la motricità rimane generalizzata (in incubatrice, fino al secondo mese di età postermine), non si apprezzano grandi differenze di lato, ma una riduzione bilaterale della ricchezza e della variabilità del repertorio. Quando la motricità diviene più specializzata emerge l'asimmetria. I segni patologici specifici per l'emiplegia divengono perciò chiari solo a tre-sei mesi di età, specie analizzando i movimenti distali. Non si apprezzano grandi differenze di lunghezza e di trofismo nello sviluppo degli arti plegici rispetto ai controlaterali, specie se sono presenti componenti discinetiche. Al piede prevale l'impegno distale (schema 1 di Winters et al., 1987): l'appoggio più frequente è in equino-valgo-pronazione, raramente in equino-varo-supinazione, le cosce sono leggermente flesse ed addotte, il bacino è antepulso con iperlordosi lombare compensatoria. Al termine della fase di appoggio l'anca mantiene un certo grado di flessione, a volte anche all'emilato conservato (interferenza flesso-adduttoria). La mano può essere apparentemente libera ("mano integrata") o con deficit minori (mano "semifunzionale"): generalmente flessa al polso ed estesa alle dita, che appaiono affollate e senza sottomissione del pollice (Fig. 2). Sono spesso possibili dei movimenti singolarizzati delle dita, ad esempio utilizzare l'indice per indicare, e una presa a pinza digito-digitale. Il gomito è esteso e la spalla talmente libera da consentire una sorta di movimento pendolare nel cammino veloce. Sono consentiti i movimenti di supinazione all'avambraccio sia volontari sia associati (evidenziabili con il test di Fog). Questi ultimi possono accompagnarsi ad accentuazione della chiusura del pugno.

L'equilibrio complessivo è generalmente soddisfacente.

Possono essere presenti elementi disprassici, sia manuali sia visivi, specie se la lesione interessa parzialmente anche l'emisfero omolaterale alla paralisi.

III FORMA (connatale)

In questa forma il danno, più frequente nell'emisfero sinistro, avviene per lo più in utero, intorno al termine della gravidanza (dopo la 37ª settimana di gestazione) o nel periodo perinatale. È generalmente di natura anossico-ischemica (infarto di un'arteria maggiore, specie dell'arteria cerebrale media, in particolare del ramo principale o di uno dei rami corticali), eventualmente emorragica. Talvolta l'interessamento, unico o associato ad altre lesioni, è a carico dei rami più profondi dell'arteria cerebrale media, con conseguente coinvolgimento delle strutture diencefaliche, in particolare della capsula interna, del talamo, dei gangli della base (sono spesso colpiti il braccio posteriore della capsula interna e il putamen, quest'ultimo soprattutto nelle forme discinetiche, vedi più avanti).

L'interessamento cortico-sottocorticale è maggiore che nelle altre forme di emiplegia del bambino e in un quarto dei casi è bilaterale per la presenza di lesioni ipossiche, per lo più lievi, anche nell'altro emisfero. Il processo di riorganizzazione funzionale avviene per lo più in sede perilesionale e più raramente nell'emisfero conservato (vie ipsilaterali). Le dimensioni della lesione, spesso estese, e l'interessamento di strutture corticali e sottocorticali rendono il grado di disabilità finale abbastanza importante, specie alla mano. Alla nascita non sono presenti significative differenze di trofismo e di lunghezza fra gli arti omologhi, che possono però svilupparsi successivamente, senza diventare tuttavia troppo marcate, in funzione di una differente motilità tra i due arti inferiori e di un minor impiego funzionale della mano plegica.

Sono frequenti i problemi associati: disprassia e disturbi delle funzioni corticali superiori, riduzione delle prestazioni intellettive (15-30% dei casi), epilessia (20-40% dei casi), con tracciato EEG patologico in tre soggetti su quattro.

L'integrazione motoria dell'emilato plegico, l'equilibrio e l'abilità complessiva del paziente sono sicuramente minori di quanto è osservabile nella forma II (prenatale), specie per l'arto superiore. Vi è una bassa stabilità dell'errore, con conseguenti maggiori difficoltà di compenso e minor rappresentazione centrale dei segmenti e delle loro possibilità operative. All'arto inferiore lo schema patologico è importante e spesso riconducibile agli schemi 2, 3 o 4 di Winters et al. (1987): se l'equinismo è importante l'arto è flesso al ginocchio e intrauotato, altrimenti esteso o iperesteso; il piede è equino-valgo-pronato o anche equino-varo-supinato, specie se sono presenti componenti discinetiche. In genere la rotazione interessa il solo segmento gamba piede (tibia intratorta). L'anca non abbandona mai la flessione, neppure al termine della fase di appoggio; può però ridurla se il ginocchio recurva. L'arto superiore risulta spesso molto compromesso (con gravità non sempre correlabile all'entità della lesione): la spalla è antepulsa, il gomito è flesso e addotto, l'avambraccio è pronato, il polso è deviato ulnarmente, la mano è chiusa a pugno con il pollice sottoposto (mano "prigioniera"). Le reazioni associate portano ad irrigidire l'arto inferiore, a serrare con forza il pugno ed a flettere il gomito (Fig. 3). I disturbi della sensibilità sono generalmente gravi, specie alla mano. Quando è richiesta una prestazione bimanuale, la mano plegica viene "caricata" ad opera della mano conservata sotto attento controllo visivo, come se si trattasse di un utensile (pinza interdigitale o digitopalmare). A volte l'unica porzione della mano ad

Fig. 3. *Emiplegia III forma (spastica):* pattern della deambulazione

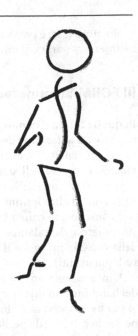

essere utilizzata è il polso (superficie radiale) o il terzo distale dell'avambraccio, se non addirittura il gomito o la spalla. In casi meno gravi la mano è più aperta, con pollice sottoposto, ma non imprigionato. I pattern più prossimali sono in genere meno rigidi.

I disturbi sensoriali e percettivi sono frequenti (anche se non gravi come nelle forme acquisite o in quelle dell'adulto), come pure i disturbi dell'attenzione (neglect). Nella necessità di svolgere un compito bimanuale, alcuni soggetti trascurano del tutto l'arto superiore plegico e ricorrono per ottenere una pinza alle cosce, al mento o alla bocca.

IV FORMA (infantile o acquisita)

In questa forma di emiplegia la lesione è più tardiva (età del lattante o prima-seconda infanzia) e generalmente di natura vascolare, infettiva, tumorale o traumatica. Concettualmente la lesione produce una perdita di funzioni già acquisite piuttosto che la mancata acquisizione di funzioni: è perciò più vicina all'emiplegia dell'adulto che non alle altre forme del bambino. L'arto superiore è generalmente più colpito dell'inferiore, con un deficit motorio per lo più moderato o medio-grave. Sono spesso presenti importanti problemi di apprendimento, disturbi percettivi complessi e deficit dell'attenzione (emiagnosia visiva, emisomatoagnosia ed eminattenzione, vedi cap. 9). L'associazione con epilessia e con disturbi mentali e del comportamento è più rara che nella forma III (connatale).

Sul piano motorio all'arto inferiore prevalgono gli schemi tipo 3 o 4 di Winters et al. (1987). È frequente osservare schemi rigidi come l'andatura falciante (con abduzione extrarotazione a partenza dall'anca), specie se il danno insorge dopo il secondo anno di età, o l'andatura steppante con sollevamento dell'emibacino, flessione accentuata dell'anca e flessione secondaria del ginocchio. La mano è spesso impegnata come nella for-

Fig. 4. *Emiplegia IV forma:* pattern della deambulazione

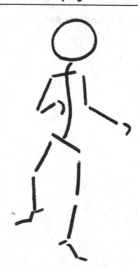

ma tipo III (connatale) spastica (mano "esclusa" o "prigioniera"). Le reazioni associate sono molto intense: flessione della spalla, leggera abduzione del braccio, flessione del gomito, pronazione dell'avambraccio, flessione del polso e delle dita, pollice addotto o sottoposto alle altre dita o incarcerato fra indice e medio. Altre volte il gomito e il polso sono flessi, mentre la mano appare cadente ed assolutamente inattiva (Fig. 4). Sono frequenti, infatti, soprattutto nei quadri con compromissione più severa (O'Malley e Griffith, 1977; Musetti et al., 1991; Yekutiel et al., 1994), i disturbi percettivi a carico dell'arto superiore, soprattutto per quanto riguarda la stereognosi e la discriminazione tra due punti.

Per fissare, il bambino può utilizzare la mano plegica appoggiandola così com'è; per manipolare deve invece predisporla con la controlaterale, sotto attento controllo visivo. Spesso, piuttosto che la mano, scarsamente rappresentata centralmente, i pazienti preferiscono utilizzare il polso o l'avambraccio.

I disturbi trofici non divengono generalmente gravi. L'accorciamento dell'arto inferiore è spesso dovuto più all'obliquità del bacino, risalito dalla parte dell'arto plegico, che non ad una vera dismetria, caso in cui anche il piede mostrerà una ridotta lunghezza

Può anche essere presente (al contrario delle altre forme) una paralisi del nervo facciale di tipo centrale, in genere omolaterale e prevalentemente inferiore, spesso non evidente a riposo. Dal lato plegico risultano comunque conservati il corrugamento della fronte, la chiusura delle palpebre ed il sollevamento dell'angolo del sopracciglio.

FORMA DISTONICA (emidistonia)

La lesione avviene in epoca perinatale o postnatale (primi tre anni di vita) ed è quasi sempre di natura vascolare, per lo più infarti ed emorragie dell'arteria cerebrale media, con interessamento dei rami terminali (arterie lenticolo-striate). In un buon numero di casi la lesione è bilaterale, ma asimmetrica (più grave da un lato). Si tratta in genere di bambini nati a termine.

Fig. 5. *Emidistonia:* pattern della deambulazione

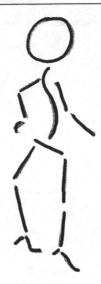

Vi è un'estrema variabilità degli schemi motori: quello più tipico è caratterizzato da retropulsione della spalla, braccio flesso e addotto, gomito flesso, avambraccio supinato, mano semiaperta. Nel cammino veloce la mano può portarsi al di sopra della linea delle spalle. Altre volte la spalla si presenta antepulsa, il braccio flesso-abdotto-intraruotato, il gomito semiesteso, il polso leggermente flesso e le dita estese con il pollice sottoposto. L'arto superiore può anche essere allontanato posteriormente (iperesteso) a spalla antepulsa e intraruotata e gomito esteso. L'emibacino è sollevato, con abduzione-extrarotazione della coscia, il ginocchio è esteso o iperesteso o al contrario semiflesso, la tibia spesso intraruotata, il piede varo-supinato. L'utilizzo della mano in compiti manipolativi è migliore di quanto osservabile nelle mansioni posturali. Nella deambulazione sono tipici il distacco del piede, caratterizzato da un'accentuazione della varo-supinazione (distacco distonico), e la presa di contatto al suolo, che può avvenire anche sul dorso delle dita, specie nel cammino veloce e senza calzature.

In stazione eretta, il ginocchio può essere sollecitato in recurvato con arretramento dell'emibacino e posizione obliqua del tronco rispetto alla direzione di avanzamento (Fig. 5).

I movimenti parassiti si instradano più frequentemente all'arto superiore che non all'inferiore. Il paziente impara presto a "bloccare" la mano plegica con la mano conservata per nascondere, o almeno per contenere, le ipercinesie.

Bibliografia

Aicardi J, Bax M (1998) Cerebral Palsy. In: Aicardi J. Diseases of the Nervous System in Childhood. 2nd ed. London, MacKeith Press 210-239

Bellani R (2000) Valutazione delle funzioni manipolatorie e prassiche. In Fedrizzi E (Ed) La valutazione delle funzioni adattive nel bambino con paralisi cerebrale. Milano, Franco Angeli, pp.112-131

Bouza H, Dubowitz LM, Rutherford M, Pennock JM (1994) Prediction of outcome in children with congenital hemiplegia: magnetic resonance imaging study. Neuropediatrics 25:60-66

Brown JK, Walsh EG (2000) Neurology of the upper limb. In: Neville B, Goodman R (eds) Congenital Hemiplegia. Clinics in Developmental Medicine Cambridge University Press, pp 113-149

Cioni G, Sales B, Paolicelli PB, Petacchi E, Scusa MF, Canapicchi R (1999) MRI and clinical characteristics of children with hemiplegic cerebral palsy. Neuropediatrics 30:249-255

Eliasson AC, Gordon AM, Forssberg H. (1991) Basic coordination of manipulative forces in children with cerebral palsy. Dev Med Child Neurol 33:661-670

Eliasson AC, Gordon AM, Forssberg H (1995) Tactile control of isometric fingertip forces during grasping in children with cerebral palsy. Dev Med Child Neurol 37:72-84

Fedrizzi E, Pagliano E, Andreucci E, Oleari G (2003) Hand function in children with hemiplegic cerebral palsy: prospective follow-up and functional outcome in adolescence. Dev Med Child Neurol 45:85-91

Goutieres F, Challamel MJ, Aicardi J, Gilly R (1972) Les hémiplégies congenitales: sémeiologie, étiologie et prognostic. Arch Fr Pediatr 29:839-851

Hagberg B, Hagberg G, Olow I (1996) The changing panorama of cerebral palsy in Sweden.VII. Prevalence and origin during the birth period 1987-1990. Acta Paediatrica 85:954-960

Hagberg G, Hagberg B, (2000) Antecedents. In: Neville B, Goodman R (eds) Congenital Hemiplegia. Clinics in Developmental Medicine. Cambridge University Press, pp 5-17

Mercuri E, Cowan F, Gupte G, Manning R, Laffan M, Rutherford M, Edwards AD, Dubowitz L, Roberts I (2001) Prothrombotic disorders and abnormal neurodevelopmental outcome in infants with neonatal cerebral infarction. Pediatrics 107:1400-1404

Musetti L, Saccani M, Radice L, Lenti C (1991) Analisi delle abilità stereognosiche di soggetti emiplegici in età evolutiva. Giorn Neuropsich Età Evolut 1:29-33

Niemann GA (2000) New MRI-based classification. In: Neville B, Goodman R (eds) Congenital Hemiplegia. Clinics in Developmental Medicine. Cambridge University Press, pp 37-52

Novacheck TF (2000) Management options for gait abnormalities. In: Neville B, Goodman R (eds) Congenital Hemiplegia. Clinics in Developmental Medicine. Cambridge University Press, pp 98-112

O'Malley PJ, Griffith JF (1977) Perceptual–motor dysfunction in the child with hemiplegia. Dev Med Child Neurol 19:172-178

Smith RA, Skelton M, Howard M, Levene M (2001) Is thrombophylia a factor in development of hemiplegic cerebral palsy? Dev Med Chid Neurol 43:724-30

Volpe JJ (1995) Neurology of the newborn, 3rd ed. W.B. Saunders, Philadelphia

Wiklund LM (2000) Neuroradiology. In: Neville B, Goodman R (eds) Congenital Hemiplegia. Clinics in Developmental Medicine.Cambridge University Press, pp 26-36

Winters Jr. TR, Gage JR, Hicks R (1987) Gait patterns in spastic hemiplegia in children and young adults. J Bone and Joint Surg 69 A:438

Yekutiel M, Jariwala M, Stretch P (1994) Sensory deficit in the hands of children with cerebral palsy: a new look at assessment and prevalence. Dev Med Child Neurol 36:619-24

Appendice

Errori più comuni compiuti durante la manipolazione

La letteratura è ricca di strumenti di misura, qualitativi e quantitativi, che possono essere utilizzati per valutare la funzione manipolatoria nel bambino con emiplegia (vedi Bellani, 2000 e vedi cap. 5). La griglia di osservazione che segue non ha le caratteristiche di un test, e quindi non prevede punteggi o standardizzazione, ma vuole offrire al terapista una guida dei parametri principali su cui costruire il proprio schema di osservazione e descrizione funzionale della mano plegica del bambino con emiplegia.

Per ciascun item considerato, l'ordine di esposizione comporta un progressivo miglioramento del segno.

Schema posturale abituale dell'arto superiore
– *Spalla*: • antepulsa e depressa • sollevata ed addotta • neutrale.
– *Braccio*: • esteso, allineato • flesso, lievemente abdotto, neutrale • addotto, intraruotato • indifferente.
– *Gomito*: • flesso • semiflesso • neutrale.
– *Avambraccio*: • pronato • semipronato • indifferente.

- *Polso*: • iperflesso • flesso • semiflesso o allineato • deviato ulnarmente • neutrale.
- *Dita*: • flesse, semiflesse • a dorso di forchetta (collo di cigno) • semiestese.
- *Pollice*: • sottoposto e imprigionato nel palmo • intrappolato tra indice e medio o tra medio e anulare • flesso-addotto con prima falange flessa • flesso-addotto con prima falange estesa.
- *Componenti discinetiche*: avambraccio pronato o supinato, polso iperflesso o iperesteso, dita in posizione opposta a quella del polso, talvolta alcune flesse ed altre più o meno rigidamente estese, oppure flesse su un'articolazione ed estese su quella successiva, ecc.

Posizione spaziale della mano plegica
- molto lateralizzata con impossibilità ad operare sulla linea mediana;
- leggermente lateralizzata con difficoltà ad operare sulla linea mediana;
- centrale con capacità di raggiungere la bocca e di oltrepassare la linea mediana.

Comportamento dell'arto superiore e della mano durante i movimenti globali
- cammino a velocità costante con e senza ortesi (descrivere);
- corsa (o cammino veloce) (descrivere);
- sollevamento o trascinamento di un peso con la mano conservata (valutare l'accentuazione delle componenti involontarie del movimento).

Comportamento della mano plegica rispetto all'attività della mano conservata
- l'afferramento è possibile solo se la mano conservata partecipa alla stessa azione (mano sinergica);
- l'afferramento è possibile anche se la mano conservata svolge un altro compito (mano semifunzionale);
- l'afferramento non è influenzato dall'attività della mano conservata (mano integrata).

Rappresentazione dell'arto superiore
- per fissare l'oggetto il paziente usa la bocca, il mento o le cosce;
- fissa al torace sfruttando l'adduzione del braccio;
- fissa al torace sfruttando l'adduzione dell'avambraccio in pronazione;
- fissa fra superficie radiale del polso e torace;
- fissa fra pugno chiuso e piano di appoggio;
- fissa fra superficie laterale della mano plegica e la mano conservata (con la mano plegica che si comporta come se fosse un prolungamento dell'avambraccio).

Influenza dei movimenti automatici
- sinergie;
- sincinesie;
- movimenti associati.

Controllo visivo
- della posizione della mano plegica nello spazio;
- dell'atteggiamento spontaneo della mano plegica;
- dell'efficacia dell'afferramento e del successivo rilasciamento;
- della posizione assunta dalla mano plegica durante l'attività di quella conservata.

Impiego dell'arto superiore plegico nella locomozione orizzontale
* si sposta sul sedere (shuffling);
* si sposta sul sedere appoggiandosi sull'arto superiore conservato;
* si sposta quadrupede appoggiando l'arto superiore plegico:
  – a pugno chiuso e polso flesso (appoggio sul dorso della mano)
  – a pugno semichiuso e polso esteso
  – a mano aperta aderente al terreno e polso esteso.

Comportamento della mano e dell'intero arto superiore nelle seguenti reazioni:
* **difesa in flessione:** l'afferramento è • inefficace • esauribile • stabile
* **paracadute:** gomito • flesso • semiflesso • esteso;
  mano • chiusa a pugno • semiaperta • aperta
* **equilibrio:** con braccio • abdotto • parzialmente abdotto;
  gomito • esteso • semiesteso; mano • chiusa • semichiusa • aperta.

Anticipazione e pre-adattamento della mano
* utilizza la mano conservata per aprire quella plegica e per incastrarvi l'oggetto (mano prigioniera);
* facilita l'apertura della mano plegica con movimenti della spalla del gomito o del polso (mano sinergica);
* apre in anticipo (in modo esagerato o insufficiente);
* apre al contatto con l'oggetto da afferrare.

Approccio all'oggetto
* contatto dorsale;
* contatto laterale;
* contatto mediale;
* contatto palmare.

Adattamento della mano al contatto con l'oggetto
* chiude semplicemente la mano attorno all'oggetto e osserva visivamente se questo è rimasto imprigionato;
* aumenta la forza dell'afferramento serrando la mano attorno all'oggetto e reclutando in modo omogeneo su tutte le dita;
* modifica la presa per assicurarle sicurezza ed efficacia, singolarizzando il movimento delle dita o almeno quello di pollice e indice.

Tipi di presa
* presa a grappolo a polso flesso (dita inizialmente abdotte);
* presa digito-palmare (dita inizialmente addotte);
* presa laterale pollice-palmo pollice (flesso addotto piuttosto che opposto);
* presa interdigitale (specie fra indice e medio e fra medio ed anulare);
* presa digito-laterale prossimale (fra base del pollice e secondo metacarpo con falange distale del pollice iperestesa);
* presa digito-laterale distale (fra seconda falange del pollice e prima falange dell'indice);
* di opposizione pollice-dita (indice, medio e anulare si muovono insieme):
* di opposizione pollice-indice (primo e secondo dito sono in grado di movimenti singolarizzati).

Facilitazione della chiusura della pinza
- sfruttando la sinergia flessoria (movimento complesso di tutto l'arto superiore);
- a partenza dal gomito (che generalmente si flette);
- a partenza dal polso (che generalmente si estende);
- pollice come flessore, come adduttore, come opponente;
- capacità di muovere insieme medio, anulare e mignolo;
- capacità di selezionare e di singolarizzare il movimento di pollice e indice.

Facilitazione dell'apertura della pinza
- per mezzo della mano conservata che va ad aprire quella plegica liberandola dall'oggetto;
- in presenza dell'oggetto (estensione del gomito, semiestensione del polso e delle dita o iperflessione del polso ed estensione delle dita);
- senza presenza dell'oggetto (iperflessione del polso per passivizzare la mano rilasciando le dita).

Resistenza all'afferramento
- assente;
- modesta;
- duratura.

Parte IV

Dalla clinica al trattamento

19 Condizioni per il trattamento rieducativo

Adriano Ferrari, Manuela Lodesani, Simonetta Muzzini, Silvia Sassi

Al momento di accogliere il bambino affetto da paralisi cerebrale infantile (PCI) e di stipulare con la sua famiglia il contatto terapeutico, il primo compito importante ed a volte il più difficile che impegna il medico riabilitatore è rappresentato dalla necessità di trasformare e di trasferire il concetto di lesione, con quanto di oggettivo e di provato lo accompagna, nel concetto di paralisi, condizione soggettiva e potenziale il cui trattamento si rivela pieno di se, di ma, di forse e di però. Questo compito risponde all'esigenza di comprendere i problemi del bambino e di definire, in una prima ipotesi diagnostico-prognostica, il rapporto esistente tra l'avvenuta lesione e la paralisi cerebrale che ne conseguirà, di descrivere la natura di questa, cioè di esplicitare in che cosa e come quel bambino sarà diverso, e di tracciare i confini del processo di recupero, distanziandolo sia dalla storia naturale (cosa cambierà, quando e come ciò sarà possibile) sia dall'attesa di guarigione (cosa non sarà possibile modificare, cosa resterà per sempre).

Punto di partenza del ragionamento riassunto nello schema è considerare che la paralisi consegue al fatto che la struttura sistema nervoso centrale (SNC) del bambino ha subito una lesione (struttura → lesione → paralisi).

La semeiotica neurologica e quella neuro-ortopedica sanno interrogare la struttura per rilevare la presenza, la sede e a volte la natura della lesione (segni per la diagnosi: riflessi patologici, spasticità, cloni, schemi motori alterati, contratture, deformità, distribuzione topografica del danno, ecc.). Nella PCI la lesione del SNC costituisce una condizione inemendabile (turba persistente).

Compito fondamentale del SNC è costruire funzioni (autonomiche, adattive, comunicative, ecc.) che rappresentano la componente operativa deputata all'interazione con l'ambiente. Anche il SNC del bambino con PCI è chiamato a costruire funzioni, che non potranno però risultare normali per la presenza della lesione e delle sue conseguenze (per le componenti top down e bottom up vedi cap. 14).

La semeiotica riabilitativa deve saper interrogare il sistema per conoscere in che cosa, come e, se possibile, in quale misura la funzione considerata risulterà diversa da quella attesa. La semeiotica neurologica e quella neuro-ortopedica, che indagano i deficit del SNC e dell'apparato locomotore (AL), non risultano idonee per giudicare come avverrà la ri-organizzazione della funzione esplorata, perché per questa indagine occorre necessariamente tener conto delle risorse ancora possedute dall'individuo come dell'influenza che l'ambiente (fisico, sociale, culturale) esercita su di lui, e viceversa.

Nella PCI la paralisi rappresenta la forma alterata e stabile delle funzioni messe in atto da una struttura (il SNC) che è stata irreparabilmente lesa.

La parte più importante dello schema raffigurato nella pagina seguente è rappresentata dalla freccia che non c'è: non esiste, infatti, una relazione diretta tra lesione e paralisi, perché, come abbiamo visto, almeno concettualmente la paralisi non è la conseguenza della lesione, ma il diverso modo di funzionare dell'intero sistema. Tra sede, na-

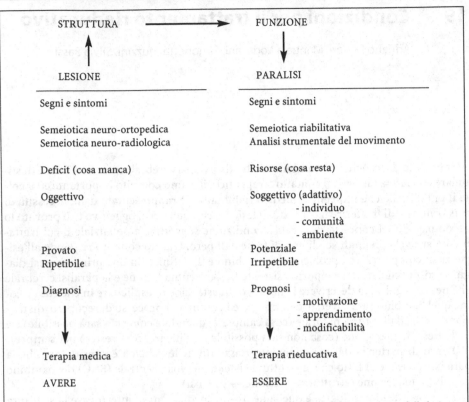

STRUTTURA ——————————→ FUNZIONE

LESIONE   PARALISI

Segni e sintomi	Segni e sintomi
Semeiotica neuro-ortopedica	Semeiotica riabilitativa
Semeiotica neuro-radiologica	Analisi strumentale del movimento
Deficit (cosa manca)	Risorse (cosa resta)
Oggettivo	Soggettivo (adattivo) - individuo - comunità - ambiente
Provato	Potenziale
Ripetibile	Irripetibile
Diagnosi	Prognosi - motivazione - apprendimento - modificabilità
Terapia medica	Terapia rieducativa
AVERE	ESSERE

Oggettivo: nella PCI, interrogando la struttura, è oggettivamente dimostrabile l'esistenza della lesione. Le neuroimmagini forniscono a questo proposito quasi sempre un chiaro esempio.
Soggettivo: indica come, nell'organizzazione della funzione, occorra tenere conto tanto della dotazione individuale quanto delle caratteristiche dell'ambiente fisico, sociale e culturale in cui l'individuo si sviluppa.
Provato: indica quanto non è possibile modificare, cioè la diagnosi.
Potenziale: indica la possibilità di indurre modificazioni stabili e migliorative nelle funzioni del paziente rispetto a quanto previsto dalla storia naturale della forma clinica considerata, cioè la sua prognosi.
Le due colonne distinguono idealmente la neuro-ortopedia dalla riabilitazione

tura e misura della lesione, paralisi e processi di recupero non è possibile stabilire che correlazioni ipotetiche. Si può tuttavia pensare che la riabilitazione, incidendo sul meccanismo del recupero postlesionale del SNC supportato dalla plasticità, possa in qualche modo influenzare la "riparazione" della lesione, concorrendo a contenerla e a compensarla. È dimostrabile che una struttura lesa (il SNC) sottoposta a un certo tipo di training (la rieducazione) tende a riorganizzarsi più facilmente, meglio e in minor tempo che non una struttura impoverita, deprivata e abbandonata a se stessa. Questi concetti, sostenuti dagli esperimenti condotti da Windle (1966) sulla scimmia Rhesus, hanno profondamente influenzato l'approccio riabilitativo alla PCI, introducendo già negli anni 60-70 il principio del trattamento precoce.

La terapia rieducativa, pur non potendo stravolgere il programma geneticamente determinato di riorganizzazione funzionale postlesionale del cervello, può influenzare tale ristrutturazione determinando, tra i nuovi contatti neuronali venutisi a creare sotto la guida dell'informazione genetica, un rafforzamento di quelli "biologicamente significativi", ossia di quelli che stanno alla base delle funzioni che permettono di far fronte all'interazione con l'ambiente, e un'eliminazione di quelli "superflui" (Occhi et al., 1996). La plasticità permette dunque una riorganizzazione, almeno parziale, della struttura che è stata lesa secondo nuove coalizioni operative. Ne fa fede la difficoltà di applicare al bambino i modelli neuropsicologici dell'adulto: si pensi ad esempio alla combinazione emiparesi-afasia (vedi cap. 10). Il rovescio di questa medaglia è però rappresentato dal fatto che, nella riorganizzazione del sistema, nessuna funzione può rimanere totalmente estranea al processo. In altre parole, nella PCI nessuna delle funzioni prodotte dal SNC può essere considerata virtualmente normale.

Riabilitazione → lesione

Se la riabilitazione venisse intesa come uno strumento idoneo a modificare la lesione, la scelta del trattamento dovrebbe avvenire in funzione della natura, della sede, dell'epoca di comparsa (timing) e della misura del danno subito dal SNC (atrofia, agenesia, malformazione, ecc.). Dovremmo adottare cioè un trattamento rieducativo diverso per ogni tipo di lesione. Inoltre, se trattando la paralisi potessimo modificare in qualche modo la lesione, la terapia rieducativa dovrebbe produrre come risultato finale il cambiamento della diagnosi.

È significativo osservare, invece, come molteplici cause, epoche di insorgenza e quadri anatomo-patologici possano sottendere a forme cliniche di PCI sostanzialmente sovrapponibili fra loro. Come sostiene Ponces Vergé (1991), la complessità dei disturbi presentati da un bambino con PCI fa sì che sia difficile attribuire tutta la situazione unicamente ed esclusivamente alla lesione o alla malformazione cerebrale che leggiamo in una TAC o in una RMN. Per confermare queste affermazioni basterebbe ricordare come molti pazienti emiplegici presentino dal punto di vista anatomo-patologico lesioni emisferiche bilaterali (vedi cap. 18).

Lesione e paralisi vengono messe indirettamente in relazione fra loro attraverso l'autorganizzazione di un sistema che non rinuncia al suo compito primario di cercare nuove soluzioni all'esigenza interna di divenire adatto e al bisogno esterno di adattare a sé il mondo che lo circonda. In questo processo di autopoiesi, ciò che conta non sono le proprietà dei componenti del sistema, ma i processi e le relazioni tra i processi realizzati attraverso questi componenti (Maturana e Varela, 1985). La coerenza interna dell'autorganizzazione rappresenta la direttrice della storia naturale della forma clinica considerata. Le nostre proposte terapeutiche risulteranno tanto più efficaci quanto più esse riusciranno a inserirsi nell'autorganizzazione del sistema, seguendone la coerenza interna, per deviarla a proprio favore attraverso modificazioni stabili favorevoli. Modificare significa in questo caso adattare la funzione patologica per una sua maggiore efficacia nei confronti del problema da risolvere, o del desiderio da realizzare, e per una sua maggiore efficienza nei confronti del risultato da raggiungere. Potremmo parlare di approccio empatico al trattamento rieducativo per la necessità di immedesimarsi nel bambino con PCI attraverso l'osservazione, l'ascolto e la riformulazione del suo modo di pensare e di agire. Nella PCI, per ogni forma clinica identificabile (autorganizzazione) esiste perciò, dal punto di vista terapeutico, un massimo risultato raggiungibile.

Modificabilità e capacità di apprendimento, di acquisizione e di progresso sono le carte che il bambino con PCI può giocare, secondo le regole iscritte nell'architettura delle sue funzioni (vedi cap. 14), per vincere la sua partita contro il rischio di una autorganizzazione comunque presente ma non necessariamente indirizzata positivamente. Accompagnare il bambino in questo suo viaggio significa, presuntuosamente, dialogare con il suo cervello. E quindi non solo saper fare terapia, ma poter essere considerati davvero terapeuti.

Riabilitazione → struttura

La storia del trattamento della PCI è strettamente legata all'evoluzione del pensiero scientifico relativo allo sviluppo motorio normale, secondo l'idea che la rieducazione debba attingere ed attenersi rigorosamente al percorso seguito, forzandone se necessario le tappe. Nella quasi totalità, i "metodi" rieducativi proposti per il trattamento della PCI possono venire idealmente scomposti in tre frazioni sequenziali: lo sviluppo neuro-psicomotorio normale, le conseguenze prodotte dal danno biologico avvenuto nel SNC e la prassi riparativa necessaria per accomodarle. *"L'obiettivo generale della Medicina Riabilitativa è la rimozione degli ostacoli ad un comportamento "normale" che sono generati dalla patologia, sia essa centrale o periferica, per il recupero, ove possibile, della funzione perduta. Una teoria riabilitativa in base alla specifica patologia, cioè allo specifico patologico, deve quindi individuare gli ostacoli da rimuovere per poi selezionare, tra le possibili strategie di intervento, la condotta terapeutica adatta all'acquisizione o riacquisizione di quanto è stato perso o danneggiato"* (Perfetti e Starita, 1987). Compito del terapista dovrebbe essere quindi quello di "costringere" la struttura lesa del SNC a sostituire le condotte motorie patologiche con modalità assunte dal repertorio motorio del bambino normale, se necessario anche "forzatamente" (inibizioni e facilitazioni terapeutiche).

Resta da definire cosa significhi normalità:
- normalità può essere un'idea di riferimento a cui ispirarsi: in questo caso si parla di sviluppo ideale come concetto di potenzialità assoluta della struttura cui tutti gli individui dovrebbero tendere, ma che nessuno ha mai potuto raggiungere pienamente (*normalità ideale*);
- normalità può essere una misura statistica, sinonimo di più frequente: in questo caso lo sviluppo normale finisce per essere una combinazione in cui tutti possono parzialmente rientrare, ma che solo casualmente può essere pienamente realizzata (*normalità statistica*);
- normalità può essere l'esperienza che ciascun riabilitatore ha raccolto sul campo (figli, nipoti, comunità infantili, ecc.), ma inevitabilmente destinata a restare patrimonio soggettivo e non confrontabile (*normalità reale*);
- normalità può essere un modello teorico di funzionamento del SNC, in cui ad ogni costo si vorrebbero trovare le giustificazioni dei fenomeni osservati (*normalità immaginaria*).

Non è inutile sottolineare come i cosiddetti "metodi" di trattamento della PCI, prima ancora che per la natura degli esercizi suggeriti, differiscano per l'idea di normalità che propongono, la quale a sua volta giustifica gli esercizi terapeutici consigliati.

Anche ammettendo l'idea che possa esistere una matrice comune dello sviluppo definita normalità, resta aperto l'interrogativo se nella PCI l'obiettivo terapeutico debba essere quello di correggere la quantità del movimento (restituirlo a chi ne possiede poco, limitarlo in chi ne produce troppo), modificarne la forma (restaurare lo schema), o piuttosto far raggiungere al paziente le tappe dello sviluppo previste (colmare il "ritardo psicomotorio").

Crediamo piuttosto che terapia debba essere la capacità di guidare il bambino con PCI ad affrontare i problemi che la crescita man mano gli propone sviluppando soluzioni adattive coerenti con le regole della sua autorganizzazione (storia naturale), realizzare cioè la persona con le sue differenze senza imporle la copiatura di irraggiungibili modelli ideali. Occorre per questo che alla conoscenza della normalità (teorica, statistica o reale) il medico riabilitatore e il terapista sappiano affiancare una non minore conoscenza della patologia e delle sue regole nella dimensione evolutiva (sviluppo della paralisi).

Bisogna quindi pensare a quali sono i bisogni ai quali il bambino deve saper dare risposta attraverso il movimento, e quando questi si presentano nel corso del suo sviluppo (appuntamenti). Se c'è qualche cosa di identico nello sviluppo di due bambini non è infatti il repertorio delle risposte, cioè delle soluzioni adottate per ciascuna funzione (ad esempio strisciamento o gattonamento), ma il susseguirsi dei problemi affrontati e l'epoca in cui il bambino, divenuto consapevole delle proprie esigenze (conquistare lo spazio), è stato in grado di organizzare una propria soluzione funzionale, dimostrando di aver acquisito le regole dei meccanismi e dei processi.

La paralisi rappresenta in positivo il tentativo del bambino con PCI di affrontare le esigenze che lo sviluppo via via gli sottopone e acquisisce per questo una dimensione evolutiva (sviluppo della paralisi piuttosto che paralisi dello sviluppo).

A fronte di una visione che condanna la riabilitazione per la sua incapacità di far produrre normalità alla struttura lesa (disciplina delle promesse non mantenute) si contrappone la visione di una riabilitazione tesa a guidare la realizzazione di funzioni adattive, privilegiando come discriminante l'azione piuttosto che il movimento e lo scopo piuttosto che la prestazione.

Riabilitazione → funzione

Mentre i "problemi" restano gli stessi, cambiano fra bambino e bambino le "risposte", ovvero le funzioni adattive messe in atto per risolverli, con una variabilità che nel normale sconfina nella ridondanza e nel patologico si contrae nella ridotta libertà di scelta. Pensando a come queste "risposte" possano cambiare in relazione al soggetto, al contesto ed al momento, possiamo riconciliare la riabilitazione allo sviluppo motorio normale che abbiamo criticato affermando che la terapia rieducativa non può essere la somministrazione di soluzioni desunte dal repertorio dello sviluppo del bambino sano e imposte al bambino patologico come "pezzi di ricambio". Quando obiettivo della terapia è "normalizzare" la funzione, per non voler assistere all'esplicitarsi della patologia, si finisce per far disertare al bambino appuntamenti importanti del suo sviluppo. L'attenzione deve dunque passare dal movimento all'azione, strumento primitivamente cognitivo e solo secondariamente motorio, che nessuna analisi esclusivamente motoria, per quanto sofisticata, può esplorare esaustivamente. Vi sono affezioni, come le malattie neuromuscolari, dove si assiste a paralisi del movimento ma non dell'azione, ed altre, come le psicosi, dove si manifesta una paralisi della azione senza alcuna paralisi del movimento. La PCI contiene elementi dell'una e dell'altra forma di paralisi ed è tanto più difficile da trattare quanto più la componente centrale prevale su quella periferica (vedi cap. 14).

Il percorso riabilitativo deve iniziare identificando i problemi prioritari ai quali il bambino con PCI deve imparare a dare risposta attraverso l'elaborazione di una funzione adattiva sufficientemente competente. Un bambino senza bisogni, senza esigenze, senza desideri, non può giovarsi della fisioterapia, perché non ha in sé la condizione fondamentale per potersi modificare, la motivazione.

La storia dello sviluppo deve essere vista come storia dei problemi affrontati piuttosto che come storia delle soluzioni adottate (come fare per alzarsi, come afferrare e manipolare, come spostarsi a terra e in piedi, ecc.). In questo senso la peculiarità dello sviluppo non deve essere più vista nella forma della funzione espressa dal bambino, ma nel superamento del problema a cui questa funzione fornisce una risposta sufficientemente adeguata (concetto di "good enough" da contrapporre a quello di "best performance"). Lo sviluppo di ciascuna funzione non prosegue infatti indefinitamente verso una prestazione ottimale (best performance), ma si arresta più o meno bruscamente a livello di quel buono abbastanza (good enough) che ciascun individuo stabilisce per se stesso, per i risultati cui ambisce, per la soddisfazione che prova, per le difficoltà che incontra. La grafia di molti di noi costituisce una dimostrazione sufficientemente chiara di questo concetto.

La competenza di una funzione non è tuttavia il prodotto esclusivo dell'equazione bisogno-risposta, essa è influenzata anche dalle regole formali che la società in cui viviamo ci impone di rispettare (contestualità) e da valutazioni del tutto personali (consonanza), che fanno sì che certe prestazioni, per quanto efficaci, vengano comunque inibite perché considerate inadeguate rispetto all'immagine di abilità che ciascuno di noi intende trasmettere agli altri. Andare a gattoni all'asilo nido può essere un modo adeguato di spostarsi, farlo alla scuola elementare rappresenta una prestazione assolutamente inaccettabile. Sapendo di essere stonati, molti di noi rinunciano a cantare, o a ballare, se consapevoli della propria maldestrezza.

Al termine dell'analisi dei fattori che possono influenzare la competenza della funzione vanno considerati anche i cosiddetti aspetti contestuali, rappresentati dalle possibilità offerte dall'ambiente e dalle occasioni concesse dalla comunità di esercitare quella determinata attività. Perché un bambino impari a mangiare autonomamente, non occorre solo che egli senta lo stimolo della fame (esigenza), che sia motivato a imparare a mangiare, che sappia usare le mani e la bocca, ecc. Occorre anche che vi sia in giro qualche cosa di buono da mangiare (ambiente) e che gli adulti presenti gli consentano di provare a farlo, sciupando nel caso anche un po' di cibo per permettergli di trovare una soluzione adeguata (funzione).

Per questo Milani Comparetti (1985) raccomandava che prima di giudicare una funzione come inadeguata, deficitaria o del tutto mancante, fossimo ben sicuri di aver offerto al bambino tutte le opportunità e tutte le occasioni necessarie per poterla apprendere, perché le nostre manchevolezze non vengano ingiustamente considerate suoi difetti.

Riabilitazione → paralisi

La paralisi come fenomeno evolutivo è sintetizzata dalla coerenza degli errori computazionali compiuti dal SNC nel ri-organizzare le diverse funzioni (autorganizzazione).

La storia naturale rappresenta la strada dello sviluppo seguita dal bambino, il percorso adottato e le strategie utilizzate nella costruzione delle sue soluzioni adattive. Solo cercando di interpretare la mappa di questa storia naturale possiamo comprendere cosa sia modificabile e cosa non lo sia, in quali momenti critici, con quali mezzi ed in quale misura (prognosi). Conoscere la storia naturale significa capire e saper prevedere i nodi e gli snodi possibili, i vincoli e gli svincoli concessi, le pause e i momenti critici dell'intervento terapeutico (modificabilità come misura del possibile in terapia). Quando non si dichiarano i modelli seguiti per dimostrare che cosa sia cambiato rispetto a che cosa, tutti possono ottenere buoni risultati, specie in età evolutiva dove crescita significa comunque cambiamento.

La possibilità di modificare la storia naturale è funzione della capacità di apprendere del soggetto, intendendo per apprendimento il meccanismo geneticamente programmato destinato a far conquistare quanto non sia già stato geneticamente previsto. Si può apprendere la produzione di un gesto, il controllo di una postura, la capacità di compiere un'analisi percettiva, ma si apprende anche il non uso o il cattivo uso, l'inattenzione e la negligenza (vedi cap. 10), il compenso e la supplenza.

Parallelamente sul piano percettivo si può apprendere il piacere di percepire ma anche la capacità di sopprimere le informazioni disturbanti (vedi cap. 7).

Resta da verificare in che misura le condotte apprese durante il setting terapeutico possano essere trasferite ad altri contesti di azione. Dove il paziente apprende? Solo nel laboratorio di fisioterapia? Quando il paziente apprende? Solo durante l'ora di trattamento? Cosa il paziente apprende? Soltanto l'esercizio terapeutico? Quanto il paziente apprende? Tutto ciò che gli insegna il suo fisioterapista? Quando è giusto cominciare? È ancora accettabile l'ideologia del trattamento precoce? Quando è giusto smettere? Per la stanchezza del terapista? Per la fatica della famiglia? Per l'opposizione del bambino? Per il superamento della fascia di età? Infine, il paziente può apprendere normalmente e soprattutto può apprendere la normalità?

Nessun problema a iniziare "precocemente" il trattamento rieducativo consigliato (diagnosi, dunque terapia!), moltissimi a interromperlo, in quanto di per sé non verrà mai meno la condizione di partenza che ne ha decretato l'inizio, l'esistenza cioè di una lesione inemendabile del SNC. C'è allora bisogno di "terapia per tutta la vita"? O meglio si prospetta una "vita per la terapia", come sostiene Bottos (2003) valutando la cosa dalla parte del bambino disabile? La rieducazione deve necessariamente concludersi quando, in relazione alle conoscenze più aggiornate sui processi biologici del recupero, per un tempo ragionevole non si verifichino cambiamenti significativi né nello sviluppo né nel recupero delle funzioni adattive (Manifesto per la riabilitazione del bambino, 2000; Ferrari, 2004). Questa posizione concettuale permette di decidere, nel modo più giusto per tutti, quando interrompere il trattamento rieducativo, senza timore che i familiari si sentano colpevolizzare per omissione di impegno, che gli operatori lo siano per spreco di risorse o che qualche medico o terapista "integralista" possa invocare la libertà di cura per giustificare una prosecuzione illimitata del trattamento rieducativo a motivo dei dogmi dettati dal metodo in cui vuole disperatamente credere.

Alla capacità di compiere un movimento si affianca idealmente la capacità di tollerarne le conseguenze sul piano percettivo, ma questo è sempre possibile nel bambino con PCI? Motorio o percettivo si equilibrano e si equivalgono o è possibile che alla capacità di compiere definiti movimenti non corrisponda un'analoga capacità di tollerarne le conseguenze? (vedi cap. 7). La rinuncia come terza dimensione della paralisi nasce e si sviluppa nello spazio che divide il movimento dalla percezione. È facile capire come

un movimento che venga compiuto senza piacere non possa essere un movimento conservato e scelto e come questo fatto possa divenire un preciso limite alla possibilità del
paziente di acquisire e di compiere progressi (vedi oltre). Non è possibile infatti porre
rimedio alla mancanza di piacere.

L'acquisizione definisce la capacità del soggetto di integrare e conservare quanto è stato appreso: molte sono le cose che un bambino con PCI può apprendere e rendere possibili, assai meno quelle che può fare proprie e rendere probabili. L'acquisizione è infatti testimoniata dall'utilizzo funzionale spontaneo di quanto è stato precedentemente appreso nel contesto terapeutico. Il passaggio dall'apprendimento all'acquisizione permette di
ridurre il controllo cosciente del movimento per trasferirlo al significato dell'azione, cioè
dallo strumento allo scopo. Se il bambino non è in grado di compiere questa operazione,
per controllare il come (strumento) finisce per compromettere il perché (scopo). L'incapacità di acquisire, più che quella di apprendere, conduce gradualmente alla sospensione
del trattamento (mancanza di cambiamenti nell'attività spontanea). Se l'elemento peculiare dell'acquisizione è la capacità di utilizzare spontaneamente quanto è stato appreso,
il progresso rappresenta la capacità di scomporre per ricostruire, di selezionare per riutilizzare, di disordinare per riassemblare in nuove sequenze quanto è stato acquisito, in sostanza la capacità di generalizzare le acquisizioni. È nei progressi che il bambino dimostra
di saper essere protagonista attivo della propria riabilitazione e non contenitore passivo
di azioni che altri considerano terapeutiche. Il progresso rappresenta perciò il fine ultimo
del trattamento. *"L'acquisizione dello schema di nuove competenze funzionali è possibile
per un primitivo processo di generalizzazione (della sua evocazione su oggetti o comunque situazioni motorie differenti da quella primitiva) e per la progressiva scomposizione-
differenziazione dello schema stesso provocata dal processo. Una volta che tale differenziazione sia sufficientemente sviluppata e la competenza organizzatrice della nuova funzione sufficientemente strutturata, il comportamento motorio potrà mettere in atto coor-
dinazioni di parti dello schema con parti di altri schemi nel frattempo modificati. Sarà
quindi progressivamente la nuova funzione a strutturarsi in modo da permettere l'abbandono degli schemi, da cui primitivamente ha tratto la spinta maturativa, per favorire
il processo organizzativo di schemi nuovi o più complessi"* (Morasso et al., 1987). *"La relazione ciclica tra differenziazione funzionale e differenziazione degli schemi sembra essere una costante della maturazione organizzativa del comportamento motorio. Si può
anche rilevare come, in questi termini, plasticità intesa come adattabilità dello schema e
plasticità intesa come capacità di organizzare risposte completamente nuove siano in
realtà strettamente collegate. Consolidamento di uno schema e invenzione sono due
aspetti dello stesso processo"* (Whiting, 1980 citato da Morasso et al., 1987).

Occorre ammettere che non tutto ciò che si riesce ad ottenere dal bambino in una
data situazione, in un dato momento e con una data persona (terapia e terapista) verrà
acquisito e riutilizzato spontaneamente. Capita spesso che il bambino, al di fuori del
setting terapeutico, appaia impoverito e svuotato della ricchezza dimostrata durante la
relazione col terapista. Bisogna aver chiaro che l'accesso esterno (facilitazione del terapista) alle risorse del bambino ed alle sue capacità potenziali può risultare più facile, più
libero e più aperto, e perciò più efficace, rispetto all'accesso interno (libertà di scelta)
che il bambino possiede verso se stesso. Non tutto ciò che il terapista riesce a ottenere
dal bambino diventerà perciò una competenza interiorizzata, cioè fatta propria (acquisizione) e riutilizzata (progresso). Se il trattamento non conduce a modificazioni stabili e ovviamente favorevoli non costituisce una terapia.

Bibliografia

Bottos M (2003) Paralisi Cerebrale Infantile. Dalla "Guarigione all'Autonomia". Diagnosi e proposte riabilitative. Piccin editore, Padova

Ferrari A (2004) Riflessioni quasi filosofiche intorno agli enunciati del Manifesto per la riabilitazione del bambino. Giornale Italiano di Medicina Riabilitativa 18 1:33-46

Maturana H, Varela F (1985) Autopoiesi e cognizione. La realizzazione del vivente. Marsilio editore, Venezia

Milani Comparetti A (1985) Principi di riabilitazione in età evolutiva. Relazione al convegno: Rieducazione e riabilitazione: modelli teorici, programmi di terapia, interazioni sociali e familiari. Anzio, Ospedale Villa Albani 20-22 giugno 1985

Morasso P, Ruggiero C, Baratto L (1987) Generazione e apprendimento di movimenti. In: Leo T, Rizzolatti G (ed) Bioingegneria della Riabilitazione. Patron editore, Bologna

Occhi E, Lintura A, Antonioli D (1996) Sviluppo delle funzioni e riorganizzazione funzionale dopo lesione cerebrale. Giorn Ital Med Riab 2:109-118

Perfetti CC, Starita A (1987) Ausili interagenti per la rieducazione motoria. In: Leo T, Rizzolatti G (ed) Bioingegneria della riabilitazione. Patron editore, Bologna

Ponces Vergé J (1991) Influenza della patologia motoria sullo sviluppo psico-affettivo del bambino con PCI. Relazione presentata al Convegno: Trattamento delle paralisi cerebrali infantili. Esperienza di ricerca del "Centro pilota" di Barcellona. Bergamo, 12 maggio 1991

Windle WF (1966) An experimental approach to prevention and re-education of the brain damage of birth asphyxia. Dev Med Child Neurol 8:129

Letture consigliate

Bertozzi L, Montanari L, Mora I (2002) Architettura delle funzioni. Lo sviluppo neuromotorio del bambino fra normalità e patologia. Springer editore, Milano

Camerini GB, De Panfilis C (2003) Psicomotricità dello sviluppo. Carocci Faber editore, Roma

Ferrari A (1990) Presupposti per il trattamento rieducativo nelle sindromi spastiche della paralisi cerebrale infantile. Eur Med Phys 26:173-187

Milani Comparetti A, Gidoni EA (1978) Risposte del passato e del futuro al problema delle paralisi cerebrali infantili. I Care:23-37

Papini M, Allori P (1999) Il progetto abilitativo nel bambino con disabilità. Giorn Neuropsich Età Evol 20:260-273

Pierro MM, Giannarelli P, Rampolli P (1984) Osservazione clinica e riabilitazione precoce. Del Cerro Editore, Pisa

Sabbadini G, Bonini P, Pezzarossa B, Pierro MM (1978) Paralisi cerebrale e condizioni affini. Il Pensiero Scientifico editore, Roma

Sabbadini G, Pierro MM, Ferrari A (1982) La riabilitazione in età evolutiva. Bulzoni editore, Roma

Società Italiana di Medicina Fisica e Riabilitazione (SIMFER), Società Italiana di Neuropsichiatria dell'Infanzia e dell'Adolescenza (SINPIA) (2002) Linee Guida per la riabilitazione dei bambini affetti da paralisi cerebrale infantile. Giorn Ital Med Riab 16:27-42

Stein DG (1974) Functional recovery after lesion of the nervous system. V. Neural plasticity and behavioural recovery in the central nervous system. Sequential versus single lesions and some other variables contributing to the recovery of function in the rat. Neurosci Res Program Bull 12:260-268

20 Considerazioni metodologiche

Adriano Ferrari, Manuela Lodesani

Agli importanti miglioramenti compiuti in campo clinico per la prevenzione, la diagnosi precoce e quando possibile il trattamento, ancora contenitivo più che emendativo, delle lesioni del sistema nervoso centrale (SNC), si stanno affiancando, se pur con una latenza non sempre giustificata, altrettanti progressi nell'ambito della rieducazione del bambino affetto da paralisi cerebrale infantile (PCI). I motivi del ritardo con cui i miglioramenti della clinica si traducono in progressi della fisioterapia e delle discipline ad essa collegate (psicomotricità, terapia occupazionale, logopedia, ortottica) sono da ricercare in due fattori. In parte dipendono dalla scarsa possibilità di contatto fra i due ambienti (ospedaliero e specialistico il primo, con giustificate esigenze di concentrazione, territoriale e pluralistico il secondo, con evidenti necessità di capillarità e osmosi verso famiglia, scuola e società) ed in parte derivano dalla difficoltà di aggiornare, se non di stravolgere, tanto i principi e le tecniche (cioè le culture), quanto i servizi e l'organizzazione (cioè le strutture) che fino ad ora hanno progettato ed erogato l'intervento rieducativo nelle PCI.

La scarsa possibilità di contatto fra ambienti ospedalieri ed ambienti territoriali e di questi ultimi fra di loro ha favorito un approccio metodologico alla PCI molto disomogeneo. Non solo fra ente ed ente (Azienda Unità Sanitaria Locale AUSL, Istituto di Ricovero e Cura a Carattere Scientifico IRCCS, Associazione Italiana Assistenza agli Spastici AIAS, Fondazioni, Centri convenzionati, ecc.) e fra sedi geografiche diverse di uno stesso ente, ma anche all'interno di una stessa istituzione fisica l'approccio terapeutico alla PCI può risultare molto differente. In alcuni casi si applicano metodi con l'eponimo (Doman, Kabat, Vojta, Bobath, Petô, ecc.) appresi attraverso corsi dedicati o per "passa parola"; in altri casi si combinano vari metodi fra loro all'insegna di un eclettismo che nasconde il più delle volte la mancanza di idee o quanto meno di opinioni; altre volte non si applica alcun metodo e si affida tutto l'intervento terapeutico alla sensibilità e alla fantasia del fisioterapista. Qualche volta questa soluzione si rivela vincente perché più adatta ai reali bisogni del singolo soggetto, più frequentemente purtroppo no, perché la terapia finisce per essere un'inutile mobilizzazione passiva o al massimo assistita del paziente, reiterata per anni in modo rituale e giustificata unicamente dall'incapacità di ognuna della parti in causa (medici, terapisti, genitori) di assumersi la responsabilità di smettere.

Nei percorsi terapeutici della PCI possono esserci ricorrenze, ma non ci sono costanti: la possibilità di scegliere fra più modalità di approccio può rappresentare una ricchezza, ma è bene tenersi lontani dalle formule prestabilite, dai percorsi obbligati, che irrigidiscono ed impoveriscono la complessità del problema terapeutico e rischiano di condurre a scelte sbagliate. Esistono in ogni caso dei vincoli al nostro agire terapeutico: è oggi possibile modificare le componenti periferiche o bottom up (contratture muscolari, retrazioni muscolo-tendinee, deformità scheletriche, ecc.); è possibile condizionare le strategie utilizzate dal paziente (coping solutions) attraverso percorsi facilitati e guidati, simulazioni reali o virtuali, esposizione a stimoli significativi e a problemi mirati, ma non è ancora possibile modificare le componenti centrali o top down che presiedono all'organizzazione motoria (vedi cap. 14). Il pattern patologico, le sincinesie, le sinergie, l'ipertonia, ecc., restano elementi non modificabili, a volte riducibili, addomesticabili specie attraverso i farmaci, ma mai annullabili completamente (vedi cap. 6).

Il manifesto per la riabilitazione e le linee guida

In questo panorama, la pubblicazione (2000) di un "Manifesto per la riabilitazione del bambino" ad opera di un gruppo di riabilitatori (medici e fisioterapisti) con interesse alla ricerca clinica e alla metodologia (GIPCI Gruppo Italiano Paralisi Cerebrali Infantili) ha fornito un primo importante contributo per definire cosa si debba intendere per riabilitazione all'interno della PCI e cosa vada invece ricondotto agli altri ambiti non meno importanti dell'educazione e dell'assistenza.

La riabilitazione è un processo complesso teso a promuovere nel bambino e nella sua famiglia la migliore qualità di vita possibile. Con azioni dirette e indirette essa si interessa dell'individuo nella sua globalità fisica, mentale, affettiva, comunicativa e relazionale (carattere olistico), coinvolgendo il suo contesto familiare, sociale e ambientale (carattere ecologico). La riabilitazione si compone di interventi integrati di rieducazione, educazione e assistenza.

La rieducazione è competenza del personale sanitario e ha per obiettivo lo sviluppo e il miglioramento delle funzioni adattive. Essa rappresenta un processo discontinuo e limitato nel tempo che deve necessariamente concludersi quando, in relazione alle conoscenze più aggiornate sui processi biologici del recupero, per un tempo ragionevole non si verifichino cambiamenti significativi né nello sviluppo né nell'utilizzo delle funzioni adattive.

L'educazione è competenza della famiglia, del personale sanitario e dei professionisti del settore ed ha per obiettivo sia la preparazione del bambino ad esercitare il proprio ruolo sociale (educare il disabile) sia la formazione della comunità, a cominciare dalla scuola, ad accoglierlo e integrarlo (educare al disabile), per aumentarne le risorse e accrescere l'efficacia del trattamento rieducativo.

L'assistenza ha per obiettivo il benessere del bambino e della sua famiglia ed è competenza del personale sanitario e degli operatori del sociale. Essa deve accompagnare senza soluzioni di continuità il bambino e la sua famiglia sin dall'enunciazione della diagnosi di disabilità.

Al "Manifesto" ha fatto seguito la stesura di "Linee Guida" per la rieducazione del bambino affetto da PCI (2002), documento che, riconosciuto ufficialmente dalle società scientifiche dei medici fisiatri e dei neuropsichiatri infantili (i fisioterapisti sono ancora in attesa dell'istituzione del loro ordine professionale, per cui non hanno potuto esprimere un parere di società ma solo di associazione), costituisce il primo esempio del suo genere realizzato in campo nazionale ed internazionale per guidare metodologicamente l'intervento terapeutico. Le linee guida forniscono molte importanti "raccomandazioni" su quando, come e per quanto tempo si deve procedere nel trattamento rieducativo, ma restano una cornice di riferimento generale che ha bisogno di ulteriori approfondimenti in merito ai singoli strumenti operativi, perché la fisioterapia possa allontanarsi tanto da un empirismo che può nascondere l'ignoranza, quanto da un eclettismo che spesso cerca di rimediare all'incertezza e soprattutto dall'impiego dei metodi con l'eponimo che troppo spesso rivelano un ingiustificato integralismo.

Il "Manifesto" e le "Linee Guida" hanno aperto la strada, ma per poter procedere lungo di essa occorre rivedere e correggere vecchi principi terapeutici ed aggiungerne di completamente nuovi.

Vecchi e nuovi principi del trattamento

Il primo di questi vecchi principi da correggere è che la fisioterapia debba attingere i propri strumenti dallo sviluppo del bambino normale e debba trasferirli tali e quali al bambino con PCI. Abbiamo già sostenuto (vedi cap. 2 e cap. 19) che il bambino con PCI non può apprendere normalmente e non può apprendere la normalità, condizione che pur rappresentando un insostituibile modello teorico, non può costituire né lo strumento né lo scopo del nostro agire terapeutico.

Se accettiamo l'idea che la paralisi sia la forma delle funzioni messe in atto dal SNC del soggetto per rispondere ai bisogni che la crescita via via gli propone, le nostre proposte terapeutiche per avere successo dovranno essere coerenti con l'architettura della funzione considerata (vedi cap. 14), che è e resterà in ogni caso una funzione alterata, se pure in modo funzionalmente meno grave.

All'interno dell'architettura della funzione, alcuni elementi sono modificabili più o meno facilmente ed altri non lo sono affatto (vedi componenti top down, bottom up e coping al cap. 14). Ne consegue che il margine di modificabilità e non la gravità della paralisi dovrà costituire la misura del possibile in riabilitazione ed essere posto alla base della presa in carico del bambino con PCI e del contratto terapeutico stipulato con la sua famiglia.

La presa in carico rappresenta idealmente un luogo di pensiero, uno spazio di ascolto e di contenimento, un momento di supporto e di sostegno, dove possano essere accolti e considerati i molti problemi sofferti dal bambino con PCI e dalla sua famiglia e dove possano essere individuati e proposti gli interventi più idonei per affrontarli e renderli più tollerabili. Essa costituisce l'elemento di continuità dell'intero progetto rieducativo poiché lo accompagna longitudinalmente, dal momento dell'accoglienza e della stipula del contratto terapeutico alla dimissione dal servizio, e lo attraversa diametralmente interessandosi del soggetto, della sua comunità e del suo ambiente. Solo in una sua porzione specifica, ma limitata nella potenzialità e soprattutto nella durata, la presa in carico coincide con l'erogazione di interventi di chiaro significato terapeutico diretti al bambino (fisioterapia) ed al suo nucleo familiare (counselling), ai quali sono deputati operatori professionali titolati (fisioterapisti, neuropsichiatri infantili, fisiatri, psicologi). Per la restante parte, che in termini di durata e di complessità può essere considerata almeno quantitativamente la maggiore, la presa in carico, proprio per la sostanziale incapacità dell'intervento terapeutico di risolvere radicalmente il problema della PCI, rappresenta un intervento di sostegno, tecnico ma non terapeutico, il più possibile ampio e adeguato (dall'accoglienza alla consulenza psicologica, dall'educazione all'assistenza ed all'accudimento), che accompagna il paziente per tutta la sua storia riabilitativa, allo scopo di favorire uno sviluppo adattivo interattivo e reciproco in grado di estendersi dall'educare il disabile all'educare al disabile. La presa in carico può essere intesa allora come un'interazione di funzioni all'interno dell'équipe riabilitativa, non essendo ambito dell'agire di una singola figura professionale (fisioterapista, neuropsichiatra infantile, fisiatra, psicologo, assistente sociale, ecc.), ma espressione di un processo messo in atto dal gruppo nel suo insieme (intervento multiprofessionale e interdisciplinare).

Il contratto terapeutico raccoglie a sua volta gli impegni assunti dal servizio verso la famiglia, cioè cosa ci sforziamo di modificare nello sviluppo delle funzioni adattive del bambino, in quale maniera, entro quanto tempo e verificando in quale modo il risultato è stato raggiunto. Il contratto vincola mutuamente anche la famiglia a fare proprie le indicazioni ricevute e a utilizzare gli strumenti consegnati (tecnici ed educativi) nel modo concordato e per il tempo stabilito. Resta evidente in questo contratto il ruolo centrale e attivo svolto dalla famiglia sia come committente sia come ideale destinataria dell'intervento terapeutico compiuto sul bambino (abilitazione dei familiari e consegna degli strumenti terapeutici).

La possibile modificabilità dell'architettura delle funzioni adattive è condizione strettamente necessaria ma assolutamente non sufficiente per il successo dell'intervento terapeutico. La fisioterapia è una forma di insegnamento che presuppone da parte del bambino capacità di apprendimento. L'apprendimento in generale, e l'apprendimento motorio in particolare (vedi i cap. 6, 10 e 13), rappresenta dopo la modificabilità della funzione il secondo prerequisito perché il trattamento rieducativo possa avere successo.

A sua volta, la capacità di apprendimento motorio non è una condizione sufficiente se mancano da parte del bambino motivazione ed interesse, investimento e partecipazione (vedi i cap. 11 e cap. 12). La curiosità, la propositività, il bisogno di cambiare, la voglia di riuscire, il desiderio di migliorare sono altrettanti prerequisiti al trattamento rieducativo che il terapista può coltivare e accrescere ma non aggiungere o imporre al bambino.

Un ulteriore principio da rivedere nella rieducazione della PCI è l'idea che il problema della paralisi sia prevalentemente motorio e che la fisioterapia si debba occupare principalmente se non esclusivamente di movimento.

Abbiamo già affermato con forza (vedi i cap. 6, 7, 13) che per migliorare il controllo motorio del bambino dobbiamo occuparci sia del versante esecutivo (moduli, prassie, azioni) sia di quello afferenziale (sensazioni, percezioni, rappresentazioni) all'interno di esperienze guidate che risultino significative per quel bambino e gli consentano di acquisire nuove capacità. La rieducazione delle componenti percettive della paralisi costituisce almeno metà del problema riabilitativo e presuppone soluzioni estremamente differenziate fra loro, poiché, come abbiamo visto, i difetti presenti possono essere l'uno l'opposto dell'altro: la mancanza di sensazioni nella mano dell'emiplegico (vedi cap. 18), la loro mancata processazione nel diplegico "tirati su" (vedi cap. 16), l'incapacità di una rappresentazione nel neglect (vedi cap. 7), l'eccessiva raccolta di informazioni nell'intolleranza al carico di certi bambini diplegici (vedi cap. 17), l'intollerabilità delle percezioni legate allo spazio del bambino "cado-cado" (vedi cap. 16), gli errori commessi a livello di anticipazione percettiva che conducono a rappresentazioni errate cui consegue il mancato consenso all'azione e quindi la rinuncia (vedi cap. 7). Il trattamento rieducativo per essere efficace deve saper necessariamente affrontare il livello percettivo della paralisi non meno di quello motorio e risultare in entrambi i settori attivo ed adattivo. Come infatti il movimento deve essere ideato, pianificato ed eseguito dal soggetto perché possa modificare in senso adattivo la funzione, altrettanto attiva deve risultare la percezione perché essa sia in grado di scoprire le possibilità offerte dall'ambiente e utilizzarle a proprio favore.

La terza dimensione della paralisi, l'intenzionalità (vedi cap. 13), è per sua natura attiva fin dal costituirsi della coscienza di Sé (vedi cap. 11). La terapia può solo far emergere gli interessi del bambino agendo opportunamente sul contesto ed offrendogli adeguati modelli operativi. Il setting terapeutico acquista dunque in riabilitazione un preciso significato: il luogo costituisce una facilitazione all'azione (vedi teoria delle affordance al cap. 7), gli oggetti in esso contenuti una facilitazione al loro uso appropriato (vedi ruolo dei neuroni canonici al cap. 6), il ruolo assunto dal terapista una facilitazione al transfert (vedi cap. 11), le regole imposte all'azione una facilitazione al suo divenire adattiva (scopo, individuo, ambiente fisico, contesto sociale, sfera culturale), il modello offerto con il proprio comportamento una facilitazione al come progettare il movimento (vedi ruolo dei neuroni mirror al cap. 7) e al come pianificarlo (vedi cap. 8) quanto un'incentivazione all'interazione (vedi cap. 12).

L'esercizio terapeutico

Pur rappresentando il punto focale dell'intero processo rieducativo, non è semplice stabilire cosa dobbiamo intendere per esercizio terapeutico. Perfetti e Pieroni (1992) lo definiscono strumento del cambiamento in riabilitazione, ma questa specificazione appare troppo generica e potrebbe ben adattarsi anche al concetto di setting o più in generale a quello di inserimento nel sociale. Per capire il significato del termine esercizio terapeutico nella rieducazione della PCI dobbiamo immaginare che da un lato esso si identifica con quello di manovra (opera della mano), vocabolo del tutto appropriato quando parliamo di facilitazione o di inibizione del movimento e pensiamo alle caratteristiche operative dell'apparato locomotore, mentre dall'altro esso si sovrappone al concetto di compito, cioè di un'attività assegnata deliberatamente, costruita su misura e vincolata a uno scopo significativo e motivante per il bambino stesso.

Quando parliamo di manovra terapeutica dobbiamo accettare l'idea che un'attività ripetitiva di addestramento o di rinforzo, marcatamente direzionata dal terapista, non necessariamente partecipata o addirittura eseguita passivamente dal bambino, avente come obiettivo la forma del movimento, possa favorire la probabilizzazione di alcuni schemi motori piuttosto di altri, confidando nella loro successiva automatizzazione.

Quando invece parliamo di compito terapeutico dobbiamo considerare la motivazione del soggetto, la sua partecipazione, il suo impegno cognitivo, la sua esperienza, privilegiando alla fine il risultato dell'azione piuttosto che la forma dei movimenti adottati per realizzarla.

L'idea di fondo è che il terapista debba porsi degli obiettivi e quindi degli esercizi (compiti) quotidianamente nuovi (Milani Comparetti, 1985) e che l'esercizio terapeutico migliore sia quello che si usa una volta sola (Perfetti e Pieroni, 1992). Naturalmente, nella pratica, per favorire la capacità di apprendere, possono essere giustificate anche limitate ripetizioni di una stessa proposta, purché l'attività considerata resti significativa e gratificante per il bambino. È infatti ancora totalmente condivisibile l'affermazione che "*qualunque esercizio fisioterapico risulti ripetitivo e senza senso diviene una violenza inutile al bambino*" (Milani Comparetti, 1985). D'altra parte anche le nostre maestre di scuola insegnano che le modalità di apprendimento più efficaci non sono basate sulla ripetizione di uno stesso movimento "*... prestate attenzione e ripetete correttamente, cercando di ricordare quanto state facendo*", ma sulla soluzione di problemi (problem solving), purché questi siano significativi per il soggetto in relazione alla sua età, alla sua storia, al suo contesto di vita, ai suoi bisogni e per quanto possibile ai suoi desideri. Cercando di sintetizzare, possiamo affermare che l'esercizio terapeutico può essere allora considerato un mezzo per migliorare il risultato di una prestazione motoria intrapresa volontariamente dal soggetto per realizzare un determinato compito. La sola ripetizione o partecipazione ad un movimento guidato non bastano invece a definire terapeutico quanto stiamo proponendo al paziente. La prevenzione delle deformità e la cosiddetta terapia di mantenimento appartengono di conseguenza all'ambito dell'assistenza e non a quello della terapia, senza che per questo i terapisti siano autorizzati a considerarsi totalmente chiamati fuori dal problema (Ferrari, 2000).

Tre parole chiave possono sviluppare questa visione dell'esercizio terapeutico: intenderlo come un'*esperienza significativa guidata* (Ferrari, 1997).

Esperienza: conoscenza diretta, prodotto di un'attività intrapresa volontariamente dal soggetto su indicazione del terapista per raggiungere un risultato definito, realizzata adattando se stesso al contesto e al compito, interagendo positivamente con l'ambiente fisico e sociale e utilizzando nel modo più opportuno gli strumenti disponibili.

Significativa: capace di destare nel soggetto attenzione, interesse, partecipazione emotiva, impegno cognitivo, di facilitare l'apprendimento di una specifica abilità e di produrre soddisfazione per il risultato raggiunto e perciò meritevole di essere ricordata e ripetuta. È la significatività dell'esperienza proposta in relazione alle capacità attuali e potenziali del bambino a conferire valore terapeutico all'azione del terapista.

Guidata: condotta secondo predefinite regole suggerite dal terapista al bambino per facilitargli il compito di identificare, fra le possibili soluzioni, quella più idonea allo scopo.

L'esercizio deve produrre una modificazione stabile e migliorativa della capacità di agire del bambino: perché possa essere considerato terapeutico occorre che all'interno della libertà di scelta concessa dalla patologia sia riconoscibile la selezione operata dal soggetto (esperienza), in relazione alle regole stabilite dal terapista (guidata) e che il compito assolto e il risultato conseguito siano importanti per lui (significativa).

Non basta perciò far muovere il bambino e neppure evocare in lui emozioni piacevoli, per quante valenze positive queste possano avere sia in senso somatico sia psichico, per poter parlare legittimamente di terapia.

Poiché il gioco rappresenta la principale attività del bambino, il giocare e i giocattoli, ancorché opportunamente selezionati, modificati e adattati devono costituire la trama intima del trattamento rieducativo, perché al saper fare si accompagni il fare con piacere e questo conduca al piacere di fare (vedi cap. 13).

Obiettivi e strumenti del trattamento

Un principio da rivedere è quello che considera la conquista del cammino il principale, quando non il solo, obiettivo della riabilitazione. La capacità di stare in piedi e di camminare è certamente agli occhi dei genitori la meta più importante da raggiungere, ma in termini operativi la conquista di queste funzioni non presuppone di per sé l'acquisizione secondaria e scontata delle altre funzioni ad essa più o meno direttamente collegate.

La fisioterapia non può dunque essere un intervento "globale" con ricadute a pioggia su tutte le funzioni del bambino che sono state compromesse dalla PCI. Perché essa possa essere efficace deve essere analitica e mirata. La parola globale va riservata al progetto terapeutico, che non deve dimenticare alcuna area funzionale, non alla metodica terapeutica impiegata e neppure all'operatore tecnico che la applica (fisioterapista, psicomotricista, terapista occupazionale, logopedista, ortottista, ecc.).

Il trattamento deve affrontare con strumenti idonei i diversi disturbi prodotti dalla PCI nelle singole funzioni del bambino. Il controllo posturale, le diverse forme di locomozione e di manipolazione dovranno essere affrontate dal fisioterapista e dallo psicomotricista, quando necessario con l'aiuto del tecnico ortopedico, i disturbi del linguaggio e delle altre funzioni corticali dal logopedista i disturbi visivi dall'ortottista, ecc.

Un altro principio da riformare è quello che riserva alla fisioterapia il posto di primo piano nella rieducazione del bambino con PCI. Altri rimedi terapeutici quali i farmaci sistemici (baclofene, tizanidina, dantrolene, ecc.), distrettuali (infusione intratecale di baclofene) o topici (tossine botuliniche, alcol, fenolo), le ortesi e gli ausili, la chirurgia ortopedica funzionale delle parti molli e dello scheletro, la chirurgia neurologica (rizotomie e radicellotomie) e funzionale (stimolazione nervosa profonda), non vanno considerati come soluzioni estreme da adottare solo di fronte al fallimento della fisioterapia, ma al contrario come straordinari strumenti in grado di potenziarne l'effetto.

Anche nell'analisi della spasticità, come di qualunque altro segno della PCI, occorre saper distinguere i difetti dai compensi (il pollice nel palmo rispetto alla semplificazione del gesto), gli errori primitivi da quelli prodotti secondariamente (l'equinismo del piede rispetto alla flessione del ginocchio e dell'anca), lo stadio evolutivo raggiunto dalla funzione (l'interferenza adduttoria rispetto alla fissazione prossimale, l'equinismo di mid stance rispetto alla capacità di arrestarsi), la strategia messa in atto dal SNC del bambino (vedi coping solutions al cap. 6) rispetto a quanto abitualmente possibile in quella forma clinica.

Per l'impiego dei farmaci occorre allora chiedersi quale spasticità, in quale punto, per quale attività, in quale stadio, con quali ricadute sulle altre funzioni, ecc.

Il grande pregio del trattamento farmacologico resta comunque quello di fornire una soluzione ripetibile e reversibile, nel senso che se funziona si può ripetere o proseguire, se non funziona o peggiora addirittura la situazione, si può sospendere con garanzia di ritorno alla situazione precedente.

La stessa considerazione non può essere fatta invece per la chirurgia funzionale, la quale ha però dalla sua parte la possibilità di indurre delle modificazioni stabili e la possibilità di graduare l'entità della modificazione prodotta nei singoli distretti, cosa più difficile da ottenere con i farmaci. Il concetto di dosatura della correzione nella chirurgia funzionale non è ispirato alla prudenza o suggerito dalla peculiarità dell'età evolutiva, stagione di continui cambiamenti, ma va rapportato alla misura delle modificazioni compatibili con l'organizzazione della funzione nel SNC e non solo a quelle realizzabili negli apparati periferici deputati a produrla.

Anche le ortesi sono in grado di produrre sugli apparati di movimento modifiche adattive in grado di indurre bottom up (vedi cap. 14) con conseguente riorganizzazione della funzione considerata. La stessa considerazione vale anche per gli ausili, che agiscono invece o modificando gli strumenti perché essi siano più adatti a un individuo con limitati gradi di adattabilità o modificando l'ambiente perché le barriere non costituiscano una limitazione alla partecipazione del soggetto alla vita sociale.

Farmaci, chirurgia funzionale, ortesi e ausili rendono possibile una diversa organizzazione delle funzioni, in particolar modo del controllo posturale, della locomozione in tutte le sue forme e della manipolazione. È quindi necessario che il trattamento fisioterapico interiorizzi questi strumenti e li valorizzi sia potenziandone l'effetto sia guidando il bambino nella fase di rimodellamento della funzione. Si distingueranno quindi interventi rivolti allo strumento terapeutico (il trattamento postiniettivo del gastrocnemio per la tossina botulinica o postoperatorio per allungamento del tendine di Achille, ad esempio) e interventi rivolti alla funzione (la rieducazione del cammino di quel bambino trattato farmacologicamente o chirurgicamente).

Il trattamento combinato della PCI (fisioterapia, farmaci, chirurgia funzionale, ortesi ed ausili) presuppone, per essere efficace, il cambiamento di un altro principio generale: quello di considerare ogni segno in quanto tale senza collocarlo all'interno della logica di apparato, di funzione, di strategia, di forma clinica, di stadio evolutivo.

Un piede equino riportato alla completa dorsiflessione può essere considerato un successo dal punto di vista anatomico, ma si rivela un fallimento all'interno di un arto inferiore in cui il ginocchio e forse l'anca non riescono a estendersi.

La correzione di un equinismo di stance migliora certamente l'allineamento e il bilanciamento del paziente, ma peggiora la reazione di sostegno e la resistenza complessiva allo sforzo prolungato.

Il miglioramento della stazione eretta e dell'equilibrio statico ottenuto tramite la riduzione dell'equinismo peggiora la performance della marcia e l'equilibrio dinamico, se la strategia utilizzata dal soggetto era la velocizzazione.

La correzione dell'equinismo praticata in un bambino diplegico della prima forma (cap. 17) migliora la funzione cammino solo a condizione che sia associata all'impiego di tutori bassi di caviglia, Ankle Foot Orthosis (AFO); nella seconda forma dà sollievo al piede ma apre la strada alla flessione del ginocchio e all'abbattimento della resistenza (crouch gait); nella terza forma se realizzata prima che il paziente abbia imparato a fermarsi senza appoggio può costringerlo a riprendere l'uso di ausili per gli arti superiori di cui aveva già imparato a fare a meno; nella quarta forma può penalizzare irrimediabilmente la capacità di correre, saltare, camminare velocemente, fermarsi e restare fermi in piedi, ecc., solo per citare qualche esempio.

Tutto è terapia?

Un ulteriore difficile principio da modificare è quello di considerare terapeutica ogni cosa venga prodotta a favore del bambino disabile: il bambino gioca, allora è ludoterapia; va in acqua, allora è idroterapia; va a cavallo, è ippoterapia; ascolta musica, è musicoterapia; partecipa con i compagni ad attività di animazione, è arteterapia, teatroterapia, ecc.

La terapia per essere tale deve essere scopo-contesto specifica: in acqua si diventa nuotatori, sul cavallo cavalieri, in arte pittori, musicisti, cantanti o attori, in nessun caso si impara a mangiare, manipolare o camminare se queste sono le funzioni che intendiamo modificare.

Anche il principio di una terapia scopo-contesto specifica non è esente da critiche. Perché un esercizio, un compito, un'esperienza guidata possano essere considerate terapeutiche è necessario che sappiano produrre delle modificazioni *stabili*, *oggettive* e *misurabili*.

Stabili significa che il bambino deve essere in grado di conservarle anche quando cessa l'intervento terapeutico che le ha prodotte. Altrimenti cadiamo nella trappola di una terapia di mantenimento che si rivelerà eterna.

Oggettive significa che le modificazioni devono essere riconoscibili agli occhi di tutti. Molti sono gli interventi che possono agire sullo stato soggettivo del paziente e che non per questo devono essere considerati trascurabili o privi di senso, ma se l'obiettivo della fisioterapia nella PCI è il recupero delle funzioni adattive è su queste che devono vedersi i cambiamenti ottenuti.

Misurabili significa che i cambiamenti ottenuti devono essere valutati attraverso strumenti sensibili in grado di rilevarli. È un passo essenziale perché anche per la fisioterapia, come per qualunque altra forma di terapia, si possa parlare di medicina basata sull'evidenza (Evidence Based Medicine EBM).

La misurazione del successo del trattamento non può in ogni caso limitarsi a indagare la singola prestazione. La gait analysis esplora la performance del cammino ma non ci può dire se il paziente è diventato indipendente nella sua vita di relazione e se il miglioramento della marcia si è rivelato uno strumento utile in questa direzione.

Disabilità e ICF

Di recente (2002) l'Organizzazione Mondiale della Sanità (OMS) ha rivisto in chiave positiva e propositiva i termini "Impairment", "Disability" ed "Handicap" abbandonando l'impostazione del 1980 per una nuova formulazione dei loro rapporti: la ICF, classificazione internazionale del funzionamento, della disabilità e della salute. Nella nuova formulazione, le interazioni tra i vari fattori che costituiscono la salute e la disabilità sono diventate più complesse ed è stato attribuito un peso diverso anche agli elementi contestuali, sia ambientali sia sociali. La valutazione dello stato di salute comprende adesso i complessi rapporti esistenti tra corpo, mente, ambiente, contesto e cultura. I termini disabilità ed handicap sono stati sostituiti da attività e partecipazione sociale. Il termine menomazione correla ora con la funzione, il termine attività con l'esecuzione di un compito ed il termine partecipazione sociale con il coinvolgimento in una situazione reale di vita; i fattori personali raccolgono gli aspetti psicologici, affettivi e comportamentali mentre i fattori ambientali comprendono gli aspetti del mondo esterno che formano il contesto di vita dell'individuo e come tali hanno influenza sul suo funzionamento (Janes, 2003). Questi fattori includono l'ambiente fisico e le sue caratteristiche, il mondo fisico creato dall'uomo, gli altri individui in diverse relazioni e ruoli, gli atteggiamenti e i valori, i sistemi sociali, i servizi, le politiche, le regole, le leggi (Janes, 2003). Ci serve dunque conoscere quale sia il contesto nel quale vive il bambino, quale sia lo stile educativo adottato dalla sua famiglia (considerando anche l'influenza delle multietnie presenti oggi nella nostra società), quali siano le relazioni, i desideri, i bisogni del soggetto, quale il suo patrimonio culturale, ecc.

Il termine disabile aggiornato in "diversamente abile" ha già raccolto il consenso di molte associazioni di categoria ma nella nuova logica proposta dalla OMS non risulta ancora totalmente soddisfacente. Forse potrebbe essere sostituito più correttamente con la locuzione "limitatamente abile". Mentre infatti l'avverbio "diversamente" continua a sottolineare quanto vorrebbe invece far definitivamente superare e a dividere gli individui in due categorie, gli abili e quelli "diversamente", l'uso del termine "limitatamente" ci comprende e ci accomuna tutti. Ciascuno di noi è stato, è e sarà sempre "limitatamente" qualche cosa: bello, forte, intelligente, capace, coraggioso, fortunato, ecc., a seconda di chi o di che cosa eleggiamo a termine di paragone. Il concetto di limite appare la soluzione più equa in tema di disabilità. Come sostiene il "Manifesto per la riabilitazione" (2002) occorre infatti promuovere e favorire una cultura della disabilità basata sul concetto di diversità come normalità della persona umana. La riabilitazione deve allora realizzare la persona disabile con le sue differenze e aiutarla a prendere coscienza delle sue possibilità come dei suoi limiti. Il concetto di limite è centrale per tutte le componenti coinvolte nel processo riabilitativo: il bambino disabile, la sua famiglia, lo stesso personale sanitario.

Accettare il limite per il bambino disabile significa rinunciare a un impossibile futuro di normalità per governare un presente di massima autonomia possibile dove il cavarsela da soli non riguarda solo l'attività locomotoria, ma l'indipendenza nelle attività della vita quotidiana e nella cura di sé e soprattutto lo sviluppo della personalità e del pensiero.

Accettare il limite per la famiglia significa riconoscere che non è poi così importante essere "almeno" uguale agli altri.

Accettare il limite per il medico ed il fisioterapista significa rinunciare a curare il male nell'individuo per prendersi finalmente cura dell'individuo con il suo male.

Sarà argomento del prossimo volume dedicato alla terapia in tutte le sue forme (Ferrari e Cioni, in preparazione) quello di approfondire gli spunti che sono stati tracciati sopra e di affrontare l'analisi degli strumenti terapeutici sia nelle loro caratteristiche peculiari sia nelle loro modalità di impiego nel trattamento della PCI, considerandoli all'interno di un'ottica di integrazione e di correlazione con le forme cliniche descritte nel presente volume.

Bibliografia

AA VV (2002) Il manifesto per la riabilitazione. Presentato al Forum nazionale per la riabilitazione. Bologna Exposanità, 24 maggio 2002
Ferrari A (1997) Proposte riabilitative nelle paralisi cerebrali infantili. Edizioni del Cerro, Pisa pp 93-116
Ferrari A (2000) Lessico di riabilitazione pediatrica. In: Fedrizzi E (ed) La valutazione delle funzioni adattive nel bambino con paralisi cerebrale. Franco Angeli editore, Milano, pp 208-220
Gruppo Italiano Paralisi Cerebrale Infantile (2000) Manifesto per la Riabilitazione del Bambino. Giorn Ital Med Riab 14:14-15
Janes D (2003) Il modello ICF dell'OMS come Linea Guida per la valorizzazione delle risorse nella relazione educativo-riabilitativa. Lavoro presentato al Convegno su ICF Bologna 18 ottobre 2003
Milani Comparetti A (1985) Terapia delle affezioni neutomotorie infantili. In: Bonavita V, Quattrone A, (eds). Terapia medica delle malattie del sistema nervoso. Piccin Editore, Padova, pp 1112-1144
Organizzazione Mondiale della Sanità (1980) International Classification of Impairments, Disabilities and Handicaps. Ginevra, OMS
Organizzazione Mondiale della Sanità ICF (2002) Classificazione internazionale del funzionamento, della disabilità e della salute. Edizioni Erikson, Trento
Perfetti C, Pieroni A (1992) La logica dell'esercizio: Idelson Liviana Editrice, Napoli

Letture consigliate

Boccardi S (1987) Problemi ed esigenze per la riabilitazione. In: Leo T, Rizzolatti G (ed) Bioingegneria della riabilitazione. Patron editore, Bologna pp 29-35
Bottos M (2002) Paralisi Cerebrale Infantile: dalla guarigione all'autonomia. Diagnosi e proposte riabilitative. Piccin editore, Padova
Cioni G, Ferrari A (2002) Presentazione delle Linee Guida per la riabilitazione dei bambini affetti da paralisi cerebrale infantile. Gior Neuropsich Età Evol 22:388-394
Ferrari A (1997) Riflessioni un po' filosofiche in tema di riabilitazione. Medico e Bambino 9:61-64
Ministero della Sanità (1998) Linee-guida per le attività di riabilitazione. Gazzetta Ufficiale della Repubblica Italiana Serie generale n° 124 del 30/05/1998

Glossario ragionato

Abasia
Perdita più o meno completa della capacità di camminare. Periodo in cui scompare la "marcia automatica del neonato". Nel lattante sano questo evento si verifica per lo più dopo il secondo mese di vita.

Abilità
Attività che il soggetto riesce a compiere con vera destrezza, frutto da un lato di un'adeguata esercitazione e dall'altro di un interesse vero e di una genuina attenzione verso un risultato di qualità. Potremmo definire le abilità come le cose che egli riesce a fare bene, con successo e soddisfazione.

Acinesia
Mancanza di movimento.
Mancanza di iniziativa motoria.
Povertà del movimento volontario e lentezza nell'iniziarlo e nel completarlo.

Acquisizione
Definisce la capacità del soggetto di integrare e conservare quanto ha imparato, facendolo proprio. Essa è testimoniata dall'utilizzo funzionale spontaneo di quanto è stato precedentemente appreso in terapia, in relazione allo stesso compito proposto, ma non nello stesso contesto. Il passaggio dall'apprendimento all'acquisizione permette di ridurre il controllo cosciente del movimento per trasferirlo al significato dell'azione, cioè dallo strumento allo scopo.

Acuità visiva
Si intende la capacità di percepire e interpretare a una determinata distanza un simbolo definito o un dettaglio; essa è funzione della posizione dell'immagine sulla retina ed è di gran lunga maggiore nella regione foveale, dove risiedono solo coni. Un modo per valutare l'acuità visiva è quello di misurare la capacità di discriminare i singoli elementi di un pattern ripetitivo formato da un reticolo di bande chiare e scure (resolution acuity). Si può esprimere come il numero di cicli percepibili distintamente in un grado di angolo visivo. La più alta frequenza spaziale che un adulto normale è in grado di percepire corrisponde ad una acuità visiva di 45-50 cicli/grado. Nei bambini che non parlano si può utilizzare un'indicazione per accoppiamento.
Per saperne di più: capitolo 9.

Adattamento
Processo in cui il bambino con PCI viene esposto a compiti di complessità adeguata al suo limite di adat-
tabilità, in contesti selezionati, arricchiti di informazioni a lui comprensibili, per favorire lo sviluppo della sua capacità di esplorare, comprendere e risolvere problemi.
Capacità di accomodarsi efficacemente alla situazione data ed alla realtà circostante.

Adattivo
Vantaggioso per l'attore, idoneo allo scopo, adeguato al contesto fisico, sociale e culturale.
Funzioni adattive: attività adatte e adattabili a uno specifico contesto. Le funzioni adattive sono tali se hanno valore cognitivo, cioè se sono adattamenti realizzati per uno scopo ed in vista di un risultato: acquistano, per esempio, valore di "prassia" nel senso di Piaget, valore di "gnosia" cioè di percetti aventi significato (categorizzazione percettiva e categorizzazione semantica), valore di "concetti", di "astrazioni" e di "strategie" (di pianificazione) per "risolvere problemi".
Funzione adattiva: soluzione a compiti biologicamente significativi, costituiti da complesse equazioni di vincolo coordinativo tra variazioni ambientali e compensazioni del corpo.

Adiadococinesia
Sfasamento dei movimenti rapidi alternati di una estremità (la prono-supinazione dell'avambraccio, ad esempio) sia rispetto all'ampiezza sia alla frequenza. I movimenti alternati risultano maldestri, irregolari, complessivamente più lenti del normale. È probabilmente dovuta ad un ritardo nell'inizio di ogni movimento alterno successivo.
Incapacità di effettuare con ritmo rapido movimenti alterni in direzioni opposte. Si manifesta anche nella *aritmocinesi*, cioè nell'impossibilità di ripetere usando l'arto plegico un determinato ritmo, mostrato in precedenza dall'esaminatore. In genere è di natura cerebellare.

Affordance
Letteralmente accessibilità, possibilità. Si riferisce ad una modalità di percezione attiva dell'ambiente relativa al modo in cui noi siamo fatti.

AFO (ankle foot orthosis)
Tutore gamba-piede, tutore di caviglia.

Agnosia
Il paziente è incapace di riconoscere il significato degli stimoli sensoriali, pur essendo indenni gli organi di senso e le vie di trasmissione al cervello. Si distinguono in tattili, visive, uditive, olfattive, ecc. Nell'*agnosia visi-*

va (disturbo visivo di riconoscimento dell'oggetto) il paziente è incapace di elaborare psichicamente le impressioni visive (lesione delle aree 18 e 19), pur in assenza di deficit intellettivi. Nell'*agnosia topografica* il paziente perde la cognizione dello spazio a lui familiare (lesione dell'emisfero non dominante nei giri supramarginale e angolare).

Allucinazione
Percezione senza oggettività. L'allucinazione è una creazione del cervello poiché non parte da sensazioni che il cervello non è in grado di integrare in una percezione coerente, ma è prodotta da ricordi endogeni di percezioni precedenti che improvvisamente si combinano tra loro. In un certo senso l'allucinazione è un sogno fatto da svegli, è il funzionamento autonomo dei circuiti interni che normalmente servono a simulare anticipatoriamente le conseguenze dell'azione. Le allucinazioni sono creazioni non verificate dall'ambiente. L'allucinazione è un'opinione che la mente si costruisce e di cui si convince in assenza di dati oggettivi.

Ammiccamento
In oculistica la chiusura rapida e momentanea di entrambe le palpebre, in genere di natura riflessa, come reazione di difesa a stimoli di diversa origine. Esiste anche un ammiccamento fisiologico e periodico deputato a spargere il film lacrimale sulla cornea.

Amplificazione percettiva
Per amplificazione percettiva intendiamo la facoltà del SNC di aumentare, modificandone l'assetto di funzionamento, la capacità di ricezione degli apparati sensitivi e sensoriali deputati a raccogliere le informazioni di base (sensazioni).

Anartria
Difetto di articolazione della parola.
Sinonimo: *afemia*.

Andatura a due e quattro tempi
Il cammino con appoggio a *due tempi* può essere effettuato in due modi:
- il quadripode ed il piede dello stesso lato avanzano insieme
- il quadripode di un lato avanza con il piede controlaterale
La seconda soluzione rende più stabile il paziente perché il carico risulta distribuito su due lati, si tratta però di un'andatura scomoda da praticare per la maggior parte dei pazienti. Nel cammino con appoggio a *quattro tempi* la progressione avviene con il successivo avanzamento di quadripode destro, piede sinistro, piede destro e daccapo.

Angoscia
Reazione soggettiva di grave ansia che si attiva come risposta dell'Io di fronte a situazioni di pericolo che più facilmente sono di origine esterna, ma possono essere anche di natura interna.

Anticipazione
Pre-adattamento della mano all'oggetto al momento del suo afferramento.

Ribaltamento in termini percettivi del programma d'azione (scarica collaterale) perché, prima della sua esecuzione, venga sottoposto al consenso della mente.

Antigravitari (muscoli)
In condizioni fisiologiche, vengono definiti antigravitari i muscoli che si oppongono al movimento angolare prodotto a livello delle articolazioni coinvolte dalla forza di gravità applicata al peso dei segmenti mobili.

Apatia
Indifferenza, mancanza di volontà e di interesse verso l'ambiente.

Apoplessia
Stato di abbattimento delle funzioni cerebrali più o meno completo, causato in genere da un'emorragia cerebrale.

Apprendimento
Processo geneticamente programmato che permette la conquista di abilità geneticamente non previste attraverso esperienze significative più o meno ripetute.
Acquisizione per modificazione. Presa di coscienza dei meccanismi o dei processi cognitivi che sono alla base di una funzione (ad esempio nella lettura), ma anche controllo dei singoli costituenti di una funzione senza consapevolezza (ad esempio nel gesto sportivo).
Tutto ciò che arricchisce la nostra esperienza e la nostra conoscenza, modifica il nostro comportamento e quindi il nostro Io.
Costruzione di rappresentazioni mentali stabili e potenzialmente trasferibili.
Processo mediante il quale si acquistano nuovi comportamenti o nuove conoscenze sulla base di elementi evocati dall'ambiente al fine di raggiungere uno scopo.
Apprendimento motorio: è una modificazione adattiva del comportamento motorio che porta all'acquisizione stabile di nuove abilità. Si attua attraverso un complesso processo percettivo-motorio-cognitivo nella ricerca di una soluzione a un compito che emerge dall'interazione fra individuo e ambiente. Può essere definito come la costruzione di nuove strutture di conoscenza. Si tratta di una funzione in base alla quale i dati dell'esperienza vengono organizzati, o più propriamente organizzano, strutture apprese, nell'ambito delle quali le informazioni percettivo-motorie sono articolate in ordine di successione temporale come "programmi di azione" e in ordine di sintesi formale e spaziale come "immagini" di conoscenza.
Apprendimento per imitazione: è sostenuto dall'azione dei neuroni mirror che si attivano sia quando l'azione viene osservata sia quando viene eseguita. Questi neuroni servono per la comprensione dei gesti altrui.
Apprendimento scopo-contesto specifico: percorso programmato attraverso l'esposizione ad esperienze significative più o meno ripetute.

Appuntamenti dello sviluppo
Sono scadenze in cui differenti competenze evolutive individuali (neuromotorie, cognitive e relazionali) e risorse ambientali, tecniche, familiari e sociali devono confluire per la realizzazione delle funzioni critiche dello sviluppo, ad esempio la deambulazione. Può essere sufficiente la mancanza all'appuntamento di un

solo requisito per bloccare una competenza motoria già potenzialmente pronta.

La capacità di sviluppare una funzione in grado di affrontare e risolvere un definito problema (bisogno, esigenza, desiderio) nel momento in cui questo è significativo e importante per la crescita dell'individuo. Nella costruzione delle funzioni, sono riconoscibili precisi appuntamenti dello sviluppo, scadenze entro cui il bambino deve acquisire la consapevolezza dei propri bisogni e le regole dei meccanismi e dei processi che presiedono alle attività necessarie per assolverli.

Aprassia

In neurologia l'aprassia descrive l'incapacità o la difficoltà a compiere movimenti volontari coordinati sequenzialmente fra loro in funzione di un definito scopo, a patto che ciò non sia imputabile a paralisi, ad alterazioni del tono, a disturbi sensoriali, a movimenti involontari, servomotori o parassiti, a disturbi psichici, a deficit mentali o a difetti dell'apprendimento motorio.

L'*aprassia ideativa* si riscontra quando il deficit riguarda la capacità di formulare o evocare dalla memoria il progetto (il soggetto non sa *che cosa* fare), mentre l'*aprassia ideomotoria* concerne la capacità di controllarne l'attuazione (il soggetto non sa *come* fare). Nell'*aprassia costruttiva* la difficoltà si verifica nella riproduzione grafica e spaziale della forma di oggetti che il paziente è in grado di riconoscere normalmente. Il bambino aprassico ha una ridotta capacità di "rappresentarsi" l'oggetto su cui agire, l'intera azione e le sequenze che la compongono, ha difficoltà ad ordinare in serie e a coordinare i relativi movimenti elementari in vista di uno scopo (programmazione), ad avviare i relativi programmi, a prevedere (in senso anticipatorio) un certo risultato, a controllare ciascuna sequenza e l'intera attività nel corso dell'azione (feed-back), a verificare il risultato ottenuto come corrispondente a quello previsto e atteso (Sabbadini et al.).

Arcaico

Proprio di epoche della vita molto antecedenti. Sinonimo di primitivo.

Architettura

L'arte e la tecnica di progettare e costruire opere, conferendo loro ritmo, equilibrio, essenzialità e funzionalità.

La struttura logica di collegamento fra i diversi elementi che compongono un'opera e le conferiscono un determinato stile.

Arrampicamento maculo-maculare

Con questo termine si intende il passaggio dello sguardo da un oggetto all'altro lungo una sequenza di oggetti separati da una minima distanza. Infatti, quando due oggetti sono separati da una distanza inferiore ai 15°, si produce un vero e proprio fenomeno di "scivolamento" della macula sugli oggetti contigui senza che si perda mai la fissazione.

Ascolto dicotico

Si tratta di un paradigma sperimentale che prevede la somministrazione sincronizzata di due diversi stimoli acustici (più frequentemente verbali, parole o sillabe, ma anche non verbali) all'orecchio destro e sinistro. Al soggetto viene richiesto di riportare lo stimolo o gli stimoli percepiti. Si osserva in genere un maggior numero di risposte agli stimoli percepiti nell'orecchio destro. Questa asimmetria percettiva (detta anche REA o "right ear advantage") viene interpretata come effetto della più efficiente connessione controlaterale fra orecchio destro e aree temporali dell'emisfero sinistro, specializzate nell'elaborazione linguistica.

Asimbolia tattile

Perdita della capacità di intendere i simboli.

Sinonimo di *agnosia semantica*: il soggetto non riesce a comprendere la natura e il modo di utilizzo di un oggetto di uso comune, nonostante egli sia capace di identificarlo.

Asse corporeo

Linea immaginaria che attraversa longitudinalmente il corpo da capo a piedi.

Assistenza

L'assistenza ha per obiettivo il benessere del bambino e della sua famiglia ed è competenza del personale sanitario e degli operatori del sociale. Essa deve accompagnare senza soluzioni di continuità il bambino e la sua famiglia sin dall'enunciazione della diagnosi di disabilità (Manifesto per la riabilitazione del bambino, 2000).

Astasia

Impossibilità di mantenere la stazione eretta, senza che vi sia paralisi dei muscoli antigravitari.

Cessazione della reazione positiva di sostegno che nel lattante sano avviene fra il terzo e il sesto mese.

Astereoagnosia

Incapacità di riconoscere le caratteristiche fisiche di un oggetto attraverso la sua palpazione.

Sinonimi: *stereoagnosia*, *agnosia tattile*.

Atassia

Disordine nell'integrazione nel tempo e nello spazio di schemi di movimento per altro normali (quantità, ampiezza, velocità, forza), ma meno precisi, efficaci ed economici. Tale disordine influisce sia sulla contrazione volontaria evocata per produrre un gesto sia sulla risposta motoria automatica necessaria per mantenere una postura.

Turba della coordinazione e della statica che, indipendentemente dalla debolezza muscolare, altera la direzione e l'ampiezza del movimento e compromette la contrazione muscolare volontaria e riflessa necessaria per mantenere la postura e l'equilibrio.

Mancanza assoluta o relativa di armonizzazione nella esecuzione dei movimenti, che presentano esitazioni, incertezze, anomalie.

Incapacità di compiere atti che richiedano la contrazione di differenti gruppi muscolari a differente azione.

Alterato controllo dei movimenti volontari.

Disturbo motorio specifico che consegue alla perdita della coordinazione del movimento volontario, indipendentemente dalla debolezza muscolare.

Alterata organizzazione spazio-temporale del movimento in quanto a velocità, ampiezza, forza, sincronizzazione.

Perdita della contemporaneità e dell'armonia nella collaborazione muscolare necessaria per raggiungere un obiettivo motorio.

Atassia spinale: è dovuta a carenza di informazioni propriocettive con conseguente perdita del controllo somestesico sulla posizione e sul gesto.

Atassia cerebellare: difficoltà di elaborazione delle informazioni sensoriali con conseguente fallimento nel compito motorio. Alterazione della coordinazione motoria spesso associata a tremore intenzionale.

Atassia vestibolare: vengono a mancare le afferenze labirintiche. Può dare origine alla sindrome da disequilibrio, condizione caratterizzata da incapacità di mantenere una definita postura del corpo nello spazio, da assenza di reazioni compensatorie di difesa, di bilanciamento e di equilibrio ai cambiamenti di posizione e da povertà di movimento. A differenza delle altre forme di atassia, in questa non vi è consapevolezza del difetto.

Atetosi

Movimenti involontari, lenti, afinalistici, vermiformi, specie agli arti, più marcati alle dita e al polso, continui, sempre associati a un aumento del tono ed a contorcimenti grossolani e incoordinati. Si accentuano nell'attività volontaria e nell'emozione e scompaiono nel sonno.

Atonia

Mancanza di tono, generalmente riferita alla situazione dei muscoli.

Atrofia cerebrale

Riduzione di volume del cervello secondaria ad eventi morbosi. Ne consegue un ritardo, un rallentamento e una compromissione dello sviluppo delle funzioni.

Atrofia ottica

L'atrofia ottica si trova spesso in associazione a quadri di PCI molto severi con importanti lesioni della corteccia occipitale e delle radiazioni ottiche, considerate, in questi casi, le maggiori responsabili della cecità.

Autonomico

Relativo a funzioni essenziali per la sopravvivenza quali il ritmo sonno-veglia, la fame e la sazietà, il controllo della temperatura corporea, della frequenza respiratoria e cardiaca, del tono muscolare e posturale, ecc.

Autorganizzazione

Per autorganizzazione della PCI, relativamente alla fase di sviluppo attraversata dal bambino, intendiamo la logica seguita dal suo SNC nella costruzione delle più importanti funzioni adattive dello sviluppo motorio (controllo posturale, locomozione, manipolazione, ecc.).

Il concetto di autorganizzazione deriva da un approccio neocibernetico secondo cui il SNC si sottopone a una continua riorganizzazione tramite l'apprendimento.

Autostima

Modalità psicologica relativa al rapporto che ciascuno intrattiene con se stesso.

Avoiding (repulsione, evitamento)

Avviene quando uno stimolo esterno qualsiasi determina automaticamente una risposta, senza che lo stimolo stesso sia integrato, riconosciuto e valutato, per cui la risposta è il risultato di un'azione molto elementare, finalizzata soltanto a evitare lo stimolo e ad allontanarsi rapidamente da esso.

Sono note la reazione tattile di avoiding, la reazione visiva di avoiding e la reazione di avoiding del piede al carico o al solo contatto con il suolo (forme discinetiche della PCI).

Azione

Insieme coordinato di movimenti organizzati cognitivamente per uno scopo (intenzione) e in funzione di un risultato, secondo l'espressività propria del soggetto e la sua esperienza.

Sequenza di movimenti che permettono a un individuo di raggiungere uno scopo (svolgere un compito o conseguire un obiettivo).

Trasformazione della realtà esterna e interna poiché l'individuo, riflettendo sulla propria azione, modifica le proprie strutture cognitive. L'azione è lo strumento di formazione della conoscenza sul mondo ed ha, in questo senso, le stesse caratteristiche del pensiero.

L'azione è un modo per costruirsi una rappresentazione, una codifica del reale.

Babinski (riflesso)

Si analizza facendo scorrere lievemente e lentamente una punta smussa, l'unghia del pollice, oppure un pennellino di setola morbida sul bordo laterale della pianta del piede, dal tallone in avanti (per altri dalle dita verso il calcagno). Bisogna assicurarsi che la stimolazione consista nello strisciare dolcemente e non semplicemente nell'esercitare una certa pressione, altrimenti può accadere di suscitare il riflesso di flessione plantare. Le risposte sono molto variabili, indipendentemente dall'esattezza della tecnica di evocazione. La risposta può essere generalizzata, irradiata, plurisegmentale (triplice flessione) oppure limitata al piede. È in flessione nei primi giorni di vita, dopo di che rimane in estensione per tutto il primo anno. Dopo il primo-secondo anno si provoca sempre con la stessa tecnica, ma a soggetto supino con l'arto inferiore esteso. La risposta normale è una flessione di tutte le dita del piede. A questa età la dorsiflessione dell'alluce è fra i segni più certi di lesione piramidale e quindi di PCI.

Il riflesso è assente nelle lesioni dei metameri inferiori del midollo spinale.

Ballismo

Contrazioni brusche e grossolane, più o meno continue, dei muscoli prossimali degli arti ed assiali del tronco, violente al punto di provocare un'ampia agitazione delle estremità.

Si pensa siano dovute a lesioni del nucleo subtalamico.

Ballistici

Sono movimenti volontari degli arti eseguiti il più rapidamente possibile. Non consentono alcuna correzione in corso di esecuzione. Sono prodotti da meccanismi a feed-forward dove vengono pre-programmati sia il percorso sia la meta da raggiungere. Sono movimenti iniziati da una contrazione muscolare intensa e di breve durata, proseguiti dall'inerzia e arrestati in modo vario: per il termine della corsa articolare, per la resistenza opposta dagli antagonisti, per l'urto contro un corpo esterno.

Barestesi
Senso di pressione esercitata sulla cute. Fa parte delle sensibilità propriocettive.

Batiestesi
Senso di posizione. Si esamina ponendo in una determinata posizione le dita del piede del paziente, specie l'alluce, e invitandolo a riconoscere, a occhi chiusi, la posizione imposta (flessione dorsale o plantare). Fa parte delle sensibilità propriocettive.
Sinonimi: *statognosia*.

Bias
Predisposizione, pregiudizio.

Bilanciamento
Sinonimo di equilibrio statico. Consiste nel fare in modo che la linea di gravità condotta dal centro di massa complessivo passi per la base di appoggio. Si raggiunge bilanciando la forza peso in maniera equilibrata a livello di ogni singola articolazione attraverso la contrazione dei relativi muscoli antigravitari.

Bilirubinemia
Concentrazione plasmatica della bilirubina totale. Un suo aumento per disordini emolitici o per malattie del fegato conduce a ittero.

Broncospasmo
Contrazione improvvisa e involontaria della muscolatura bronchiale.

Bliss
Sistema grafico concepito per essere letto da individui di lingue diverse. Ha trovato applicazione come strumento per incrementare la capacità di comunicare dei soggetti anartrici.

Calibrazione
Capacità di configurare i recettori periferici predeterminando la quantità delle informazioni da raccogliere.

Campo visivo
Il campo visivo è quella parte dello spazio in cui gli oggetti sono visibili nello stesso momento durante il mantenimento dello sguardo in una certa direzione. È un'isola di visione circondata da un mare di cecità.
Per saperne di più: capitolo 9.

Capacità
Ciò che riesco a fare (efficacia ed efficienza).

Catalessia
Tendenza alla conservazione degli atteggiamenti posturali imposti dall'esterno.

Cataratta
Opacità totale o parziale del cristallino con conseguente riduzione progressiva del visus fino alla cecità. Può essere di natura congenita o acquisita. È provocata da cause traumatiche, tossiche, dismetaboliche, ecc.

Cataratta congenita
Opacità del cristallino che può essere mono o binoculare, parziale o totale.
È necessario intervenire precocemente per asportare il cristallino e sostituirlo con lenti a contatto, occhiali correttivi o lenti intraoculari. La cataratta monoculare, anche se asportata, può provocare ambliopia.

CBF
Cerebral Blood Flow (flusso sanguigno cerebrale).

Cecità corticale
Assenza di tutte le sensazioni visive, inclusa la percezione luce-buio, con perdita del nistagmo optocinetico, ma con conservazione del riflesso pupillare e della motilità oculare, e con retina normale all'esame del fundus oculare.
Cecità corticale congenita: sarebbe più giusto definirla ipovisione corticale congenita in quanto spesso è presente un residuo visivo, benché modesto. È causata da una mancata interpretazione dello stimolo visivo a livello dei lobi occipitali, in assenza di lesioni oculari. La diagnosi si basa su tre segni clinici principali: assenza di reazione alla minaccia, riflesso pupillare presente e fundus oculare normale. L'assenza di nistagmo sensoriale suggerisce che si tratti di una lesione corticale.
Cecità mentale: deficit dell'attenzione visiva.

Cenestesi
Sensazione dell'esistenza del nostro corpo, data dall'insieme dei nostri organi, in modo indipendente da speciali sensi.

CID
Coagulazione intravascolare disseminata.

Cinematica
Parte della fisica che descrive il moto dei corpi a prescindere dalla loro composizione e da tutte le possibili cause che determinano o modificano tale moto.
Studio del movimento dal punto di vista delle sue traiettorie e dei suoi aspetti spazio-temporali, ossia dei rapporti fra posizione, velocità ed accelerazione, in modo indipendente dalle cause che lo producono.
Descrizione degli spostamenti dei segmenti e dei movimenti articolari nelle loro sequenze.
In clinica rileva ed elabora le varie grandezze che definiscono il movimento dei singoli segmenti corporei nel tempo e nello spazio: tipo di movimento, escursioni angolari, accelerazioni, velocità.

Cinestesi
Esprime la percezione tonico-dinamica prodotta dalla esecuzione di un atto motorio.

È la percezione del movimento relativo degli oggetti e della nostra attività motoria (di una parte o dell'intero corpo) in un ambiente tridimensionale stazionario.

Si esamina muovendo le dita dei piedi del paziente, invitato a rimanere rilassato, specie l'alluce. Si chiede al paziente di riconoscere, ad occhi chiusi, la comparsa e la cessazione del movimento.

Cinetica
Disciplina che studia il movimento dal punto di vista delle forze che lo determinano o lo limitano.
Nel cammino la cinetica studia le forze interne (muscolo-legamentose) ed esterne (forza di gravità), la forza di reazione del terreno e i movimenti articolari che si generano a livello di ogni singola articolazione, istante per istante.

Cisti encefaloclastiche
Vedi *cisti poroencefaliche*.

Cisti poroencefaliche
Compaiono nella leucomalacia periventricolare per rammollimento della sostanza bianca adiacente alle cavità ventricolari. Possono essere costituite da piccole aree di gliosi e di necrosi fino ad un coinvolgimento più diffuso che può dar luogo ad ampie cavitazioni di diametro anche superiore al centimetro, con pareti che solitamente rimangono separate dalle cavità ventricolari. Quando le cisti scompaiono lasciando il posto ad aree di gliosi, è solitamente possibile osservare una dilatazione dei ventricoli laterali.

Clearance della marcia
Sollevamento del piede per evitarne lo strisciamento al suolo durante la fase di volo del ciclo del passo.

Clono
Alternarsi ritmico, brusco, rapido, involontario di contrazione forzata e rilasciamento di uno o più muscoli.
Serie ritmica di riflessi propriocettivi. Esagerazione di un riflesso profondo iperattivo.
Neurofisiologicamente il clono è caratterizzato da un eccitamento sincrono dei motoneuroni spinali, seguito da un "periodo silente", poi di nuovo da un eccitamento, un "periodo silente", ecc. Può associarsi a contrazioni toniche o permanenti. Viene indotto da una estensione muscolare brusca e di breve durata. Il ritmo può essere alterato da un concomitante riflesso propriocettivo. Se continua più di alcuni secondi si dice "prolungato", se invece per provocarlo è necessaria una stimolazione ripetuta, il clono non può essere considerato "prolungato" e va descritto come "estinguibile".

Cocontrazione
Contrazione contemporanea (sinergica) di muscoli agonisti ed antagonisti in genere a scopo di fissazione di una o più articolazioni.
Attivazione non selettiva di muscoli antagonisti con perdita del normale pattern di inibizione reciproca.

Collimazione
Capacità di confrontare informazioni sensoriali diffe-renti per costruire una rappresentazione coerente della realtà.

Coloboma
Mancata saldatura dei foglietti embrionari che danno origine alle strutture dell'occhio per un'anomalia insorta durante la sesta settimana di gestazione. I colobomi possono interessare indifferentemente l'iride, il corpo ciliare, la coroide, il cristallino, il disco ottico, il nervo ottico, gli annessi (palpebre), o tutte le strutture insieme. La mancanza di tessuto irideo fa apparire la pupilla tipicamente allungata verso il basso (infero-nasalmente).

Colpo di vento
Deviazione consensuale degli arti inferiori. Ad esempio una coscia flessa, addotta ed intraruotata e l'altra più estesa, abdotta ed extraruotata; un piede varo-supinato e l'altro valgo-pronato. Introduce deformazioni torsionali lungo l'asse corporeo.

Combinazione motoria
Possibilità di aggregare in schemi diversi singoli moduli motori secondo differenti relazioni spaziali.
Combinazioni illogiche: tipiche delle forme discinetiche della PCI come ad esempio l'iperflessione del polso e la iperestensione delle dita.

Competenza
Conoscenza distintiva.

Competizione
Autogenerazione di informazioni allo scopo di farle competere con altre ritenute negative o intollerabili.

Compliance
Nel rapporto medico-paziente la collaborazione di questi e della sua famiglia nel seguire con scrupolo le indicazioni terapeutiche suggerite.

Compliance polmonare
Distensibilità dei polmoni.

Componenti bottom up
Sono gli elementi propri dell'apparato locomotore che presiedono e condizionano l'espressione della funzione e di cui il SNC deve tener conto nell'organizzazione della stessa.
Per saperne di più: capitolo 14.

Componenti top down
Sono gli elementi propri del SNC che presiedono all'organizzazione delle funzioni adattive.
Per saperne di più: capitolo 14.

Concentrazione
Attenzione vincolata e continuata.

Concetto corporeo
Progressivamente e in sovrapposizione allo schema ed all'immagine, si sviluppa un altro aspetto della conoscenza del corpo: la sua cognizione topologica e concettuale. Influenzato dall'insieme delle azioni e soprattutto dall'ambiente, il bambino apprende la parola cor-

rispondente alle parti ed alle zone del proprio corpo. Tali concetti, rispetto ai precedenti, sono entità astratte più che processi percettivi o affettivi; essi influenzano comunque la conoscenza corporea, intesa come rappresentazione che il bambino si forma del proprio corpo e, più in particolare, come rappresentazione della sua immagine corporea.

Condizionamenti neurofunzionali

Sono costituiti dall'intensa eccitabilità neuronale che rende difficile l'organizzazione del ritmo sonno-veglia e/o alimentare, dalle modifiche del tono e dalla patologia del movimento, con conseguente alterazione del feed-back propriocettivo e quindi del controllo motorio, dalla messa in gioco di altri canali sensoriali con funzione di supplenza, ecc.

Congelamento

Il termine viene utilizzato in ambito psichiatrico quando, allo scopo di controllare la propria paura, il bambino "blocca" il funzionamento di Sé e degli altri, cercando di far restare immobile ogni cosa. Il congelamento costituisce una difesa di tipo psicotico.

Quando i muscoli agonisti ed antagonisti che agiscono sulla stessa articolazione vengono attivati contemporaneamente (cocontrazione patologica) infrangendo la legge di Sherrington dell'inibizione reciproca, il risultato è un "congelamento" articolare del segmento mobile.

Connatale

In relazione alla nascita.

Consistenza emotiva

Termine usato in senso generico per indicare una coesione, una compattezza emotiva.

Consonanza

L'immagine di abilità che ciascuno di noi vuol mostrare agli altri e che può divenire un vincolo in grado di imporci di rinunciare a compiere attività che pur sappiamo in qualche modo eseguire ma non bene abbastanza rispetto allo standard generale delle nostre altre prestazioni.

Contenimento

Concetto introdotto da Bion e Winnicot equivalente a maternage o reverie. Nelle relazioni primarie la madre deve essere capace di aiutare il bambino metabolizzando le sue angosce e non facendolo oggetto delle sue identificazioni proiettive.

Contenuti

Movimenti limitati in ampiezza, intensità, velocità, frequenza.

Contestualità

Regole formali imposte dalla società in cui viviamo che fanno sì che certe prestazioni, per quanto efficaci, vengano inibite perché considerate inadeguate in relazione alla modalità esecutiva e allo standard di qualità richiesto.

Contrazione muscolare

I disturbi della contrazione muscolare nella PCI possono essere molteplici. Può trattarsi di un eccessivo reclutamento di unità motorie (errore di quantità); può trattarsi di una contrazione troppo prolungata, cioè di un'incapacità di rilasciamento volontario (errore di durata, fenomeno che Dupré nel 1907 chiamò *paratonia*); può trattarsi di un errore nella scelta del momento (timing); può trattarsi di un errore nella tipologia della contrazione (tonica o fasica), da cui un precoce ed eccessivo affaticamento; può trattarsi di un errore nell'associazione dei muscoli da far contrarre (cocontrazione); può trattarsi di una tendenza alla conservazione degli atteggiamenti imposti (fenomeno che Dupré nel 1907 chiamò *catalessia*); può trattarsi di una mancanza di passività per abnorme reazione allo stiramento dipendente dalla velocità della sua esecuzione (*spasticità* propriamente detta), ecc.

Contrazione *concentrica o isotonica*: incremento di tensione con variazione di lunghezza in accorciamento.

Contrazione *eccentrica*: incremento di tensione con variazione di lunghezza in allungamento.

Le contrazioni in allungamento rappresentano una strategia motoria funzionalmente rilevante per mezzo della quale i muscoli vengono attivati durante un allungamento corrente allo scopo di frenare l'escursione del segmento mobile. Esse possono essere considerate un compito motorio peculiare dovuto allo specifico evento associato con l'allungamento dei muscoli attivi. Nella PCI sono però almeno in parte dipendenti da un pattern generato centralmente. Nei soggetti spastici, infatti, l'attivazione dell'azione di freno viene modulata in modo sbagliato dai cambiamenti della lunghezza muscolare associati con una decrescente velocità del cammino. Questa caratteristica sostiene l'ipotesi di un disturbo di origine primitivamente centrale.

Contrazione *isometrica*: incremento di tensione senza variazione di lunghezza del muscolo.

Contrazione *fascicolare*: scosse ritmiche di fasci di fibre, osservabili durante la contrazione debole di un muscolo. Differiscono dalle fascicolazioni vere e proprie perché scompaiono quando il muscolo è rilassato.

Controllo sequenziale

Capacità di conservare il progetto generale dell'azione e l'ordinamento delle sue diverse parti durante l'esecuzione delle singole fasi che la contraddistinguono, funzione per funzione.

Controllo simultaneo

Capacità di controllare contemporaneamente l'esecuzione di più funzioni (ad esempio guardare la strada, guidare la macchina e parlare con i compagni di viaggio).

Contrattura

Accorciamento prolungato ma reversibile delle fibre muscolari, prodotto tramite il consueto meccanismo contrattile e senza che si siano verificati i potenziali di azione che accompagnano la contrazione tetanica. Il muscolo offre un'elevata resistenza allo stiramento passivo, si presenta di lunghezza ridotta e limita il range dell'escursione dell'articolazione coinvolta nella direzione del suo allungamento. La contrattura è involontaria e continua, non altera le fibre muscolari e scompare sotto anestesia, a differenza della retrazione.

Controllo autonomico
Controllo delle funzioni della sopravvivenza: frequenza respiratoria, frequenza cardiaca, ritmo sonno-veglia, fame-sazietà, tono muscolare, ecc.

Controllo motorio
Può essere definito come il processo che restringe gli impulsi efferenti del sistema neuromotorio in modo che ne possa conseguire un comportamento significativo coordinato.

Convergenza
La convergenza consiste nella capacità degli occhi di muoversi l'uno verso l'altro. Per valutare la convergenza si pone un oggetto tra i due occhi e lo si avvicina gradualmente al capo chiedendo al soggetto di fissarlo.

Conversione
Meccanismo di difesa, identificato da Freud, caratterizzato da un'intensa rimozione degli impulsi libidici, che trovano vie di scarico diverse di tipo corporeo attraverso una modifica del desiderio primario. Meccanismo utilizzato prevalentemente nell'isteria (Marzani).

Coping solutions
Strategie individuali che il bambino mette in atto per potersela "cavare meglio". In quanto performance personali, le coping solutions non si prestano ad un inquadramento generale, ma alcuni "trucchi" sono sufficientemente comuni da divenire patognomonici.
Per saperne di più: capitolo 14.

Corea
Movimenti involontari, rapidi, irregolari, senza scopo, incoordinati, asimmetrici, ad inizio brusco e di breve durata. Presenti anche a riposo, persistono nel sonno e si accentuano con l'azione. Possono variare continuamente e migrare a intervalli irregolari in parti differenti del corpo. Mancano di fluidità e di grazia.

Coreoatetosi
Movimenti involontari o ipercinesie con caratteri intermedi tra corea ed atetosi.

Cramped-synchronized
Movimenti spontanei del neonato che mancano di fluidità e di variabilità (sono rigidi e sincronizzati). I muscoli degli arti e del tronco si contraggono e si rilassano quasi simultaneamente. Sono un segno di grave sofferenza del SNC che porta spesso a PCI.

Crampo
Spasmo muscolare doloroso che può produrre o meno un movimento articolare. È dovuto ad eccitazione sincrona e spontanea ad alta frequenza di un gran numero di unità motorie. Tende a presentarsi come reazione alla forte contrazione di un muscolo già contratto.
È facilmente associato ad affaticamento muscolare e a carenza di sali.

Crisi convulsiva
Contrazioni muscolari involontarie toniche e cloniche con carattere accessionale, associate a perdita di coscienza e ad anomalie del tracciato elettroencefalografico.

CVI (Cerebral Visual Impairment)
Disturbi visivi di origine centrale che comprendono ridotta acuità visiva, difetti del campo visivo, disturbi dell'oculomozione, strabismo e difficoltà nel riconoscimento di immagini complesse.

Deformità articolare
Anomalia acquisita di un'articolazione caratterizzata da movimenti praticabili al di fuori delle direzioni e delle ampiezze fisiologiche (diagnosi differenziale con limitazione articolare).

Diade
Termine usato in psicoanalisi per indicare il rapporto strettamente interdipendente fra due esseri umani.
Nel rapporto madre-bambino questa complementarietà dei primi mesi di vita è una cosa ritenuta indispensabile. Nella teoria psicoanalitica è l'unita fusionale che si presume esistere in ciò che dall'esterno appare come una dualità primaria madre-neonato, ma che dall'interno, per il neonato, si può immaginare essere vissuta come totalità indistinta.

Dialogo tonico
Dialogo con il feto o con il bambino molto piccolo o molto grave caratterizzato da variazioni del tono di entrambi gli attori (contrazioni-rilasciamenti, concessione o negazione di spazio, invito o inibizione del movimento, ecc.).

Diarchia
Lotta fra due schemi tiranni (flessione ed estensione nella I diarchia, startle e propulsione nella II diarchia). Milani Comparetti indica con questo termine il bambino con PCI prigioniero della prepotenza di due grandi pattern che impediscono ogni libertà di scelta fra tutti i pattern potenzialmente disponibili, producendo una tipica povertà di movimento.

Diplegia
Paralisi bilaterale e abbastanza simmetrica dei quattro arti con maggior interessamento degli arti inferiori rispetto ai superiori.
Per alcuni autori del passato paralisi dei due arti superiori (l'opposto di paraplegia), per altri come Freud paralisi dei due lati del corpo.

Disabilità
OMS: qualsiasi limitazione o perdita (conseguente a menomazione) della capacità di compiere un'attività nel modo o nell'ampiezza considerate normali per un essere umano.
La disabilità è caratterizzata da eccessi o difetti nelle abituali attività, prestazioni o comportamenti, che possono essere temporanei o permanenti, reversibili o irreversibili, progressivi o regressivi. Le disabilità possono insorgere come diretta conseguenza di menomazioni o come risposta dell'individuo, particolarmente

di tipo psicologico, a una menomazione fisica, sensoriale o di altra natura. La disabilità riguarda le *capacità*, intese come attività e comportamenti compositi, che sono generalmente accettate come componenti essenziali della vita quotidiana. La disabilità rappresenta l'oggettivazione di una menomazione e come tale riflette disturbi a livello della persona.

Mancanza o perdita permanente delle competenze adattive specifiche della specie, del genere e dell'età del soggetto.

Disarmonia evolutiva

In accordo con la classificazione francese delle turbe mentali del bambino e dell'adolescente, largamente ripresa dall'OMS per l'ICD-9, con questo termine s'intende un quadro di disturbo psicopatologico precoce (a partire dai 3-4 anni) con sintomatologia variabile che comprende manifestazioni somatiche o comportamentali, instabilità, inibizione, manifestazioni fobiche, isteriche e ossessive, disarmonia dello sviluppo dell'intelligenza (disarmonia cognitiva), del linguaggio e della motricità, senza, almeno nella fase iniziale, un chiaro ritardo mentale. Per lo più i sintomi celano fatti e meccanismi di tipo psicotico (disarmonia psicotica), con minaccia di rottura con il reale, assente o cattiva organizzazione del sé e dei rapporti con la realtà, espressione diretta delle pulsioni, angosce, tendenza all'invasione del pensiero da parte di affetti o rappresentazioni. A differenza delle psicosi, il permanere di capacità di adattamento e controllo limita l'espressione patologica a certi campi o a certe fasi evolutive.

Disartria

Difficoltà ad articolare le parole causata da un disturbo motorio delle strutture che ne regolano la modulazione (lingua, labbra, velo palatino, ecc.). Può assumere due diversi aspetti: il primo è rappresentato da un semplice rallentamento o da una scarsa comprensibilità, mentre il secondo è rappresentato da un eloquio di tipo scandito o esplosivo.

Disartria sillabica: scarsa separazione delle sillabe.

Disartria atassica: la parola è rallentata, scandita, interrotta, spezzata, irregolare, esplosiva, con grave compromissione della prosodia e dell'intelligibilità. I pazienti hanno difficoltà a svuotare il mantice toracico per incoordinazione dei muscoli respiratori ed anche le prassie buccofonatorie risentono dei tipici errori del gesto. Le sillabe sono staccate e l'accento cade su quelle sbagliate. L'aspetto globale del discorso è tanto più irregolare ed atassico quanto più violento è il tremore intenzionale associato alle lesioni del cervelletto.

Discinesia

Errore nel controllo del gesto (movimento abnorme) riconducibile a ballismo, corea, atetosi o distonia. È caratterizzata da produzione di movimenti involontari definiti *ipercinesie*. Connota le sindromi extrapiramidali.

Discinesie professionali: frequente ripetizione di uno stesso movimento come nel crampo dello scrivano.

Disfagia

Difficoltà di deglutizione. Può essere limitata ai cibi solidi o essere estesa ai liquidi.

Disgnosia

Incapacità mentale di decodificare, riconoscendone il significato, definite sensazioni, pur essendo indenni gli organi di senso e le vie di trasmissione al SNC. In ambito percettivo, la disgnosia rappresenta un disturbo cognitivo dell'elaborazione e dell'interpretazione delle informazioni raccolte dagli organi di senso. Si distinguono disgnosie tattili, visive, uditive, olfattive, topografiche, ecc.

Dismetria

Errore nella direzione del gesto compiuto all'inizio del movimento e dovuto ad alterata conoscenza della posizione di partenza dell'arto e della traiettoria da seguire (cinestesi). Indica una difficoltà di rappresentazione spaziale del corpo. È particolarmente grave nei movimenti di tipo ballistico. Si esplora con la prova indice-naso e tallone-ginocchio. Si aggrava ad occhi chiusi.

Incapacità di regolare correttamente l'intensità e la durata del movimento in funzione dell'obiettivo da raggiungere. Il movimento oltrepassa il traguardo o non riesce a raggiungerlo o si dirige verso un traguardo non corretto. Segno di atassia su base propriocettiva, ma anche cerebellare.

Dismetria oculare: il movimento iniziale è ipermetrico e non coglie l'obiettivo, ad esso segue quindi un saccadico correttivo. Ad un movimento di sguardo esageratamente dismetrico possono seguire oscillazioni pendolari lente ed ampie (macro oscillazioni pendolari). È un segno di disturbo cerebellare.

Disprassia

Sinonimi: aprassia evolutiva, aprassia del bambino.

La disprassia è un disturbo che riduce l'efficacia dei movimenti utilizzati comunemente per le attività della vita quotidiana (lavarsi, vestirsi, annodare le scarpe, usare le posate o altri utensili, ecc.) e per compiere gesti espressivi (cioè destinati alla comunicazione), sia legati all'uso di specifici strumenti, cioè transitivi, sia astratti e a contenuto simbolico, cioè intransitivi. Sul piano fisiopatologico la disprassia viene interpretata come un disturbo a carico dei sistemi di ideazione e programmazione dell'atto motorio. Alcuni autori la considerano un disturbo metacognitivo, da altri è considerata invece un disturbo della funzione simbolica.

La disprassia è un disturbo del movimento volontario che non può essere attribuito a una paralisi, a un disturbo sensitivo, a un disturbo cerebellare o a un deficit intellettivo. Nella disprassia *ideativa* (il soggetto non sa *che cosa* fare) si perde la "rappresentazione" del gesto da compiere, mentre nella disprassia *ideomotoria* (il soggetto non sa *come* fare) si perde la capacità di tradurre la sequenza motoria che si ha in mente in un "programma innervatorio". Il bambino disprassico ha una ridotta capacità di "rappresentarsi" l'oggetto su cui agire, l'intera azione e le sequenze che la compongono, ha difficoltà a ordinare in serie e a coordinare i relativi movimenti elementari in vista di uno scopo (programmazione), ad avviare i relativi programmi, a prevedere (in senso anticipatorio) un certo risultato, a controllare ciascuna sequenza e l'intera attività nel corso dell'azione (feed-back) e a verificare il risultato ottenuto come corrispondente a quello previsto ed atteso (Sabbadini et al.).

Disprassia oculare

Incapacità di eseguire movimenti intenzionali (a comando) in assenza di paralisi di sguardo ed in presenza dei movimenti spontanei (randon eye movements). Lo sguardo è mobile a riposo e fisso a comando ed il paziente per spostare lo sguardo utilizza spesso scatti compensatori del capo (tipo occhi di bambola), movimenti simili a tic o ammiccamenti. Tra le aprassie congenite ricordiamo l'aprassia oculomotoria di Cogan e la sindrome di Joubert.

Disprattognosia

Combinazione di disprassia e disgnosia.

Dissinergia

Perdita del coordinamento tra i diversi gruppi di muscoli interessati a un dato movimento.

Distribuzione bimodale

Distribuzione che presenta due picchi di frequenza.

Distonia

Si intende generalmente un movimento spasmodico a carico di alcuni muscoli, a carattere sinuoso, torsionale, ondulante e lento, che può interessare arti e tronco. Secondo alcuni autori è una sindrome dominata da contrazioni muscolari sostenute e frequenti che causano avvitamenti o movimenti ripetitivi o posture anormali. Secondo altri è un disordine del movimento nel quale contrazioni muscolari involontarie o sostenute causano movimenti torsionali e repentini, posture anormali o entrambe le cose. Quando la distonia causa ipertonia, vi è un incremento velocità-indipendente della resistenza sia verso i movimenti di flessione sia verso quelli di estensione, presente a riposo, che può variare con l'attività e con lo scopo.
Distonico: movimento prodotto da una contrazione muscolare simultanea e protratta di agonisti e antagonisti che porta l'articolazione interessata a irrigidirsi in posizioni caratteristiche.
Attacco distonico: Ingram definisce così gli spasmi estensori intermittenti che si osservano nella tetraparesi atetoide, quando il bambino viene tenuto supino o seduto.

Disturbo generalizzato dello sviluppo

Secondo il DSM-IV i disturbi generalizzati dello sviluppo (DGS) – detti anche *disturbi pervasivi dello sviluppo* – rappresentano una distorsione precoce dello sviluppo psichico che riguarda in primo luogo la comunicazione verbale e non verbale, le capacità sociali e l'attività immaginativa. Funzioni psicologiche di base come l'attenzione, la percezione sensoriale, l'umore, il funzionamento intellettivo e l'attività motoria sono compromesse in contemporanea e in maniera grave. Nella maggior parte, ma non in tutti i casi di DGS, vi è la diagnosi concomitante di ritardo mentale. La categoria diagnostica include il disturbo autistico, il disturbo di Rett, il disturbo disintegrativo della fanciullezza, il disturbo di Asperger e il disturbo generalizzato dello sviluppo non altrimenti specificato (NAS).

Dominio

È l'insieme delle rappresentazioni che fanno da supporto ad una specifica area della conoscenza: il linguaggio, il numero, la fisica e così via, così come ai vari microdomini che vi sono compresi.

Dorso di forchetta

Atteggiamento delle dita dovuto a spasmo/contrattura dei muscoli interossei e caratterizzato da flessione delle metacarpofalangee, iperestensione delle interfalangee prossimali e flessione di quelle distali. Il segno si accentua con la flessione del polso.

DSM

Diagnostic and Statistical Manual of Mental Disorders, edito dall'Associazione Americana di Psichiatria che propone una standardizzazione della diagnosi neuropsichiatrica attraverso studi statistici e di outcome.

DVM

Delayed Visual Maturation (maturazione visiva ritardata).

Eccitazione maniacale

Condizione caratterizzata da stato d'animo euforico e contento, oppure irritabile, arrabbiato e reattivo, aumentata attività e sensazione di forza e di energia, maggior numero di pensieri e capacità di pensare più velocemente del normale, aspirazioni ambiziose, spesso grandiose, diminuzione della capacità di giudizio e di autocritica, diminuzione delle ore di sonno e della necessità di dormire, ecc.

Ecologia

È propriamente la scienza biologica che studia le relazioni che intercorrono fra gli esseri viventi e l'ambiente in cui essi vivono.
Ecosistema è l'insieme degli esseri viventi, dell'ambiente e delle condizioni fisico-chimiche che, in uno spazio limitato, sono inseparabilmente legati tra loro, sviluppando interazioni reciproche.
"Panta rei", tutto scorre diceva già Eraclito di Efeso per indicare le relazioni continuamente cangianti tra individuo e ambiente.

Ecologico

È un comportamento in sintonia con l'ambiente fisico, sociale e culturale.

Effetto crowding

Nel bambino emiplegico destro, l'emisfero destro dovrebbe assumere anche le funzioni di quello sinistro leso; la conseguente competizione per lo spazio neurale dei circuiti funzionali specializzati produrrebbe uno svantaggio delle funzioni destre non verbali, cioè l'abbassamento del QI di performance. Nell'emiplegia congenita sinistra invece non si osserverebbe un effetto "crowding", cioè la riduzione delle capacità verbali con sviluppo integro di quelle visuo-spaziali. L'asimmetria dell'effetto "crowding" viene attribuita ad asincronie di sviluppo nella maturazione funzionale dei due emisferi cerebrali e a maggiori potenzialità di sostituzione funzionale da parte delle aree meno specializzate.

Emianopsia
Perdita della visione di una metà del campo visivo di uno o di entrambi gli occhi. Può riguardare la metà nasale o la metà temporale. Può anche essere limitata a un solo quadrante (quadrantopsia).

Emicampo
Riferito a una metà del capo visivo.

Emimegaloencefalia
Aumento di volume e di peso di un emisfero cerebrale per aumento del numero e delle dimensioni delle cellule cerebrali e delle fibre nervose o per accumulo di prodotti metabolici abnormi.

Emiplegia
Paralisi che interessa una sola metà del corpo.

Emolisi
Rottura della membrana cellulare del globulo rosso con liberazione del suo citoplasma.

Encefalopatia ipossico-ischemica
Il termine è utilizzato per descrivere un corteo consistente di segni neurologici secondari ad asfissia perinatale, ovvero a fenomeni di alterato scambio gassoso nel feto o nel neonato di origine placentare o polmonare, che provocano ipossia, ipercapnia e acidosi.

Engramma
Secondo Bernstein è ciò che rende la fisionomia dell'azione resistente alle variabili imposte dal mondo fisico. La periferia decide gli effettori motori, ma l'engramma non varia.
Sinonimi: pattern, schema, rappresentazione centrale.
L'engramma sarebbe depositato contemporaneamente a diversi livelli del SNC: nella corteccia cosciente è probabilmente depositata l'idea dell'andamento generale dell'azione e del suo risultato, ai diversi livelli corticali secondari e sottocorticali sarebbero invece collocate le caratteristiche meccaniche dell'azione, le sequenze che la compongono, le combinazioni muscolari necessarie a produrla, ecc.

Epilessia
Sindrome caratterizzata da un insieme di manifestazioni accessuali ricorrenti, clinicamente variabili, dovute a un'alterazione dell'attività elettrica della corteccia cerebrale. Può essere accompagnata da perdita di coscienza, convulsioni, alterazioni comportamentali, fenomeni sensoriali e manifestazioni neurovegetative.
Epilessia parziale: è dovuta a una scarica neuronale localizzata in una regione più o meno estesa di un emisfero cerebrale. Si associa spesso a deficit neurologici o intellettivi.

Equivalenza motoria
Proprietà semplice ma notevole del cervello che permette di compiere uno stesso movimento utilizzando effettori differenti. Ad esempio scrivere la lettera A con la mano, il piede, la bocca, passeggiando sulla sabbia, ecc. Questa proprietà è considerata come una prova del fatto che il cervello codifica una forma motoria (*morfocinesi*) in maniera molto generale, cosa che gli permette in seguito di esprimerla o di realizzarla tramite combinazioni molto differenti di attività dei muscoli. Questa proprietà è valida anche per il mantenimento dell'equilibrio (Berthoz, 1996). Il cervello costruisce l'equivalenza motoria distribuendo opportunamente velocità e accelerazione o accelerazione e velocità angolare.

Ergonomia
Disciplina che cerca di rendere gli ambienti e gli strumenti di lavoro più adatti alla capacità lavorativa dell'uomo.

Ergonomico
Consono all'attività lavorativa dell'uomo.

Esotropia
Strabismo convergente dei globi oculari.

Esternalizzazione/disturbi esternalizzanti
Disturbi del comportamento, quali disturbo della condotta, disturbo oppositivo-provocatorio o deficit da disturbo dell'attenzione/iperattività, che si traducono in un comportamento esternalizzato, contrapposti a disturbi internalizzanti, quali ansia o depressione, che hanno espressione intra-soggettiva.

Eterotopia
Presenza di cellule o tessuti in una sede che non è la loro.

Extrapiramidale
Esterno al tratto piramidale. Comprende il sistema costituito dal corpo striato, dal globo pallido, dalla sostanza nera e dal cervelletto.

Fantasmatico
Il termine viene spesso impiegato in psicoanalisi col significato di "uso della fantasia", o nel senso che include l'"uso dei fantasmi" nel neonato.

Fasico
Contrazione relativa alle fibre muscolari bianche con bassa soglia che dà al movimento caratteristiche di elevata velocità ma di scarsa resistenza.

Fattori trombofilici
Fattori che favoriscono l'insorgenza di una trombosi e il distacco di emboli.

Fenomeno di Raimiste
Nel bambino emiparetico supino opponendosi all'adduzione o all'abduzione della coscia conservata si inducono movimenti analoghi nella coscia paretica.

Fidgety (FMs)
I movimenti di fidgety (irrequietezza) sono propriamente movimenti circolari, di piccola ampiezza, fluidi, eleganti, incessanti, di moderata velocità e di accelerazione variabile, di collo, tronco e arti, in tutte le direzioni. Nel bambino sveglio sono continui, eccetto che quando egli focalizza l'attenzione. Sono più facilmente riconoscibili all'estremità degli arti e al collo. Possono avvenire assieme ad altri movimenti grossolani come

scalciare, contorcersi, oscillare, lanciare le braccia e fare esplosioni di piacere (scalciare simultaneo degli arti inferiori associato a proiezione verso il basso degli arti superiori e seguito frequentemente dal sorriso). I movimenti di fidgety vengono seguiti dallo svilupparsi di movimenti specializzati (diretti ad uno scopo), come il raggiungimento, l'afferramento, la manipolazione, il rotolamento assiale, e di movimenti antigravitari come il sollevamento degli arti inferiori, il contatto mani-ginocchia, ecc.

Sono di comune osservazione fra le 6-7 settimane di vita neonatale (corretta) e le 15-20 settimane. Sono continui nel neonato in stato di veglia tranne che durante le fasi di attenzione focalizzata. La caratteristica comune a questi movimenti endogeni potrebbe essere quella di una loro accentuazione quando l'arto si trova al di fuori del controllo visivo, cioè quando il bambino non lo guarda o ha gli occhi chiusi. I bambini ciechi periferici però non presentano la fidgety. Nella sepsi e in altre affezioni non neurologiche, i movimenti di fidgety rallentano ma non scompaiono.

Finger tapping
Prova di rapidità dei movimenti della mano.

Fissazione
Indica la relazione di stabilità che intercorre fra asse corporeo ed estremità.
Fissazione distale: si intende la stabilizzazione dell'asse corporeo ottenuta in senso centripeto anziché centrifugo, cioè dagli arti verso il tronco piuttosto che dal tronco verso gli arti.
Fissazione prossimale: estremità mobili ed asse corporeo fisso, più matura. In assenza di fissazione prossimale, il bacino trasla ad ogni passo in senso orizzontale verso l'arto in appoggio, mentre il tronco tende a inclinarsi dal lato opposto.

Fissazione foveale
Indica la capacità di piazzare e mantenere la fovea su un oggetto o su una mira luminosa (fissazione maculare o foveale). Può essere stabile o instabile (momentanea e iperfissa). Quando per fissare una nuova mira si vuole eseguire una saccade, è necessario inibire la fissazione.
Fixation shift: è un test di attenzione visiva che valuta la direzione e la latenza dei movimenti saccadici oculari in risposta a un target (stimolo) periferico nel campo visivo laterale. Viene usato un bersaglio centrale come stimolo di fissazione prima della comparsa di quello periferico. Per saperne di più: capitolo 9.

Flaccidità
Indica in senso periferico l'incapacità di un muscolo di mantenere il suo tono normale, da cui consegue il fatto che esso cede facilmente e senza resistenza alla trazione.
Può indicare in senso centrale una riduzione della reazione di sostegno.
Sinonimi: fiacchezza, debolezza.

Flusso
Sequenza, successione.

Fobia
Paura intensa, eccessiva e persistente di un certo tipo di situazioni, attività, animali od oggetti. Il soggetto fa di tutto per evitare l'oggetto della fobia e in previsione di un incontro con esso o in sua presenza prova un'ansia intensa, che può arrivare fino a un attacco di panico. La paura e l'evitamento dell'oggetto fobico sono fonte di sofferenza o costituiscono un ostacolo per le normali abitudini della persona e per la sua vita scolastica, lavorativa e di relazione.
Sintomo clinico di nevrosi, caratterizzato da un timore incoercibile di un evento, o di una circostanza, o di un animale, sostenuto dalla rimozione di un desiderio libidico non accettabile dalla coscienza e da uno spostamento del pericolo su tale oggetto esterno (Marzani).

Follow-up
Espressione inglese che significa controllo del paziente esteso nel tempo.

Fog (test di)
Si chiede al bambino di camminare sul margine esterno dei piedi a cosce leggermente abdotte. Possono comparire movimenti associati degli arti superiori, in particolare la supinazione. Tra i 14 e i 16 anni solo pochi ragazzi presentano ancora sincinesie appena sfumate. La prova può essere utile per evidenziare una emiplegia appena accennata per la presenza di maggiori sincinesie dal lato affetto. In effetti, un'asimmetria dei movimenti è molto più significativa della loro semplice persistenza, che di solito sta ad indicare nel bambino più grande un ritardo della maturazione del controllo posturale.

Foot drop
Il piede prende contatto di punta e passa in pieno appoggio non appena l'arto inferiore viene caricato.

Foot slap
Abbassamento istantaneo della punta del piede dopo il contatto del calcagno in presenza di un tibiale anteriore debole. Un contatto low heel (quasi di pianta) accorcia il tempo concesso per l'appoggio sul solo tallone.

Formula
L'insieme delle regole e dei principi seguiti nell'organizzazione di una determinata prestazione motoria.

FPL
Fissazione preferenziale a scelta forzata (*Forced-choice Preferential Looking*).

fRMI
Risonanza magnetica funzionale.

FTII
Fagan Test of Infant Intelligence. Questo test consiste di dieci prove nelle quali ad una fase di familiarizzazione, in cui vengono presentati stimoli singoli o coppie di stimoli identici costituiti da immagini di volti umani, segue la presentazione di uno stimolo nuovo associato a quello per il quale il bambino è stato in precedenza familiarizzato. Nella misura in cui il bambino fissa lo stimolo nuovo per un tempo superiore rispetto

a quanto ha fissato gli stimoli a cui è stato familiarizzato, dimostra di aver riconosciuto il primo distinguendolo dal secondo e quindi indirettamente di aver elaborato con efficienza gli stimoli a cui è stato esposto.

Fundoscopia
Osservazione visiva tramite oftalmoscopio delle condizioni del fundus, cioè della porzione posteriore dell'interno del bulbo oculare formata dalla retina, dalla coroide, dall'estremità distale del nervo ottico e dall'albero vascolare retinico arterioso e venoso.

Funzione
Attività adattiva complessa di un organismo volta all'attuazione di un compito fisiologico o psicologico.
Unità integrativa centro periferia strutturata per soddisfare determinati bisogni.
Insieme di atti interconnessi per raggiungere un particolare obiettivo biologico.
Soluzione operativa messa in atto dal SNC per soddisfare un determinato bisogno biologicamente significativo per l'attore. La locomozione, la manipolazione, la comunicazione, ecc. sono funzioni. Conquistare lo spazio, modificare la realtà del mondo che ci circonda, ricevere e trasmettere informazioni interagendo con gli altri sono i bisogni che vengono rispettivamente assolti a queste funzioni.
Relazione dinamica interattiva che intercorre tra il mondo intrapersonale di ciascun individuo ed il suo mondo extrapersonale o contesto, a sua volta composto da collettività e ambiente (Manifesto per la riabilitazione del bambino, 2000).
Funzioni geneticamente programmate: non hanno bisogno di apprendimento perché rispondono alle esigenze della sopravvivenza.
Funzioni epigenetiche o modulari: sono basate sull'esperienza, abbisognano di motivazione, di capacità di apprendimento, di modelli e di risorse dell'ambiente; rispondono alle esigenze della vita di relazione.

Fusi neuromuscolari
I fusi neuromuscolari sono organelli situati nei muscoli striati, in posizione parallela alle fibre muscolari stesse, che hanno un'innervazione sia motoria sia sensitiva. Sono responsabili del riflesso miotattico diretto, che produce, come risposta all'allungamento del muscolo, la sua contrazione e contemporaneamente il rilassamento dei suoi antagonisti. Oltre che rilevare la lunghezza del muscolo, i fusi analizzano anche la sua derivata, cioè la velocità di allungamento, e la vibrazione, che essi percepiscono come simulazione di uno stiramento. Il riflesso miotattico è considerato il principale responsabile del controllo posturale.

Fusionalità mentale
S'intende quella caratteristica dello stato mentale del bambino nei primi mesi di vita per cui egli non sarebbe in grado di differenziare le esperienze provenienti dal Sè da quelle provenienti dall'altro e vivrebbe in maniera molto coesa con la madre. Situazione mentale dei primi due, tre mesi di vita, che corrisponde alla fase di autismo primario della Mahler. Relazione simbiotica che si stabilisce tra madre e bambino in cui il bambino si comporta come fosse un tutt'uno con questa.

Gavage
Alimentazione tramite sondino naso-gastrico.

Generatori di azione (central pattern generators)
Centri nervosi a diversa sede nel SNC in grado di attivare spontaneamente sequenze di impulsi destinati alla produzione di movimenti periodici coordinati in sinergia, come la sequenza del passo nel cammino.
Le sinergie motorie che rappresentano una soluzione codificata al problema della ridondanza, costituiscono un modello appreso di coordinazione automatica, la cui base neuronale è data dai generatori di azione. Ciò significa che lo schema motorio può essere prodotto in assenza di informazioni afferenti ma può essere modificato dalla modulazione del generatore centrale.

Gestalt perception
La percezione visiva "globale" del movimento. È uno strumento potente e valido per l'analisi delle alterazioni della complessità del movimento. Questo approccio all'osservazione del comportamento, suggerito per primo dal premio Nobel Konrad Lorenz, spinge a prendere in considerazione simultaneamente un grande numero di dettagli e le loro relazioni, invece di far porre attenzione esclusivamente a un singolo elemento del movimento.

Gesto
Spostamento nello spazio e nel tempo di uno o più segmenti del corpo effettuato per realizzare un'azione. Può essere volontario, involontario, transitivo, intransitivo (quando non comporta l'utilizzazione di oggetti), simbolico (il segno della croce), descrittivo (il mimo), riflessivo (indicare una parte del proprio corpo), ecc.
Il movimento è la somma di postura e gesto.
Il gesto viene considerato un passaggio da una postura a un'altra o, meglio ancora, una continua successione di posture, lo "slittamento" progressivo di una postura.
"Il movimento può essere considerato come una successione di posture. Si può realizzare soltanto sulla base di un aggiustamento posturale a breve o a lungo termine prima e durante la sua esecuzione... Ogni movimento inizia da una postura e termina con una postura" (Sherrington).

GMs caotici
Sono bruschi movimenti generalizzati del neonato, che coinvolgono tutti gli arti, di grande ampiezza, che avvengono con andamento caotico, senza rotondità, variabilità e fluenza. Il loro esordio è sempre improvviso. In genere costituiscono un'anomalia transitoria che può normalizzarsi o confluire in altre risposte patologiche, più spesso in movimenti crampiformi sincronizzati.

Gnosia
Relativo alla conoscenza.

GQ
Quoziente globale.

Grammatica
Descrizione sistematica delle regole riguardanti gli elementi costitutivi di una lingua, cioè suoni, forme, parole, sintagmi (struttura della parola).

HIE
Encefalopatia ipossico-ischemica.

HIP
Human Information Processing: prove basate sulla capacità di elaborazione dell'informazione.

ICF
International Classification of Functioning, Disability and Health elaborata nel 2001 dall'Organizzazione Mondiale della Sanità (OMS).

Id
Termine inglese con cui gli psicoanalisti indicano la fonte impersonale delle manifestazioni della vita non soggette alla volontà. Sinonimi *Es* tedesco e *Ça* francese.

Identificazione proiettiva
Termine utilizzato per la prima volta dalla Klein nel 1946. Indica una forma di proiezione interattiva, mediante la quale il soggetto mette il proprio stato d'animo e le proprie difese dentro un'altra persona. Si tratta di un processo inconscio che può essere messo in atto per scopi comunicativi o come forma di difesa.
Meccanismo che si traduce in fantasmi per cui il soggetto introduce la propria persona totalmente o parzialmente all'interno dell'oggetto per danneggiarlo, possederlo o dominarlo (Laplanche e Pontalis. Enciclopedia della Psicoanalisi, Laterza Ed. 1968).

Identificazione adesiva
Modalità per cui il bambino autistico si "incolla" all'altro includendolo in un Sé senza fine ed utilizza questa nuova appendice come un prolungamento del proprio Sé.
Termine utilizzato da Meltzer per indicare una posizione rispetto all'oggetto, nella quale il soggetto non è del tutto differenziato dall'oggetto e ne percepisce ed apprezza la qualità solo di tipo formale-percettivo, senza apprezzarne la qualità emotiva. È una caratteristica propria di una parte dei soggetti autistici e dei pazienti cerebrolesi. Termine usato anche da Corominas (Marzani).

Identità
Le nostre azioni intenzionali si riversano continuamente nel mondo, cambiando il mondo stesso e la relazione tra il nostro corpo e il mondo. Questo sistema dinamico è il Sé che si trova in ognuno di noi e che potremmo definire con il termine di identità.

Idrocefalo
All'etimologia del termine idrocefalo (incremento quantitativo di "acqua nella testa") va associato il concetto qualitativo di aumento episodico o costante della pressione del liquido cefalorachidiano nei ventricoli cerebrali a causa di un'alterazione della sua circolazione (idrocefalo *ostruttivo* o non comunicante) o del suo ricambio (idrocefalo *comunicante* da iperproduzione, come nel caso di un papilloma dei plessi corioidei, o da cattivo assorbimento), condizioni in cui la quantità di liquor prodotto supera in ogni caso quella di liquor riassorbito.

Illusione
Falsa interpretazione degli oggetti esterni. Errore dei sensi. Cattivo raggruppamento, sintesi operata senza cura, soluzione a problemi di percezione ambigui.
Soluzione escogitata dal cervello di fronte all'incongruenza riscontrata tra le informazioni sensoriali in arrivo e le loro rappresentazioni interne anticipatorie.

Immagine corporea
Conoscenza o sentimento o idea del nostro corpo che si costruisce gradualmente "pezzo per pezzo" e la cui mancanza rende impossibile ogni percezione. Questa immagine sarebbe contemporaneamente statica, perché legata alle esperienze passate (senso-motorie e percettive, come avviene ad esempio nel fenomeno dell'arto fantasma) e in cambiamento perché modificata dalle sensazioni attuali.
È un concetto proprio della sfera cognitiva. Si struttura progressivamente nel bambino e segue le stesse tappe di ogni altro apprendimento. Può essere valutata attraverso la rappresentazione della figura umana o con altri test. Quando si parla di immagine corporea, gli elementi emozionali, pur riconoscibili, non vengono tenuti in considerazione perché essa può essere considerata il risultato di una riflessione, di un pensiero, di un processo metapsicologico operato sul proprio corpo. Rappresentazione mutevole presente nella mente.

Immagine del corpo umano
Il quadro mentale che ci costruiamo del nostro corpo, vale a dire il modo in cui il corpo appare a noi stessi: riceviamo sensazioni, vediamo parti del nostro corpo, riceviamo impressioni tattili, termiche, dolorifiche, sensazioni indicanti le deformazioni del muscolo provenienti dalle innervazioni muscolari e sensazioni di origine viscerale. Questa immagine corporea unitaria è costituita da un processo di arricchimento progressivo in continua ristrutturazione. Alcuni autori sottolineano l'importanza per tale costruzione dell'azione e del movimento, in quanto ogni azione comporta una modifica alla funzione gnosica (ovvero al processo di conoscenza) e ogni funzione gnosica porta con sé un'azione. Si mette inoltre in evidenza come vengano utilizzate non solo le esperienze attuali, ma anche quelle passate, grazie alla funzione della memoria e dell'apprendimento.

Immagine spaziale del corpo
Rappresentazione del proprio corpo costruita durante lo sviluppo per mezzo di afferenze sensoriali specie visive, che realizza una consapevolezza topografica del corpo stesso.

Inattenzione
Distraibilità, mancanza di concentrazione.

Inattenzione tattile
Incapacità di discriminazione tattile tra due punti.

Indifferenziazione Sé/mondo esterno
È fondata su una difficoltà di differenziazione molto primaria e cioè di tipo senso-percettivo, per cui il bambino non riesce per lungo tempo, o non riuscirà mai, a

riconoscere la sensazione come prodotta da un oggetto esterno separato da lui. Questa difficoltà potrà essere più o meno estesa, nel senso che il bambino potrà rimanere in uno stato di indifferenziazione *totale*, e cioè privo di conoscenza in merito all'appartenenza del corpo alla sua mente, o *parziale*, nel senso che alcune esperienze relative al corpo e al movimento non vengono mentalizzate ed altre sì, per cui vi è una percezione sincretica per alcune parti del corpo, ad esempio il tronco e non per altre, ad esempio gli arti in movimento.

L'indifferenziazione del Sé è fondata su difficoltà di separazione mentale, particolarmente di tipo identificazione proiettiva e scarsa introiezione. In questi casi, il bambino assume caratteristiche di importante dipendenza psicologica e di incapacità all'autonomia anche per prestazioni motorie o cognitive a lui possibili. La struttura mentale è spesso di tipo disarmonico, con aspetti nevrotici e psicotici combinati a presenza di falso Sé. I quadri clinici saranno quelli della disarmonia evolutiva cognitiva o psicotica o del quadro borderline con falso Sé o dell'inibizione nevrotica o depressiva.

Individuazione/separazione
Secondo la Mahler, la nascita psicologica del bambino si svolge attraverso un processo di separazione-individuazione, separazione dall'unione simbiotica con la madre e individuazione delle proprie caratteristiche personali. Nei primi mesi di vita si possono osservare due stadi che la Mahler considera precursori di questo processo: la fase di autismo normale (prima settimana di vita), nella quale il neonato si protegge dalle nuove forti stimolazioni sensoriali con cui entra in contatto, e la fase simbiotica (tra i 2 e i 5 mesi) nella quale il bambino inizia a scoprire il mondo esterno, partendo dalla propria madre. Le psicosi del bambino vengono interpretate come deformazioni psicopatologiche di queste normali fasi di sviluppo dell'Io e delle sue funzioni nell'ambito del rapporto con il primo oggetto esterno, la madre.

Infarto cerebrale arterioso
Consiste nella necrosi ischemica di tessuto cerebrale in uno specifico territorio di distribuzione di un'arteria cerebrale, conseguente a una sua occlusione, transitoria o permanente.

Inferenza
Ipotesi che deriva dall'interpretazione dei dati da parte dell'individuo e non fenomeno che deriva dai dati stessi.

Infusione intratecale
Liberazione di baclofen (farmaco ad azione miorilassante) nella falda di liquido cefalorachidiano che circonda il midollo spinale tramite un catetere capillare inserito nello spazio epidurale, fatto risalire all'opportuno livello metamerico e alimentato da una pompa a controllo elettronico munita di serbatoio impiantata sotto la cute dell'addome.

Inibizione di ritorno
Fenomeno attentivo che implica una maggiore rapidità nello spostare l'attenzione verso una posizione nuo-

va dello spazio piuttosto che in direzione della posizione verso la quale l'attenzione era stata diretta precedentemente. Per alcuni la capacità di inibizione di ritorno si sviluppa dal terzo-sesto mese di vita ed emerge in coincidenza con la capacità di programmare i movimenti oculari verso specifiche direzioni.

Inseguimento visivo lento
Capacità di mantenere la fovea su un oggetto che si muove lentamente. La velocità del movimento oculare è corrispondente a quella del bersaglio.

Insufficienza mentale
Mancata acquisizione di un patrimonio mentale di conoscenza.
Sinonimi: ritardo mentale, ridotte prestazioni intellettive.

Intenzione
È definibile come un "piano" che durante la processazione delle informazioni recluta determinate aree cerebrali per codificarne la risposta.

Interazione competitiva
Modello proposto da Milani Comparetti per spiegare come dal punto di vista evolutivo certi riflessi agiscono come organizzatori della motricità per l'arco di tempo in cui ciascuno di essi acquista una dominanza significativa sul complesso interattivo. Il modello della *diadicasia* (lotta per la precedenza) presuppone che a costruire la struttura della motricità siano i pattern motori e che fra questi vi sia un rapporto di interazione competitiva sul quale si costruisce il modello finale operativo consegnato ai meccanismi esecutori.

Intraparenchimale
Posto all'interno di quella parte del tessuto o dell'organo che svolge funzioni specifiche.

Introiezione
Processo messo in evidenza dall'indagine analitica: il soggetto fa passare in modo fantasmatico dal di fuori al di dentro oggetti e loro qualità. L'introiezione è affine all'incorporazione, che costituisce il suo prototipo somatico, ma non implica necessariamente un riferimento al limite somatico (introiezione nell'Io, nell'ideale dell'Io, ecc.). Essa è in stretto rapporto con l'identificazione (Laplanche e Pontalis. Enciclopedia della Psicoanalisi, Laterza Ed. 1968).
Termine non usato da Freud, ma entrato successivamente in modo importante nella letteratura psicoanalitica, al punto da costituire oggi per molti autori un riferimento teorico fondamentale (Marzani).
Processo automatico dell'evoluzione della percezione che permette di cogliere le caratteristiche dell'oggetto in quanto tale e di inserirle nel proprio Sé, da dove esse possono condizionare il comportamento.

Io
È anzitutto un'entità, *Io corporeo*, la consapevolezza continua del proprio corpo attraverso i suoi mutamenti.

Ipercinesia
Movimenti involontari abnormi che conseguono a lesioni del sistema extrapiramidale. Vengono descritti come parassiti, grotteschi, non funzionali, anormali, ecc. Si tratta di movimenti spontanei, semplici o complessi, mutevoli o stereotipati, generalmente incoordinati, improvvisi e imprevedibili, sempre irregolari, apparentemente senza scopo e comunque non direttamente funzionali, che appesantiscono, ostacolano e imbrogliano il movimento volontario (intenzionale). Possono essere associati a disturbi della postura e a variazioni (fluttuazioni) del tono (distonia).

Iperecogenicità
Area di aumentato segnale agli ultrasuoni.

Iperfissazione
In alcuni soggetti la fissazione può essere esageratamente persistente e viene quindi definita iperfissazione. In questi casi manca la capacità di inibire la fissazione e quindi di spostare lo sguardo (fixation shift) verso un altro stimolo.

Iperreflessia
Aumento eccessivo o patologico dell'attività dei riflessi.

Iperscialia
Aumento della produzione di saliva.

Ipertonia
Resistenza anormalmente aumentata ai movimenti imposti dall'esterno relativa a un'articolazione.
Reazione di sostegno patologica o comunque eccessiva, organizzata attorno al cosiddetto "schema estensorio" (anche estese, tendenza all'intrarotazione e all'incrociamento delle cosce, ginocchia estese e piedi equini), anche se a ben guardare nessuna delle stazioni articolari dell'arto inferiore risulta completamente estesa. L'anca conserva sempre un certo grado di flessione, il più delle volte non risolvibile durante la marcia e accompagnata da un'antiversione del bacino, il ginocchio non è mai completamente allineato, neppure al momento del passaggio della verticale dell'arto opposto in volo, e al piede, nonostante l'equinismo, possono essere presenti componenti di dorsiflessione delle metatarsofalangee. Evocando l'ipertonia in estensione è come se il paziente rispondesse al proprio peso in modo eccessivo.

Ipocinesia
Insufficiente motricità.

Ipoposturalità
Reazione di sostegno rapidamente esauribile.

Ipostenia
Sinonimo di diminuzione della resistenza o della forza muscolare massima esprimibile in un esercizio continuato o ripetuto. Il paziente denuncia astenia e precoce affaticabilità.

Ipotonia muscolare
Mancata o insufficiente reazione di sostegno.
Diminuzione del tono muscolare in seguito alla quale i muscoli si presentano morbidi e flaccidi al tatto e offrono ai movimenti passivi una resistenza minore del normale. È probabilmente dovuta ad una diminuzione della scarica di base dei fusi neuromuscolari, che riduce il contributo del riflesso da stiramento al tono muscolare.
Fluttuazione della reazione di sostegno, con prevalenza della riduzione sull'eccesso. L'atteggiamento posturale risulta di conseguenza instabile. In questo caso sarebbe più corretto utilizzare il termine *distasia*.
Riduzione della resistenza offerta alla mobilizzazione passiva e delle contrazioni di difesa articolare che compaiono all'estremità del range. Viene esplorata con la manovra del ballottamento.
Accentuazione dei movimenti pendolari a seguito dell'evocazione di riflessi muscolo-spinali. Provocando un riflesso come il patellare, la gamba del paziente, anziché tornare immobile dopo una due escursioni, continua a oscillare come un pendolo, senza il normale freno dovuto al tono degli antagonisti.
Riduzione della stiffness muscolare, con conseguente aumento dell'escursione articolare.
Se di origine cerebellare, interessa la muscolatura degli arti, talora anche del tronco. Si manifesta con un'esagerazione del ciondolamento delle mani e delle braccia alla rotazione del tronco.

Ipotonia posturale
È dovuta a una riduzione della reazione di sostegno e porta a una precoce perdita dell'assetto posturale (bambino flaccido, bambola di pezza). Nel comportamento spontaneo compare anche come iperestensione delle articolazioni sottoposte alle sollecitazioni della forza di gravità (ad esempio iperestensione del ginocchio in stazione eretta o del gomito in posizione quadrupedica) oppure come ballottamento di un segmento, tipicamente la mano, nell'ambito delle sincinesie fisiologiche (ad esempio nei movimenti degli arti superiori che accompagnano la marcia). Secondo alcuni autori variazioni del tono posturale starebbero anche alla base dei disturbi atassici.

Irradiazione
Inopportuna diffusione della contrazione muscolare dal muscolo in cui essa è giustificata a zone limitrofe, o anche distanti, lungo direttrici obbligate in cui essa non è necessaria o risulta francamente dannosa.

Isometrica
Contrazione del muscolo contro resistenza ma senza variazione della distanza che separa le sue inserzioni (avviene quando la forza muscolare prodotta e la resistenza incontrata si equivalgono).

Isteria
Nevrosi caratterizzata da modificazioni delle funzioni motorie e sensoriali non giustificate da alterazioni organiche del SNC (isteria = grande simulatrice).
Quadro clinico evidenziato da Freud e descritto come quadro nevrotico, caratterizzato prevalentemente da manifestazioni di tipo somatico, sostenute dal meccanismo della conversione (vedi Conversione).

Item
Argomento.

Ittero iperbilirubinemico
Segno caratterizzato dalla colorazione giallastra delle sclere, della cute e delle mucose dovuto a un aumento della quantità di bilirubina presente nel sangue.

Ittero nucleare
Paralisi cerebrale di tipo discinetico conseguente ad una lesione dei nuclei della base prodotta da un eccesso di bilirubina e accompagnata da ridotte prestazioni intellettive, sordità, convulsioni, atassia.

IVH
Emorragia intraventricolare (intra ventricular hemorrhage).

KAFO
Tutore coscia-gamba-piede (knee ankle foot orthosis), in genere articolato al ginocchio.

Lebbra
Nella lebbra viene persa per prima la sensibilità termo-dolorifica con momentanea conservazione della tattile. Spesso si associano altre manifestazioni cliniche come anidrosi, alopecia, areflessia vasomotoria e atrofia ossea con osteolisi spontanea. Successivamente compare la paralisi muscolare periferica.

Lesione
Perdita dell'integrità anatomica e fisiologica di una struttura corporea.

Leucomalacia periventricolare (PVL)
Rammollimento della sostanza bianca che si realizza in vicinanza della parete esterna dei ventricoli laterali. La distribuzione caratteristica della lesione coinvolge le aree di sostanza bianca dorsali e laterali ai ventricoli laterali e, con minore intensità, altre zone ad essi adiacenti. L'entità del danno può variare da piccole aree di gliosi e necrosi fino a un coinvolgimento diffuso che può dar luogo ad ampie cavitazioni.

Libertà di scelta
Lo stato di normalità è caratterizzato dalla variabilità e dalla plasticità dei comportamenti e delle strategie, mentre la condizione di patologia è di contro definita dalla rigidità e dalla stereotipia.
La libertà di scelta non va intesa come quota di normalità residua, ma come grado di indipendenza da pattern primitivi e patologici, riflessi, reazioni, automatismi motori primari, ecc., all'atto di associare tra loro moduli motori diversi.

Libido
Aspetto psichico della pulsione sessuale chiaramente distinto dal suo aspetto somatico.

Limitazione articolare
Anomalia acquisita di un'articolazione caratterizzata da una riduzione dell'ampiezza del movimento percorribile all'interno della direzione normale (diagnosi differenziale con deformità articolare).

Lissencefalia
Malformazione del cervello caratterizzata da una completa mancanza delle circonvoluzioni.
Sinonimo: *agiria*.

Malacico
Relativo ad un rammollimento.

Malocclusione
Alterato rapporto occlusivo dentale delle arcate mascellare e mandibolare dovuto a cause congenite o acquisite. Sinonimo: *disgnazia*.

Maniacale
Alterazione eccitativa dell'affettività (esaltazione del tono dell'umore) non correlata alle circostanze di vita precedenti e alla situazione specifica del momento attraversato.

Manierismo
Anormalità complessa e stereotipata di comportamento che compare nelle emozioni o quando ci si concentra. Rappresenta un comportamento motorio artificioso, goffo, involontariamente caricaturale che, pur costituendo un'esagerazione di una condotta naturale, risulta adeguato alle circostanze. Può essere inibito volontariamente e manca dell'irresistibilità del tic. Si osserva anche nei pazienti schizofrenici.
Consiste nella presenza di frequenti stereotipie motorie all'interno del movimento intenzionale.

Matching
Confrontare, misurare, comparare.

Metacognitivo
Si riferisce alla conoscenza ed alla consapevolezza di ciò che si sa, alla conoscenza dei costituenti e del modo con cui si realizza una funzione.
Consapevolezza: ho coscienza di ciò che so.
Esperienza metacognitiva: controllo dei processi cognitivi senza consapevolezza.

Metafonologico
Per metafonologia si intende l'attività di riflessione esplicita sulle caratteristiche fonologiche del linguaggio. Esempi di abilità metafonologiche sono la capacità di segmentare o fondere i fonemi di una parola. Le abilità metafonologiche sono considerate importanti predittori dell'acquisizione della lingua scritta. Deficit di abilità metafonologiche sono presenti nei bambini con dislessia evolutiva.

Metalinguistico
Con il termine metalinguistica ci si riferisce alla consapevolezza su ciò che si sa della lingua nelle sue diverse componenti. Ad esempio un giudizio di correttezza grammaticale o di plausibilità semantica richiede abilità metalinguistiche.

Metanalisi
Esame di confronto dei risultati di una ricerca costituente un campione statistico di sufficiente ampiezza da poter considerare valide le conclusioni raggiunte.

Midriasi
Dilatazione della pupilla governata dal sistema vegetativo ortosimpatico.

Miopia
Il bulbo oculare è otticamente più lungo del normale per cui i raggi provenienti da un oggetto cadono davanti la retina. Altre volte la causa va ricercata in una cornea troppo piatta o in un cristallino troppo sottile. Risulta compromessa la visione da lontano e il difetto viene corretto con lenti sferiche positive.

Miosi
Costrizione della pupilla: è una risposta parasimpatica. La stimolazione luminosa di un solo occhio determina la miosi di ambedue le pupille (riflesso diretto e riflesso consensuale).

Mira visiva
In oculistica un'immagine in grado di attrarre lo sguardo del paziente.

Mirror (neuroni)
Specifici neuroni localizzati nell'area F5 (convessità corticale) definiti "mirror" dal gruppo di Rizzolatti per evidenziare la duplice valenza esecutiva/osservativa della loro risposta. I neuroni mirror non solo codificano l'esecuzione di un determinato movimento finalizzato della mano o del piede o della bocca, ma vengono eccitati anche durante l'osservazione di un'azione speculare analoga eseguita da un altro individuo. I neuroni mirror sembrano codificare non solo lo scopo dell'azione, ma anche la modalità con cui questo scopo viene raggiunto. L'interpretazione funzionale dei neuroni mirror è che essi facciano parte di sistema che consente la comprensione delle azioni eseguite da altri individui. Questo sistema potrebbe funzionare con un meccanismo di accoppiamento visuo-motorio tra l'azione osservata e quella eseguita. Dal momento che l'osservazione di un'azione evoca nell'osservatore la rappresentazione motoria della stessa azione, potrebbe essere questo il meccanismo che permette la comprensione del significato dell'azione osservata.

Modificare
Significa adattare la funzione patologica per una sua maggiore efficacia nei confronti del problema da risolvere, o del desiderio da realizzare, e per una sua maggiore efficienza nei confronti del risultato da raggiungere.

Modulo
Il modulo è un'unità di elaborazione delle informazioni che incapsula tale conoscenza e le computazioni ad essa relative.
Sottofunzione che viene assemblata usando strategie cognitive.
In termini "modulari" ciascuna funzione adattiva che il bambino va costruendo è costituita da sottofunzioni o sottosistemi o moduli specializzati che sono determinati geneticamente e funzionano indipendentemente gli uni dagli altri. Un modulo per alcuni autori è un sottosistema con particolari proprietà: è specifico per un determinato settore, rigido cioè non assemblato a partire da processi più primitivi, segue un quadro caratteristico di sviluppo, è computazionalmente autonomo e isolato informazionalmente, veloce e a funzionamento obbligato cioè automatico e guidato dallo stimolo. Il modulo computa dal basso in alto (bottom up) una classe ristretta di input specifici, ovvero si limita a prendere in considerazione quelle entità che sono rilevanti alle particolari capacità di elaborazione. Per altri autori invece il termine modulo deve essere inteso in maniera più elastica come "sottosistema funzionale" o sottosistema instabile. Infine secondo alcuni la modularizzazione è un processo ancora più elastico, che si basa su una serie di inclinazioni o predisposizioni iniziali, le quali permettono un certo tipo di interazione con l'ambiente circostante, che serve a canalizzare l'attenzione solo verso alcuni tipi di risultati o di eventi; tale spostamento dell'attenzione finisce per avere poi un'influenza determinante sullo sviluppo del cervello e dei moduli.

Modulo motorio
Componente elementare del movimento. Sono i singoli elementi motori preformati di cui si compone l'alfabeto della motricità. Da soli non significano nulla (sono cioè unità semplici prive di senso), ma combinati opportunamente assieme, come avviene per le lettere dell'alfabeto o i fonemi del linguaggio, essi possono comporre le posture ed i gesti di ogni possibile attività motoria, cioè le parole del movimento (unità complesse dotate di senso).

Monoterapia (epilessia)
Trattamento con un solo principio attivo (un solo farmaco).

Manovra di trazione o di Finkelstein
Il bambino in decubito supino con le estremità in posizione simmetrica viene sollevato dal piano del letto tirandolo per le mani fino a raggiungere la posizione seduta. Almeno alla partenza, il capo deve trovarsi in posizione mediana simmetrica, per evitare l'influenza dei riflessi tonici asimmetrici del collo, e lo sguardo deve essere agganciato al volto dell'esaminatore. La manovra indaga il livello raggiunto dal raddrizzamento assiale. Fino al terzo mese di vita il capo segue il tronco; dopo il terzo mese lo precede.

Morfocinesi
Forma del movimento.

Morfosintesi
Riconoscimento tattile, stereognosia.

Morso riflesso
Compare intorno al sesto mese di vita. Potrebbe coincidere con la comparsa della lallazione. È indipendente invece dalla dentizione. Se il cucchiaio è fatto di materiale tenero come la gomma, la plastica o il legno, rende meno probabile l'evocazione di una morsicatura riflessa.

Motivazione
Consapevolezza che il soggetto raggiunge di avere un preciso bisogno, o un desiderio realizzabile, e sua de-

terminazione a cercare e a trovare una soluzione operativa in grado di poterlo soddisfare.

Motoscopia
Osservazione visiva della qualità dei pattern posturali e gestuali nella loro configurazione spaziale e temporale e relativa interpretazione funzionale.

Movimento
Indica lo spostamento nello spazio e nel tempo di uno o più segmenti del corpo, o di questo nel suo insieme, rispetto a un osservatore. Si può realizzare soltanto sulla base di un aggiustamento posturale a breve o a lungo termine prima, durante e dopo la sua esecuzione.
È il passaggio da una postura ad un'altra. È uno slittamento progressivo della postura.
È il risultato di una complessa interazione di forze tra le quali primeggiano quella muscolare e la gravità.
È un'interazione finalizzata con il mondo allo scopo di estrarre le informazioni di cui il SNC ha necessità.
Rappresenta il primo e più importante strumento posseduto dall'uomo per adattare l'ambiente in cui vive e contemporaneamente per adattarsi (ovvero divenire adatto) ad esso.
È un mezzo che l'uomo utilizza per amplificare ed esprimere il suo mondo interiore.
Movimento fine: per definirlo occorre pensare al concetto meccanico di tolleranza fra progetto e risultato conseguito. Tutti i muscoli possono effettuare un movimento fine, che comporta naturalmente maggior controllo rispetto a un movimento grossolano. Un movimento fine non è un movimento piccolo, ma un movimento altamente controllato retroattivamente a feedback. L'esempio più tipico è offerto dal lavoro dei muscoli oculari che hanno un rapporto favorevole con le dimensioni dell'unità motoria.
Capacità di un segmento scheletrico di operare nello spazio con elevato controllo della precisione. Sono caratteristici della mano per l'elevata presenza di piccole articolazioni controllate da muscoli antagonisti atti a permettere un controllo appunto "fine".
Movimenti associati: sono in genere rappresentati da ipercinesie di natura discinetica.
Movimento spontaneo: movimento che prende origine dallo stesso organismo, in ogni caso senza provocazione intenzionale proveniente dall'esterno, non orientato verso una meta esterna, cioè senza alcuna apparente funzione esterocettrice. Dal quarto mese in poi i movimenti spontanei decrescono bruscamente di intensità e di frequenza, più rapidamente nelle femmine che nei maschi.
Movimento lento: un movimento può essere definito lento quando viene eseguito a una velocità tale da lasciare il tempo necessario per correggere la sua traiettoria usando le afferenze visive e cinestesiche. Si dice in questo caso che il movimento è sotto controllo retroattivo (feed-back).
Movimenti anticipatori: movimenti che si presentano prima dell'azione volontaria. Si tratta di movimenti associati al movimento volontario esprimenti una programmazione posturale che precede o si associa al movimento intenzionale.
Movimenti automatici: fanno parte delle acquisizioni

motorie che si realizzano nel periodo di maturazione del SNC (da 0 a 3 anni). Costituiscono il patrimonio motorio di base della specie umana.
Movimenti automatizzati: sono così definiti per distinguerli da quelli automatici. Sono movimenti acquisiti dopo la maturazione del SNC a seguito di esercizi di addestramento. L'attività motoria recuperata rimarrà per molto tempo meno automatizzabile e verrà eseguita in maniera più cosciente.
Movimenti patologici: movimenti non appartenenti al repertorio della normalità. In genere non sono adatti a soddisfare il compito per cui vengono prodotti.
Movimenti primitivi: risultano errati solo in relazione all'età del soggetto in quanto sono pertinenti le prime fasi dello sviluppo motorio.
Movimenti volontari: movimenti di cui si presuppone un'intenzione e una coscienza in relazione allo scopo per cui vengono attivati.
Movimenti de rampe: sono movimenti lenti che corrispondono ai movimenti di pursuit. Per studiare questi movimenti si osserva se il soggetto è capace di seguire con lo sguardo un oggetto che si sposta lentamente, dopo averlo messo a fuoco, oppure se è presente la fase lenta del nistagmo optocinetico.
Movimenti saccadici: movimenti rapidi di fissazione. Vengono così definiti i movimenti balistici, coniugati, a scatto, notevolmente accelerati dei globi oculari, che possono insorgere a seguito di stimoli visivi o non visivi (ad esempio nistagmo otocinetico e nistagmo ottocinetico). Hanno una latenza ed una velocità costante (rispettivamente 200 msec e 600° al secondo) e la loro ampiezza dipende dalla posizione dello stimolo. La loro funzione è quella di portare sulla fovea immagini di oggetti che compaiono sulla periferia della retina. I movimenti saccadici di sguardo si distinguono in movimenti di *attrazione* e movimenti di *localizzazione*. I primi possono essere evocati da uno stimolo che compare improvvisamente alla periferia del campo visivo, mentre i secondi sono movimenti più o meno intenzionali, eseguiti allo scopo di localizzare la posizione di un oggetto. I movimenti saccadici si possono studiare con il tamburo di Barany per provocare il nistagmo optocinetico: la fase rapida di questo è un movimento saccadico. Per saperne di più: capitolo 9.
Movimenti di pursuit: movimenti di inseguimento lento degli occhi necessari per mantenere la fissazione. Sono detti anche *follow movements*. Per controllare il sistema pursuit (occipitale e occipito-mesencefalico) si osserva se il soggetto è capace di seguire con lo sguardo un oggetto che si sposta lentamente, dopo averlo messo a fuoco, oppure se è presente la fase lenta del nistagmo optocinetico.
Movimenti vestibolari secondo Cogan: si fa eseguire al soggetto la manovra oculocefalica (brusca sollecitazione del capo verso un lato, a cui segue una deviazione lenta, "vestibolare", degli occhi verso il lato opposto ed una rapida fase di ritorno "saccadico").
Movimenti segmentali: si intendono movimenti distali di flessione, estensione, rotazione sia isolati sia nel contesto di un movimento generalizzato, ma non come parte di un movimento globale di estensione o di flessione dell'arto.
Movimenti parassiti: sono ipercinesie attivate da un movimento volontario che interessano i segmenti non

operativi e avvengono nello stesso momento. Possono deformare il movimento volontario al punto di rendere difficile il raggiungimento del risultato cercato.
Movimenti servomotori: sono movimenti senza scopo il cui scopo è rendere possibile ed efficace il movimento finalizzato che li seguirà. Rappresentano una strategia del paziente discinetico. Compiendo un movimento volontario in un segmento non coinvolto direttamente nell'azione che intende compiere, il paziente riesce a distrarre le ipercinesie dai segmenti che verranno impiegati per l'azione finalizzata e che potranno in questo modo muoversi più efficacemente. Precedono immediatamente il movimento finalizzato.
Movimenti speculari, sincinesie di imitazione o movimenti a specchio: sono rappresentati da movimenti involontari del lato conservato che si producono in occasione di analoghi movimenti compiuti dal lato paretico. Ad esempio la flesso-estensione del piede paretico evoca movimenti sincroni del piede controlaterale. Compaiono nelle emiparesi lievi e in diverse cerebropatie infantili.

Multilobare
Struttura anatomica formata da numerosi lobi.

Narcisismo
Con riferimento all'immagine di Narciso: amore verso l'immagine di se stesso. Termine introdotto da Freud per indicare un ripiegamento della libido verso se stessi, ulteriormente trattato poi come narcisismo primario e secondario.
Deviazione psicologica caratterizzata da eccessivo apprezzamento estetico della propria persona a sfondo sessuale con sopravalutazione delle proprie doti.
Il termine narcisismo viene usato in senso clinico per indicare il bisogno del soggetto di investire se stesso di qualità particolari per superare sentimenti di precoce e intensa frustrazione.

Negazione maniacale
Secondo Freud è una modalità di difesa nei confronti delle pretese della realtà esterna.
Meccanismo difensivo dalla depressione mediante il quale il soggetto, non tollerando il dolore, ad esempio di una perdita, inverte il significato dell'esperienza, negando la realtà. Tale meccanismo è tipico della patologia psicotica maniacale.

Negligenza
La negligenza conduce all'incapacità di utilizzare un arto superiore potenzialmente capace di muoversi.
Personale: se il paziente trascura il proprio braccio sinistro.
Extrapersonale: se il paziente trascura di disegnare gli oggetti posti alla sua sinistra.
Di rappresentazione: se il paziente non riesce a rappresentare la parte sinistra della propria camera, del proprio appartamento, della propria piazza.
Percettiva: se il paziente non processa le informazioni sensitive e sensoriali provenienti dal proprio emisoma sinistro.
Motoria: se il paziente non si serve dell'arto sinistro nonostante la sua motilità sia integra.

Neonatale
Prime quattro settimane di vita.

Neuroimaging
Indagini neuroradiologiche del sistema nervoso centrale. Per saperne di più: vedi capitolo 10.

Neuropsicologia
Branca della neurologia e della psicologia che studia i rapporti fra strutture anatomiche, meccanismi fisiologici e patologici ed attività cerebrali, specie nel campo dell'intelligenza, della memoria, del linguaggio e del comportamento.

Neurotomia
Sezione del nervo.

Nevrosi
Malattia nervosa di origine funzionale in assenza di lesioni dimostrabili del SNC. A differenza di quanto avviene nelle psicosi, nelle nevrosi il soggetto è capace di una certa introspezione ed è consapevole del proprio stato.

Network neurale
Rete neurale.

Nistagmo oculare
È caratterizzato da oscillazioni oculari ritmiche ed involontarie che possono essere pendolari, a scosse o miste. Il nistagmo si può presentare in forma manifesta o latente. Quello congenito non dà mai oscillopsia (vedere gli oggetti in movimento), al contrario di quello acquisito.
Spasmo dei muscoli estrinseci oculari che provoca una continua oscillazione soprattutto in senso laterale del bulbo oculare. Può avere varie cause, ad esempio gli occhi: ottocinetico; il sistema vestibolare: otocinetico; il cervelletto: cerebellare, ecc. Il nistagmo cerebellare è in genere orizzontale, ma può essere verticale o rotatorio; si evidenzia nello sguardo laterale: la scossa rapida è nella direzione di sguardo, quella lenta verso la posizione di ritorno. Nelle lesioni emisferiche, il nistagmo è più grossolano e più lento quando lo sguardo è diretto verso il lato dell'emisfero cerebellare leso.

Oculomozione
Termine riferito alle strutture nervose centrali e periferiche nonché ai muscoli striati e lisci che presiedono ai movimenti degli occhi.

Oggetto autistico
Secondo Tustin il bambino, quando sperimenta una rottura troppo precoce del legame madre-bambino e quindi prova una rottura della continuità corporea o una perdita di una parte del proprio corpo, utilizza delle protezioni manipolatorie e reattive, non concettualizzate e basate essenzialmente sulle sensazioni del proprio corpo per costruirsi un bozzolo protettivo.
Sta ad indicare le caratteristiche con cui il soggetto autistico vive e sperimenta l'oggetto e cioè come oggetto parziale e non separato da Sé. Può trattarsi di parti del proprio corpo o di oggetti esterni.

Oggetti parziali
Per il lattante l'oggetto è rappresentato dal seno/madre. Quando esso è presente, nutre e protegge il bambino e viene vissuto come *oggetto buono*. Quando è assente e il bambino soffre per la fame e la sete, viene vissuto come *oggetto cattivo* che far star male. A causa di tale "scissione dell'oggetto" la Klein chiamò questa fase dello sviluppo posizione schizoparanoide. In essa il bambino è in grado di rapportarsi e di interiorizzare solamente in funzione di un *"oggetto parziale"*.
Oggetto cui sono dirette le pulsioni parziali, senza che necessariamente sia assunta come oggetto d'amore una persona nel suo insieme. Si tratta principalmente di parti del corpo, reali o fantasmatiche (seno, feci, pene) e dei loro equivalenti simbolici. Anche una persona può identificarsi o essere identificata come un oggetto parziale (Laplanche e Pontalis. Enciclopedia della Psicoanalisi, Laterza Ed. 1968).

OKN
Nistagmo orizzontale optocinetico (Optokinetic Nystagmus).
Per saperne di più: capitolo 9.

Olismo
Teoria secondo cui l'organismo rappresenta una totalità organizzata non riconducibile alla somma delle diverse parti costituenti. Un sistema, come coalizione operativa fra diversi organi, apparati e strutture, è sempre qualche cosa di più e di diverso della somma delle singole parti che lo compongono.

Omeostasi
Difesa della propria stabilità interna dalle perturbazioni esterne. È determinata da dispositivi di controllo e funzionamento automatico.

Opistotono
Contrattura dei muscoli del dorso cosicché il tronco forma un arco rivolto all'indietro. In fisiologia sperimentale si produce tramite lesioni del verme anteriore.

Optocinetico
Vedi nistagmo.

OR
Orientation reversal. Stimolo visivo utilizzato in una tipologia specifica di potenziali evocati visivi di tipo "steady state", ovvero ad alta frequenza di stimolazione. Fornisce un indice di maturazione della corteccia visiva (vedi Orientation).

Orientation (orientamento)
La corteccia visiva contiene neuroni selettivi alla percezione di stimoli a diverso orientamento, che non possono quindi essere processati da strutture sottocorticali. La sensibilità verso questi stimoli si sviluppa nell'arco dei primi mesi di vita e può essere considerata un indice di maturazione corticale (vedi OR).

Organi tendinei del Golgi
Il riflesso miotattico *inverso* (rispetto a quello *diretto* prodotto dai fusi neuromuscolari) è mediato dagli *organi tendinei del Golgi* che, disposti in serie col mu-

scolo al passaggio tra fibre muscolari e tendinee, misurano la forza compiuta dallo stesso sull'articolazione e riescono, insieme alle informazioni provenienti dai fusi neuromuscolari, a fornire al SNC le indicazioni necessarie per misurare il "senso dello sforzo". Gli organi tendinei del Golgi sono sensibili sia alla tensione prodotta dalla contrazione muscolare sia a quella causata da una forza applicata dall'esterno. La loro stimolazione agisce in senso inibitorio sui motoneuroni del midollo spinale producendo il rilassamento del muscolo in tensione, che viene in questo modo protetto dai carichi eccessivi.

Osteomalacia
Demineralizzazione dell'osso maturo secondaria ad un'insufficiente fissazione di calcio e fosforo da parte della matrice proteica.
Alterato rapporto tra parte organica e parte minerale del tessuto osseo.

Osteoporosi
Riduzione delle trabecole ossee della spongiosa e diminuzione dello spessore della corticale, senza accumulo di matrice proteica (al contrario di quanto avviene nell'osteomalacia).
Riduzione quantitativa del tessuto osseo senza alterazioni del rapporto tra parte organica e parte minerale.

Outcome
Esito a distanza.

Pachigiria
Malformazione del cervello caratterizzata da un ridotto numero di circonvoluzioni secondarie per riduzione dei solchi.

Paradigma
Insieme coerente e articolato di teorie, metodi e procedimenti che contraddistingue in modo predominante una fase dell'evoluzione di una determinata scienza.

Paralisi
Reclutamento ridotto o inefficace di unità motorie là dove queste vengono abitualmente impiegate per quella determinata attività.
Nella PCI la paralisi rappresenta il diverso assetto di funzionamento dell'intero sistema (errore computazionale), secondo il dettato di una coerenza interna prevedibile (autorganizzazione) che sta alla base della cosiddetta "storia naturale" di ciascuna forma clinica.
Per saperne di più: capitolo 2.

Paralisi di sguardo
Disturbo sopranucleare "centrale" che consiste nell'incapacità di portare ambedue gli occhi verso un obiettivo. A seconda della sede della lesione, si possono verificare paralisi dello sguardo in destroversione, levoversione, abbassamento o elevazione. L'unica paralisi di sguardo "monoculare" è la paralisi internucleare dovuta a lesione del fascicolo longitudinale mediale. Poiché si tratta di una paralisi di sguardo monoculare, cioè centrale e non muscolare, in essa la convergenza è conservata.

Paraplegia
Paralisi di entrambi gli arti inferiori.

Paratonia
Incapacità di rilasciamento muscolare volontario (errore della durata della contrazione).

Parassiti
Movimenti parassiti: vedi movimento.

Partecipazione
Presenza attiva ad un evento.
OMS: il contrario di emarginazione ed handicap (inteso come svantaggio sociale). Nell'ICF per partecipazione si intende il coinvolgimento e l'integrazione di una persona in una situazione reale di vita. Essa rappresenta la prospettiva sociale del funzionamento.

Passione
Ciò che faccio per mio personale interesse e provando piacere (pulsione). Attività che procura al paziente vero appagamento e che quindi a lui piace fare e che desidera compiere. Per distinguere le attività dalle abilità e dalle passioni, dobbiamo confrontare la prestazione eseguita con la difficoltà incontrata, la qualità del risultato prodotto e la soddisfazione provata.

PEG
Percutaneous Endoscopic Gastrostomy. Accesso diretto allo stomaco tramite un sondino a permanenza che attraversa la parete addominale.

Percetto
La percezione è il processo per cui la stimolazione sensoriale viene trasformata in esperienza organizzata. Tale esperienza è il prodotto congiunto della stimolazione e del processo stesso.
Descrizione univoca di uno stimolo fornita da un'informazione proveniente dagli organi di senso.
È ogni percezione cosciente che diviene gnosia.

Perimetro cinematico
Apparecchiatura che consente di misurare il campo visivo.
Per saperne di più: capitolo 9.

Perinatale
Epoca dello sviluppo che comprende la vita fetale tardiva (oltre la 28ª settimana di gestazione) e quella neonatale precoce fino al termine della prima settimana di vita.

PET
Sta per *Positron Emission Tomography*, tecnica neuroradiologica che avvalendosi dell'indicatore fluoro-desossi-glucosio mescolato nel sangue e utilizzato dal tessuto cerebrale, può evidenziare un'alterata utilizzazione dello stesso da parte del cervello. È utile per la diagnosi della distrofia miotonica e delle encefalopatie mitocondriali.

PEV
I *Potenziali Evocati Visivi* sono la risposta elettrofisiologica registrata dallo scalpo che riflette la processazione neuronale degli input visivi, seguiti a partire dai fotorecettori sino alla corteccia occipitale.
Per saperne di più: capitolo 9.

Piano d'azione
Programmazione e pianificazione dei movimenti necessari per ottenere un determinato risultato al termine dell'azione intrapresa.

Piramidale
Sistema costituito dal fascio cortico-spinale e dal fascio cortico-genicolato, che presiede ai movimenti dei muscoli striati.

PL
Preferential looking.

Plasticità
Termine che indica come alcuni meccanismi del recupero e del risparmio funzionale siano il risultato di cambiamenti globali dell'organizzazione neuronale che si verificano in risposta a danni del SNC.
La plasticità è spesso intesa come una flessibilità morfo-funzionale e il termine è utilizzato per descrivere non solo modificazioni anatomiche quali la rigenerazione assonale, lo sprouting collaterale e il pruning (potatura), ma anche variazioni di efficienza sinaptica come l'ipersensibilità da denervazione e la riattivazione di sinapsi "relativamente inefficienti". Una definizione più radicale di plasticità è la capacità di una struttura nervosa, che svolge un ruolo consistente ed identificabile, di modificare la propria specializzazione in risposta a una lesione.
Insieme di capacità di modellamento e rimodellamento proprie del SNC immaturo, di importanza centrale per il concetto di evoluzione.
La plasticità diminuisce con l'aumento della specializzazione corticale.

Plegia-paresi-paralisi
In passato questi termini indicavano gradi crescenti di compromissione motoria. Attualmente vengono considerati sinonimi.

Polipnea
Modificazione del respiro che diviene particolarmente frequente e superficiale.

Pollice nel palmo
Atteggiamento causato da spasmo/contrattura di adduttore, opponente, primo interosseo dorsale, flessore breve e/o flessore lungo. Il pollice resta bloccato nel palmo della mano in flessione-adduzione. Questa situazione stimola la flessione delle altre dita che si chiudono attorno al pollice rendendo impossibile l'afferramento (mano prigioniera).

Poor repertoire
La sequenza delle diverse componenti del movimento del neonato è ripetitiva e monotona e i movimenti delle diverse parti del corpo non avvengono con la complessità propria dei soggetti normali. Il termine povero esprime in questo caso un giudizio qualitativo e non quantitativo, che andrebbe invece indicato come ipocinesia.

Posizione
Configurazione corporea definita in un dato istante dalle relazioni spaziali che intercorrono tra le diverse parti del corpo e l'ambiente esterno.

Postura
Letteralmente *ponere situs*. Atteggiamento individuale assunto dal singolo soggetto, definito dai rapporti che si stabiliscono tra i vari segmenti corporei inseriti nello spazio e quindi corredati delle forze relative, in particolare dei muscoli, cui presiede l'attività di controllo del SNC.
La maggior parte delle posture sono in realtà piccoli aggiustamenti attorno alla posizione prescelta e quindi veri movimenti. Fra le forze utilizzabili per la conservazione di una postura abbiamo la contrazione muscolare, il peso e i vincoli, ma non l'inerzia.
La postura è un pattern tridimensionale, o sistema di lunghezza, che mantiene le diverse parti del corpo in una data posizione. È un pattern di fissazione del corpo su cui si struttura il movimento. Quest'ultimo è un pattern tetradimensionale o variazione di posture, alla cui tridimensionalità spaziale si aggiunge il tempo.
La postura è un movimento arrestato (congelato), cioè un pattern a riposo. La postura è un movimento abbozzato che include anche una diminuzione delle soglie sensoriali e una ridistribuzione selettiva del tono per preparare il movimento ed è nel contempo sostegno e preparazione del movimento. Il movimento, a sua volta, può essere considerato come una successione di posture e si potrebbe realizzare soltanto sulla base di un aggiustamento posturale a breve o a lungo termine, prima e durante la sua esecuzione.
Le posture sono posizioni statiche in cui le forze muscolari controllabili dal SNC sono in grado di opporsi alle modificazioni dei rapporti tra i segmenti che le forze esterne tentano di generare.
Per ogni individuo la postura migliore è quella nella quale i segmenti sono equilibrati nella posizione di minimo impegno muscolare e di massima stabilità.
Atteggiamento corporeo caratterizzato da una definita relazione reciproca fra i segmenti che compongono il corpo in relazione allo spazio circostante, in un dato momento, senza tenere conto della forza di gravità (diagnosi differenziale con posizione).
La postura segue il movimento come un ombra: ogni movimento inizia da una postura e termina con una postura (Sherrington).

Prassia
Somma delle istruzioni necessarie per passare da un progetto a un prodotto.
Organizzazione sequenziale di atti motori. Si può definire anche attività o competenza. È fondata sulla nascita dell'intenzione ed è realizzata ad opera di un processo proattivo a feed-forward (cronologicamente coincidente con l'intenzione e l'organizzazione sequenziale) e dalla verifica del risultato conseguito.
Capacità di eseguire movimenti e sequenze di movimenti intenzionali.
Le prassie o azioni non sono semplicemente movimenti, ma sistemi di movimenti coordinati in funzione di un'intenzione e di un risultato.

Sequenza esecutiva che richiede la progettazione mentale e la sua rappresentazione simbolica e che, per essere corretta, deve essere eseguita in una precisa successione.

Prematuranza (prematurità)
Secondo l'OMS (1961) la nascita prima della 37ª settimana di gestazione. Secondo l'Accademia Americana di Pediatria la nascita prima della 38ª settimana di gestazione.

Prenatale
Avvenuto prima del parto.

Pretermine
Mentre in base all'età gestazionale i neonati si classificano in pre-termine o prematuri (tra la 22ª e la 37ª settimana di età gestazionale), a termine (tra la 38ª e la 41ª settimana) e post-termine (oltre la 41ª settimana), in base al peso vengono definiti appropriati per l'età gestazionale (AGA), piccoli per l'età gestazionale (SGA o small for date) e grandi per l'età gestazionale (o macrosomici).
A seconda dell'età gestazionale e del peso, i neonati *pretermine* possono essere distinti, secondo una classificazione internazionale concordata, in:
– LBW (low birth weight): prematuri moderati, nati tra la 32ª e la 37ª settimana, con peso tra 1500 e 2500 grammi;
– VLBW (very low birth weight): grandi prematuri, nati tra la 29ª e la 32ª settimana, con peso tra 1000 e 1500 grammi;
– EVLBW (extremely very low birth weight): grandissimi prematuri, nati tra la 22ª e la 28ª settimana, con peso tra 500 e 1000 grammi.

Primitivo
La parola *primitivo* indica che lo schema considerato appartiene in senso generale al repertorio della normalità, ma viene osservato considerevolmente al di fuori della fascia temporale in cui esso dovrebbe esercitare la propria influenza. La parola *patologico* indicherebbe invece che lo schema osservato non appartiene al repertorio della normalità. È evidente però che anche schemi primitivi che perdurino indefinitamente sono espressione di un'organizzazione patologica delle funzioni motorie quale quella prodotta dalla PCI o dal ritardo mentale.

Problem solving
Attività che presuppone la capacità di riconoscere l'esistenza di un problema, di definirne le parti costituenti e di esaminarle in modo critico, prendendo decisioni e attuandole, valutando i risultati e le conseguenze delle azioni intraprese.
La pianificazione, la programmazione, l'eventuale riprogrammazione, la modulazione degli stati di vigilanza e/o del livello di attivazione, in altre parole i processi relativi al problem solving hanno una sede frontale, ovvero un livello equivalente a quello dei lobi frontali.
Le attività di problem solving si caratterizzano per la componente di prova ed errore ed uno sforzo pianificato e sistematico per dedurre o chiarire qualche cosa di incerto.

Progetto terapeutico
Si intende un insieme di proposizioni elaborate dal team riabilitativo che, tenendo conto in maniera globale dei bisogni del paziente, dei suoi desideri, delle sue menomazioni, disabilità, abilità e risorse residue e recuperabili, nonché dei limiti imposti dalle situazioni ambientali e dalle risorse disponibili, definisce quali siano gli esiti desiderati in tempi stabiliti; le azioni e le condizioni necessarie al raggiungimento di questi esiti. La sua realizzazione necessita dell'intervento di personale medico e tecnico della riabilitazione.

Progresso
Rappresenta la capacità di scomporre per ricostruire, di selezionare per riutilizzare, di disordinare per ri-assemblare in nuove sequenze quanto è stato acquisito, in sostanza la capacità di generalizzare le acquisizioni. Capacità di "riciclare" l'atto motorio appreso, scomponendolo per poterlo modificare e trasferire in nuove sequenze, per nuovi compiti, in contesti sempre diversi e renderlo così adattivo.

Propositività
Essere propositivi significa indurre e partecipare ai cambiamenti, lanciare e raccogliere messaggi, creare nuove condizioni, provocare il mondo circostante per poterlo meglio comprendere e giudicare. Per essere propositivi bisogna affinare gli strumenti con cui si interagisce con il contesto, strumenti della conoscenza che divengono categorie sempre nuove nella relazione fra l'individuo e l'ambiente. La propositività è una testimonianza della consapevolezza che il soggetto ha raggiunto dei propri bisogni e della sua volontà e determinazione di utilizzare il proprio repertorio per raggiungere i propri scopi ed esaudire i propri desideri.

Propriocezione
È la capacità di riconoscere la posizione del proprio corpo nello spazio e dei singoli segmenti tra loro, sia in statica sia in movimento.

Prolonged flare
Reperto riscontrato tramite indagini seriate di ecografia transfontanellare. Consiste nella presenza di iperecogenicità periventricolare che persiste oltre le due settimane, ma che non dà esito a cavitazione cistica. In alcuni casi questo reperto ecografico è seguito da lieve dilatazione delle cavità ventricolari.

Pseudo Moro
Vedi startle reaction.

Psicometria
È la misura ottenuta mediante l'impiego di strumenti specializzati delle caratteristiche del comportamento, della personalità e degli atteggiamenti propri dell'individuo.
È la misura del quoziente intellettivo ottenuta tramite test specifici.

Psicosi
Gruppo eterogeneo di quadri clinici aventi in comune una grave modificazione delle funzioni mentali, alla quale corrisponde un alterato rapporto con la realtà ed un comportamento sociale anomalo. Tra le manifestazioni cliniche più o meno rappresentate nelle varie forme di psicosi si ricordano i disturbi della coscienza, della memoria, della percezione, del pensiero e dell'umore, con notevole carenza di introspezione.

Pursuit
Movimenti di inseguimento lento degli occhi. Vedi movimento.

PVL
Leucomalacia periventricolare.

QI
Quoziente di intelligenza.

QIP
Quoziente intellettivo di performance.

QIV
Quoziente intellettivo verbale.

Quadriplegia
Sinonimo di tetraplegia-tetraparesi.

Quiete
Espressione di "stabilità" del sistema autonomico. Non è inattività ma tolleranza, non è passività ma impegno interiore, non è rinuncia ma disponibilità, non è inibizione ma attesa consapevole.

Raddrizzamento
Allineamento del corpo nello spazio rispetto alla linea verticale.

Radicellotomia
Sezione di parte delle radici nervose all'uscita del forame vertebrale nella sola branca sensitiva per influenzare la risposta motoria tramite l'interruzione dell'arco riflesso spinale. L'entità della sezione nervosa, che può riguardare diversi metameri, può essere percentualmente molto diversa a seconda del risultato che si intende raggiungere e spingersi anche oltre la metà del contingente delle fibre sensitive.

Rappresentazione
Mappa che costituisce il destino finale delle informazioni dopo che esse sono state raccolte ed elaborate attraverso l'esperienza. Questa mappa fa parte della memoria procedurale su cui si basano i meccanismi anticipatori.
Riproduzione mentale soggettiva del contenuto di precedenti percezioni.
Proiezione corticale dei recettori.

Rappresentazione centrale
Il termine *rappresentazione* è impiegato nel senso di qualcosa di interno alla mente del bambino e non nel senso di *raffigurazione* come forma esteriorizzata di una rappresentazione, ad esempio nel disegno o nella scultura.

Rappresentazione del Sé
Immagine del Sé: rappresentazione mentale degli

aspetti più significativi della propria identità. Si costruisce attraverso l'elaborazione e la successiva integrazione di vissuti e di fantasie legate al corpo.

Reazione associata
Reazione involontaria a uno stimolo che sfugge al controllo inibitorio.

Reazione calamita
Dopo aver stimolato il palmo della mano, nei primi mesi di vita il bambino tende a inseguire nello spazio l'oggetto stimolante come se questo fosse calamitato.

Reazione di avoiding (evitamento, repulsione)
Secondo Sabbadini questa reazione avviene quando qualunque stimolo esterno determini automaticamente una risposta senza che lo stimolo stesso sia integrato, riconosciuto e valutato, per cui la risposta è il risultato di una reazione molto elementare ed è essa stessa molto elementare, finalizzata soltanto ad evitare lo stimolo, ad allontanarsi da esso. Oltre all'avoiding della mano sono note anche una reazione di avoiding visiva e una avoiding del piede (intolleranza al carico).

Reazioni di difesa
Reazioni organizzate attorno all'afferramento che non tengono conto della direzione e del verso della forza deformante, ma solo della sua intensità.

Reazioni di equilibrio
Movimenti automatici di bilanciamento dei quali ci si serve per mantenere l'equilibrio. Hanno la stessa direzione ma verso opposto alla forza deformante. Agiscono sulla proiezione del baricentro conservandola entro la base di appoggio.

Reazione di galleggiamento
Organizzazione acquatica propria dell'ambiente intrauterino, dove i segmenti non hanno virtualmente peso e si muovono contro costante resistenza, il corpo è insieme leggero e frenato ed i movimenti risultano contenuti ed armonici. In posizione supina il paziente mostra il capo esteso ed inclinato lateralmente, la bocca semiaperta, gli arti superiori abdotti, semiflessi al gomito, leggermente ruotati internamente o esternamente, le mani aperte, le cosce abdotte ed extraruotate, le ginocchia semiestese, i piedi equino-varo-supinati. In decubito laterale il paziente assume la cosiddetta posizione fetale, mantenendo però il capo esteso o reclinato e le mani semiaperte. Da prono controlla meglio il proprio stato autonomico raccogliendosi in flessione e adottando consapevolmente immobilità e indifferenza all'ambiente.

Reazioni di paracadute
Agiscono modificando la base di appoggio nella stessa direzione e nello stesso verso della forza deformante.

Reazione ottica di difesa
Vedi riflesso ottico di difesa.

Reazione positiva di sostegno
La reazione positiva di sostegno esprime la capacità del soggetto di opporsi all'azione della forza di gravità applicata alla massa del proprio corpo (peso).
Secondo alcuni autori consisterebbe in una contrazione simultanea dei muscoli agonisti per fissare le articolazioni. Non sarebbe fatta per il mantenimento prolungato di una postura, ma starebbe alla base di atteggiamenti come quello che si assume prima di saltare o di mettersi sugli attenti. La reazione permetterebbe di sostenere un notevole peso: sarebbe perciò più intensa negli arti inferiori. Lo stimolo in grado di provocare la reazione comprenderebbe una componente tattile e una propriocettiva (stiramento dei muscoli delle dita del piede), che conseguirebbe alla pressione della pianta in prossimità delle dita.
La reazione viene completamente inibita dalla flessione plantare, cosicché l'arto può essere rapidamente trasformato da un pilone di sostegno a un segmento capace di muoversi attivamente nello spazio.
La reazione di sostegno farebbe parte delle reazioni statiche locali del midollo spinale.
Reazione di sostegno esterocettiva: estensione dell'arto inferiore per toccamento persistente della pianta del piede.
Reazione di sostegno propriocettiva: estensione dell'arto inferiore per flessione dorsale del piede (positiva); flessione dell'arto inferiore per flessione dorsale del piede (negativa).

Reazione propulsiva
Questa reazione con alcune altre, fra le quali la reazione statica di Andrè Thomas, fa parte di un gruppo di reazioni conosciuto anche come *reazione positiva di sostegno*. Messo in posizione prona sul lettino, con arti inferiori simmetrici, cosce abdotte ed extraruotate e superfici plantari combacianti alla mano dell'esaminatore, il neonato compie un movimento attivo di estensione con spostamento in avanti del tronco (strisciamento "riflesso"), mentre gli arti superiori vengono spostati di fianco al tronco da avanti in dietro. Lo schema è bilaterale, diffuso a tutto il corpo, simmetrico e sincrono. Il neonato sano compie già spontaneamente movimenti tipo "strisciare - nuotare", che verrebbero rinforzati da questa manovra. L'avanzamento può realizzarsi con la "pancia a terra", mentre i quattro arti, o soltanto i due arti superiori "si arrampicano" sul terreno, oppure ad ogni spostamento anche l'addome si solleva. Alcuni bambini, che hanno qualche tipo di debolezza o di impaccio negli arti inferiori, imparano ad avanzare trascinando il tronco con la forza degli arti superiori.
La reazione propulsiva per alcuni autori sarebbe il meccanismo responsabile dell'espulsione al momento del parto: non solo il feto appoggiando i piedi sulla volta uterina dà inizio alle contrazioni espulsive, ma egli stesso si estende assumendo una postura che globalmente favorisce il passaggio attraverso il canale di parto.

Reazioni di raddrizzamento
Le *reazioni di raddrizzamento* sono movimenti automatici che si sviluppano a partire dal primo anno di vita sotto la guida di informazioni vestibolari, visive e tattili. Esse servono a mantenere o a riportare l'allineamento del capo, del tronco e degli arti nello spazio egocentrico. Si distinguono un *raddrizzamento assiale* ed un *raddrizzamento rotatorio-derotativo*. Nelle sindro-

mi spastiche, il raddrizzamento assiale procede in direzione cranio-caudale e precede, in senso evolutivo, il raddrizzamento rotatorio-derotativo. Quest'ultimo può risultare fortemente compromesso, conferendo un carattere "en bloc" alla motilità del tronco per la difficoltà incontrata nel girarsi a destra o a sinistra da qualunque posizione di partenza. Nelle forme discinetiche della PCI, il raddrizzamento rotatorio-derotativo prevale su quello assiale che procede in senso caudo-craniale anziché cranio-caudale. Ne consegue la possibilità di girarsi a destra e a sinistra, a volte in misura anche superiore al normale, ma la difficoltà per i pazienti di estendere completamente il tronco e di mantenere il capo, che rappresenta idealmente l'ultimo anello della catena, diritto e allineato, specie in posizione seduta e in stazione eretta. Di qui il carattere "capovolto" della diplegia discinetica.

Reazione segnapassi
Generatore centrale di pattern che presiede ai movimenti alternati degli arti inferiori presenti nel cammino. Ha sede nel midollo spinale.

Reazione abnorme allo stiramento
Incapacità di un muscolo di restare passivo durante un suo allungamento eseguito ad opera di forze esterne. È un segno di spasticità: tanto più velocemente viene stirato il muscolo, tanto maggiore sarà l'intensità della sua reazione.

Reazione statica di André Thomas
L'esaminatore deve sostenere bilateralmente il bambino sotto le ascelle fra dito pollice e medio, mentre l'indice sorregge il mento e l'anulare e il mignolo abbracciano il torace. Dopo aver sollevato il bambino in sospensione verticale, lo si abbassa lentamente fino a che le piante dei piedi vengono in contatto con il piano del tavolo. A questo punto si esercita una leggera pressione sulle spalle verso il basso e si osserva, dopo una breve flessione, una contrazione tonica degli estensori, che si propaga dal basso verso l'alto, interessando prima le gambe, poi le cosce, infine il tronco e il capo. Il bambino assume la posizione eretta e la mantiene per qualche tempo, sostenendo quasi tutto il proprio peso. Nei primi tre mesi di vita questo raddrizzamento viene considerato positivo anche se le ginocchia restano in posizione di semiflessione.

Reazione di strisciamento secondo Bauer
È la stessa manovra dello strisciamento "riflesso" di Branco Lefevre, solo che viene esercitata su un solo arto inferiore per volta o su tutti e due, ma in modo asimmetrico, come nel provocare lo strisciamento alterno.

Reflusso gastroesofageo
Risalita del contenuto gastrico in esofago per mancata tenuta del cardias. Possibili rigurgiti e vomiti ripetuti, erosioni dell'esofago fino all'ulcerazione della parete, polmoniti ab ingestis, anemia sideropenica da perdita di ferro, dolore retrosternale, bruciore, ecc.

Reclutamento
Interessamento di un numero crescente di unità motorie in risposta all'aumento dell'intensità dello stimolo.

Refrazione (esame della)
Insieme delle procedure adottate per decidere quali lenti producono la migliore acuità visiva nel paziente che necessita della correzione (refrazione mediante schiascopia o *refrattometria*).
Errore refrattivo: anomalia del sistema ottico/oculare per cui i raggi luminosi che entrano nell'occhio non vengono messi a fuoco sulla retina.

Relazione
Quell'insieme complesso e articolato di atti, emozioni e fantasie che sostengono i legami tra gli esseri umani.

Relazione oggettuale
Termine utilizzato nella psicoanalisi contemporanea per descrivere la qualità inconscia e precoce del legame tra il Sé della persona e la realtà percepita degli oggetti, animati e inanimati, esterni al Sé.
Questa relazione è il risultato complesso e totale di una certa organizzazione della personalità, di un'apprensione più o meno fantasmatica degli oggetti e di alcuni tipi di difesa privilegiati.

Relazione monotonica
Termine utilizzato per descrivere una qualità piatta e insufficientemente modulata sul piano affettivo ed emotivo dell'interazione

Retrazione
Contrattura irreversibile che non può essere risolta con il trattamento in quanto il tessuto elastico del muscolo è stato rimpiazzato da tessuto anelastico.

Retrochiasmatico
Posto al di dietro del chiasma ottico.

Rèverie
Letteralmente significa capacità di sognare e di fantasticare ad occhi aperti.
Secondo alcuni psicoanalisti è la capacità della madre di parlare con il figlio, contenendone le scariche tensionali e trasformandole in un dialogo comprensibile. Secondo altri indica in generale la capacità di contenimento, metafora della coppia contenitore-contenuto che Winnicot definisce holding.

Review
Recensione, rassegna.

Riconoscimento visivo
Per riconoscimento visivo si intende la capacità di identificare un oggetto o un volto in presenza di un sistema visuo-percettivo integro. Un difetto di riconoscimento visivo viene definito agnosia (vedi).

Ridondanza
Etimologicamente sovrabbondanza. Acquista il significato di ricchezza di soluzioni alternative per uno stesso compito motorio (equivalenza motoria).

Rieducazione
Percorso programmato di addestramento consistente in esperienze di adattamento a condizioni ambientali di differente complessità, stabilite sulla base del limite

di adattabilità di ciascun bambino, con lo scopo di incrementare l'area di adattabilità di una funzione target deficitaria, ma coinvolgenti l'utilizzo di più funzioni in azioni significative e motivanti per il soggetto.

Rieducazione motoria
Rieducazione delle funzioni sostenute dal movimento.

Riflesso
Risposta motoria prodotta da un eccitamento dei recettori periferici (stimolo), propagato al SNC tramite la via afferente e da questo all'apparato locomotore tramite la via efferente (reazione).

Riflesso ottico di difesa di Peiper
Bambino in decubito supino, sveglio, ad occhi aperti. L'esaminatore avvicina bruscamente la propria mano al viso del bambino, stando attento di fermarsi a 30 centimetri dal volto, per non provocare uno spostamento d'aria che scatenerebbe il riflesso ciliare.
All'avvicinarsi della mano dell'esaminatore si ha la chiusura delle palpebre.
Il riflesso non si provoca nel neonato, si sviluppa nei primi mesi di vita, diviene costante dal dodicesimo mese e perdura poi tutta la vita.
Il riflesso possiede anche valore per l'apprezzamento del campo visivo del bambino: fino al quinto mese di vita si provoca ponendo la mano al centro del campo, dopo tale età se ne evoca la comparsa anche stimolando la periferia del campo visivo.

Riflesso di afferramento
Esercitando un eccitamento tattile e leggermente pressorio sul solco metacarpofalangeo con il margine ulnare del dito indice dell'esaminatore, si ottiene in risposta una reazione tonica in flessione di tutte le dita intensa e persistente per tutta la durata dello stimolo, che si rinforza se il dito dell'esaminatore aumenta la prensione o tende ad allontanarsi. Se si insiste nell'allontanare la sorgente dello stimolo, il riflesso aumenta e diviene sufficientemente forte da far sí che l'arto del bambino si estenda e la parte superiore del tronco si sollevi dal piano del tavolo. Il bambino può essere infatti sollevato dal piano su cui giace supino solo in virtù dell'afferramento = *riflesso di sospensione o risposta alla trazione*.
È una risposta riflessa che si manifesta sin dal primo giorno di vita in tutti i neonati esaminati, prettamente tonica, in quanto si esprime attraverso un aumento del tono dei flessori, mancando infatti nel neonato una prensione vera e propria. Nei primissimi mesi di vita può variare ampiamente: è debole nel sonno, rinforzato nel pianto, difficile da evocare dopo la poppata, mentre è ben marcato prima di questa. Il riflesso deve essere simmetrico (attenzione alla posizione del capo del bambino per evitare che il riflesso tonico asimmetrico del collo porti ad una differenza di intensità di lato, anche se più significativa al piede che non alla mano).

Rigidità
Aumento patologico del tono muscolare per lesione del sistema extrapiramidale con contrazione permanente sia degli agonisti sia degli antagonisti, che conduce ad un aumento della resistenza ai movimenti passivi in qualsiasi direzione lungo l'intero arco di mobilità dell'articolazione e che di regola non varia con la velocità o con la direzione del movimento. La rigidità provoca spesso un dolore sordo.
Accorciamento: denota un decremento, da breve a moderato, della lunghezza muscolare. Ogni movimento nella direzione dell'allungamento del muscolo considerato viene limitato. Alla palpazione, quando il muscolo viene stirato, sembra rigido.
Secondo l'Istituto di Riabilitazione di Chicago richiede le seguenti caratteristiche:
1. la resistenza ai movimenti articolari imposti è presente a velocità molto bassa, non dipende dalla velocità imposta e non mostra una velocità o angolo soglia;
2. può essere presente una cocontrazione simultanea di agonisti ed antagonisti e questo si riflette in un'immediata resistenza all'inversione del movimento nell'articolazione considerata;
3. l'arto non tende a tornare verso una particolare postura fissa o estremo angolo articolare;
4. l'attività volontaria in muscoli distanti non conduce a movimenti involontari relativamente all'articolazione rigida, sebbene la rigidità possa peggiorare.
La rigidità sarebbe rara e presente solo nelle sindromi parkinsoniane. L'attività muscolare non cambia con la velocità di applicazione dello stiramento, ma può calare o essere assente a riposo e questo non deve rinforzare una particolare postura.
Viene così definita la situazione di un'articolazione anchilosata.

Risonanza magnetica spettroscopica (MRS)
La risonanza magnetica spettroscopica (MRS) è una metodica capace di fornire informazioni sul metabolismo cellulare e sulle caratteristiche di organi e tessuti, sia in condizioni normali sia patologiche, potendo valutare *in vivo* le concentrazioni intraparenchimali di alcuni metaboliti cerebrali.

Ritardo mentale
Riduzione dello sviluppo dell'intelligenza. Sinonimi: insufficienza mentale, debolezza mentale, ridotte prestazioni intellettive.

Ritardo psicomotorio
Fino a qualche anno fa, nella nosografia psichiatrica il termine *ritardo* conteneva la previsione del recupero. Questa impostazione si è modificata negli anni, anche per influsso della terminologia anglosassone, e "ritardo" è diventato genericamente sinonimo di inadeguatezza delle funzioni. Questa trasformazione è stata certamente favorita dal fatto che l'espressione "ritardo" è più facilmente accettata proprio perché contiene ed evoca sempre l'idea, o la speranza, o l'equivoco del recupero, ma anche per questo motivo essa ha la caratteristica di essere poco definita, specie in riferimento alla prognosi, talora più di quanto sarebbe giustificato dalla complessità delle dinamiche dello sviluppo e dalla plasticità che caratterizza l'età evolutiva. Notiamo ancora, a questo proposito, che il termine "ritardo" rimanda soprattutto alla nozione di livello di tappa, di fase, si riferisce più alla quantità che alla qualità del disturbo, dà poco spazio all'analisi delle strategie e delle modalità di adattamento utilizzate, in conclusione

contiene poco, paradossalmente, la realtà della variabilità e della discontinuità dello sviluppo. Il termine *psicomotorio* ha acquistato una particolare pregnanza per l'influsso di un'ottica che vede, giustamente, nelle espressioni "psicomotricità" e "psicomotorio" un richiamo alla sintesi ed alla globalità delle funzioni, ribadendo come nella "psicomotricità" confluiscano gli aspetti motorio, cognitivo e relazionale. Il termine "ritardo psicomotorio" diventa in questo senso, in un'età che è essa stessa "psicomotoria", necessariamente sinonimo di ritardo globale dello sviluppo: esso rimanda in questa accezione non tanto a una funzione quanto a un'età e una fase dello sviluppo nella quale molteplici problemi (PCI, turbe cognitive, turbe della comunicazione, condizioni di scarsa stimolazione, di abbandono) si manifestano attraverso un'espressione motoria (Camerini et al.).

Rivalità percettiva
Capacità di discriminare tra loro due stimoli proposti contemporaneamente in due punti simmetrici del corpo.

Rizotomia
Sezione delle radici nervose sensitive, vedi radicellotomia.

RMN
Risonanza magnetica nucleare (MRI: magnetic resonance imaging).

ROP
Retinopatia del prematuro.

Roving
Sguardo erratico.

RTAC
Riflesso tonico asimmetrico del collo.

Saccadi
Movimenti rapidi di fissazione. Vedi movimenti saccadici.

Scanning
Tecnica di rilevamento delle immagini che utilizza diversi tipi di radiazioni.

Scarica corollaria
Copia collaterale del programma di azione riscritto in termini di anticipazione percettiva.
Per saperne di più vedi: capitolo 7.

Schema corporeo
Il termine venne introdotto da Pierre Bonnier nel 1893: il nostro corpo si pone come un *sens d'espace*, ovvero noi sappiamo più o meno distintamente di occupare un certo "nostro" luogo: è appunto questa rappresentazione topografica che viene chiamata schema corporeo. Grazie a questo "schema" ci orientiamo oggettivamente nel mondo e soggettivamente nella localizzazione delle diverse parti del nostro corpo.
La concezione di schema corporeo ha permesso di passare dal concetto di cenestesi, semplice sensazione o somma di sensazioni interne del corpo, ad una vera e propria rappresentazione del corpo come di una realtà permanente. Il termine, utilizzato originariamente con significato più restrittivo di tipo somatognosico, viene oggi usato con significato più allargato per indicare il vissuto corporeo.
Il concetto di schema corporeo, ovvero l'organizzazione delle sensazioni relative al proprio corpo in rapporto con i dati del mondo esterno, ha al suo interno una dimensione temporale e una dimensione spaziale.
La conoscenza (rappresentazione) mentale continua del proprio corpo, o schema corporeo, include sia l'integrazione delle successive organizzazioni senso-percettive-gnosiche, sia le afferenze affettivo-simboliche relative allo stesso. Essa sfugge a qualsiasi raffigurazione perché in continuo cambiamento e adattamento.
Modello interno che include nel contempo la geometria e la dinamica dei segmenti corporei. Lo schema corporeo non è concepito come una rappresentazione del corpo, ma come uno schema delle azioni possibili. Non c'è verosimilmente uno schema corporeo, ma molteplici schemi corporei adattati ognuno ad una funzione particolare, come ci sono molteplici rappresentazioni del corpo.

Schema motorio
Concetto proposto da Schmidt nel tentativo di collegare percezione, azione e memoria. Lo schema motorio è visto non come un insieme di elementi sensoriali o motori, ma come la somma delle relazioni memorizzate tra le varie componenti sensoriali e motorie (ad esempio, posizione dei segmenti nello spazio, stato di un bersaglio, ecc.).

Schema estensorio
Anche estese, tendenza a intrarotazione e incrociamento delle cosce, ginocchia semiestese e piedi equini.

Schema estensorio primitivo
Secondo J. Perry, lo *schema estensorio primitivo* comincia in terminal swing. Quando il quadricipite per estendere il ginocchio inizia la sua azione in preparazione alla stance, avviene un'attivazione sinergica del soleo e del gastrocnemio estesa al flessore lungo dell'alluce e ai flessori delle dita. La caviglia passa dalla posizione dorsiflessa della mid swing a una decisa flessione plantare. Questa posizione della caviglia fissata rigidamente in flessione plantare influenzerà il cammino del paziente in ciascuna fase della stance, dall'initial contact alla pre-swing.
A proposito dell'impiego del pattern estensorio e del pattern flessorio nel cammino, Boccardi sottolinea che soltanto per un breve periodo all'inizio della fase di swing le articolazioni di anca, ginocchio e caviglia ruotano in modo contemporaneo nella stessa direzione, mentre in ogni altro istante del ciclo del passo i movimenti articolari non avvengono in fase.

Schema flessorio
Posizione simile a quella del feto nell'utero.

Schema locomotorio primitivo
Ricondotto da molti autori alla marcia automatica del neonato. Secondo J. Perry quando il controllo dell'arto

inferiore del paziente è dominato dallo schema loco-motorio primitivo, il tibiale anteriore cessa di contrarsi all'inizio del pattern estensorio in stance.

Schema patologico
Pattern non appartenente al repertorio della normalità e più o meno patognomonico di una definita forma clinica di PCI.

Schizencefalia
Malformazione congenita caratterizzata da una fissurazione trasversale dell'encefalo.

Scialorrea
Scolo di saliva dalla bocca più o meno continuo e abbondante.

Scissione
Intesa come scissione dell'oggetto. È un meccanismo di difesa che può riguardare sia l'Io sia l'oggetto. La scissione primaria, secondo la teoria kleiniana che la considera come la difesa più primitiva contro l'angoscia, è tra buono e cattivo. L'oggetto viene scisso, a seconda dei sentimenti ostili o affettuosi che sollecita nel soggetto, in un oggetto cattivo e in uno buono. L'oggetto verso cui convergono le pulsioni erotiche e distruttive può essere così vissuto come minaccioso e persecutorio o come contenitore di qualità ideali. Anche l'Io può venir scisso in un Sé cattivo e in un Sé buono.

Scotoma
Lacune nel campo visivo dovute ad alterazioni della sensibilità di alcuni punti della retina.

Sé
Il Sé è quella struttura interna che dà a una persona il senso di essere una persona unica, irripetibile e distinta da tutte le altre. Esso contribuisce a preservare il sentimento di continuità della vita, con un proprio presente, un proprio passato e un proprio futuro e si forma a partire dalla somma delle sensazioni corporee che ognuno ha accumulato fin dalla nascita, che pongono le basi dell'intimità tra mente e corpo.
Secondo alcuni autori, è possibile concepire il Sé al tempo stesso come una struttura e come una funzione, purché ad entrambi questi modi di considerarlo si attribuisca un carattere di continua evoluzione e sviluppo e non di staticità e di ripetizione di meccanismi. In quanto *struttura* è possibile considerare il Sé come quell'insieme di esperienze ricordate, sia sensoriali, corporee ed affettive, sia cognitive e speculative che contribuiscono a dare ad ogni essere umano il senso della propria specifica distinzione, unicità e irripetibilità. A tale senso di essere persona, diversa da tutte le altre e quindi preziosa perché irriproducibile, contribuiscono non solo gli oggetti interiorizzati, cioè i modelli di identificazione di ciascuno, ma la somma delle sensazioni corporee che ognuno ha accumulato fin dalla nascita e che hanno posto la base dell'intimità tra la propria mente e il proprio corpo. Il Sé come struttura è quella particolare istanza che fa sentire le esperienze che noi viviamo come nostre, non solo perché appartengono alla nostra vita, ma in quanto ci danno il senso di essere. Possono consistere in ricordi, sensazioni, odori, immagini, sogni, intuizioni, che, nel loro presentarsi, fanno provare una sensazione di essere parte di noi e riportano con la memoria a momenti diversi della nostra esistenza. Sono le esperienze che fanno sentire una persona un individuo unico, con una vita che gli appartiene. Il Sé come *funzione* vitalizia, organizza e integra le funzioni mentali di un individuo: "La funzione di coesione del Sé può essere di natura spaziale: la sensazione di avere uno spazio interno in cui è possibile ricondurre ed armonizzare e comunque fare vivere gli eventi psichici; può essere anche di natura temporale, ossia il sentimento di continuità della propria vita tra passato, presente e futuro" (Correale).
La definizione del Sé non è univoca per la discussione aperta (almeno per un certo tempo) in psicanalisi in merito alla differenza o sovrapposizione dei concetti di Sé e di Io. Il concetto di Sé è stato consolidato dalla Jacobson, che parla di Sé come esperienza riferita al soggetto, che si collega con primitive esperienze corporee (Sé psicofisiologico), alle quali successivamente si aggregano esperienze mentali (Sé mentale). Winnicot dà svariate interpretazioni del Sé fra le quali: "Il Sé si può rappresentare come insediamento della mente nel corpo"; "Il Sé, che non è l'Io, è la persona che è Me, solo Me, che ha una totalità basata sul processo maturativo …". Stern dice: "Il Sé è il modo in cui noi sperimentiamo noi stessi nel rapporto con gli altri". Affinché possa costruirsi il sentimento di Sé, il bambino deve provare la sensazione di avere uno spazio interno differenziato dallo spazio esterno: ci sono cose che accadono dentro di lui e cose che accadono fuori di lui, c'è un dentro di Sé e un fuori di Sé, di cui la pelle del corpo costituisce il confine (Gobbo).
In sintesi il Sé è una fondamentale realtà soggettiva che inizia a costituirsi nei primi mesi di vita e che include esperienze provenienti dal corpo, dalle prime rappresentazioni mentali dello stesso, e delle relazioni con gli altri. Durante lo sviluppo acquista sempre più caratteristiche di istanza psichica (Marzani).

Seconda infanzia
Periodo della vita che va dai 3 ai 6 anni.

Sé corporeo
Il Sé corporeo è ciò che ci caratterizza alla nascita. In questa fase sperimentiamo una realtà unitaria, una realtà che esiste al di là e prima della separazione corpo-mente, dentro-fuori, soggetto-oggetto. La realtà corporea è fondamentale per la costituzione del senso di identità e per il funzionamento dell'Io. Si tratta della componente del Sé legata alle esperienze corporee. Nei primi mesi di vita il Sé è essenzialmente corporeo, costituito dal vissuto relativo alle esperienze senso-percettive e cenestesiche, integrate con le prime esperienze emotive.

Sé emergente
Termine proposto da Stern per indicare i primi abbozzi del Sé nel bambino prima dei due mesi di vita, cioè l'emergenza di un'organizzazione che inizialmente riguarda il corpo (unità, azioni, stati interni, ricordo degli stessi) integrata dalle esperienze di scambi vitali con la madre.

Nella fase in cui il bambino sperimenta la disillusione e dunque la separazione dalla madre, per Winnicot, le rotture affettive, inevitabili nella continuità delle cure, non dovrebbero essere vissute dal bambino come annullamento del Sé ma, grazie all'attitudine materna, dovrebbero condurre alla consapevolezza fra il "Sé emergente" e "l'altro da Sé".

Semantica
Studio del significato delle parole e del loro rapporto con quello che esse indicano (semantica sincronica). Studio dell'evoluzione del senso delle parole e degli insiemi strutturali (semantica diacronica e strutturale).

Semeiologia
Parte della medicina che studia i segni e i sintomi determinati da una condizione di malattia. Si definisce *clinica* se usa i mezzi fisici propri dell'esaminatore (ispezione, palpazione, percussione, auscultazione), *strumentale* se si avvale di particolari attrezzature. Sinonimi: semeiotica, semeiologia.

Sensazione
Informazione ricercata in modo attivo.

Sensibilità di un test
Capacità di discriminar in maniera abbastanza fine gradi diversi dello sviluppo della prestazione e quindi di rilevare quanto le competenze del singolo bambino si discostino da quelle del campione di riferimento.

Sé nucleare
Termine proposto da Stern per indicare l'organizzazione del Sé dal secondo mese sino circa al settimo, con caratteristiche di Sé agente, Sé affettivo, Sé con inizio di storicizzazione e di maggiore coesione.

Il Sé nucleare, che rappresenta il nucleo elementare della personalità, è frutto di un'elaborazione attorno al "senso di Sé" effettuata dal soggetto a partire dal *Sé emergente*, semplice presa di coscienza dei propri processi di autorganizzazione. Mentre il Sé emergente esprime un'organizzazione che inizialmente riguarda il corpo (unità, azioni, stati interni, ricordo degli stessi) integrata da esperienze di scambi vitali, il Sé nucleare costituisce un'entità fisica separata e compatta, provvista di confini, con un senso di "essere agenti" e dotati di affettività e di continuità temporale. In questa fase dello sviluppo viene dunque raggiunta la consapevolezza di essere autori delle proprie azioni, fondata sull'esperienza di poter determinare una azione, di sperimentarne il feed-back propriocettivo e di poterne prevedere le conseguenze.

Perché si possa formare il Sé nucleare occorre dunque che nel bambino siano disponibili:
- il *Sé agente*, cioè la percezione di essere l'autore delle proprie azioni e delle loro dirette conseguenze;
- il *Sé dotato di coesione*, cioè la percezione di essere un'entità fisica non frazionabile provvista di precisi confini;
- il *Sé affettivo*, capacità di vivere esperienze percettive e motorie in senso affettivo;
- il *Sé storico*, consapevolezza della continuità del proprio presente con il proprio passato.

Separazione-individuazione
Termine entrato in uso in psicoanalisi infantile per opera della Mahler, che lo indica come processo o momento essenziale per lo sviluppo mentale del bambino, cioè come acquisita capacità di differenziare le esperienze provenienti dall'interno di Sé da quelle provenienti dall'esterno e di attribuire quindi sentimenti e affetti a Sé e agli altri. È un percorso che si svolge dal settimo-ottavo mese sino al terzo anno di età.

Sequenza di appoggio
J. Perry distingue un appoggio (contact):
- *low heel* (quasi di pianta): la flessione plantare è lieve
- *foot flat* (appoggio di pianta): la flessione plantare è discreta
- *forefoot*: la flessione plantare è severa.
La differenza è dovuta alla misura della flessione del ginocchio in terminal swing: quasi esteso in low heel, semiflesso in foot flat e decisamente flesso in forefoot contact. I tre termini indicano comunque una plantiflessione sempre più marcata.

Sequenza motoria
Capacità di assemblare singoli moduli motori secondo relazioni temporali differenti.

Servomotori
Vedi movimento.

Sé soggettivo
Secondo Stern, nello sviluppo del Sé del bambino, il Sé soggettivo fa seguito a quello nucleare. In questa fase, che va dal settimo mese in poi ed è caratterizzata dall'organizzazione di un Sé capace di differenziare le caratteristiche del proprio Sé da quelle del Sé dell'altro, il bambino è capace di intersoggettività e sono attivi e determinanti i processi imitativi, già iniziati subito dopo la nascita, che conducono alla sintonizzazione degli affetti, con il risultato che il bambino realizza l'esistenza di due mondi mentali separati e distinti.

Setting
Terreno definito che il terapista ha preliminarmente individuato e preparato in funzione degli obiettivi terapeutici. Indipendentemente dal modello teorico adottato e dalla prassi proposta, si deve ammettere l'esistenza di precise condizioni generali, quali prerequisiti, perché possa essere riconosciuta all'azione del terapista il valore di terapia. Nella riabilitazione infantile fanno parte di questi prerequisiti il luogo del trattamento, il ruolo assunto dal terapista, quello affidato al bambino e quello conferito ai genitori, i giochi e i giocattoli utilizzati (come ogni altro strumento introdotto nella situazione terapeutica capace di influenzarla), la situazione costruita, il clima creato, l'azione proposta, la prestazione cercata, la modalità di interazione adottata (accoglienza, commiato, seduzione, distacco, complicità, rivalità, adozione, abbandono, ecc.), infine il ritmo e la durata delle sedute.
La "creazione" di una situazione terapeutica - setting - nella quale possano trovare espressione i processi di sviluppo sia fisici sia mentali del bambino rappresenta il compito fondamentale del terapista.

Sguardo caotico

Incapacità di indirizzare intenzionalmente lo sguardo verso un obiettivo.

Movimenti irregolari e disordinati degli occhi, spesso causati da immaturità dei meccanismi di fissazione e inseguimento in soggetti con PCI. Si differenzia dal nistagmo.

Quando non è possibile mantenere la fissazione se non per frazioni di secondo; gli occhi si orientano in ogni direzione, con movimenti coniugati e non.

Shift della fissazione

Spostamento della fissazione verso uno stimolo posto in sede più periferica nel campo visivo. Lo spostamento avviene con movimento oculare rapido (saccade) e può essere di tipo riflesso o di tipo volontario. Nel neonato, la capacità di spostamento dello sguardo da uno stimolo centrale a uno periferico è ridotta a causa dell'immaturità delle strutture corticali (lobo parietale) deputate all'inibizione della fissazione. Tali difficoltà possono mantenersi oltre il limite d'età fisiologico in presenza di lesioni cerebrali, particolarmente se a carico dei lobi parietali.

Simbiosi

Stretta associazione di vita tra due organismi con difficoltà psicologica di separazione.

Simultanagnosia

Il soggetto riconosce i dettagli di un oggetto, di una figura, di una scena e sa descriverli, ma non riesce a mettere insieme i vari elementi per realizzare una sintesi simultanea e dare significato all'intera figura. Può accompagnarsi ad errata interpretazione quando accade che il dettaglio focalizzato non sia distintivo per il riconoscimento di quello specifico oggetto. Quasi sempre il soggetto, messo in difficoltà dal desiderio di interpretare, offre la prima risposta plausibile e "confabula", cioè inventa un'intera risposta, che non riguarda soltanto il dettaglio mal interpretato, ma qualsiasi possibile illazione, ipotesi, spiegazione.

Visione parcellare, a "pezzi e bocconi" o piecemeal, con incapacità di interpretare il significato globale di una scena.

Difficoltà a riconoscere il significato dell'intero, benché i dettagli siano percepiti correttamente ma non sempre messi nella giusta relazione tra loro. A volte il paziente percepisce un dettaglio per volta come se guardasse attraverso un tubo (campo di attenzione visiva tubolare) o un oggetto per volta.

Per saperne di più: capitolo 9.

Sincinesia

Movimento involontario e spesso non cosciente associato a un movimento volontario e cosciente.

Movimenti di irrigidimento tonico oppure imitativi che accompagnano l'azione dell'arto controlaterale.

Si distinguono classicamente in sincinesie di coordinazione, sincinesie globali e sincinesie di imitazione.

Sincinesie di coordinazione: possono essere omolaterali o controlaterali. Attivano muscoli funzionalmente correlati fra loro, perciò sinergici. Le *omolaterali* sono rappresentate da contrazioni involontarie di gruppi muscolari sinergici omolaterali durante la contrazione

volontaria di muscoli paretici: ad esempio il paziente non è in grado di effettuare in modo volontario la flessione dorsale del piede paretico, ma può farlo involontariamente se gli si chiede di compiere una flessione della coscia sul bacino e della gamba sulla coscia (fenomeno di Strumpell o sincinesia di raccorciamento). Se l'arto paretico è posto in flessione, l'estensione volontaria della coscia provoca un'estensione sincinetica della gamba e del piede ed una flessione dorsale delle dita del piede (sincinesia di allungamento). Le sincinesie di coordinazione *controlaterali* consistono in movimenti che avvengono dal lato paretico per movimenti che vengono eseguiti dal lato conservato. Se ad esempio il paziente viene invitato a flettere dorsalmente il piede conservato contro resistenza, il piede paretico esegue una flessione dorsale (sincinesia di raccorciamento crociata). Analoga risposta si otterrà per invito a flettere plantarmente il piede conservato (sincinesia di allungamento crociata).

Le *sincinesie globali* si manifestano in seguito ad un movimento involontario o automatico (come la tosse o lo starnuto, ecc.) o a uno stimolo doloroso, e consistono in un'accentuata flessione dell'arto superiore con chiusura delle dita, flessione/pronazione del gomito, adduzione/elevazione della spalla e in un'accentuata estensione dell'arto inferiore con estensione di anca e ginocchio, flessione plantare e supinazione del piede (pattern dell'antigravità a tronco verticale). Sono spasmodiche e rispondono a uno stimolo aspecifico. Esse compaiono anche quando si supera un certo livello di sforzo volontario prodotto dal paziente per compiere qualsiasi movimento sia dal lato conservato sia da quello paretico. Ammettono la possibilità di numerose varianti.

Le *sincinesie di imitazione o movimenti a specchio* sono rappresentate da movimenti involontari del lato conservato che si producono in occasione di analoghi movimenti compiuti dal lato paretico. Ad esempio la flesso-estensione del piede paretico evoca movimenti sincroni del piede controlaterale. Compaiono nelle emiparesi lievi e in diverse cerebropatie infantili.

Sincinesia patologica: movimenti di irrigidimento tonico oppure imitativi che accompagnano l'azione dell'arto controlaterale.

Sincretico

Fenomeno per il quale una forma adempie a più di una funzione.

Sinergia

La parola sinergia viene da syn (insieme) ed ergos (lavoro). Questo concetto è stato proposto da Bernstein per sostenere l'idea secondo cui, dal momento che il sistema nervoso non può controllare tutti i gradi di libertà, l'evoluzione avrebbe selezionato un repertorio di movimenti semplici o complessi, che possiamo chiamare "movimenti naturali", che coinvolgono gruppi di muscoli e di segmenti corporei che lavorano insieme. Le sinergie sono dunque vincoli fra i diversi gradi di libertà.

Contrazione di vari gruppi di muscoli distribuiti a diversi livelli del corpo che contribuiscono ad un movimento preciso. Il collegamento tra i neuroni piramidali della corteccia ed i diversi muscoli di una sinergia motoria è inoltre specifico di una data funzione e non dei muscoli che costituiscono il bersaglio. Il movimento è dunque organizzato a partire da un repertorio di sinergie che compongono altrettanti atti possibili.

Secondo Milani Comparetti la sinergia è la situazione in cui, introducendo alcuni elementi, si stimola una risposta globale (ad esempio nel neonato tramite la flessione o l'estensione del capo si produce estensione o flessione globale, o con l'attivazione di un modulo motorio a livello distale si fa esprimere la combinazione dell'intera sequenza all'interno dello stesso arto).

Sinergia di Babinski: anticipazione delle variazioni posturali che permettono di equilibrare un gesto.

Sintassi

Descrizione delle regole di combinazione degli elementi lessicali significativi per la formazione della frase (struttura della frase, coordinazione e subordinazione delle preposizioni).

Situazione parassitaria

Si tratta di una situazione di non differenziazione, all'interno della quale il bambino funziona solo attraverso il Sé dell'altro, non giungendo mai a completare la fase di separazione-individuazione.

Smantellamento

Concetto introdotto da Meltzer per indicare il modo con cui il bambino autistico si oppone all'integrazione delle esperienze percettivo-emotive al fine di non conoscere l'oggetto e quindi di evitare l'esperienza di separazione. Tale meccanismo può essere di tipo passivo, cioè del tutto inconsapevole, nei primi mesi di vita, o avvenire con modalità attive (Marzani). In virtù dello smantellamento, un bambino incapace di contenimento, perché mai contenuto, realizza una condizione in cui il suo desiderio si traduce nella scomposizione dell'oggetto, cosicché una sola delle componenti di quest'ultimo viene a catturare uno solo degli elementi della sensorialità smantellata del bambino.

Sofferenza multicistica

Consiste nel rammollimento e nella conseguente necrosi cistica della sostanza bianca periventricolare e sottocorticale, secondaria a sofferenza ipossico-ischemica. È frequentemente legata a un insulto avvenuto prima del termine, in genere nel corso dell'ultimo trimestre di gravidanza (vedi anche *cisti poroencefaliche*).

Soglia visiva

Si considera come soglia visiva quel valore di frequenza spaziale del reticolo per cui l'osservatore ha dato dal 70 al 75% di risposte corrette.

Soppesamento

Bilanciare la reazione di sostegno fra i due arti inferiori o distribuirla fra i quattro arti nel caso si impieghino ausili ortopedici per gli arti superiori.

Soppressione percettiva

Processo mentale che ci aiuta a identificare il problema ma a non tenerne conto.

Sordità percettiva

Perdita di attenzione per una determinata informazione quando non intervengono in essa variazioni quantitative o qualitative. Tipica dell'olfatto e del tatto.

Spasmo

Contrazione muscolare involontaria.
Ritardato rilasciamento muscolare dopo contrazione attiva.

Spasmo in torsione: movimento di attorcigliamento o di torsione di alcuni muscoli distonici. È generalmente involontario e dà spesso origine a un movimento articolare; a volte ha per effetto una limitazione della mobilità muscolare (*spasmo di difesa o protettivo*).

Spasmo clonico: ripetuto, con inizio rapido, di breve durata.

Spasmo tonico: prolungato, continuo.

Spasmo carpopedale: colpisce la muscolatura distale degli arti (mani e piedi) bilateralmente ed avviene in condizioni di ipocalcemia o di tetania.

Spasmo mutante: movimento periodico del capo in avanti. Combinazione di una vera e propria flessione antero-posteriore e di un'agitazione laterale.

Spasmo infantile: convulsioni miocloniche tipiche dei gravi disordini del SNC.

Spasmo muscolare protettivo: spasmo muscolare riflesso grazie al quale la natura blocca o immobilizza un segmento per evitare movimenti che causerebbero un'ulteriore irritazione della struttura lesa.

Spasmi infantili (epilessia)

Encefalopatia mioclonica infantile con tracciato EEG ipsaritmico.

Spasmo di fissazione

Consiste nella difficoltà di disancorare lo sguardo da uno stimolo durante la fissazione. È un segno caratteristico di alcuni disturbi delle prassie oculomotorie, nel qual caso si associano fenomeni di tipo compensatorio come ammiccamenti o movimenti rapidi del capo.

Spasticità

Anomalo reclutamento di unità motorie, velocità dipendente, in risposta allo stiramento del muscolo.

Aumento patologico del tono muscolare per lesione del sistema piramidale. È il risultato dell'iperattività dei riflessi di allungamento e determina un aumento della resistenza verso i movimenti passivi improvvisi. Dopo la resistenza iniziale si assiste al rilassamento muscolare per effetto del riflesso di Sherrington. Sembra dipenda da un'aumentata attività dei motoneuroni per impulsi sovraspinali.

Secondo l'Istituto di Riabilitazione di Chicago richiederebbe entrambi questi aspetti:

• resistenza ai movimenti imposti dall'esterno che cresce con l'aumentare della velocità di stiramento e varia con la direzione del movimento articolare; sarebbe asimmetrica per flessione ed estensione.

• resistenza ai movimenti imposti dall'esterno che cresce rapidamente sopra una soglia di velocità o angolo articolare.

Per i sintomi associati, l'Istituto invita a parlare di sindrome del motoneurone superiore.

La spasticità comprende:

- errore di quantità: reclutamento eccessivo di Unità Motorie;
- errore di tipologia: contrazione tonica e fasica;
- difetto di qualità: esauribilità e precoce affaticamento;
- errore di durata: incapacità di rilasciamento (paratonia);
- errore di combinazione spazio-temporale (pattern);
- errore di associazione: irradiazione e cocontrazione;
- errore di scansione temporale: timing dell'attivazione;
- difetto di passività: abnorme reazione allo stiramento;
- alterata stiffness: differenti proprietà reologiche delle cellule muscolari e della matrice extra-cellulare.

Spazio peripersonale
Lo spazio prossimo che circonda il corpo ed è percorso dai movimenti degli arti.

Startle reaction o reazione di sorpresa o di trasalimento
Per gli autori anglosassoni è la componente estensoria della reazione o riflesso di Moro ed è presente dalla 6ª settimana di vita neonatale al quarto mese. Per altri Autori è il Moro non più fisiologico (dopo il secondo mese). Per Milani Comparetti il Moro è una startle reaction alla forza di gravità. K. Bobath identifica la startle reaction con la reazione di sussulto o spavento. Altri definiscono la startle come una risposta parossistica generalizzata che coinvolge l'intero corpo in modo relativamente diffuso, mentre il vero Moro sarebbe un riflesso più specifico.

Statognosia
Il *senso di posizione* deriverebbe dall'attività di numerosi recettori, ciascuno dei quali è sensibile alla variazione o al valore di grandezze specifiche. Per esempio i fusi neuromuscolari generano informazioni sullo stato di lunghezza dei muscoli, gli organi di Golgi sono sensibili alle tensioni esercitate sui tendini, altri recettori "misurano" la posizione angolare delle articolazioni, altri ancora la pressione o la temperatura sulla pelle. Ad ogni tipo di recettore è associato un particolare sistema di coordinate e le diverse informazioni confluiscono in un'unica rappresentazione di ciò che percepiamo come posizione spaziale di un segmento rispetto al corpo.

Stereognosia
Capacità di riconoscere tramite il tatto le qualità fisiche degli oggetti. Si compone di un esame fisico della materia o *ilognosia* e di un esame della differenza di forma o *stereognosia* (percepire la tridimensionalità attraverso il movimento attivo della superficie esplorante).

Stereopsi
La stereopsi è una funzione binoculare nella quale la percezione della profondità è creata dalla disparità sia nasale sia temporale nella proiezione di immagini retiniche simili al cervello, una per ciascun occhio.

Stereotassi
Lesione neurochirurgica di determinate aree del cervello effettuata a scopo terapeutico mediante l'impiego di tecniche che permettono di identificare con assoluta precisione la zona da trattare.

Stereotipia motoria
Si tratta di movimenti o di sequenze motorie ripetute che possono esistere in maniera indipendente, suscettibili di interferire con il movimento adattivo o di intrecciarsi con esso.

Sticky fixation
Difficoltà nello spostamento dell'attenzione dal centro alla periferia. Il fenomeno potrebbe essere alla base della difficoltà di riconoscimento di figure complesse, facoltà che comporta la capacità di individuare una forma attraverso l'analisi delle sue parti costituenti.

Stimoli di flusso
Quell'insieme di stimoli di rotazione, traslazione ed espansione che si percepiscono quando ci spostiamo.

Storia naturale
La storia naturale rappresenta la strada dello sviluppo seguita dal bambino, il percorso prevedibile nella costruzione delle sue possibili abilità. La coerenza interna dell'autorganizzazione rappresenta la direttrice della storia naturale di ciascuna forma clinica di PCI.

Strabismo
È un'alterazione manifesta degli occhi caratterizzata da una deviazione dell'asse visivo di un occhio rispetto a quello dell'altro. Compromette la qualità della visione binoculare.
Può essere *convergente* (esotropia) quando uno o entrambi gli occhi deviano verso il naso, *divergente* (exotropia) quando deviano verso l'esterno, *verticale* (ipertropia) quando l'occhio deviato sale. Vi è un rapporto di 4:1 fra eso ed exotropia. Spesso nell'esotropia congenita vi è fissazione crociata (cross fixation) con pseudoparalisi dei muscoli abducenti e nistagmo sguardo paretico. La terapia mira a evitare l'ambliopia dell'occhio strabico e consiste nell'occlusione dell'occhio dominante per far sì che lo strabismo da *fisso* diventi *alternante*. Generalmente l'esotropia si associa a ipermetropia, mentre l'exotropia si accompagna a miopia. I bambini strabici non vedono doppio (non hanno cioè diplopia), perché il cervello impara a sopprimere l'immagine proveniente dall'occhio storto.
Strabismo concomitante: l'angolo di deviazione non si modifica nelle diverse posizioni di sguardo ed è più o meno uguale a seconda che fissi l'occhio destro o il sinistro. È lo strabismo più frequente tra quelli congeniti.
Strabismo inconcomitante o *paralitico*: l'angolo di deviazione si modifica nelle diverse posizioni di sguardo e la deviazione è maggiore quando il paziente fissa con l'occhio paretico. Spesso tali strabismi diventano con il tempo concomitanti.

Strategia
La strategia rappresenta la selezione di una sinergia particolarmente opportuna, oppure di una sequenza di sinergie, in grado di costituire un movimento complesso orientato verso uno scopo, cioè un atto motorio. Il cervello dispone di meccanismi selettori in grado di scegliere le strategie, cioè le combinazioni dei diversi elementi del repertorio, più adatte alla situazione corrente in funzione dell'obiettivo dell'azione.

Strisciamento "riflesso" secondo Branco Lefevre

Messo in posizione prona sul lettino, con arti inferiori simmetrici, cosce abdotte ed extraruotate e superfici plantari combacianti alla mano dell'esaminatore, il neonato compie un movimento attivo di estensione con spostamento in avanti del tronco (strisciamento "riflesso"), mentre gli arti superiori vengono spostati di fianco al torace da avanti in dietro. Lo schema è bilaterale, diffuso a tutto il corpo, simmetrico e sincrono. Il neonato sano compie già spontaneamente movimenti tipo "strisciare - nuotare" che verrebbero rinforzati da questa manovra.

Supplenze

Soluzioni adottate per consentire il raggiungimento con altri mezzi o per altre vie del risultato cercato.

Suzione non nutritiva

Movimenti di suzione che compaiono periodicamente, talora anche nel sonno tranquillo, con intervalli regolari da 4 a 10 secondi in gruppi di 8-12 atti consecutivi. Sono un'espressione del riflesso di suzione che scompare alla fine del primo anno di vita e alle volte è evocabile fisiologicamente nel sonno fino al secondo anno.

Tabella ottotipica

La Rotterdam C-Chart è una tabella composta da C variamente orientate (destra/sinistra, alto/basso) disposte in linee orizzontali che si riducono in grandezza di 1/8 per riga. L'acuità visiva viene misurata in monoculare e in binoculare alle distanze di 40 cm e 4 m. Compito del bambino è riconoscere l'orientamento della lettera. La riga con il più piccolo ottotipo lungo la quale il bambino fornisce 4 risposte giuste su 5 viene considerata la soglia della sua acuità visiva.

TAC

Tomografia assiale computerizzata.

Tachicardia

Frequenza cardiaca superiore ai 100 battiti al minuto.

Tassonomico

Relativo a una classificazione sistematica.

Telerecettori

Recettori che esplorano lo spazio extrapersonale (spazio lontano).

Test di Fog

Vedi Fog.

Tetraparesi

Paralisi dei quattro arti distribuita in modo omogeneo fra arti superiori ed inferiori.
Sinonimi: tetraplegia e quadriplegia.

Tetraplegia

Sinonimo di tetraparesi o quadriplegia.

Termine gravidanza

Espulsione del feto al termine del suo sviluppo fisiologico. In genere avviene dopo la 38ª ed entro la 41ª settimana di gestazione.

Timing

Epoca di comparsa, momento dello sviluppo in cui insorge una certa cosa.

Tonico

Funzione relativa alle fibre muscolari rosse che sono ad alta soglia ed esprimono un movimento che ha caratteristiche di lentezza ma di grande resistenza.

Tono

Stato di tensione del muscolo che si apprezza come resistenza all'allungamento passivo. Si esamina nel paziente rilassato tramite il movimento passivo di una o più articolazioni interposte (flesso-estensione, ballottamento) eseguito in modo inaspettato ed asincrono, deviando l'attenzione del soggetto.
Numero di unità motorie rimaste attive in un muscolo "a riposo", apprezzabile attraverso un allungamento passivo ripetuto del muscolo stesso. In questa definizione sono evidenti le contraddizioni esistenti fra:
• concetto di riposo del muscolo e manovre necessarie per poterlo apprezzare (mobilizzazione passiva e ballottamento);
• possibile assenza di unità motorie attive in un muscolo finalmente a riposo e concetto di ipotonia muscolare (attività contrattile minore di zero);
• riposo del muscolo come organo di moto ma sua eccitazione come organo di senso prodotta dalle manovre di mobilizzazione passiva.
Equilibrio fra massa muscolare e stimolazione nervosa. Grado di contrazione che resta in un muscolo volontariamente rilasciato.
Soggettivamente non si è in grado di apprezzare i disturbi del tono. Si apprezzano invece i disturbi della mobilità che ne conseguono.

Tono estensorio

Reazione tonica degli estensori.

Tono posturale

Contrazione isometrica dei muscoli antigravitari deputata a mantenere una determinata postura.

Tracking visivo

Prove di come tracciare una linea restando entro margini stabili.

Trattamento prognostico

Misura della possibilità concessa al bambino, guidato terapeuticamente attraverso opportune facilitazioni e qualche volta inibizioni, di poter ri-organizzare la funzione alterata modificandone l'architettura (selezione degli ingredienti e scelta delle ricette) all'interno della libertà di scelta concessagli dalla PCI.

Tremore

Movimento involontario di tipo oscillatorio risultante da una serie di contrazioni alternate, relativamente ritmiche, di opposti gruppi muscolari.
Tremore intenzionale: allontanamento sempre maggiore dal punto di unione ideale mentre il segmento si avvicina all'obiettivo. I movimenti incontrollati aumentano cioè in prossimità dell'obiettivo e quanto più gli arti vengono allontanati dall'asse corporeo

(*telecinetico*). Viene definito anche *d'azione* in quanto scompare a riposo. È generalmente un tremore fine. Se aumenta l'intensità della contrazione muscolare, il tremore diminuisce. Compare nell'atassia cerebellare.

Tremore parkinsoniano: "contar soldi" a riposo. Diminuisce con il movimento, è prevalentemente distale ed è associato a un aumento del tono muscolare.

Tremore senile: a riposo, colpisce capo, mandibole e labbra.

Tremore del polso: a braccia flesse in avanti. Nelle malattie epatiche compare un grossolano aleggiamento del polso in flesso-estensione, associato a un tremore delle dita in adduzione-abduzione.

Tremore essenziale: assente a riposo, non si accentua verso la fine del movimento; viene diminuito dall'alcol e da altri sedativi; viene influenzato solo quantitativamente da estensioni muscolari successive.

Tremore posturale: il paziente quando ha le mani protese mostra un tremore che scompare durante il movimento e ricompare quando spinge il dito sul naso.

Trofismo
Stato generale delle condizioni di nutrizione e di sviluppo di un tessuto, di un organo, di un organismo.

Test of Visual Perceptual Skills- Non motor- Revised
Test adatto per bambini dai 4 ai 12 anni, standardizzato per la popolazione americana, che comprende prove di relazioni visuo-spaziali, figura-sfondo e costanza della forma. Al bambino viene richiesto di riconoscere la figura target tra vari distrattori.

Vicarianza
Capacità di costruire schemi compensatori di movimento in grado di raggiungere lo stesso risultato.

Vissuto corporeo
Si intende il complesso di emozioni, il tono emotivo generale, con il quale il nostro corpo sta al mondo e stabilisce rapporti con gli altri. Questa accezione è strettamente legata alla nozione di corpo come oggetto/soggetto della relazione. È il riconoscimento di Sé, diverso dalla conoscenza di Sé e dalla consapevolezza del proprio agire e della qualità delle emozioni che il corpo ci fa vivere. Si costruisce anche, se non soprattutto, grazie al modo con cui il nostro corpo sta in rapporto col mondo e stabilisce relazioni con gli altri, ma anche grazie alle emozioni e ai sentimenti con cui gli altri vivono il nostro corpo.

Visus
Sinonimo di acuità visiva.

VMI
Visuo-Motor Integration Test: prevede sia il riconoscimento percettivo di disegni geometrici, sia la copia degli stessi.

Vulnerabilità
Una minor capacità di adattamento e una più bassa resistenza alle aggressioni dell'ambiente.